主　审　汪年松

编　著　应滋栋　谢辉乐

副主编　张飞鸿　张　斌　盛晓华　赵丽萍

　　　　　滕朝宇　刘　凯

编　者　（按姓氏笔画排序）

　　　　　王需凯　邓雄杰　刘　凯　严嘉伟

　　　　　李永友　应滋栋　张　兵　张　健

　　　　　张　斌　张飞鸿　张姚昕　邵旭东

　　　　　赵丽萍　盛晓华　谢辉乐　滕朝宇

血液透析

技术理论与应用

XUEYE TOUXI JISHU LILUN YU YINGYONG

应滋栋　谢辉乐　编著

华中科技大学出版社
http://www.hustp.com
中国·武汉

内 容 简 介

本书共分为 9 章,内容包括血液透析历史、血液透析原理、透析器、血液透析装置、水处理系统、透析液、微生物检测和控制、以可靠性为中心的维修、血透室信息化。

本书主要供血液净化临床工程技师使用,也可供血液透析治疗相关医生、护士等使用。

图书在版编目(CIP)数据

血液透析技术理论与应用/应滋栋,谢辉乐编著. —武汉:华中科技大学出版社,2020.12(2025.5重印)
ISBN 978-7-5680-6501-6

Ⅰ.①血… Ⅱ.①应… ②谢… Ⅲ.①血液透析 Ⅳ.①R459.5

中国版本图书馆 CIP 数据核字(2020)第 237800 号

血液透析技术理论与应用 应滋栋 谢辉乐 编著
Xueye Touxi Jishu Lilun yu Yingyong

策划编辑:余 雯
责任编辑:丁 平 李 佩
封面设计:原色设计
责任校对:刘 竣
责任监印:周治超
出版发行:华中科技大学出版社(中国·武汉) 电话:(027)81321913
　　　　　武汉市东湖新技术开发区华工科技园 邮编:430223
录　　排:华中科技大学惠友文印中心
印　　刷:广东虎彩云印刷有限公司
开　　本:787mm×1092mm 1/16
印　　张:24.75 插页:2
字　　数:628 千字
版　　次:2025 年 5 月第 1 版第 3 次印刷
定　　价:128.00 元

Foreword 推荐序

习近平总书记在党的十九大报告中提出"实施健康中国战略",人民群众的健康事业已经上升到国家战略的高度。工业化、城镇化、人口老龄化进程的加快,疾病谱、生态环境、生活方式等发生的变化,让我国居民的健康面临多种疾病、多种影响因素交织并存的复杂局面。慢性肾脏病(CKD)以其在成年人中超过 10% 的高发病率成为我国最主要的慢性疾病,严重阻碍了人民健康事业的发展。当前的治疗手段只能延缓慢性肾脏病的进展却不能治愈,越来越多的患者进入终末期需要进行维持性透析。目前,我国血液透析和腹膜透析患者人数已经近 80 万。

健康中国战略的实施,离不开广大医疗人才。作为终末期肾脏病的主要治疗手段,血液透析技术的临床运用及发展已经超过半个世纪。血液透析治疗的大规模开展,同样也离不开医、护、技专业人才的参与。近年来,血液净化临床工程技师的必要性和重要性被广泛讨论,越来越多的血液净化临床工程技师开始负责血液透析中心的设备管理工作,同时也从工程技术角度为临床问题的解决提供了支持。

由于国内暂无专业培养血液净化临床工程技师的院校和专业,很多临床工程技师缺少系统的理论学习,相关的知识结构还不够全面。随着透析患者的增加,透析设备和透析中心的数量在快速增加,对于尚处于发展初期的临床工程技师,如何通过理论学习以及前人实践经验的学习迅速成长为满足岗位需要的人才,成为迫切需要解决的问题。目前的血液透析技术理论相关书籍在知识的结构化和对细节知识的理论介绍上还不够完整,同时也缺少实践工作经验的总结。经过数位青年临床工程技师及其团队的不懈努力,本书应运而生。

本书从血液透析的发展历史和血液透析的原理开始介绍,通过对透析器、血液透析装置、水处理系统、透析液等透析治疗不可或缺的设备和易耗品的介绍,让读者对血液透析工程技术的全貌有了整体的了解。其中,编者对血液透析装置和水处理系统理论做了大量的介绍,同时结合自身的经验,提出了很多对临床工程技师实际工作有较强指导作用的实践总结。本书的一大亮点是,除了包含以往书籍经常提及的透析技术理论外,还系统地介绍了以可靠性为中心的维修的理论思想和实践情况。同时,编者整理归纳了血液透析室信息化过程中的问题和经验,并对当下血液透析领域内关注的热点——微生物检测与控制进行了介绍和探讨。

本书不仅能帮助年轻的血液净化临床工程技师加深对自己核心工作内容的认识,给日常的工作提供借鉴,也能拓宽临床工程技师的知识面,加强对知识细节的理解,知其然亦知其所以然。对于血液净化领域内的其他从业人员,由于本书提供了血液透析工程技术理论基础介绍和历史介绍,本书也是一本非常适合阅读和在临床实践中参考的专业书籍。

汪年松

Foreword　　前　言

血液净化临床工程技师（血液透析工程师）这个概念有多层意思，它既表示在血液净化治疗中的一个岗位，又表示从事这个岗位的一个群体，更重要的是它还表示一个个具体的从业人员，可能是我，可能是你，也可能是他/她。职业的荣光既来自岗位的重要性，也来自群体被社会和行业的认可，更重要的是来自一个个具体的从业人员专业的态度和专业的能力。所谓专业，既需要追求"专"，拥有高超的技术能力，又需要重视"业"，这是行为的结果和目标。世界知名管理专家大前研一认为人们并不仅仅是因为专业技术能力而成为专家，更是因为"发誓以此为职业"，他预言"任何人都能成为专家"。为更好地进行血液净化治疗提供自己的服务、贡献自己的力量，这是血液透析工程师追求的目标和结果，也是血液透析工程师的专业，我们应该立志以此为职业。为了实现自己的专业，争取自己的荣光，坚持不懈地学习是必经之路，而优秀的书籍就是这条路上的明灯。编写这本《血液透析技术理论与应用》，我们自然不敢有成为别人明灯的狂妄，但是能发出一线微弱的光芒，为这条路增添一丝光彩，确是我们所追求的。

毫无疑问，一路走来我们也一直受惠于他人的亮光。单位领导的支持给了我们成长的机会和空间，行业专家老师的教导示范也给了我们鼓励和方向，他们编著的与透析相关的各种临床与工程书籍，都让我们受益匪浅；各透析设备厂家提供的技术资料以及各种期刊文献也是我们最重要的知识来源。正是有这些珠玉在前，才有了《血液透析技术理论与应用》这本抛砖之作。

虽然我们在本书的编写过程中小心翼翼、力求严谨，但由于时间及编者水平所限，遗漏、差错在所难免，书中一些观点也不一定正确，提出来供大家讨论和参考。如果您发现书中有错误之处或者有不同的观点，欢迎发邮件到 bnhkobe@foxmail.com 或 854791711@qq.com 告知我们，以期能在再版时（如果能够）改正提高。希望阅读本书能让您有所收获，也希望所有的从业人员都能成为专家，尽力地发出自己的光，让血液净化工程这条路成为金光大道。

编　者

Contents 目 录

第1章　血液透析历史 ·· 1
　　本章参考文献 ·· 2
第2章　血液透析原理 ·· 4
　　2.1　肾脏的结构和功能 ·· 4
　　2.2　尿毒症毒素 ·· 6
　　2.3　血液净化溶质转运原理 ··· 10
　　2.4　治疗模式 ·· 15
　　2.5　溶质动力学模型 ··· 21
　　2.6　透析充分性 ··· 26
　　本章参考文献 ·· 32
第3章　透析器 ··· 47
　　3.1　透析器的发展历史 ·· 47
　　3.2　透析器制造过程 ··· 52
　　3.3　透析器膜材料的物理化学结构 ·· 57
　　3.4　透析器分类与性能参数 ··· 74
　　3.5　透析器传质原理 ··· 78
　　3.6　透析器结构对性能的影响 ·· 82
　　3.7　生物相容性 ··· 86
　　本章参考文献 ·· 93
第4章　血液透析装置 ·· 103
　　4.1　透析装置的发展历史 ·· 103
　　4.2　透析装置的功能及组成 ··· 104
　　4.3　透析装置的安全设计 ·· 104
　　4.4　软件系统及人机界面 ·· 109
　　4.5　透析装置电路组成模块 ··· 111
　　4.6　体外血液循环系统 ·· 114
　　4.7　透析液供给系统 ··· 126
　　4.8　附加组件 ··· 162
　　4.9　透析装置清洗消毒 ·· 181
　　4.10　透析装置工作异常处理 ··· 189
　　4.11　透析装置的维护与保养 ··· 206

　　本章参考文献 ……………………………………………………………… 213
第5章　水处理系统 ……………………………………………………………… 225
　5.1　水处理发展历程与相关标准 ………………………………………… 225
　5.2　化学污染物 ……………………………………………………………… 227
　5.3　预处理系统 ……………………………………………………………… 233
　5.4　反渗透系统 ……………………………………………………………… 262
　5.5　透析用水配管系统 ……………………………………………………… 282
　5.6　水处理系统维护保养与故障处理 …………………………………… 284
　　本章参考文献 ……………………………………………………………… 288
第6章　透析液 …………………………………………………………………… 292
　6.1　透析液的发展历史 ……………………………………………………… 292
　6.2　透析液的成分与作用 …………………………………………………… 293
　6.3　透析液相关的化学基础知识 …………………………………………… 306
　6.4　透析液配送装置 ………………………………………………………… 307
　6.5　透析液离子浓度检测 …………………………………………………… 314
　　本章参考文献 ……………………………………………………………… 317
第7章　微生物检测和控制 …………………………………………………… 328
　7.1　透析相关的微生物 ……………………………………………………… 328
　7.2　微生物检测 ……………………………………………………………… 330
　7.3　微生物控制策略 ………………………………………………………… 336
　　本章参考文献 ……………………………………………………………… 339
第8章　以可靠性为中心的维修 ……………………………………………… 342
　8.1　以可靠性为中心的维修（RCM）简介 ……………………………… 342
　8.2　RCM 的具体内容 ……………………………………………………… 344
　8.3　RCM 的实施 …………………………………………………………… 349
　8.4　RCM 在透析装置维修中的应用 ……………………………………… 350
　8.5　RCM 发展的新趋势 …………………………………………………… 361
　　本章参考文献 ……………………………………………………………… 361
第9章　血透室信息化 …………………………………………………………… 363
　9.1　血透室信息化建设的意义及内容 …………………………………… 363
　9.2　血透室信息化建设的步骤、难点及评价 …………………………… 366
　9.3　血液透析管理信息系统 ………………………………………………… 372
　9.4　日本透析支援信息系统 ………………………………………………… 376
　9.5　血透室信息系统的互联 ………………………………………………… 379
　9.6　血透室信息化的展望 …………………………………………………… 383
　9.7　信息安全 ………………………………………………………………… 385
　　本章参考文献 ……………………………………………………………… 387

第1章　血液透析历史

尿毒症治疗可以追溯到古罗马时代,当时通过洗热水澡、放血、灌肠的方式来清除体内的代谢产物,但是这些方式并不能有效缓解尿毒症的症状。1861 年,苏格兰化学家 Thomas Graham 将牛的膀胱黏膜作为半透膜,里面装有尿液,浸在蒸馏水中,来分离尿液中的成分。他将此过程称为透析。

1913 年,美国学者 John Jacob Abel 为了提取血液中的激素,首次利用弥散的方法进行了动物实验。他的实验数据证明该方法是可行的。他所用的装置主要由 16 根火棉胶(collodion)管组成,胶管直径为 8 mm、长度为 40 cm。当时,媒体报道了 Abel 的实验,首次用到了"人工肾"的说法。

(1) 透析系统的发展历程

1924 年,德国学者 Haas 在经过多次动物实验后,第一次成功地进行了人体血液透析治疗。该次治疗仅持续了 15 min,由于膜材料和抗凝剂的问题,该次治疗没有得到预期的治疗效果。

1947 年,荷兰学者 Willem Kolff 发明了转鼓式透析系统,这是现代血液透析的重要里程碑。他使用赛璐玢作为半透膜,生理盐水作为透析液,利用提高渗透压的方法来去除水分。经过 16 次失败,终于在第 17 次的运用中成功地抢救了一名急性肾功能衰竭(急性肾衰)的患者(这次透析进行了 11.5 h,总共透析了 80 L 的血液)。

1946 年,加拿大学者 Murray、Delmore 及 Thomas 研制出的蟠管(coil)透析系统(第一台)被用于治疗肾功能衰竭(肾衰)患者。1947 年,瑞典学者 Nils Alwall 对转鼓式透析系统进行了改进,使其能利用膜两侧的压差进行水分清除(超滤)。1955 年,学者 Kolff 改进了蟠管(coil)透析系统。该系统后期由美国 Travenol 公司进行了批量生产,用于急性肾功能衰竭患者和药物中毒患者的治疗。

(2) 透析器的发展历程

1945 年,学者 Alwall 发明了蟠管透析器。1955 年,学者 Kolff 进一步改进了蟠管透析器,制成双蟠管透析器(膜面积为 1.8 m^2,尿素清除率达 140 mL/min)。

1949 年,学者 Skeggs 和 Leonards 发明了平板透析器。1960 年,学者 Frederic Kiil 对平板透析器进行重大改进(在 3 块聚乙烯之间放置 4 层赛璐玢膜),该透析器在 20 世纪 60 年代至 70 年代之间被广泛使用。它的特点是,相比蟠管透析器血液侧阻力小,超滤系数较小,且容易破膜。使用前,需在现场进行组装、消毒、冲洗、完整性测试等前期准备。但是其使用前准备工作繁多,在一定程度上限制了临床的大规模使用。

20 世纪 60 年代初,波兰学者 Twardowski 发明了中空纤维透析器。1967 年,他的同事 Richard Stewart、Ben Lipps 和 Joseph Cerny 首次将中空纤维透析器应用于临床治疗。因其体积小、清除率高、超滤系数高且无须现场组装和消毒等使用前准备工作,这种形态的透析器逐渐成了市场的主流。由于中空纤维透析器可以在制造工厂进行规模化生产,这大大降低了它的制造成本和使用成本。随着膜材料技术的不断进步,该类型的透析器目前已经成为所有医疗机构进行透析治疗的首选。

（3）血管通路的发展历程

1953 年,学者 Sven Ivar Seldinger 提出了血管穿刺技术。20 世纪 60 年代之前,由于血管通路的问题,无法进行长期的透析治疗。1961 年,学者 Shaldon 采用 Seldinger 技术在同一侧股静脉插入导管,首次建立较成熟的血管通路进行透析。同年,学者 Scribner、Quinton 和 Dillard 合作发明了动静脉外瘘,终于使维持性血液透析成为可能。使用动静脉外瘘容易导致凝血、感染、连接脱落等问题,大大限制了外瘘的使用时间,于是在 1965 年,学者 James Cimino、Kenneth Appel 和 Michael Brescia 进行了第一例自体动静脉内瘘手术。动静脉内瘘作为肾衰患者血管通路的主要方法沿用至今,为开展大规模血液净化治疗提供了血管通路方面的保障。1970 年,学者 Girardet 成功进行了移植血管内瘘成形术,弥补了自身血管条件不佳的患者血管通路问题,成了继自体动静脉内瘘后又一大血液透析通路方式。

（4）透析液的发展历程

透析液作为透析治疗中与血液进行物质交换的载体,其对提高透析效果与减少透析不良反应的作用被日益认识,提高透析液的纯度并向超纯方向发展已经成为透析液制备的主要发展方向。透析液缓冲剂经历了从碳酸氢盐到醋酸盐再到碳酸氢盐加醋酸盐的变化过程,现在有一些透析室开始使用枸橼酸替代醋酸的透析液;透析液配方中各种离子浓度也不断地在调整变化,个性化的透析液处方越来越受到认同;透析液的生产方式不断改进,以适应现代大规模透析及高品质透析的需求。

（5）透析用水的发展历程

对透析用水重要性的认识推动了水处理设备的发展,各国纷纷制定了越来越严格的透析用水标准,水处理系统也从最初的软水器发展为包括各种预处理器加双级反渗透装置的复杂设备,日益成为安全、高品质透析治疗不可或缺的核心设备。

（6）透析装置的发展历程

在透析治疗模式起步阶段,并没有独立的透析装置存在,一些机械电动装置与透析器共同组成了"人工肾"装置。随着透析技术的发展,透析装置逐渐独立出来,成了实现透析治疗的重要组成部分。并逐步发展了体外循环驱动负压、超滤、在线透析液配制、安全监测等模块。伴随着机械、电子等科学技术的发展以及临床治疗需求的改变,透析装置的结构与功能越来越完善,智能化程度日益提高,为透析治疗的安全性和便捷性提供了重要的支持。鉴于透析装置对透析治疗的重要性,对透析装置的运行管理、维护及保养已经逐渐成为一个专业的技术领域。

一百多年来,在各国科学家、工程技术人员和临床医务人员的努力下,血液透析已经从最初简陋、低效、高风险的治疗方式发展成为综合了透析用水、透析液、透析器、透析装置等多专业、多要素支持的高效、安全的治疗方式,这极大地提高了终末期肾脏病患者的生存质量和延长了其生存时间。

本章参考文献

[1] Goodfield G J. The Growth of Scientific Physiology:Physiological Method and the Mechanistic-vitalistic Controversy Illustrated by the Problems of Respiration and

Animal Heat[M]. London:Hutchinson&Co. ,1960.

[2]　Graham T. Liquid diffusion applied to analysis [J]. Phil Trans,1861,151:183-224.

[3]　Abel J J,Rowntree L G,Turner B B. The removal of diffusible substances from the circulating blood by means of dialysis[J]. Trans Assoc Amer Phys,1913,58:51-54.

[4]　Kolff W J. New Ways of Treating Uraemia:Artificial Kidney,Peritoneal Lavage,Intestinal Lavage[M]. London:J&A Churchill,1947.

[5]　Murray G,Delorme E,Thomas N. Development of an artificial kidney:experimental and clinical experiences[J]. Arch Surg,1947,55(5):505-522.

[6]　Kolff W J,Watschinger B. Further development of a coil kidney:disposable artificial kidney[J]. J Lab Clin Med,1956,47(6):969-977.

[7]　Skeggs L T Jr,Leonards J R. Studies on an artificial kidney:I. preliminary results with a new type of continuous dialyzer[J]. Science,1948,108(2800):212-213.

[8]　Twardowski Z J. History of hemodialyzers' designs[J]. Hemodial Int,2008,12(2):173-210.

[9]　Twardowski Z. On the advantages and possibility of constructing a"capillary" artificial kidney[J]. Acta Med Pol,1964,5:303-329.

[10]　Lipps B J,Stewart R D,Perkins H A,et al. The hollow fiber artificial kidney[J]. Trans Am Soc Artif Intern Organs,1967,13(1):200-207.

[11]　Scribner B H,Buri R,Caner J E,et al. The treatment of chronic uremia by means of intermittent hemodialysis:A preliminary report[J]. J Am Soc Nephrol,1998,9(4):719-726.

[12]　Berardinelli L. The endless history of vascular access:a surgeon's perspective[J]. J Vasc Access,2006,7(3):103-111.

第2章 血液透析原理

2.1 肾脏的结构和功能

1. 结构

　　肾脏是机体的重要器官之一,位于腹腔后上部,脊柱两旁,左右各一,前面有腹膜遮盖,属腹膜后位器官。肾的长轴上端倾向脊柱,下端倾向下外方,右肾比左肾略低。正常成年男性每个肾脏重120~150 g。肾实质分为皮质和髓质两个部分。皮质位于髓质表层,富有血管,主要由肾小体和肾小管构成。髓质位于皮质深部,血管较少,由15~25个肾椎体构成。肾椎体的顶部伸向肾盂,终止于肾乳头。在肾单位生成的尿液,经集合管在肾乳头开口处进入肾小盏,再进入肾大盏和肾盂,最后经输尿管进入膀胱,见图2-1。

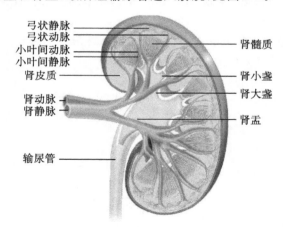

图2-1　肾脏结构示意图

　　人体的每个肾脏有八十万至一百万个肾单位。肾单位是生成尿液的基本功能单位,它与集合管共同完成尿的生成过程。肾脏不能再生新的肾单位。图2-2(a)显示了肾单位,肾单位由肾小体及与之相连的肾小管构成,肾小体由肾小球和肾小囊组成,肾小球是位于入球小动脉和出球小动脉之间的一团经分支后再吻合的毛细血管网,毛细血管网汇合,形成出球小动脉,肾小球外包裹着肾小囊。肾小囊脏层的上皮细胞紧贴肾小球的毛细血管壁,与肾小球毛细血管内皮细胞和基底膜共同构成滤过膜,如图2-2(b)所示。内皮细胞上有许多直径为70~90 nm的小孔,小分子溶质以及小分子量的蛋白质能自由通过,但血细胞不能通过;

内皮细胞表面有带负电荷的糖蛋白,可阻碍带负电荷的蛋白质通过。基膜层为非细胞性结构,由基质和一些带负电荷的蛋白质构成,基膜上有直径为 $2\sim8$ nm 的多角形网孔,网孔的大小决定分子大小不同的溶质是否可以通过,也是阻碍血浆蛋白滤过的一个重要屏障。滤过膜外层是肾小囊上皮细胞,细胞之间形成滤过裂隙,裂隙表面覆盖着一层薄膜,膜上有直径为 $4\sim11$ nm 的小孔,是滤过膜的最后一道屏障。血浆经滤过,形成超滤液(原尿),进入肾小囊腔,是尿液生成的第一步。肾小囊的壁层与肾小管壁相连。肾小管包括近端小管、髓袢和远端小管,远端小管与集合管相连。集合管不属于肾单位,但在尿液的生成过程中,特别是在尿液的浓缩过程中起重要的作用。

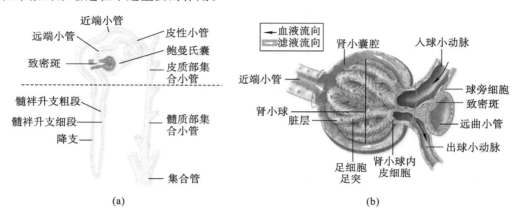

图 2-2　肾单位、肾小球结构示意图

超滤液的形成是尿生成的第一步,超滤液进入肾小管后即为小管液,在流经肾小管和集合管全程并经一系列处理后形成最终的尿液。正常人两肾生成的原尿每天达 180 L,而终尿量仅 1.5 L 左右,原尿中约 99% 的水分被肾小管和集合管重吸收(reabsorption),除了水之外,小管液中的多种物质也被肾小管上皮细胞选择性重吸收或主动分泌。重吸收是小管液中的成分被肾小管上皮细胞重新转运回血浆的过程。此外,肾小管和集合管还具备分泌和排泄功能。分泌即上皮细胞将一些物质经上皮细胞顶端膜分泌到小管液的过程。排泄是机体将代谢废物、进入机体的异物以及人体内过剩的物质排出体外的过程,肾的排泄还包括肾小球滤过但未被重吸收的和分泌的物质从尿中的排出。

2. 功能

(1) 清除代谢废物、人体内过剩的物质、进入机体的异物

肾脏是清除人体新陈代谢废物的主要器官之一。新陈代谢废物包括尿素、肌酐、尿酸、胆红素以及各种激素的代谢产物等。肾脏还清除大多数人体摄入的药物和食品添加剂所产生的毒素。

(2) 调节水和电解质的平衡

为了维持体内水和电解质的平衡,水和电解质的排泄需根据摄入量进行调节。肾脏通过重吸收的方式实现这一过程。

(3) 调节酸碱平衡

人体血液的 pH 正常范围为 $7.35\sim7.45$。肾脏通过重吸收 HCO_3^- 和分泌 H^+ 以及分泌

氨(NH_4^+、NH_3)和生成 HCO_3^-,实现调节机体酸碱平衡的作用。

（4）分泌生物活性物质

通过排泄不同量的钠和水,肾脏还起到长期调节血压的作用。肾脏还可以通过分泌激素和血管活性因子(如肾素),来促进短期血压的调节。肾脏还能生成激肽、前列腺素,参与局部或全身血管活动的调节。肾脏产生红细胞生成素通过骨髓中的造血干细胞刺激红细胞的产生。肾脏活化 25-羟基维生素 D_3,生成 1,25-二羟基维生素 D_3,调节钙的吸收和血钙水平。

（5）葡萄糖的合成

肾脏能从氨基酸和其他前体合成葡萄糖,该过程称为糖异生(gluconeogenesis)(长期饥饿时会增强)。

2.2 尿毒症毒素

尿毒症综合征包括一系列症状和代谢紊乱,归因于通常由肾脏清除的代谢产物在体内的大量累积。尿毒症患者体内也有和健康人群体内相同的代谢产物,但并不认为这些代谢产物是尿毒症毒素,只有那些在尿毒症患者体内累积到很高浓度并产生毒性的代谢产物,才会被定义为尿毒症毒素。

不属于尿毒症毒素的重要物质如钠、钾、钙、镁、磷酸盐和氯化物等,当其浓度不在生理范围内时会导致疾病,肾脏的作用是将其浓度保持在生理浓度范围内而不是完全清除。磷酸盐就是一个很好的例子,它必须保持在一定范围内,以支持骨骼、肌肉和其他器官的能量代谢。当平均肾小球滤过率(glomerular filtration rate,GFR)低于 30 mL/min 时,磷酸盐开始积聚,最终导致代谢性骨病。目前对于尿毒症毒素的了解仍然不全面,因此很难确定所有代谢产物在尿毒症综合征中的确切作用。欧洲尿毒症毒素工作组(European Uremic Toxin Work Group)已经完成了对尿毒症毒素的分类,根据其特征、分子质量、电化学等分为三类(表 2-1)。

①水溶性小分子溶质(MW<500 Da),如尿素、肌酐、尿酸和几种胍化合物。

②中分子溶质(MW 500～300000 Da),其中一些多肽如 β2-微球蛋白、肌红蛋白、半胱氨酸蛋白酶抑制剂 C、克拉拉细胞蛋白、视黄醇结合蛋白、细胞因子(如白细胞介素和肿瘤坏死因子 α 等)。

③蛋白质结合溶质(MW<500 Da),如戊糖素、高半胱氨酸、马尿酸、对甲苯磺酸盐、吲哚酚硫酸盐等。

表 2-1 尿毒症毒素列表

尿素症毒素	分子质量/Da	浓度*	浓度单位
水溶性小分子溶质	<500		
尿素 urea	60	100～3000	mg/L
尿酸 uric acid	168	30～150	mg/L
肌醇 myoinositol	180	10～100	mg/L
假尿苷 pseudouridine	244	0.5～15	mg/L

续表

尿素症毒素	分子质量/Da	浓度*	浓度单位
阿拉伯糖醇 arabinitol	152	0.6～15	mg/L
草酸盐 oxalate	90	0.3～4.0	mg/L
山梨糖醇 sorbitol	180	0.5～3.0	mg/L
次黄嘌呤 hypoxanthine	113	1.5～2.5	mg/L
黄嘌呤 xanthine	152	0.5～1.5	mg/L
甲基丙二酸 methylmalonic acid	118	30～120	μg/L
三甲胺氧化物 trimethylamine oxide	75	0.1～5.0	mg/L
胍类			
肌酐 creatinine	113	10～250	mg/L
肌酸 creatine	131	4.0～200	mg/L
胍基琥珀酸 guanidinosuccinic acid	175	0.03～6.5	mg/L
非对称二甲基精氨酸 asymmetric dimethylarginine	202	0.2～7.0	mg/L
甲基胍 methylguanidine	73	8.0～800	μg/L
中分子溶质	500～300000		
β2-微球蛋白 β2-microglobulin	11800	2.0～55	mg/L
甲状旁腺激素 parathyroid hormone	9225	0.06～1.2	μg/L
瘦素 leptin	16000	2.5～8.0	μg/L
胃泌素 gastrin		25～160	ng/L
铁调素 hepcidin	2789	40～125	μg/L
白介素-6 interleukin-6	24500	5.0～90	ng/L
晚期糖基化终末产物 AGEs		0.3～1.7	mg/L
蛋白结合溶质	<500		
硫酸吲哚酚 indoxyl sulfate	251	0.6～53	mg/L
吲哚-3-乙酸 indole-3-acetic acid	175	0.02～1.5	mg/L
褪黑素 melatonin	232	0.025～0.20	μg/L
对甲酚硫酸盐 p-cresol sulfate	188	0.5～20	mg/L
对甲酚葡萄糖醛酸 p-cresol glucuronide	283	0～0.4	mg/L
苯酚 phenol	94	0.6～2.7	mg/L
对苯二酚 hydroxyquinone	110	0～50	mg/L
马尿酸 hippuric acid	179	5～250	mg/L
同型半胱氨酸 homocysteine	135	1.5～8.0	mg/L
3-羧基-4-甲基-5-丙基-2-呋喃丙酸 CMPF	240	8.0～60	mg/L

* 区间为健康人群体内浓度至肾功能衰竭患者体内检测到的最高浓度。

1. 水溶性小分子溶质

尿素(分子质量为 60 Da)是水溶性小分子溶质的典型代表,其生物和代谢特征以及易于从血液中检测的特性,使之成为透析充分性监测的最常用指标。尿素和所有游离的水溶性小分子溶质主要通过弥散清除,因此通过常规透析就能非常有效地清除。一些学者研究发现使用在线血液透析滤过的方法可以更进一步增加尿素和肌酐的清除。

除尿素外,表 2-1 中所示的胍类化合物是肾功能衰竭时患者体内最多的溶质。其中肌酐最为常见,但其他溶质可能更具毒性,包括胍(guanidine)、胍基琥珀酸(guanidinosuccinic acid,GSA)、甲基胍(methylguanidine,MG)以及对称和不对称的二甲基精氨酸(dimethylarginine)。在肾功能衰竭患者中,血肌酐浓度通常是正常水平的 $1\sim20$ 倍,而 GSA 和 MG 的浓度更是达到正常水平的 $100\sim200$ 倍。这些溶质都来源于精氨酸的代谢,并且都存在于血清、脑脊液中。尽管浓度较低,但在大脑中它们可能具有显著的神经毒性,通过各种机制促成脑病和多发性神经病(包括干扰氨基酸酸受体和神经递质,脱髓鞘和氧化损伤)。对称和不对称的二甲基精氨酸已被证明可通过抑制一氧化氮引起血管收缩。胍类化合物被认为可能是尿毒症严重危及生命的重要因素之一。

肠道微生物组产物三甲基氧化胺(trimethylamine oxide,TMAO,75 Da)可能影响肾功能正常或非正常人群的心血管病死亡率,并且影响动物模型中肾脏疾病的进展。TMAO 是从膳食胆碱衍生而来的水溶性小分子溶质,它的清除取决于肾小球和肾小管功能。肾功能衰竭患者的血清 TMAO 水平显著升高,但并未发现 TMAO 导致肾功能衰竭患者心血管疾病或全因死亡率较正常人及慢性肾脏病(CKD)患者高。

磷酸盐分子属于水溶性小分子溶质,因其亲水特性,通常被水覆盖层包围,所以其有效分子量大大增加。而且,磷酸盐主要分布在细胞内,不能自由扩散到细胞外,其清除方法与尿素等其他小分子毒素不同,它的清除方法更类似于中分子,所以血液透析滤过的方法对磷酸盐分子的清除更有效。

2. 中分子溶质

β2-微球蛋白(β2-microglobulin,β2-MG,11800 Da)被认为是具有相近分子质量的中分子尿毒症毒素的最佳的标记物。β2-MG 的积聚和聚合会引起透析相关的淀粉样变性,Cheung 等的研究和日本的前瞻性试验发现透析前 β2-MG 浓度可以用来预测肾功能衰竭患者的死亡率,见图 2-3。

1985 年,Gejyo 等学者发现淀粉样蛋白的前体是 β2-MG。使用碘 125 标记的 β2-MG 的研究表明,正常成人体内 β2-MG 的生成量为 $2.6\sim4.3$ mg/(kg·d),平均为 3 mg/(kg·d),产生的 β2-MG 的 95% 被肾脏清除,正常血清 β2-MG 含量为 $1.1\sim2.7$ mg/L,平均为 2 mg/L。在这些数据的基础上,可以计算出,在体重为 70 kg 的健康受试者中,β2-MG 每天的生成量是 210 mg,肾脏每天清除 200 mg,肾脏清除率为 69 mL/min。为了每天清除剩余的 10 mg,假设代谢清除率为 3.5 mL/min。对于恒定的生成量,肾脏清除率远高于代谢清除率,这意味着肾小球滤过率的降低将导致血清 β2-MG 的浓度成比例增加。细胞外液中 β2-MG 浓度增加是导致肾功能衰竭患者淀粉样蛋白形成的重要因素之一,但在已产生或未产

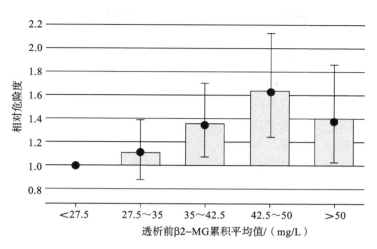

图 2-3　透析前 β2-MG 浓度

生淀粉样变性的肾功能衰竭患者中未发现血清 β2-MG 浓度的差异,这表明其他因素也会导致淀粉样蛋白沉积。研究发现相比使用低通量透析器,高通量透析器可以更好地清除 β2-MG。

根据 Vincent 等学者的研究,β2-MG 分布容积为 199 mL/kg,该值与 Bauer 和 Brooks 测定的细胞外液体积 213 mL/kg 非常接近。由于 β2-MG 不能自由通过毛细血管壁,毛细血管壁的清除率为 40~43.5 mL/min。当该值小于透析器 β2-MG 清除率时,血管内和组织间隙之间存在不平衡,因此必须使用双室模型来描述 β2-MG 的清除。在没有残余肾功能的情况下,代谢清除是透析治疗结束后清除 β2-MG 的唯一方法,其清除率小于通过毛细血管壁的 β2-MG 清除率,因此单室模型可以描述透析期间 β2-MG 的动力学。这些动力学参数可用于预测使用高通量透析器时 β2-MG 浓度发生的变化。假设使用双室模型,β2-MG 透析清除率为 30 mL/min,可以计算出透析期间 β2-MG 血清浓度降低约 50%,透析后的反弹约为 40%;对于每周三次的高通量透析治疗,透析前血清 β2-MG 浓度比使用低通量透析器治疗低约 30%。

除了 β2-MG,其他一些中分子溶质的蓄积也会对患者长期预后造成影响,如晚期糖基化终产物(advanced glycosylation end products,AGEs)、瘦素(leptin)以及其他分子量更大的肽类物质。

3. 蛋白结合溶质

蛋白结合溶质会与大分子结合,从而降低在透析过程中被弥散清除的可能,这些溶质一些是来自肠源性色氨酸细菌作用的吲哚,另一些是来源于摄入食物的苯基衍生物。与尿素浓度相比,在患者的血清中这些溶质的浓度为正常值的 5~13 倍,肾功能衰竭患者体内的一些蛋白结合溶质的浓度是健康人群浓度的 100 倍。

(1)硫酸吲哚酚

硫酸吲哚酚(indoxyl sulfate,IS,251 Da)是吲哚基团的主要化合物,蛋白结合率约为 93%。IS 在肝脏中由吲哚代谢产生,吲哚是由肠道微生物群降解色氨酸产生的,主要通过肾脏清除,是由有机阴离子转运蛋白(organic anion transporters,OAT)OAT-1 和位于近端小管上皮细胞基底外侧膜上的 OAT-3 通过肾小管分泌排泄的。与其他蛋白质结合的尿毒症毒素一样,IS 的主要部分与白蛋白紧密结合。考虑其物理和化学特性,IS 水平与肾功能呈反比例关系,并且通过常规透析很难清除。

IS 是研究较广泛的尿毒症毒素之一。大多数临床研究和实验数据表明,IS 是一种肾血管毒素。Barreto 等学者发现,调整年龄、性别、糖尿病、白蛋白、血红蛋白、磷酸盐和主动脉钙化等相关因素后,体内 IS 水平与动脉钙化以及心血管病死亡率直接相关。最近的一项荟萃分析发现,游离 IS 水平升高与全因死亡率风险增加之间存在关联(OR 为 1.10,95% CI:1.03~1.17),但与心血管事件无关。此外,IS 水平与肾功能衰竭患者的首次心力衰竭事件独立相关。有研究显示,高水平的 IS 与人造血管内的血栓形成有关,也进一步支持了 IS 作为心血管毒素的假设。

(2)对甲酚硫酸盐

对甲酚硫酸盐(p-cresol sulfate,pCS,188 Da)是由肠道细菌代谢酪氨酸和苯丙氨酸产生的酚化合物,蛋白结合率约为 95%。在结肠的远端部分,这些氨基酸被转化为酚类化合物,例如对甲酚,其在肝脏中结合,主要代谢物为 pCS 和对甲酚葡萄糖醛酸(p-cresol glucoronide,pCG),其蛋白结合率约为 15%。在血液中,这些化合物主要与白蛋白结合。pCS 和 pCG 主要由 OAT-1 和 OAT-3 通过肾小管分泌排泄。

随着肾功能下降,血清 pCS 水平升高,特别是在 CKD 晚期。此外,由于其与白蛋白结合,血液透析几乎不能将其清除。血清中高水平的 pCS 与心血管病死亡率上升显著相关,但与生存预测因子和肾脏病进展无关。有两项荟萃分析进一步证实了 pCS 的临床重要性,这些荟萃分析显示其与 CKD 患者死亡率和心血管事件风险增加有关。Liabeuf 等学者的研究表明,p-CG 与心血管病死亡率独立相关,这表明它可能具有与 pCS 相同的死亡率预测能力。

相对于血液透析(hemodialysis,HD)治疗模式,血液透析滤过(hemodiafiltration,HDF)治疗模式可以更好地清除这些蛋白结合溶质,但其清除率与蛋白结合率成反比。如 HDF 对于 3-羧基-4-甲基-5-丙基-2-呋喃丙酸(3-carboxy-4 methyl-5-propyl-2-furanpropionic acid,CMPF,240 Da,蛋白结合率 >99%)的清除率只有 4%,而对于马尿酸(179 Da,蛋白结合率为 50%)的清除率为 74%。由膜技术的发展衍生出的扩展式透析法(expanded hemodialysis,HDx)可以更好地清除这些蛋白结合尿毒症毒素。

2.3 血液净化溶质转运原理

血液净化是通过将人体内血液引出体外并经过净化装置清除血液中的代谢产物和某些致病物质达到治疗疾病的目的的一种手段。血液净化的方式包括血液透析、血液滤过、血液透析滤过、血液灌流、血浆置换以及免疫吸附等。血液净化的原理主要包括弥散、对流与吸附。

1. 弥散

弥散(扩散)定义为溶质分子从较高浓度区域到较低浓度区域的随机运动迁移。在热力学方面,较高浓度的溶质处于较高的能量状态,较低浓度的溶质处于较低的能量状态。

弥散方程是一阶方程,每单位面积(A)的弥散速率(J)与浓度梯度(ΔC)呈比例关系:

$$J/A = -K_0 \cdot \Delta C \tag{2-1}$$

该方程(Fick 第一定律)由 Fick 在 1855 年提出。式(2-1)中的常数 K_0 是总传质系数,为限制溶质弥散的总阻力,包括透析膜、膜与透析液边界以及与血液边界的阻力。对透析而言,透析膜减慢了小分子溶质运动,阻止了较大分子溶质通过。因此,K_0 主要由膜的性质和溶质性质决定。K_0 为单位膜面积的溶质通量($mg/(min \cdot cm^2)$)除以溶质浓度梯度(mg/cm^3),单位为 cm/min。当膜面积为 A 时,K_0A 是面积相关溶质转运系数。在生理范围内,弥散速率仅受温度变化的轻微影响。

K_0A 由溶质和膜的特性决定,是透析膜-溶质固有的清除率。清除率是单位驱动力下溶质的清除速率,对于弥散,驱动力是溶质浓度梯度。假设在血流量和透析液流量无限大的情况下,K_0A 可以被认为是最高的清除率。K_0A 相对恒定,与溶质浓度无关,仅依赖于透析液流量和血流量。在治疗过程中,由于血液与透析膜内表面接触导致的蛋白吸附会降低膜的通透性,而且由于其他各种原因导致的血液凝固会堵塞中空纤维,也会导致膜有效面积减小,透析期间 K_0A 值可能会改变。

2. 影响弥散的因素

(1)溶质的浓度梯度

当半透膜两侧的溶质浓度梯度增加时,溶质的跨膜运动增加。当半透膜两侧溶质浓度相等时,溶质弥散也停止。

(2)半透膜的性质

对于非蛋白结合小分子溶质,通过半透膜的弥散速率取决于膜孔的数量和几何形状以及膜内表面电荷的极性。半透膜单位面积的膜孔数量越多,弥散的速率越快;膜孔越大则更容易使分子量大的溶质通过;半透膜膜表面积越大,弥散效率越高;半透膜膜厚也会影响小分子物质的弥散阻力,膜壁越薄,物质的弥散阻力就越小。有学者开发了透析膜的数学模型,可以预测各种分子大小和不同电荷的多分散性葡聚糖以及其他溶质的相对清除率。这些模型有助于阐明透析膜的性质,包括它们的分子结构。除此之外,包括膜与血液成分发生反应、内表面被覆盖、膜膨胀和膜电荷变化,这些因素都会改变膜孔的有效数量和尺寸以及用于转运的有效表面积。

(3)溶质的性质

溶质在透析膜上的转运取决于溶质与膜的相互作用。溶质最重要的性质是分子大小,除此之外分子水溶性、电荷和形状也影响了转运。溶质的转运速率与其分子量和体积大小成反比,分子量越大转运速率越慢,所以普通透析对小分子的清除效率最佳。20 世纪 70 年代,有关尿毒症相关神经病变可以通过使用高通量透析膜减轻症状的研究强调了分子大小的重要性。当时推测是分子量较大溶质具有神经毒性。这种推测与当时流行的中分子假说是一致的,该假说在 20 世纪 60 年代末至 70 年代早期被引用,以解释与腹膜透析相比,为什么血液透析治疗不能完全纠正尿毒症综合征。

(4)蛋白结合率

①溶质与蛋白的结合(主要为白蛋白):可弥散的溶质可能与蛋白质结合形成无法完全通过透析膜的复合物。这也是蛋白结合类毒素无法被有效清除的原因。

②吉布斯-唐南效应(the Gibbs-Donnan effect):蛋白质(带负电荷)无法通过透析膜,在透析期间容易被吸附在膜材料的内表面。相应数量的阳离子,如钠、钙、镁离子,必须保留在血液中以保持电中性,导致通过半透膜阴阳离子浓度的不平衡。蛋白质诱导的离子迁移不对称被称为"吉布斯-唐南效应",它间接影响弥散所需的浓度梯度。

(5)血流量和透析液流量

血流量和透析液流量对于溶质清除起到了至关重要的作用,对于小分子溶质(如尿素,肌酐)特别明显,而对于中、大分子溶质(如β2-MG)则不适用。在恒定的透析液流量下,溶质清除率与血流量的关系如图 2-4 所示。这种关系强调了血流量在 300 mL/min 以下时,溶质清除率与血流量线性相关,此后趋于平稳,当血流量上升到一定数值时溶质清除率变化不明显。

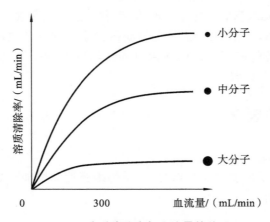

图 2-4　溶质清除率与血流量的关系

在恒定的血流量下,溶质清除率与透析液流量呈一定函数关系。由于受到总传质阻力的限制,溶质清除率无法超过透析液流量。

血液透析常规使用 500 mL/min 的透析液流量,该流量是基于 Babb 等学者的计算结果设定的。当使用 Kiil 平板型透析器时,血流量在 150~200 mL/min 之间,当透析液流量为血流量的三倍时,能达到理论最大传质率的 95%。Sigdell 和 Tersteegen 的后续研究表明,当透析液流量为血流量的两倍时,已经十分接近最大实际传质率。透析液流量高于血流量的两倍时,透析液流量的增加对溶质清除率的提高很小,因此临床使用的血流量低于 250 mL/min,透析液流量超过 500 mL/min 对溶质清除几乎没有益处。

透析液侧溶质转运也受流动模式的影响。由于透析器透析液侧容积比血液侧小以及血液侧红细胞的存在,所以形成的剪切力(shear forces)较高,进而导致透析液流动的速度相对较慢并且易在与半透膜接触的表面形成分布不均匀的透析液层。

(6)血液成分

在血液透析期间,溶质从血浆水中除去,需要用血浆水来准确估计所清除的溶质。假设血细胞比容、血浆和红细胞水分(red cell water fractions)已知,可得出血浆水流量和红细胞水流量的表达:

$$血浆水流量 = Q_B(1 - \frac{Hct}{100}) \times F_P \tag{2-2}$$

$$红细胞水流量 = Q_B(\frac{Hct}{100}) \times F_R \tag{2-3}$$

血液水(blood water)流量为血浆水流量与红细胞水流量的总和,即

$$Q_{BW} = Q_B \left[F_P - \frac{Hct}{100}(F_P - F_R) \right] \tag{2-4}$$

由于一些溶质也存在于红细胞中,所以上述表达式需要校正红细胞对整体传质的影响。Morcos 和 Nissensou 修正后的方程为

$$Q_{BW} = Q_B \left[F_P - \frac{Hct}{100}(F_P - F_R k\gamma) \right] \tag{2-5}$$

式中:k——平衡分布常数;

γ——血液通过透析器过程中参与溶质转移的红细胞水的分数。

由于计算结果取决于平衡分布常数和参与溶质转移的红细胞水分数,所以对不同溶质的影响将不同。对于具有高平衡分布常数的溶质(如尿素,约为 1),当血细胞比容升高时,有效血流量将略有降低。实验研究表明,这种清除率的降低是红细胞浓度增加时血液侧传质阻力增加的结果。

(7)血细胞比容和血浆水(plasma water)

全血的非水性部分(non-aqueous fraction)无法通过半透膜,随着患者血细胞比容的增加,由于通过透析器的水流量减少,所以溶质清除率下降。基于以下假设,血浆中水约为 93%,红细胞中水约占 72%,可以得出血液水(blood water)流量的表达式为

$$Q_{BW} = Q_B \left[0.72\gamma(Hct) + 0.93(1 - Hct) \right] \tag{2-6}$$

式中:Q_B——进入透析器的全血流量;

Q_{BW}——血液水流量;

Hct——全血的血细胞比容;

0.93——血浆的水分数;

0.72——红细胞水分数;

γ——血细胞比容对红细胞体积分数的影响系数。

对于尿素,γ 测量值为 1.11;对于肌酸酐,γ 大约为 0.50;对于磷,γ 基本为零。由于促红细胞生成素的使用,患者的平均血细胞比容从近 20% 增加至约 35%,改善了组织氧供给、患者健康状况和患者存活率,反而导致磷和肌酐等溶质的清除率相对下降。

对于电解质,还必须考虑吉布斯-唐南效应。这种效应是由膜的一侧存在非弥散性离子引起的,会在膜上产生电荷不平衡。平衡时,建立最小跨膜电化学梯度表明,膜两侧的可弥散阳离子和阴离子的总数必须相等。白蛋白是一种带负电荷的非弥散性溶质,可使钠离子进入血浆并使其与氯离子分离。吉布斯-唐南效应和血浆水含量的相互作用解释了血清、透析液和超滤液中钠离子浓度几乎相等的原因。

(8)再循环

在测量治疗期间有效的溶质清除时,还需要校正可能发生的血液再循环。再循环不会影响透析器本身对溶质的清除,但会影响患者治疗时的溶质清除。再循环可能来自患者的血管通路或者心肺再循环。再循环会影响透析的充分性,对于小分子溶质(如尿素),再循环对溶质清除效果的影响很显著。

3. 对流与超滤

水分子可以通过所有半透膜,在流体静水压或渗透压的作用下就会发生超滤。对流定

义为溶液中一定分子量的溶质会随着水分子在静水压的作用下一起通过半透膜,即溶剂跨膜运动产生的溶质运动,液压将能量传递给分子,这些分子像弥散一样从能量较高(高压)的区域移动到能量较低(低压)的区域。与弥散不同的是,外部施加的液压也会产生溶剂梯度,导致溶剂沿相同的方向移动。对于比膜孔小得多的溶质,溶剂的运动以相同的速率携带溶质,与分子大小无关。但是,对于分子量大的溶质,溶质的运动可能会受到限制。这个限制的大小表示为筛选系数,是溶质相对于溶剂的运动速率。血液滤过(hemofiltration,HF)就是基于对流的原理。

在早期的文献中,有部分作者将对流和超滤统称为超滤。现在,对流一般是指溶质跨膜移动的过程,而超滤一般是指溶剂(水)跨膜移动的过程。在静水压或渗透压的作用下会发生超滤。在现在的血液透析治疗过程中,主要是通过改变静水压来实现超滤。根据简化后的达西定律(Darcy's law),超滤量为

$$Q_{UF} = K_{UFS} \times S \times \Delta P \tag{2-7}$$

式中:Q_{UF}——超滤量;

K_{UFS}——单位膜面积的超滤系数;

S——膜面积;

ΔP——膜两侧的压差。

4. 影响对流与超滤的因素

(1)静水压

对流与超滤的主要驱动力是半透膜两侧的静水压差,通常称为跨膜压(transmembrane pressure,TMP)。透析治疗中,TMP受到血液侧和透析液侧压力的影响,TMP等于血液侧平均压力减去透析液侧平均压力。超滤与TMP的关系完全取决于半透膜的性质。半透膜对水的渗透性与膜厚以及孔径有关。可以用超滤系数(K_{UF})表示水通过透析膜的能力。K_{UF}定义为单位时间内,单位压力下被转运水的量,单位为mL/(mmHg·h)。

(2)流量和膜表面蛋白层

对于血液透析,治疗时改变血流量对TMP的影响不大,而对于血液滤过和血液透析滤过来说,改变血流量会对TMP产生影响(滤过分数被改变)。透析治疗时由于蛋白质附着在膜内表面进而降低了超滤系数,为了保持目标对流量,TMP会升高。提高血流量(提高了剪切应力)能够减少膜表面蛋白的附着,从而恢复膜的透水性。

(3)血液成分

对流量也受到患者血液成分如血细胞比容、总蛋白浓度、纤维蛋白原和脂质浓度的影响。患者血液中以上物质浓度较高,会增加黏度、渗透压,从而减少游离血浆水,影响对流量。

5. 吸附

当固体和流体(气体或液体)接触时,存在于流体中的某些溶质分子以某种能量结合在固体上的现象被称为吸附。吸附现象不仅发生在固体表面,还发生在固体内部孔隙的表面上。因此,在多孔隙材料中,吸附面积是很大的。

（1）吸附机理

吸附可分为化学吸附和物理吸附。前者是不可逆的，而后者是可逆的。物理吸附的机理，包括范德华力、静电效应和疏水相互作用。血液净化治疗主要用到了物理吸附。

吸附是一个复杂的过程，分为多个阶段。如图 2-5 所示，在第一阶段中，被吸附的分子通过扩散在流体中移动。第二阶段中，被吸附的分子通过表面迁移进入孔隙，迁移到高亲和力位置。第三阶段，由于分子的大小和孔隙的大小存在差异，会发生努森扩散（Knudsen diffusion）（分子运动现象由分子与孔壁之间的碰撞而不是分子之间的碰撞决定）。第四阶段，孔壁吸附分子。

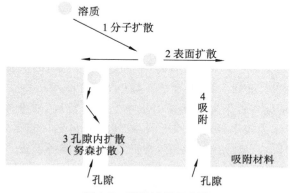

图 2-5　吸附过程示意图

由于吸附与解吸同时发生，因此净吸附率是吸附率 r_a 与解吸率 r_d 之间的差值。考虑到液体中的溶质 A 被吸附的情况，假设吸附材料表面的覆盖率是 θ，为单层吸附，净吸附率的计算方法为

$$\frac{d\theta}{dt}=r_a-r_d \tag{2-8}$$

$$r_a=k_a(1-\theta)C_A \tag{2-9}$$

$$r_d=k_d\theta \tag{2-10}$$

式中：k_a 和 k_d——吸附和解吸速率常数；

　　　C_A——溶质 A 的浓度。

吸附分子无间隙的单层吸附量被定义为最大吸附量 M_∞，吸附平衡常数为 $K=\dfrac{k_a}{k_d}$，吸附量 M 可以用下式表示：

$$M=M_\infty\theta=\frac{M_\infty KC_A}{1+KC_A} \tag{2-11}$$

当吸附机理未知时，可以使用 Freundlich 方程和 BET 方程解释多层吸附。

2.4　治　疗　模　式

1. 血液透析

根据国家标准 GB/T 13074—2009 血液净化术语，血液透析（hemodialysis，HD）定义如下:将血液引出体外,主要通过透析器半透膜的弥散作用,纠正患者血液中溶质失衡的方法。根据不同的文献对常规血液透析定义的不同,有些文献将常规血液透析定义为每周3次治疗,每次治疗4 h。另一些文献则将常规血液透析定义为使用低通量透析器,以弥散原理为主的透析治疗。

相对低通量透析器,高通量透析器对水和一定范围分子量的溶质通透性更高。一些较早的文献提到,高通量透析器只能使用合成膜,合成膜还具有生物相容性较好的特点。但经过多年的发展,无论是纤维素膜还是合成膜都有低通量和高通量的型号,生物相容性也没有差别,合成膜相对于纤维素膜已无优势。

1982 年,Schmidt 等学者研究发现高通量透析器内的反超机制:在透析器的透析液入口处,透析液侧的压力大于血液侧的压力(透析液侧压力=透析液侧静水压一透析液侧渗透压,血液侧压力=血液侧静水压一血液侧渗透压),部分透析液会进入血液侧。提高血液侧静水压(通过提高血流量实现)并不能很好地防止反超的发生,因为在透析器内血流方向的约后1/3段,血液侧的静水压较入口处明显下降(此时血液侧压力主要由血液的渗透压提供)。图 2-6 显示了在不同条件下血液透析时沿中空纤维长度,血液侧和透析液侧压力分布的实例。图 2-6(a)显示了当使用低通量透析器,或超滤率很高时的压力曲线,在这种情况下,沿着中空纤维血流的方向,TMP 始终是正值,透析液侧的液体不会进入血液侧。当平均 TMP降低,透析液侧压力超过血液侧压力时会发生反超(图 2-6(b))。反超的速率取决于透析膜的对水渗透性。高通量透析正是利用提高透析器内的内部对流量来增加中分子溶质的清除。

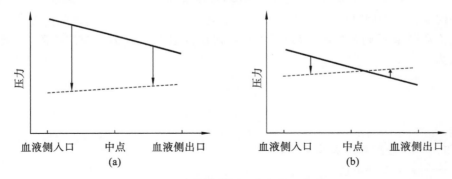

图 2-6　透析膜两侧压力变化示意图
(a)沿着透析器血流方向;(b)沿着透析器血流方向。

因早期透析装置通过负压进行超滤,使用高通量透析器时很难控制超滤,为了实现脱水避免反超,需要提高血液侧的压力(如提高血流量)。而目前的透析装置超滤系统都是容量控制型,可以进行精准超滤控制,因此已无须通过提高血液侧压力来防止反超。

随着膜制造技术的发展,在欧洲出现了一种名为"扩展透析"(expanded hemodialysis,HDx)的治疗方法。治疗原理上它和高通量血液透析没有区别,只是由于膜技术的发展,该治疗方法可以在较低白蛋白丢失的情况下更好地清除分子质量为 15000~50000 Da 的尿毒症毒素。

2. 血液滤过

根据国家标准 GB/T 13074—2009 血液净化术语,血液滤过(hemofiltration,HF)定义

如下:通过滤过器,在跨膜压作用下,以对流方式滤出大量水分和溶质,同时补充置换液,以纠正患者的代谢紊乱。

1947 年,学者 Malinow 和 Korzon 首次应用超滤的方法尝试清除尿毒症犬体内的代谢产物,使用 0.8 m² 的赛璐玢膜作为半透膜,旨在模仿肾小球的功能。这是第一次在血液透析中利用对流的原理清除溶质。1967 年,学者 Lee Henderson 基于对流的原理清除体内的代谢产物,提出血液滤过的概念。与血液透析不同,血液滤过是基于对流的原理,跨膜的溶质传质速率取决于对流量和膜的筛选系数。筛选系数(S)是超滤液中溶质浓度(C_f)与滤器入口(i)和出口(o)血浆水中平均浓度(C_{pw})的比值,即 $\dfrac{2C_f}{C_{pwi}+C_{pwo}}$。

研究发现,与血液透析相比,使用血液滤过治疗,中分子溶质的清除率增加,并且治疗时血流动力学稳定性更高。就血流动力学稳定性的机制而言,已有几种假设来解释血液滤过和血液透析之间的差异。首先,在血液滤过治疗期间,外周血管阻力相对于液体超滤而增加,因此能维持血压的稳定,而在血液透析期间血压是降低的。其次,血液滤过过程中钠清除量较低,而置换液和透析液中钠浓度接近或相同,因此在治疗过程中钠的总清除量低于血液透析。此外,血流动力学还与治疗时的热平衡有关。

3. 血液透析滤过

根据国家标准 GB/T 13074—2009 血液净化术语,血液透析滤过(hemodiafiltration,HDF)定义如下:一种通过跨越半透膜同时进行弥散(透析)和对流(滤过)净化血液的方法。

1978 年,德国的 Leber 等学者将弥散和对流的原理相结合提出了血液透析滤过的概念。这种治疗模式主要解决了血液滤过(低对流量)小分子溶质清除效率低的问题,而且相比血液透析,血液透析滤过能更好地清除中大分子溶质。

血液透析滤过模式分类示意图如图 2-7 所示。根据置换液制配方式的不同,血液透析滤过分为非在线血液透析滤过(offline HDF)和在线血液透析滤过(online HDF);根据补液进入体外循环位置的不同,可以分为前稀释(透析器前)、后稀释(透析器后)、混合稀释(前后同时);利用反超现象进行的血液透析滤过模式有推拉式血液透析滤过(push-pull HDF)和间歇补液式血液透析滤过(intermittent infusion HDF,IHDF);需要使用特殊耗材的血液透析滤过模式包括中稀释血液透析滤过(middle dilution HDF)、双腔血液透析滤过(PHF)和血液滤过吸附(hemo filtrate reinfusion,HFR)。

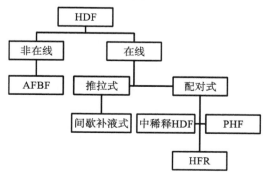

图 2-7　HDF 模式分类示意图

（1）前稀释血液透析滤过

前稀释是指置换液在透析器血液侧入口前补入，通常在血路管动脉壶的位置。在前稀释 HDF 治疗中，血液在透析器之前被置换液稀释，并且大量的液体从血液侧过滤到透析液侧。如果治疗时聚乙烯吡咯烷酮（polyvinylpyrrolidone，PVP）或其他化学成分从透析器中溢出，大量的液体可以将这些物质从血液侧冲洗到透析液侧。前稀释 HDF 中被稀释的血液能够减少血细胞和透析膜之间的紧密接触。血液细胞受到的剪切应力比后稀释时要小，因此前稀释 HDF 比 HD 和后稀释 HDF 在生物相容性上表现更佳。在日本超过 95% 的患者使用前稀释的方式进行 HDF 治疗。Kan Kikuchi 等学者分析了 2012 年 12 月 31 日至 2013 年 12 月 31 日，日本透析疗法肾脏病数据登记系统的数据，通过倾向性匹配队列研究，比较前稀释 HDF 与 HD 的一年全因死亡率和心血管病死亡率。与 HD 相比，前稀释 HDF 与总体生存率改善相关（全因死亡率的风险比为 0.83，95%CI 为 0.705～0.986），并且具有改善心血管病存活率的趋势。接受高置换液量（每次治疗量≥40.0 L）前稀释 HDF 治疗的患者，与低置换液量前稀释 HDF（每次治疗量＜40.0 L）和血液透析治疗的患者相比，其全因死亡率和心血管病死亡率均有所改善。可改善总体生存率的最佳置换液量约为 50.5 L（95%CI 为 39.0～63.5 L）。

（2）后稀释血液透析滤过

后稀释是指置换液在透析器血液侧出口后补入，通常在静脉壶的位置。与前稀释相比，后稀释避免了在透析器前对血液的稀释，在对流量相同的情况下，后稀释对溶质的清除效果更佳；但如果置换液量设置过高，会导致透析器内血液过浓缩，增加治疗时凝血和透析膜通透性降低的风险。如果不考虑患者总蛋白、血细胞比容等因素，通常治疗时的最高补液总量为血流量 Q_B（mL/min）×治疗时间 T（min）×30%－超滤总量 Q_{uf}（mL）。如果考虑患者总蛋白等因素，则应根据相关参数增加或减少补液总量。有多项研究表明高对流量（置换液量加超滤量＞20 L）后稀释 HDF 可降低患者的全因死亡率和心血管事件的风险。但也有不少研究发现，高对流量 HDF 相比低通量透析和高通量透析，患者的全因死亡率和心血管事件风险无显著性差异。所以未来有待更好的临床研究来证实高对流量对后稀释 HDF 的临床预后的影响。

（3）间歇补液式血液透析滤过

一般 HDF 治疗需要额外的置换泵进行补液，而间歇补液式血液透析滤过不需要置换液泵，使用逆滤过（反超）的形式（可通过超滤泵反转实现）间歇向血液侧补液，治疗原理如图 2-8所示。有学者研究发现 IHDF 可以改善患者外周循环，促进外周组织中的尿毒症毒素等溶质迁移交换。还可以促进血浆再充盈，减少透析低血压的发生。与其他稀释方法的 HDF

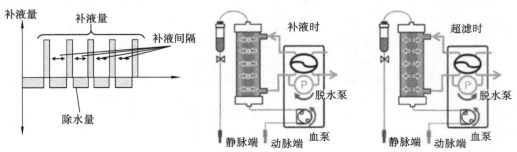

图 2-8　间隙补液式血液透析滤过原理示意图

相比,IHDF 的置换液量只有 1.4 L,但是置换液是以反超的形式从透析液侧进入血液侧的,在补液时置换液会不断冲刷透析膜表面,减少了蛋白质的吸附,保证了透析膜孔的通透性,减少在治疗中后期因膜孔的变化导致的清除率下降。而且由于置换液量低,所以它在所有 HDF 治疗模式中,透析中白蛋白的丢失是最低的。

4. 吸附相关

对于透析治疗,可以使用特定膜材料(如 PAN、PMMA)的透析器吸附清除某些尿毒症毒素(关于膜材料的性质详见透析器章节),也可以使用某些吸附剂吸附清除溶质。

吸附剂可分为两大类:①通过材料的疏水性吸附溶液中的溶质;②通过某些化学吸附清除溶质。在第一类疏水性吸附剂中,有两个亚组:活性炭和非离子大孔树脂。治疗时溶质通过孔隙吸附到活性炭中,因此其效率取决于孔隙的总数和半径。活性炭可以添加包裹材料,这样可以减少治疗时的一些并发症,如血小板减少等,提高了生物相容性,但它也降低了治疗时的效率,因为毒素从血液进入活性炭内部受到聚合物涂层的厚度的限制。第二类是非离子大孔树脂,它是微球团聚体(micro-sphere agglomerates),临床上所用的树脂通常是苯乙烯-二乙烯基苯聚合物。

吸附剂最初是由 Muirhead 和 Reid 两位学者于 1948 年应用于动物实验中血浆尿素氮的吸附清除,后来学者 Yatzidis 在 1964 年尝试通过血液灌流清除尿毒症毒素。然而,由于当时治疗时会出现血小板减少、溶血、出血和低血压等并发症,尽管 Chang 在 1966 年引入了涂层活性炭,大部分的这些不良反应得以减少,但单纯使用血液灌流治疗尿毒症的方法还是停止了。目前血液灌流主要是用于某些外源性中毒的抢救。

Gordon 等学者于 1969 年将吸附剂应用于透析液再生系统,整个治疗过程仅需要 6 L 的透析液。吸附剂的滤筒由四层组成:第一层装有尿素酶,将尿素转化为氨;第二层有磷酸锆,它可以消除氨、钾、钙和镁离子;第三层有水合氧化锆,可以清除磷酸盐;最后一层有活性炭,它吸附大量的小分子和中分子。该装置称为"Redy®",它的优点是不需要大量反渗水和浓缩液,因此受到场地因素限制较小,在重症监护室和地震等灾难现场也可以使用。但它也有缺点,如钠不平衡、酸碱不平衡、释放铝并进入透析液。

之后又出现了将吸附剂应用于透析膜的方法,患者血液中的毒素通过弥散和透析膜吸附清除。由于吸附剂在透析的第一个小时内就已经饱和而无法继续吸附,所以不能长时间吸附是该方法最大的缺点。Shaldon 等学者在相关研究中使用了 Redy® 吸附超滤液实现超滤液再生,再将再生的超滤液补入患者体内,因患者出现了骨软化症,该研究被停止。

基于配对式血液透析滤过(paired filtration dialysis,PFD),1991 年 Ghezzi PM 等学者使用吸附剂再生滤过液作为置换液补入患者体内,将该方法称为血液滤过吸附(hemo filtrate reinfusion,HFR)。与 PFD 相同,该方法也使用了双腔的透析器,第一个腔体为高通量透析器,第二个腔体为低通透析器,超滤在第二个腔体内完成,滤过液在第一个腔体内被滤出后,通过吸附剂再生,补入第二个腔体中,再生滤过液的总量与治疗时血流量成比例。HFR 是一种结合了对流、弥散和吸附的血液净化治疗模式(图 2-9)。

血液滤过吸附(HFR)与血液灌流不同的是,与吸附剂接触的是血浆水而不是全血,治疗时血浆水流量低于全血流量,因此与树脂的接触时间更长,毒素吸附更多,此外与吸附剂接触的液体中不含有血小板和凝血因子,与全血灌流相比凝血的风险更小。

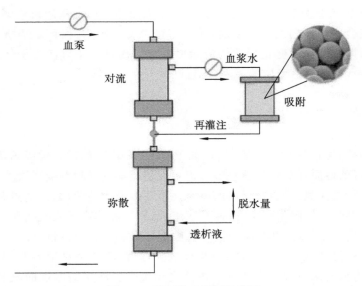

图 2-9　HFR 治疗原理示意图

Kim 等学者研究发现在进行 HFR 治疗后,与常规透析相比,患者透析前的 β2-MG 浓度明显下降(37.7 mg/L 下降至 28.3 mg/L)。Bolasco 等学者也有类似的发现。而且透析前白蛋白浓度与其他治疗模式相比没有差异,Panichi 等发现与 HDF 相比,在进行 HFR 后患者白蛋白水平明显升高。与其他治疗模式相比,HFR 治疗时丢失的氨基酸更少,在进行高通量透析和 HDF 时,在治疗开始阶段氨基酸浓度下降 25%～30%,整个治疗丢失 5～10 g,Ragazzoni 等学者比较了 HFR 与 HDF 治疗时患者的氨基酸丢失量,HFR 治疗的患者透析前和透析后的氨基酸浓度分别为(3122±578) μmol/L 和(2395±493) μmol/L,HDF 治疗的患者分别为(3030±578) μmol/L 和(1852±302) μmol/L,这可能是进行 HFR 治疗后患者白蛋白升高的原因之一。

5. 单纯超滤和序贯透析

单纯超滤是基于对流的原理,与血液滤过不同的是,它不需要在治疗过程中使用置换液,由于治疗时对流量较低,所以对溶质的清除不理想,主要用于清除溶剂。1928 年 11 月,比利时 Liége 大学学者 Lucien Brull 首次使用了单纯超滤(isolated ultrafiltration,IUF)的方法进行动物实验。1952 年,Lunderquist、Alwall 和 Tornberg 三位学者首次使用 IUF 的方法治疗了容量超负荷的患者。

从 20 世纪 60 年代早期到 70 年代初,Anthone、Kobayashi 和 Khanna 等学者对肾功能不全患者进行了 IUF 治疗。1975 年,Ing 等学者报道了在血液透析治疗前或在非透析日对 8 名容量超负荷肾功能衰竭患者进行 IUF 治疗。该作者认为单纯超滤的方法可能适用于难治型充血性心力衰竭患者。

从 20 世纪 60 年代至 70 年代末,醋酸盐透析液成了主流。在同一时期,特别是在美国,随着膜技术的发展和透析装置的进步,透析时间慢慢缩短,从每次 6～8 h 降至 3～4 h。当时许多患者在如此短的治疗时间内不能较平稳地超滤多余的液体。治疗时经常出现心脏或脑缺血、痉挛、恶心、呕吐和低血压等并发症。

1976 年,Bergstrom 等学者报道在进行快速超滤时,与常规血液透析相比,患者的耐受性更好。当时由于错误操作将低血压患者透析器内的透析液设置为旁路模式,意外发现低血压患者能够耐受快速超滤。

Asaba 等学者在 1976 年研究了序贯透析对心血管不稳定患者的影响。发现 IUF 降低了心输出量和每搏输出量,但通过增加外周血管阻力来维持血压。Wehle 等学者也观察到类似的血流动力学变化。当使用 IUF 的方法在 1 h 的治疗时间内达到干体重时,平均血压和心率几乎没有变化;虽然心输出量和每搏输出量指数下降,但血管总外周阻力增加。而对于常规血液透析,血管总外周阻力下降,心输出量和心率上升而血压下降。

单纯超滤(IUF)和醋酸盐透析之间对血流动力学的不同影响主要有两个原因,分别为 IUF 对血浆渗透压变化的影响和醋酸盐对心血管的影响。在血液透析期间,血浆渗透压降低导致细胞外液容量下降,从而促使低血压的发生。有学者提出增加透析液渗透压可以改善血流动力学稳定性。1972 年,Stewart 等学者首次报道了用更高钠离子浓度的透析液改善患者治疗时的耐受性。

随着临床寻求在治疗时保持血流动力学的稳定性以及某些对利尿剂抵抗患者的体液清除,IUF 得到了发展。但随着碳酸氢盐透析液在 1980 年之后再次成为主要使用的透析液以及超滤曲线和生物反馈技术的出现,透析时患者的血流动力学得到了改善,所以现在 IUF 和序贯透析(一种交替使用 IUF 和 HD 的透析治疗方法)在维持性肾功能衰竭患者中的应用在逐渐减少。IUF 作为一种治疗模式,现在主要用于连续性肾脏替代治疗,称为缓慢连续性超滤(slow continuous ultrafiltration,SCUF),主要针对心力衰竭和肝硬化相关以及利尿剂抵抗的患者。

2.5　溶质动力学模型

人体的体液占体重的 60%,体液中 2/3 分布在细胞内,为细胞内液;其余的 1/3 分布在细胞外,为细胞外液。细胞外液又分为组织液和血浆,组织液分布在组织间隙中,占 3/4,血浆占 1/4。人体各隔室之间由不同性质的半透膜隔开。隔室之间通过各种转运方式来实现不同溶质的转运。由不同的动力学模型来描述溶质在体内的分布,包括区域血流模型、隔室动力学模型等。

1. 区域血流模型

区域血流模型源于药代动力学模型。根据器官系统的灌注(每单位组织质量的血流量)特点分为高流量系统或低流量系统。高流量系统包含具有高特异性灌注的器官系统,例如肾脏、心脏、脑、肺和血容量系统。这些器官系统体液含量占总体液的 20%,但灌注了约 80% 的心输出量。剩余的器官系统(如肌肉、骨骼、皮肤和脂肪)为低流量系统,体液含量占总体液的 80%,但灌注仅占心输出量的 20%。高流量系统和低流量系统均可分为细胞内和细胞外两个部分,细胞内外存在溶质转运(图 2-10)。高流量和低流量隔室以并联的方式连接,对生理流量进行了模拟。

区域血流模型考虑了基于流量和弥散的转运机制,所以可以解释与心输出量、外周血管舒张和收缩的变化或器官流量减少引起的区域灌注变化相关的效果。然而,由于该模型参数较多,计算相对复杂。

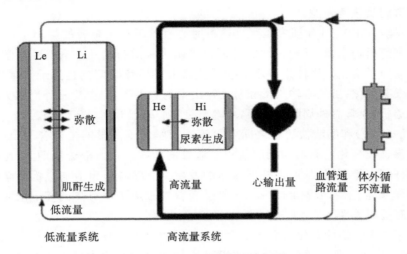

图 2-10　区域血流模型示意图

注:He 为高流量系统细胞外部分;Hi 为高流量系统细胞内部分;Le 为低流量系统细胞外部分;Li 为低流量系统细胞内部分。

2. 隔室动力学模型

经典的隔室动力学模型认为患者体内的溶质分布有单室(图 2-11 粗实线部分)、双室(细胞内和细胞外,图 2-11 虚线部分)或多个隔室,隔室之间都有简单连接。

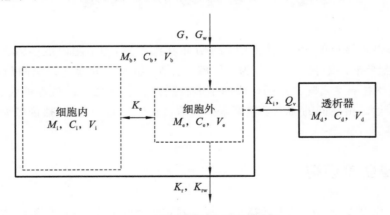

图 2-11　隔室动力学模型示意图

对于单室模型,假定溶质质量为 M_b,体液在体内分布在一个单一、均匀的体积池 V_b 中,溶质浓度为 C_b。双室模型假定体液分为两个部分:一个直接体液(细胞外,溶质质量 M_e,浓度 C_e 和体积 V_e)和一个间接体液(细胞内,溶质质量 M_i,浓度 C_i 和体积 V_i)。假定以 G 的速率产生溶质,以 G_w 的速率产生水,并仅在细胞外发生。在双室模型中,肾脏清除溶质和水,分别具有清除率 K_r 和 K_{rw},也仅与细胞外室相关。

在单室模型中,血液透析期间体内溶质质量变化率 $\dfrac{\mathrm{d}M_b}{\mathrm{d}t} = \dfrac{\mathrm{d}(C_b V_b)}{\mathrm{d}t}$ 和透析液中 $\dfrac{\mathrm{d}M_d}{\mathrm{d}t} =$

$\dfrac{\mathrm{d}(C_\mathrm{d}V_\mathrm{d})}{\mathrm{d}t}$，描述如下：

$$\frac{\mathrm{d}(C_\mathrm{b}V_\mathrm{b})}{\mathrm{d}t}=G-K(C_\mathrm{b}-C_\mathrm{d})-K_\mathrm{r}C_\mathrm{b} \tag{2-12}$$

$$\frac{\mathrm{d}(C_\mathrm{d}V_\mathrm{d})}{\mathrm{d}t}=K(C_\mathrm{b}-C_\mathrm{d}) \tag{2-13}$$

在双室模型中，透析器的清除率 K 和清除溶质的残肾清除率 K_r 是细胞外溶质浓度 C_e 的函数，间接依赖于室间质量传递系数 K_c：

$$\frac{\mathrm{d}(C_\mathrm{e}V_\mathrm{e})}{\mathrm{d}t}=K_\mathrm{c}(C_\mathrm{i}-C_\mathrm{e})-K(C_\mathrm{e}-C_\mathrm{d})+G-K_\mathrm{r}C_\mathrm{e} \tag{2-14}$$

$$\frac{\mathrm{d}(C_\mathrm{i}V_\mathrm{i})}{\mathrm{d}t}=K_\mathrm{c}(C_\mathrm{i}-C_\mathrm{e}) \tag{2-15}$$

$$\frac{\mathrm{d}(C_\mathrm{d}V_\mathrm{d})}{\mathrm{d}t}=K(C_\mathrm{e}-C_\mathrm{d}) \tag{2-16}$$

对于尿素和肌酐，在血液透析过程中，体内总溶质质量清除率 $\dfrac{\mathrm{d}M_\mathrm{R}}{\mathrm{d}t}$ 为

$$\frac{\mathrm{d}M_\mathrm{R}}{\mathrm{d}t}=K(C_\mathrm{e}-C_\mathrm{d})+K_\mathrm{r}C_\mathrm{e} \tag{2-17}$$

从体内清除的总溶质量 ΔM_R 是通过清除率为 K 的透析器和残肾清除率为 K_r 的肾清除的溶质量之和。当使用双室模型时，透析器清除的溶质与透析液和细胞外 $(C_\mathrm{e}-C_\mathrm{d})$ 之间的溶质浓度梯度成正比。在单室模型中，在式(2-12)中使用的溶质浓度为 C_b。

在双室模型中，假设细胞外和细胞内的液体体积变化 $V_\mathrm{e}(t)$ 和 $V_\mathrm{i}(t)$ 分别与这些体积成比例：

$$V_\mathrm{e}(t)=\alpha V_\mathrm{b}(t)，V_\mathrm{i}(t)=(1-\alpha)\times V_\mathrm{b}(t) \tag{2-18}$$

其中 α 通常约为 $1/3$，假定尿素和肌酐的 V_b 等于总体水分（TBW），则在透析期间，溶质分布体积的变化由线性关系描述：

$$V_\mathrm{b}(t)=V_\mathrm{b}(t_0)+\beta\times t \tag{2-19}$$

其中 $V_\mathrm{b}(t_0)$ 是溶质分布的初始体积和体积变化率。

$$\beta=G_\mathrm{w}-K_\mathrm{rw}-Q_\mathrm{v} \tag{2-20}$$

其中 β 由水摄入率 G_w、水清除率 K_rw 和超滤率 Q_v 组成。

3. 溶质的动力学

1）电解质的动力学

不少学者研究了电解质（如 Na^+、K^+、Ca^{2+}、HCO_3^-）的动力学模型，有的使用单室，也有的使用双室。电解质的动力学模型证明了它们在人体的反馈控制系统中的重要性，目前在治疗中透析液配方各离子成分含量的多少以及透析液浓度曲线的理论依据就是电解质的动力学模型。

2）胍基化合物的动力学

胍基化合物是蛋白质和氨基酸的代谢产物，小分子量水溶性胍基化合物有肌酐、肌酸、

胍基琥珀酸、胍基乙酸、胍和甲基胍等。胍基化合物可以干扰神经元、心血管、白细胞、血小板和红细胞功能,因此希望通过透析更好地清除这些代谢产物。

如果使用区域血流模型,肌酐被认为具有与尿素相同的分布容积。细胞膜会阻碍肌酐的整体转运。在红细胞中测量得到的肌酐的渗透性也适用于人体中的其他细胞。对于细胞内、外隔室之间的转运系数,肌酐比尿素低约 5000 倍。

其他不同的胍基化合物可以使用经典的建模方法进行研究。双室模型的质量平衡方程对测得的胍基化合物血浆浓度进行了解释,与尿素相比,胍基化合物显示出不同的动力学模型。虽然透析器和隔室之间的清除率与尿素相当,但胍基化合物(胍基琥珀酸除外)的分布体积明显大于尿素,所以单位时间内相同条件下胍基化合物的清除效果不如尿素。

对于分布容积较大的小分子水溶性化合物(例如肌酐和甲基胍),可以通过延长透析时间的方式进行有效清除;而对于与尿素相比具有较小分布容积的胍基琥珀酸,可以通过增加透析频率的方式进行有效清除。

3) 磷酸盐的动力学

尿素和胍基化合物的浓度在透析时稳定地下降,由于代谢机理不同,透析时磷酸盐的浓度下降趋势趋于平稳甚至会增加。透析期间的磷酸盐动力学不仅通过恒定的隔室间质量传递和溶质产生来控制。同时,来自骨骼中的磷酸盐也会随着时间的变化进入细胞外液中。

Spalding 等学者在经典的双室模型中增加了第三和第四隔室,以描述在透析过程中磷酸盐浓度的变化。该模型表明磷酸盐从细胞内转运到细胞外是限制其清除的主要因素,尽管其他复杂因素也起重要作用。使用 Spalding 等学者的模型进行预测发现,增加治疗频率或治疗时间可以改善磷酸盐清除效果。

Laursen 等学者对磷酸盐的动力学模型进行了系统的综述,研究认为磷酸盐的动力学模型应至少包含 2 个隔室。在 Agar 等学者的伪单室模型和 Sugisaki 等学者的单室细胞外室模型中也隐含了对双室模型的需求。然而,4 个双室模型表明即使使用双室模型也难以预测和描述磷酸盐回弹。Laursen 等学者研究了双室和三室模型,发现三室模型优于双室模型,三室模型能更好地描述常规透析后磷酸盐的水平以及 8 h 夜间透析时磷酸盐的水平。Spalding 等学者的模型增加了第三和第四隔室。发现在增加第三隔室后磷酸盐的浓度仅在 24% 的情况下相关。当增加第四隔室时,能与其余治疗密切相关。这些结果表明,简单的双室模型(包括三室模型)可能过于简单,无法解释透析治疗时和透析后的磷酸盐动力学。但并不是更多隔室就能准确地描述磷酸盐的动力学,因为这取决于个体模型模仿实验数据的能力。Poleszczuk 等学者证实了单室模型的准确性,他们发现,如果增加时间延迟,可以通过伪单室模型精确地描述透析治疗期间的回弹。而多室模型在描述某些生物进程方面有更好的优势。

4) 中分子动力学

迄今为止,对中分子动力学研究的主要对象是 β2-微球蛋白(β2-MG)。已经有应用区域血流模型对 β2-MG 进行的研究,这种研究假设 β2-MG 在细胞外液分布。对于 β2-MG,来自较深隔室的溶质转运远小于体外清除,这使得其在血浆中的浓度在透析时的最后 1 h 趋于平稳。在这种情况下,只能通过延长治疗时间来提高清除率。

也有使用双室动力学模型对 β2-MG 进行研究,发现它的分布容积小于尿素的分布容积。导致溶质转运缓慢的主要原因是隔室间的清除率,它的隔室间清除率是尿素的 1/15。使用校准的 β2-MG 动力学模型进行的模拟,对于频繁透析(透析时的总血液量 V_B 为 245 L),时间平衡浓度(time-averaged concentrations,TAC)仅降低 1%,而对于延长透析(V_B 为 432 L),TAC 比普通透析(V_B 为 252 L)低 22%。通过更频繁和更长时间的透析(V_B 为 1008 L)进一步增加透析剂量,TAC 降低更多(降低 54%)。这种 β2-MG 双室模型的理论预测表明,透析器清除率和每周治疗的时间是 β2-MG 血浆浓度的主要决定因素,且与治疗频率无关。

当在同一患者中透析时间从 4 h 延长到 8 h,同时保持透析器膜面积和总血液和透析液流量相同时,磷酸盐和 β2-MG 的清除率分别增加了 48.9% 和 81.2%。这个研究表明 Kt/V_{urea} 不能反映时间对溶质在隔室间转运的影响。

Hutchison 等学者研究了使用高截留透析器清除免疫球蛋白游离轻链(FLC)以及它的动力学模型。基于单个患者的数据发现 FLC 在隔室体积、隔室间隔以及透析器清除方面与 β2-MG 相似。

5)蛋白结合毒素动力学

在肾功能衰竭患者体内蛋白结合毒素(例如 IS 和 pCS)的浓度分别比相同年龄的健康人群高 116 倍和 41 倍,而尿素、肌酐等水溶性小分子溶质的浓度仅高出健康人群 5～13 倍。

这些毒素与蛋白质的结合率会发生变化,随着蛋白结合毒素浓度的增加,可用的白蛋白结合位点逐渐饱和,这些毒素的游离部分会增加;在透析时,由于蛋白结合毒素的浓度会下降,白蛋白结合位点与蛋白结合毒素的结合比例会增加使蛋白结合率增加。

有研究在体外肝脏支持治疗中比较了胆红素(强白蛋白结合)动力学模型和尿素动力学模型,胆红素的分布量与血浆和间质组织中白蛋白的假定分布有关,这可能对研究其他蛋白结合毒素有帮助。初步分析表明,有几种蛋白结合毒素的分布容积与尿素相同或更小,而透析器和隔室清除率则显著降低。此外,蛋白结合程度可能在动力学模型中起到重要的作用。当已知来自载体蛋白的解离常数可以计算自由溶质浓度的演变时,可以模拟扩散驱动的转运速率。

蛋白结合率在抑制蛋白结合毒素的清除中起了主要的作用。一旦蛋白结合毒素的游离部分被清除,与蛋白质结合的部分才会解离,蛋白结合率高的毒素的清除率较低,主要是因为其在透析器中弥散阻力较大。对于与蛋白质结合较弱的毒素,细胞内的存在量可能较大,隔室间的传质是清除这类毒素的主要影响因素。

Vaibhav Maheshwari 等学者开发了一个多隔室的患者模型和透析器模型来描述蛋白结合毒素的动力学。他们将吲哚-3-乙酸(indole-3-acetic acid,IAA)、硫酸吲哚酚(indoxyl sulfate,IS)、对甲酚葡萄糖醛酸(p-cresol glucuronide,pCG)、对甲酚硫酸盐(p-cresol sulfate,pCS)视为蛋白结合毒素的模型。开发了一种三室模型,包括血浆、组织间液和细胞内液,蛋白结合部分分布在血浆和组织间液中,游离部分分布在所有的三个隔室中。白蛋白是这四种蛋白结合毒素的主要结合蛋白。由于白蛋白仅存在于细胞外区中,因此可以认为蛋白结合毒素(例如 IS 和 pCS)的分布仅在细胞外液中。在细胞外液中,白蛋白分布在血浆和组织间液中(40% 的白蛋白在血浆中),分布在血浆和组织间液池中的白蛋白被毛细血管内皮细胞分隔开。对于中度/弱蛋白结合的毒素,例如 IAA(结合率约 73%)和 pCG(结合率约 15%),在细胞内的分布更为显著。细胞内的这种蛋白结合毒素是仅以游离形式存在还是以结合形式存在,尚不清楚。对于分布在红细胞和血浆的马尿酸及其衍生物,其在血浆中的浓度比在细胞内高出很多。这表明游离部分可能仅存在于细胞内,会导致细胞毒性和其他副作用,例如,pCS 在细胞内积累与血管毒性和平滑肌细胞损伤有关。假设在细胞内仅存在蛋白结合毒素的游离部分,其与细胞间液中的蛋白结合毒素的游离部分浓度保持平衡。毒素在细胞内产生,然后扩散到细胞外,平衡缔合常数决定了不同毒素在细胞外与白蛋白结合的亲和力。

2.6　透析充分性

　　广义上的血液透析充分性是指通过血液透析能有效地清除尿毒症患者体内潴留的水分和尿毒症毒素,各种并发症得以有效控制,透析过程中患者感觉舒适,患者具有较好的生存质量和一定的社会活动能力。具体包括溶质清除情况、患者容量的状态、血压控制、营养、贫血纠正等。而狭义上的血液透析充分性仅指小分子溶质的清除率。以下内容中涉及的充分性,将使用狭义的充分性定义。

1. 透析充分性认识的发展

　　在透析充分性指数出现之前,医师根据抑制尿毒症症状和体征的目标调整透析剂量。通过神经传导速度、出血时间和脑电图反应来评估充分性。由于关于症状和体征存在争议,因此缺乏标准化。此外,尿毒症的一些临床症状和体征仅在患者一段时间内不进行透析后才会出现,并且此时患者的发病和死亡风险不可逆。因此,需要制订一个"充分性指数"———一种可以被广泛应用的指标,指导医生给予患者足够的透析剂量。

　　在血液透析开展的早期,不同学者提出了利用不同溶质作为尿毒症毒素标记物来衡量透析的剂量,但其中许多溶质不易测量,有些毒素的浓度也与患者的预后相关性不强。例如尿素,即使在高浓度下也没有毒性。早期充分性指数标记物为"中分子",当时中分子的定义为分子质量介于 $0.35 \sim 10$ kDa 之间的分子,是透析充分性最重要的决定性因素。Babb 等学者的"square meter-hour hypothesis"也是早期被普遍接受的理论之一,他认为中分子的清除以及透析充分性不受血流量和透析液流量的影响,而仅依赖于透析器的表面积和治疗时间(每周透析的小时数)。Babb 等学者使用维生素 B_{12} 作为中分子的标记物,开发了一个利用患者的体表面积、残肾功能、透析器清除率、超滤量以及每周透析的时间(h)来计算"透析指数(dialysis index)"的公式。但是,使用该公式计算的结果与患者实际预后相关性并不强。

　　(1) 时间平均尿素浓度

　　第一次应用尿素作为充分性测量的是时间平均尿素浓度(time-averaged concentration for urea,TAC 尿素)。TAC 尿素是平均血尿素的综合变量,它从一次透析开始前到下一次透析开始前算一个循环。现今 TAC 尿素和血尿素水平不再是充分性的有用指标。

　　美国国家透析合作研究(National Cooperative Dialysis Study,NCDS)的目的是研究 TAC 尿素测量的透析剂量、透析频率和透析时间对患者发病率和死亡率的影响。这项研究始于 1978 年,涉及 8 个中心的 151 名患者,他们以 2×2 方式随机分为四组,所有组每周透析 3 次。组 1 透析时间 4～4.5 h,以获得浓度为 50 mg/dL(18 mmol/L)的 TAC 尿素。组 2 透析时间 4～4.5 h,TAC 尿素浓度为 100 mg/dL(36 mmol/L)。组 3 和组 4 透析时间 3～ 3.5 h,以获得浓度为 50 mg/dL(18 mmol/L)和 100 mg/dL(36 mmol/L)的 TAC 尿素。为了达到所需的 TAC 尿素水平,控制血流量、透析液流量和膜特征。而膳食蛋白摄入量没有严格控制,保持在 0.8～1.4 g/(kg·d)的范围内。

实验方案为患者接受至少 24 周的治疗。如果可能,鼓励患者继续治疗最长至 48 周,随访 3 年。主要终点是由于死亡、移植或"医疗原因"而退出研究。另一个主要终点是第一次住院的时间。参与者需要年龄在 18 岁至 70 岁之间,残肾功能最低。排除标准包括糖尿病、不受控制的高血压、"不稳定的"心血管或脑血管疾病以及其他系统性疾病(如红斑狼疮和癌症)。

在组 1 和组 3 中实现了浓度约为 52 mg/dL(19 mmol/L)的平均 TAC 尿素,对应于 72 mg/dL(26 mmol/L)的透析前尿素和 31 mg/dL 的透析后尿素(11 mmol/L)(尿素下降率 URR 为 0.57;单室 Kt/V 0.85)。在组 2 和组 4 中,未达到目标 TAC 尿素。这些组中的平均 TAC 尿素浓度为 89 mg/dL(32 mmol/L),分别对应于透析前 107 mg/dL(38 mmol/L)和透析后 71 mg/dL(25 mmol/L)(URR 为 0.30;单室 Kt/V 为 0.45)。

22 个月的中期分析(随访约 1 年)显示,高 TAC 尿素组的相关发病率显著高于其他组。因此,研究者过早地从实验方案中停止了这些组的观察。尽管死亡率没有显著差异,但高 TAC 尿素组(组 2 和组 4)的退出率分别为 45% 和 62%,而两个低 TAC 尿素组的退出率分别为 18% 和 6%(组 1 和组 3)。没有看出治疗时间对退出率的影响。在治疗一年后仍在门诊接受透析的患者,组 1 为 86%,组 3 为 69%,组 2 为 46%,组 4 为 31%。这一终点有一个趋势,即透析时间较短和住院率较高相关,但当时没有提出此趋势具有统计学意义。

尽管高 TAC 尿素组较早终止了试验,患者恢复到了标准治疗时间后,这些组内患者的相关发病率结果仍然不佳。在停止实验后的第一年,随机接受高 TAC 尿素组的患者死亡风险较高,且此风险接近统计学显著性(相对风险 2.66,$p=0.10$)。而透析时间对死亡率的影响仍然不明显。

NCDS 对实践有巨大的影响。最重要的是,它已经验证了尿素可以作为评价透析充分性的标记物。该研究有两个主要结论:①严格控制血尿素在低水平可以使发病率降低和可能降低死亡率;②透析时间对患者预后影响小。这造成了一段时期内广泛实施短时间高效透析,这种做法在美国尤为突出。然而随着时间的推移,NCDS 受到了批评,其结论也受到质疑。最主要的原因是 NCDS 可能低估了透析时间对预后的影响。首先,NCDS 招募到的患者情况与目前肾功能衰竭患者的差异很大(招募到的患者平均年龄只有 49 岁,且排除了患有糖尿病和冠心病或脑血管疾病的患者)。按照当时的招募条件,今天的肾功能衰竭患者中只有少数人有资格参加这项研究,所以此研究结果并不适用于目前的肾功能衰竭患者。其次,NCDS 是 2000 年之前进行的最大规模的随机试验,缺少检测透析时间对预后的影响。在透析时间较长的组中,住院率较低的趋势是显著的。第三,NCDS 是一项关于短期发病率和死亡率的研究。也许随着时间的延长,时间的影响可能会更加明显。最后,按照目前的透析标准,组 4 患者接受的透析剂量非常低(单次透析 Kt/V 约为 0.4),可能会导致任何透析时间的有益影响被极低清除率的不利影响所掩盖。以上四个原因使透析治疗时间的重要性可能被忽视了。

TAC 尿素不仅取决于透析期间的尿素清除量,而且取决于膳食蛋白质的摄入量。因此,低 TAC 尿素可反映高清除率或低蛋白摄入量。事实上,尽管改变透析处方,血尿素仍然处于相对较窄的范围内,这在 NCDS 中得到了证明。这是因为透析不充分的患者通常会没有食欲,并且由于低清除率导致的 TAC 尿素的上升很快被低蛋白摄入量所抵消。结果可能是透析不充分患者的 TAC 尿素与透析充分、营养良好的患者的 TAC 尿素没有很大差别。因此,如果是针对特定 TAC 尿素开的透析处方,如像 NCDS 中所做的那样,对于已经营养不良的患者会有透析不充分的风险。这可能导致患者食欲进一步降低,同时降低 TAC 尿素的浓度,从而进一步降低透析剂量,导致恶性循环。在 NCDS 中确实见证了这一恶性循环的证据,即蛋白摄入量在最不充分透析组中明显低于基线水平。由于无法摄取足够的蛋白质,这些患者未能达到高 TAC 尿素目标。对 NCDS 的回顾性分析发现,低蛋白摄入量和高 TAC 尿素水平的患者发病率和死亡率最高。

尽管 NCDS 有一些不足之处,但仍是一项里程碑式的研究。在 HEMO 研究之前,这是迄今为止唯一一发表的关于透析充分性的随机对照试验,并且对全球透析的实践产生了重大影响。该研究验证了尿素可以作为透析充分性的标记物,确定了蛋白质摄入量对尿素水平和发病率的影响,也为之后尿素清除指数(Kt/V)的出现做了很大的贡献。

（2）尿素动力学模型和尿素清除指数（Kt/V）

自 1981 年 NCDS 发布以来,透析充分性的评估主要集中在尿素清除方面。结果显示高密度的透析治疗可以更好地控制尿素的水平从而改善患者的预后。为现在广泛使用的尿素动力学模型(urea kinetic modeling,UKM)奠定了基础。

Gotch 等学者于 1985 年首次提出尿素动力学模型在临床实践中的应用,他们根据 NCDS 的数据从数学上推导出尿素清除率公式 Kt/V。尽管当时 NCDS 没有验证 Kt/V 的使用效果,但该指数仍然得到了广泛使用。使用 NCDS 数据,学者 Gotch 回顾性地验证了 Kt/V,结果显示,每周三次透析,Kt/V 大于等于 0.9 与低于此值相比患者有更好的预后。当时在实践中,根据尿素清除模型认为透析时间本身并不重要,这导致使用更高的血流量、更大的透析器、更短的透析时间。因此,"高效透析",或更准确地说是"高强度透析",意味着在最短时间内提供有针对性的 Kt/V,在 80 年代中后期开始流行起来。

最初的尿素动力学模型计算烦琐,急需一种简单的方法。在 20 世纪 80 年代后期,学者开发了简单的公式,允许使用透析前和透析后血尿素水平来近似估计 Kt/V。第一代公式局限性较大,因为没有将对流对尿素的清除,以及透析后尿素回弹考虑在内。到 1993 年,Daugirdas 等学者开发的第二代计算公式得到了广泛的认可。

（3）Kt/V 计算方法的衍变

20 世纪 90 年代后期,由于对尿素回弹、心肺再循环和细胞内外溶质不平衡等问题的认识提高,尿素动力学模型得到了实质性的改进。之前的假设认为,人体体内总液量可以被看作是尿素均匀分布的单室,之后认为这种假设过于简单化,也导致了之后计算 Kt/V 方法的发展,出现了平衡尿素清除指数（eKt/V）。

与此同时,学者也越来越关注测量尿素清除率的方法,这种方法可以用于传统的每周三次透析之外的模式。当尝试在透析尿素清除率中增加残肾功能对尿素的清除时,这个是首先需要解决的问题。随着不同的治疗时间以及频率的出现,如每日透析、短时和长时透析等对清除率计算的需求变得更加迫切。因此出现了其他尿素清除指数,如学者 Keshaviah 的溶质清除指数,学者 Casino 的等效肾脏清除率和学者 Gotch 的标准化 Kt/V。

（4）尿素下降率（URR）

从 20 世纪 90 年代开始，尿素下降率（urea reduction ratio，URR）或尿素下降百分比（PRU）的计算方法也得到普及。这个简单的指标在预测患者预后方面与 Kt/V 有相同的效果。因其简单性，目前 URR 仍是透析充分性评估的重要方法。

2. 尿素清除率的测量方法

有两种基本的方法来确定充分性。第一种，测量透析过程中透析液溶质的清除量。选择的溶质可以是尿素、维生素 B_{12} 或其他容易测量的被认为是尿毒症标记物的物质。然后可以校正透析中清除的溶质量，以得到相同溶质的血液浓度，从而给出清除率的测量。接着可以归一化为身体尺寸参数，例如体重或体表面积来创建"充分性指数"。然而，基于这种方法的测量通常非常麻烦，因为它要收集大量的透析液。因此，这种方法并未得到广泛的发展。第二种是现在最常用的方法——血液学检测法，该方法需要测量透析前后血液中特定溶质的浓度。

在 1997 年和 2001 年，美国国家肾脏基金会透析结果质量倡议（Dialysis Outcome Quality Initiative，DOQI）批准了三项用于监测透析剂量的公式，包括正式尿素动力学模型的 Kt/V，第二代 Daugirdas 公式的 Kt/V 和 URR。2015 年最新的 KDOQI 指南建议每周三次透析治疗的目标单室尿素清除率（spKt/V）为 1.4，最小为 1.2，非每周三次透析治疗的 spKt/V 为 2.3，最小为 2.1。2015 年中国血液透析充分性临床实践指南推荐单次血液透析的尿素清除率：单室尿素清除率（spKt/V）$\geqslant$ 1.2；尿素下降率（URR）$\geqslant$ 65%。

（1）尿素下降率的测量方法

尿素下降率（URR）于 1991 年由学者 Lowrie 提出，并在过去的二十年多中得到了广泛的应用，因为它只需要测量透析前后血尿素浓度，再通过简单计算就能得出。URR 是透析期间血尿素浓度变化与初始尿素浓度的比值。URR 可以表示为比率或尿素减少百分比。需要注意的是透析后血液尿素采样的时间，通常在血泵停止后 15～30 s 进行采样。有一些学者建议结束治疗 2 min 后再进行采样并评估。这种做法的目的是允许发生尿素浓度回弹，避免高估治疗时的清除率。URR 的计算公式为

$$URR = (BUN_{pre} - BUN_{post})/BUN_{pre} = 1 - (BUN_{post} - BUN_{pre}) \tag{2-21}$$

$$BUN_{pre} = 透析前血尿素浓度$$
$$BUN_{post} = 透析后血尿素浓度$$

URR 的主要优点是简单和易于测量。而且很容易被医护人员和患者理解，因此便于临床实践。在各种大型数据库中也被很好地验证为患者预后的预测因素。但是，它的使用还未得到随机对照试验的验证。

它的缺点也与它的计算简单有关。一是没有考虑通过对流清除的尿素；二是没有考虑透析治疗尿素清除时产生的尿素；三是没有考虑残肾功能；四是 URR 测量不允许同时计算广泛使用的蛋白质摄入量指数（protein equivalent of total nitrogen appearance，PNA）。这些因素都会导致低估真实的尿素清除率。URR 也不能用于其他治疗方式（如腹膜透析、每日透析等）充分性的评估。

（2）尿素动力学模型的 Kt/V

尿素动力学模型计算 Kt/V 的公式复杂，包含清除率、生成率以及相关浓度等参数。Kt/V 最初是由学者 Gotch 于 1985 年对 NCDS 数据再分析后开发的。K 是透析膜对尿素的有效清除率，t 是实际透析时间，V 是患者的尿素分布的理论体积。Kt/V 计算所需要的数据包括患者透析前、透析后的尿素水平，透析时间，超滤量，透析器尿素清除率和患者的体重。如果患者在尿素生成方面处于不稳定状态，则需要在下一次透析之前对尿素再进行一次采样。此外，如需要准确估计残肾清除率对 Kt/V 和 PNA 的影响还需要收集透析期间尿液中的尿素含量和尿量。与 URR 一样，在治疗结束后关闭血泵或减慢血泵转速后，等待 15～30 s 后采集透析后血尿素样本。

尿素动力学 Kt/V 评估的主要原则如下：根据透析治疗期间实际的尿素清除总量计算 Kt/V。尿素清除总量由三个部分组成。第一部分是通过弥散清除尿素的量，这是通过透析过程中尿素浓度的下降来计算的。在有残肾功能的情况下，透析过程中清除的尿素量高于由透析器清除的尿素的量。因此将残肾功能纳入公式中，可以获得更准确的透析器溶质清除率。第二部分是在透析过程中患者生成尿素的清除，这是根据透析过程中血尿素浓度上升来计算的。第三部分是通过对流清除的尿素，通过超滤量以及透析前、透析后尿素浓度来计算。

下一步是根据透析时间（t）和透析器清除率（K）计算理论的 Kt 值。透析器清除率随透析液和血流量变化而变化，通常由透析器制造商提供，实际透析器清除率可能会低于理论透析器清除率。

最后，将计算出的实际 Kt/V 与理论的 Kt 进行比较，并且使用理论的 Kt 除以实际 Kt/V 值来反向计算 V。这种反向计算假定透析器标定的清除率与真实清除率相同。如果 Kt 估计不正确，例如再循环，则在反向计算或动力学 V 中会出现比例误差，但 Kt/V 仍然是正确的。这种自我纠正的特性是尿素动力学模型的关键特征之一。然后将计算出的动力学 V 与预期的 V 进行比较，通常估计为患者体重的 50%～60%。其中，沃森公式是最常用的，但与人体成分分析相比（bioimpedence），Chert 公式被证明是最准确的。如果计算出的 V 和预期 V 之间存在较大差异，则可能是透析处方的问题。

动力学 V 明显超过人体测量 V（anthropometric V）的原因包括高估实际血流量或者治疗时间、通路再循环以及由于透析器凝血导致实际 K 值过低。动力学 V 小于人体测量 V 的最常见的原因是透析后尿素测量带来的误差以及因患者营养不良而低估了测量 V。

尿素动力学模型与尿素下降率相比具有许多优势，包括对流对尿素的清除，透析过程中尿素的生成和残肾功能对尿素的清除。它还可以计算 PNA。另外，尿素动力学模型可以检测处方 Kt/V 和实际 Kt/V 之间的差异，可识别出通路再循环或其他问题。最后，尿素动力学模型对 Kt/V 的使用使其各个组成部分 K、t 和 V 都受到了重视。

尿素动力学模型 Kt/V 也有其缺点：其一是计算方法比较复杂，需要使用软件计算；其二是尿素动力学模型的 Kt/V 不适用于频率为每周三次透析以外的透析治疗方式；最后，尿素动力学模型对 Kt/V 的验证并不优于 URR。在大型的回顾性研究中，URR 和 Kt/V 都被证明可以预测透析患者的生存率，但都未被严格的随机对照试验所证实。

（3）Daugirdas Kt/V 公式

由于尿素动力学模型的复杂性，有学者试图开发更简单的方法来评估充分性。最初仅使用透析前、透析后血尿素来计算 Kt/V（第一代公式）：

$$spKt/V = -\ln(BUN_{post}/BUN_{pre} - 0.008 \cdot t - f \cdot UF/W) \tag{3-22}$$

该公式与 URR 具有相同的局限性,并且与尿素动力学模型的 Kt/V 相比结果相差很大。之后推出了第二代 Daugirdas 公式,此公式被证明是一个更准确的计算公式,像尿素动力学模型一样包括了透析中尿素的生成和对流对尿素的清除,如果收集透析期间的尿液和第三个血尿素样本还可以预估残肾功能对尿素的清除。还可以使用基于透析前血尿素和 Kt/V 的公式来计算 PNA。

$$spKt/V = -1n(BUN_{post}/BUN_{pre} - 0.008t) + (4 - 3.5 \cdot BUN_{post}/BUN_{pre}) \cdot (UF/W)$$

式中:t——透析治疗时间(h);

　　UF——超滤总量(L);

　　W——透后体重(kg)。

相对于 UKM 的 Kt/V,Daugirdas 公式具有相对简单的优点。尽管比 URR 更复杂,涉及指数运算,但只要用计算器就能进行计算。然而,和 URR 的计算方法一样,Daugirdas 公式的一个缺点是它没有计算动力学 V。

(4)死亡率与 Kt/V

1989 年,在得克萨斯州达拉斯举办了一次重要的国际研讨会,以解决肾功能衰竭患者的发病率和死亡率问题。本次会议强调美国透析人群死亡率高于其他国家。这种每年高达 24% 的死亡率与许多中心每周三次透析 Kt/V 未能到达 1.0~1.2 有关,50% 以上的患者每次治疗的 Kt/V 低于 1.0。因此,在 20 世纪 90 年代早期,主要通过 Kt/V 或 URR 对透析剂量进行适当的调整。到 20 世纪 90 年代后期,透析患者 Kt/V 数值已大为改善,死亡率也发生了下降。在其他国家,Kt/V 也逐渐被临床医生采用,到 20 世纪 90 年代后期逐渐普及。Kt/V 与死亡率之间的关系导致了另一个争议:每次治疗的 Kt/V 值 1.0~1.2 是否足够?是否可以通过将 Kt/V 提高到更高水平来进一步降低死亡率?为了回答这些问题,HEMO 研究于 20 世纪 90 年代后期在美国启动,其研究结果于 2002 年末发布。该多中心试验采用 $2×2$ 因子设计,将 1846 例患者随机分为标准透析剂量组和高透析剂量组,以及低通透析器组和高通量透析器组。标准剂量组每周接受三次透析 Kt/V 为 1.32,而高剂量组 Kt/V 为 1.71。随访平均 3 年,对于高剂量组和标准剂量组的清除率相关死亡率,低通透析器组和高通量透析器组的结果没有显著差异。

(5)URR 与 Kt/V 的关系

在实践中,URR 和 Kt/V 高度相关,因为 URR 测量的弥散清除也是 Kt/V 的主要组成部分。URR 和 Kt/V 之间的关系是渐近的,将 Kt/V 从 0.6 增加到 1.1 使尿素下降百分比(PRU)从 40% 增加到 60%。将 Kt/V 从 1.4 提高到 1.9,PRU 仅从 70% 增加到 80%。KDOQI 推荐 Kt/V 的最小值为 1.2 对应于约 0.65 的 URR。

(6)存在的争议

由于肾功能衰竭患者持续存在的高死亡率、高心血管病发生率和较高的高血压患病率,Kt/V 的结果一直受到质疑,其中尿素分布容积一直是讨论的重点。与尿素清除率受到较多的关注不同,关于透析时间为患者预后带来的益处研究较少。对于延长透析时间和高频率透析的影响,Charra 等学者的研究结果,以及 Pierratos 和 Lindsay 等学者的研究结果都表明这些新方案可能为患者带来更好的预后。

3. 影响透析充分性的因素

影响透析充分性的因素主要包括以下七个方面:尿毒症毒素的性质、治疗的时间和频率、治疗模式、透析膜的性质、血流量、透析液流量、对流量。

不同尿毒症毒素的性质决定了其治疗模式、治疗时选用的透析膜以及不同的治疗时间和频率。对于分布容量较大的水溶性小分子化合物可以延长透析时间;而对于与尿素相比具有较小分布容量的溶质(如胍基琥珀酸),可以增加透析频率。

对于中分子尿毒症毒素,使用高通量透析膜或者选用血液滤过或血液透析滤过的治疗模式相比低通量透析能更好地清除中分子毒素。提高治疗时的对流量(置换液量+超滤量)能相应地提高清除率,同样需要注意不同毒素特定的动力学模型,例如 $\beta2$-MG,其清除率主要与治疗时间有关。

对于蛋白结合类毒素,它与蛋白质的结合率影响了治疗模式和治疗时间的选择。结合率较高的溶质,如 3-羧基-4-甲基-5-丙基-2-呋喃丙酸,蛋白结合率>99%,HDF 的清除率只有 4%。Meyer 等学者研究了透析液流量和透析器传质面积系数(K_0A)对酚红清除率(白蛋白结合率≈94%)影响的体外实验。他们研究了两种不同型号的透析器,透析液流量分别为 300 和 750 mL/min,开发了一个描述蛋白结合毒素清除的数学模型。对于白蛋白结合率高的毒素(如 IS 和 pCS),透析液流量的增加对清除率的影响比提高血流量更显著。另一方面,对于中、低白蛋白结合率的蛋白结合毒素(如 IAA 和 pCG),提高血流量的效果更好。Magdalena 等学者在高通透析治疗时的第 21~40 min 向动脉端注入 800 mg 布洛芬(ibuprofen),布洛芬输注期间硫酸吲哚酯和对甲酚硫酸酯的清除率的相对中位数(四分位距)分别从 6.0(6.5) mL/min 增加到 20.2(27.1) mL/min,4.4(6.7) mL/min 增加到 14.9(27.1) mL/min。硫酸吲哚酯和酚硫酸酯的透析液出口浓度的相对中位数(四分位距)分别从输注前 1.0 mL/min 增加2.4(1.2) mL/min 和 2.4(1.0) mL/min。但是布洛芬输注不会提高非蛋白结合溶质(如肌酐和尿素)的清除率。

本章参考文献

[1] 姚泰. 生理学[M]. 北京:人民卫生出版社,2010.

[2] Guyton A C, Hall J E. Guyton and Hall Textbook of Medical Physiology[M]. 13th ed. Amsterdam:Elsevier,2016.

[3] Vanholder R, Baurmeister U, Brunet P, et al. A bench to bedside view of uremic toxins[J]. J Am Soc Nephrol,2008,19(5):863-870.

[4] Vanholder R, De Smet R, Glorieux G, et al. Review on uremic toxins: classification, concentration, and interindividual variability[J]. Kidney Int, 2003, 63(5): 1934-1943.

[5] Lin C L, Yang C W, Chiang C C, et al. Long-term on-line hemodiafiltration reduces predialysis beta-2-microglobulin levels in chronic hemodialysis patients[J]. Blood Purif,2001,19(3):301-307.

[6] Maduell F, Navarro V, Cruz M C, et al. Osteocalcin and myoglobin removal in on-line hemodiafiltration versus low- and high-flux hemodialysis[J]. Am J Kidney Dis,2002,40

（3）：582-589.

　　［7］　Pedrini L A，Cristofaro V D. On-line mixed hemodiafiltration with a feedback for ultrafiltration control：Effect on middle-molecule removal［J］. Kidney Int，2003，64（4）：1505-1513.

　　［8］　Lornoy W，Becaus I，Billiouw J M，et al. On-line haemodiafiltration. Remarkable removal of β2-microglobulin. Long-term clinical observations［J］. Nephrol Dial Transplant，2000，15（Suppl 1）：49-54.

　　［9］　Ward R A，Schmidt B，Hullin J，et al. A comparison of on-line hemodiafiltration and high-flux hemodialysis：a prospective clinical study［J］. J Am Soc Nephrol，2000，11（12）：2344-2350.

　　［10］　Pedrini L A，De Cristofaro V，Comelli M，et al. Long-term effects of high-efficiency on-line haemodiafiltration on uraemic toxicity. A multicentre prospective randomized study［J］. Nephrol Dial Transplant，2011，26（8）：2617-2624.

　　［11］　Spalding E M，Chamney P W，Farrington K. Phosphate kinetics during hemodialysis：Evidence for biphasic regulation［J］. Kidney Int，2002，61（2）：655-667.

　　［12］　Cheung A K，Rocco M V，Yan G，et al. Serum β-2 microglobulin levels predict mortality in dialysis patients：Results of the HEMO study［J］. J Am Soc Nephrol，2006，17（2）：546-555.

　　［13］　Okuno S，Ishimura E，Kohno K，et al. Serum beta2-microglobulin level is a significant predictor of mortality in maintenance haemodialysis patients［J］. Nephrol Dial Transplant，2009，24（2）：571-577.

　　［14］　Gejyo F，Yamada T，Odani S，et al. A new form of amyloid protein associated with chronic hemodialysis was identified as beta 2-microglobulin［J］. Biochem Biophys Res Commun，1985，129（3）：701-706.

　　［15］　Karlsson F A，Groth T，Sege K，et al. Turnover in humans of betaz-microglobulin：the constant chain of HLA antigens［J］. Eur J Clin Invest，1980，10（4）：293-300.

　　［16］　Statius Van Eps L W，Schardijn G H C. β₂-microglobulin and the renal tubule［M］//Lubec G. Non-invasive Diagnosis of Kidney Disease. Basel：Karger，1983：103-143.

　　［17］　Schardijn G，Statius van Eps L W，Swaak A J，et al. Urinary beta 2 microglobulin in upper and lower urinary tract infections［J］. Lancet，1979，1（8120）：805-807.

　　［18］　Zingraff J，Beyne P，Ureña P，et al. Influence of hemodialysis membranes on beta 2-microglobulin kinetics：in vivo and in vitro studies［J］. Nephrol Dial Transplant，1988，3（3）：284-290.

　　［19］　Flöge J，Granolleras C，Bingel M，et al. Beta 2-microglobulin kinetics during hemodialysis and hemofiltration［J］. Nephrol Dial Transplant，1987，1（4）：223-228.

　　［20］　Vincent C，Pozet N，Revillard J P. Plasma beta 2 microglobulin turnover in renal insufficiency［J］. Acta Clin Belg，1980，35（Suppl 10）：2-13.

　　［21］　Bauer J H，Brooks C S. Body fluid composition in chronic renal failure［J］. Clin

Nephrol,1981,16(3):114-118.

[22] Sargent J A,Gotch F A. Principles and biophysics of dialysis[M]//Drukker W, Parsons F M, Maher J F. Replacement of renal function by dialysis. Boston: Martinus Nijhoff,1983:53-96.

[23] Barreto F C,Barreto D V,Liabeuf S,et al. Serum indoxyl sulfate is associated with vascular disease and mortality in chronic kidney disease patients[J]. Clin J Am Soc Nephrol,2009,4(10):1551-1558.

[24] Lin C J, Wu V, Wu P C, et al. Meta-analysis of the associations of p-cresyl sulfate(PCS)and indoxyl sulfate(IS)with cardiovascular events and all-cause mortality in patients with chronic renal failure[J]. PLoS One,2015,10(7):e0132589.

[25] Cao X S,Chen J,Zou J Z,et al. Association of indoxyl sulfate with heart failure among patients on hemodialysis[J]. Clin J Am Soc Nephrol,2015,10(1):111-119.

[26] Wu C C, Hsieh M Y, Hung S C, et al. Serum indoxyl sulfate associates with postangioplasty thrombosis of dialysis grafts [J]. J Am Soc Nephrol, 2016, 27 (4): 1254-1264.

[27] Wu I W, Hsu K H, Lee C C, et al. p-Cresyl sulphate and indoxyl sulphate predict progression of chronic kidney disease[J]. Nephrol Dial Transplant, 2011, 26 (3): 938-947.

[28] Liabeuf S,Barreto D V,Barreto F C,et al. Free p-cresylsulphate is a predictor of mortality in patients at different stages of chronic kidney disease [J]. Nephrol Dial Transplant,2010,25(4):1183-1191.

[29] Liabeuf S,Glorieux G,Lenglet A,et al. Does p-cresylglucuronide have the same impact on mortality as other protein-bound uremic toxins? [J]. PLoS One, 2013, 8 (6):e67168.

[30] Meert N, Eloot S, Waterloos M A, et al. Effective removal of protein-bound uraemic solutes by different convective strategies: a prospective trial[J]. Nephrol Dial Transplant,2009,24(2):562-570.

[31] Fick A · Ueber diffusion[J]. Ann Phys,1855,170:59-86.

[32] Leypoldt J K,Cheung A K,Agodoa L Y,et al. Hemodialyzer mass transfer-area coefficients for urea increase at high dialysate flow rates. The Hemodialysis(HEMO) Study [J]. Kidney Int,1997,51(6):2013-2017.

[33] Ouseph R,Ward R A. Increasing dialysate flow rate increases dialyzer urea mass transfer-area coefficients during clinical use[J]. Am J Kidney Dis,2001,37(2):316-320.

[34] Saha L K,Van Stone J C. Differences between KT/V measured during dialysis and KT/V predicted from manufacturer clearance data[J]. Int J Artif Organs,1992,15(8): 465-469.

[35] Langsdorf L J,Krankel L G,Zydney A L. Effect of blood membrane interactions on solute clearance during hemodialysis[J]. ASAIO J,1993,39(3):M767-M772.

[36] Ficheux A, Ronco C, Brunet P, et al. The ultrafiltration coefficient: this old 'grand inconnu' in dialysis[J]. Nephrol Dial Transplant,2013,30(2):204-208.

［37］　Colton C K, Lowrie E G. Hemodialysis: physical principles and technical considerations[M]//Brenner B M, Rector FC. The Kidney. Philadelphia: Saunders, 1981: 2425-2489.

［38］　Kunas G A, Burke R A, Brierton M A, et al. The effect of blood contact and reuse on the transport properties of high-flux dialysis membranes[J]. ASAIO J, 1996, 42 (4):288-294.

［39］　Leypoldt J K, Cheung A K. Characterization of molecular transport in artificial kidneys[J]. Artif Organs, 1996, 20(5):381-389.

［40］　Morti S M, Zydney A L. Protein-membrane interactions during hemodialysis: effects on solute transport[J]. ASAIO J, 1998, 44(4):319-326.

［41］　Ahmad S, Callan R, Cole J J, et al. Dialysate made from dry chemieals using citric acid increases dialysis dose[J]. Am J Kidney Dis, 2000, 35(3):493-499.

［42］　Funck-Brentano J L, Man N K, Sausse A. Effect of more porous dialysis membranes on neuropathic toxins[J]. Kidney Int Suppl, 1975, 7(2):52-57.

［43］　Babb A L, Popovieh R P, Christopher T G, et al. The genesis of the square meter-hour hypothesis[J]. Trans Am Soc Artif lntern Organs, 1971, 17:81-91.

［44］　Scribner B H, Farrell P C, Milutinovic J, et al. Evolution of the middle molecule hypothesis[M]//Villareal H. Proceedings of the fifth international congress of nephrology. Basel: Karger, 1974:190-199.

［45］　Babb A L, Grimsrud L, Bell R L, et al. Engineering aspects of artificial kidney systems[M]//Hershey D. Chemical Engineering in Medicine and Biology. New York: Plenum Press, 1967:289-331.

［46］　Sigdell J E, Tersteegen B. Clearance of a dialyzer under varying operating conditions[J]. Artif Organs, 1986 10(3):219-225.

［47］　Schmidt B, Ward R A. The impact of erythropoietin on hemodialyzer design and performance[J]. Artif Organs, 1989, 13(1):35-42.

［48］　Grossmann D F, Kopp K F, Frey J. Transport of urea by erythrocytes during haemodialysis[J]. Proc Eur Dial Transplant Assoc, 1968, 4:250-253.

［49］　Colton C K, Smith K A, Merrill E W, et al. Diffusion of organic solutes in stagnant plasma and erythrocyte suspensions[J]. Chem Eng Progr Symp Ser, 1970, 66: 85-100.

［50］　Lim V S, Flanigan M J, Fangman J. Effect of hematocrit on solute removal during high efficiency hemodialysis[J]. Kidney Int, 1990, 37(6):1557-1562.

［51］　Renkin E M, Gilmore J P. Glomerular filtration[M]//Orloff J, Berliner R W. Handbook of Physiology-Renal Physiology. Washington DC: American Physiology Society, 1973:185-248.

［52］　Hines A L, Maddox R N. Mass Transfer: Fundamentals and Applications[M]. New Jersey: Prentice-Hall, 1985.

［53］　GB/T 13074—2009, 血液净化术语[S].

［54］　Ronco C. Backfiltration: a controversial issue in modern dialysis[J]. Int J Artif

Organs,1988,11(2):69-74.

[55] Ronco C. Backfiltration in clinical dialysis: nature of the phenomenon, mechanisms and possible solutions[J]. Int J Artif Organs,1990,13(1):11-21.

[56] Malinow M R,Korzon W. An experimental method for obtaining an ultrafiltrate of the blood[J]. J Lab Clin Med,1947,32(4):461-471.

[57] Henderson L W, Besarab A, Michaels A, et al. Blood purification by ultrafiltration and fluid replacement(diafiltration)[J]. Hemodial Int,2004,8(1):10-18.

[58] Koch K M, Shaldon S, Baldamus C A, et al. Convective mass transport in dialysis[J]. Proc EDTA,1985,22:155-160.

[59] Henderson L W. Hemodynamic instability during different forms of dialysis therapy:do we really know why? [J]. Blood Purif,1996,14(6):395-404.

[60] Baldamus C A,Ernst W,Fassbinder W,et al. Differing haemodynamic stability due to differing sympathetic response: comparison of ultrafiltration, haemodialysis and haemofiltration. Proc EDTA,1980,17:205-212.

[61] Fox S D, Henderson L W. Cardiovascular response during hemodialysis and hemofiltration:thermal,membrane,and catecholamine influences[J]. Blood Purif,1993,11(4):224-236.

[62] van Kuijk W H,Hillion D,Savoiu C,et al. Critical role of the extracorporeal blood temperature in the hemodynamic response during hemofiltration[J]. J Am Soc Nephrol,1997,8(6):949-955.

[63] Leber H W, Wizemann V, Goubeaud G, et al. Hemodiafiltration: a new alternative to hemofiltration and conventional hemodialysis[J]. Artif Organs,1978,2(2):150-153.

[64] Canaud B,Bragg-Gresham J L,Marshall M R,et al. Mortality risk for patients receiving hemodiafiltration versus hemodialysis:European results from the DOPPS[J]. Kidney Int,2006,69(11):2087-2093.

[65] Maduell F, Moreso F, Pons M, et al. High-efficiency postdilution online hemodiafiltration reduces allcause mortality in hemodialysis patients [J]. J Am Soc Nephrol,2013,24(3):487-497.

[66] Peters S A,Bots M L,Canaud B,et al. Haemodiafiltration and mortality in end-stage kidney disease patients: a pooled individual participant data analysis from four randomized controlled trials[J]. Nephrol Dial Transplant,2016,31(6):978-984.

[67] OK E, Asci G, Toz H, et al. Mortality and cardiovascular events in online haemodiafiltration(OL-HDF) compared with high-flux dialysis:results from the Turkish OL-HDF Study[J]. Nephrol Dial Transplant,2013,28(1):192-202.

[68] Grooteman M P, Van Den Dorpel M A, Bots M L, et al. Effect of online hemodiafiltration on all-cause mortalityand cardiovascular outcomes[J]. J Am Soc Nephrol:JASN,2012,23(6):1087-1096.

[69] Locatelli F, Karaboyas A, Pisoni R L, et al. Mortality risk in patients on hemodiafiltration versus hemodialysis:a 'real-world' comparison from the DOPPS. Nephrol

Dial Transplant,2018,33(4):683-689.

［70］ Nakamoto H,Nitta K,Tsuchiya K,et al. Recent advances in dialysis therapy in Japan[M]. Basel:Karger,2018.

［71］ Winchester J F. Hemoperfusion［M］//Maher J F. Replacement of Renal Function by Dialysis. 3rd ed. Dordrecht:Kluwer Academic Publishers,1989:439-459.

［72］ Muirhead E E,Reid A F. A resin artificial kidney[J]. J Lab Clin Med,1948,33 (7):841-844.

［73］ Yatzidis,H. A convenient hemoperfusion micro-apparatus over charcoal for the treatment of endogenous exogenous intoxication:Its use as an effective artificial kidney[J]. Proc Eur Dial Transplant Assoc,1964,1:83-86.

［74］ Chang T M. Semipermeable aqueous microcapsules ("artificial cells"):with emphasis on experiments in an extracorporeal shunt system[J]. Trans Am Soc Artif Intern Organs,1966,12:13-19.

［75］ Chang T M,Gonda A,Dirks J H,et al. Clinical evaluation of chronic, intermittent,and short term hemoperfusions in patients with chronic renal failure using semipermeable microcapsules (artificial cells) formed from membrane-coated activated charcoal[J]. Trans Am Soc Artif Intern Organs,1971,17(1):246-252.

［76］ Gordon A,Greenbaum M A,Marantz L B,et al. A sorbent based low volume recirculating dialysate system. [J]. Trans Am Soc Artif Intern Organs,1969,15:347-352.

［77］ Branger B,Ramperez P,Marigliano N,et al. Aluminium transfer in bicarbonate dialysis using a sorbent regenerative system:an in vitro study[J]. Proc Eur Dial Transplant Assoc,1980,17:213-218.

［78］ Randerson D H,Gurland H J,Schmidt B,et al. Sorbent membrane dialysis in uremia[J]. Contrib Nephrol,1982,29:53-64.

［79］ Shaldon S,Beau M C,Claret G,et al. Sorbent regeneration of ultrafiltrate as a long-term treatment of end-stage renal failure[J]. Artif Organs,1978,2(4):343-347.

［80］ Ghezzi P M,Botella J,Sartoris A M,et al. Use of the ultrafiltrate obtained in two-chamber(PFD) hemodiafiltration as replacement fluid. Experimental ex vivo and in vitro study[J]. Int J Artif Organs,1991,14(6):327-334.

［81］ Ghezzi P M, Gervasio R, Tessore V, et al. Hemodiafiltration without replacement fluid. An experimental study[J]. ASAIO J,1992,38(1):61-65.

［82］ Panichi V, Manca-Rizza G, Paoletti S, et al. Effects on inflammatory and nutritional markers of haemodiafiltration with online regeneration of ultrafiltrate(HFR) vs online haemodiafiltration: a cross-over randomized multicentre trial［J］. Nephrol Dial Transplant,2006,21(3):756-762.

［83］ Bolasco P G,Ghezzi P M,Ferrara R,et al. Effect of on-line hemodiafiltration with endogenous reinfusion (HFR) on the calcium-phosphorus metabolism:medium-term effects[J]. Int J Artif Organs,2006,29(11):1042-1052.

［84］ Kim S,Oh K H,Chin H J,et al. Effective removal of leptin via hemodiafiltration with on-line endogenous reinfusion therapy[J]. Clin Nephrol,2009,72(6):442-448.

[85] Navarro J F, Marcén R, Teruel J L, et al. Effect of different membranes on aminoacid losses during hemodialysis[J]. Nephrol Dial Transplant, 1998, 13(1):113-117.

[86] Ikizler T A, Flakoll P J, Parker R A, et al. Amino acid and albumin losses during hemodialysis[J]. Kidney Int, 1994, 46(3):830-837.

[87] Navarro J F, Mora C, León C, et al. Amino acid losses during hemodialysis with polyacrylonitrile membranes: effect of intradialytic amino acid supplementation on plasma amino acid concentrations and nutritional variables in nondiabetic patients[J]. American Journal of Clinical Nutrition, 2000, 71(3):765-773.

[88] Maduro I P D N N, Elias N M, Borges C B N, et al. Total nitrogen and free amino acid losses and protein calorie malnutrition of hemodialysis patients: do they really matter? [J]. Nephron Clin Pract, 2007, 105(1):c9-c17.

[89] Ragazzoni E, Carpani P, Agliata S, et al. HFR vs on-line HDF: valutazione della perdita aminoacidica plasmatica[J]. G Ital Nefrol, 2004, 21(Suppl 30):S85-S90.

[90] Lunderquist A. On the artificial kidney XXI. The efficacy of the dialyser-ultrafilter intended for human use: including a preliminary report on treatment of oedemic patients by means of ultrafiltration[J]. Acta Med Scand, 1952, 143(4):307-314.

[91] Anthone S, Anthone R. Treatment of chronic intractable edema by extracorporeal ultrafiltration[J]. Geriatrics, 1963, 18:636-641.

[92] Kobayashi K, Shibata M, Kato K, et al. Studies on the development of a new method of controlling the amount and contents of body fluids(extra corporeal ultrafiltration method: ECUM) and the application of this method for patients receiving long-term hemodialysis[J]. Jpn J Nephrol, 1972, 14:1-15.

[93] Khanna R, Popowniak K L, Magnusson M O, et al. Control of ascites in patients on chronic hemodialysis by modified ultrafiltration using a Dow hollow fiber capillary kidney(DHFCK)[J]. Abst Trans Am Soc Artif Intern Organs, 1973, 2:31.

[94] Ing T S, Ashbach D L, Kanter A, et al. Fluid removal with negative pressure hydrostatic ultrafiltration using a partial vacuum[J]. Nephron, 1975, 14(6):451-455.

[95] Bergström J, Asaba H, Fürst P, et al. Dialysis, ultrafiltration, and blood pressure [J]. Blood Purif, 2006, 24(2):222-231.

[96] Asaba H, Bergström J, Fürst P, et al. Sequential ultrafiltration and diffusion as alternative to conventional hemodialysis[J]. Proc Dial Transplant Forum, 1976, 6:129-135.

[97] Wehle B, Asaba H, Castenfors J, et al. Hemodynamic changes during sequential ultrafiltration and dialysis[J]. Kidney Int, 1979, 15(4):411-418.

[98] Stewart W K, Fleming L W, Manuel M A. Benefits obtained by the use of high sodium dialysate during maintenance haemodialysis[J]. Proc Eur Dial Transpl Assoc, 1972, 9:111-118.

[99] Dedrick R L, Gabelnick H L, Bischoff K B. Kinetics of urea distribution[J]. Proc XXI EMBS, 1968, 10:31.

[100] Dedrick R L, Bisschoff K B. Pharmacokinetics in applications of the artificial kidney[J]. Chem Eng Prog Symp Ser, 1968, 64:32-44.

［101］ Forbes G B. Human Body Composition. Growth Aging, Nutrition, and Activity [M]. New York: Springer Verlag, 1987.

［102］ Sapirstein L A. Regional blood flow by fractional distribution of indicators[J]. Am J Physiol, 1958, 193(1): 161-168.

［103］ Comar C L, Bronner F. Chemical Composition of the Body[M]. New York: Academic Press, 1964.

［104］ Schneditz D, Platzer D, Daugirdas J T. A diffusion-adjusted regional blood flow model to predict solute kinetics during haemodialysis[J]. Nephrol Dial Transplant, 2009, 24 (7): 2218-2224.

［105］ Schneditz D, Daugirdas J T. Compartment Effects in Hemodialysis[J]. Semin Dial, 2001, 14(4): 271-277.

［106］ Canaud B, Garred L J, Argiles A, et al. Creatinine kinetic modelling: a simple and reliable tool for the assessment of protein nutritional status in haemodialysis patients [J]. Nephrol Dial Transplant, 1995, 10(8): 1405-1410.

［107］ Clark W R, Mueller B A, Kraus M A, et al. Quantification of creatinine kinetic parameters in patients with acute renal failure[J]. Kidney Int, 1998, 54(2): 554-560.

［108］ Ziółko M, Pietrzyk J A, Grabska-Chrzastowska J. Accuracy of hemodialysis modeling[J]. Kidney Int, 2000, 57(3): 1152-1163.

［109］ Ciandrini A, Severi S, Cavalcanti S, et al. Model-based analysis of potassium removal during hemodialysis[J]. Artif Organs, 2009, 33(10): 835-843.

［110］ Di Filippo S, Corti M, Andrulli S, et al. Determining the adequacy of sodium balance in hemodialysis using a kinetic model[J]. Blood Purif, 1996, 14(6): 431-436.

［111］ Fernandez P C, Cohen R M, Feldman G M. The concept of bicarbonate distribution space: the crucial role of body buffers[J]. Kidney Int, 1989, 36(5): 747-752.

［112］ Gotch F, Levin N W, Kotanko P. Calcium balance in dialysis is best managed by adjusting dialysate calcium guided by kinetic modeling of the interrelationship between calcium intake, dose of vitamin D analogues and the dialysate calcium concentration[J]. Blood Purif, 2010, 29(2): 163-176.

［113］ Gotch F A, Lam M A, Prowitt M, et al. Preliminary clinical results with sodium-volume modeling of hemodialysis therapy[J]. Proc Clin Dial Transplant Forum, 1980, 10: 12-17.

［114］ Pedrini L A, Ponti R, Faranna P, et al. Sodium modeling in hemodiafiltration [J]. Kidney Int, 1991, 40(3): 525-532.

［115］ Pacitti A, Casino F G, Pedrini L, et al. Prescription and surveillance of the acetate-free biofiltration sessions: the bicarbonate cycle[J]. Int J Artif Organs, 1995, 18 (11): 722-725.

［116］ Santoro A, Mancini E, Paolini F, et al. Blood volume regulation during hemodialysis[J]. Am J Kidney Dis, 1998, 32(5): 739-748.

［117］ Ursino M, Coli L, Brighenti C, et al. Mathematical modeling of solute kinetics and body fluid changes during profiled hemodialysis[J]. Int J Artif Organs, 1999, 22(2): 94-

107.

[118] Scoggin C, McClellan J R, Cary J M. Hypernatraemia and acidosis in association with topical treatment of burns[J]. Lancet,1977,1(8018):959.

[119] Kanakiriya S, De Chazal I, Nath K A, et al. Iodine toxicity treated with hemodialysis and continuous venovenous hemodiafiltration[J]. Am J Kidney Dis,2003,41 (3):702-708.

[120] Matzkies F K,Reinecke H,Tombach B,et al. Influence of dialysis procedure, membrane surface and membrane material on iopromide elimination in patients with reduced kidney function[J]. Am J Nephrol,2000,20(4):300-304.

[121] D'Hooge R, De Deyn P P, Van de Vijver G, et al. Uraemic guanidino compounds inhibit gamma-aminobutyric acid-evoked whole cell currents in mouse spinal cord neurones[J]. Neurosci Lett,1999,265(2):83-86.

[122] MacAllister R J, Whitley G S, Vallance P. Effects of guanidino and uremic compounds on nitric oxide pathways[J]. Kidney Int,1994,45(3):737-742.

[123] Glorieux G L,Dhondt A W,Jacobs P,et al. In vitro study of the potential role of guanidines in leukocyte functions related to atherogenesis and infection[J]. Kidney Int, 2004,65(6):2184-2192.

[124] Horowitz H I,Cohen B D,Martinez P,et al. Defective ADP-induced platelet factor 3 activation in uremia[J]. Blood,1967,30(3):331-340.

[125] Giovannetti S,Cioni L,Balestri P L,et al. Evidence that guanidines and some related compounds cause haemolysis in chronic uraemia[J]. Clin Sci,1968,34(1):141-148.

[126] Neirynck N,Vanholder R,Schepers E,et al. An update on uremic toxins[J]. Int Urol Nephrol,2013,45(1):139-150.

[127] Schneditz D,Yang Y,Christopoulos G,et al. Rate of creatinine equilibration in whole blood[J]. Hemodial Int,2009,13(2):215-221.

[128] Eloot S,Torremans A,De Smet R,et al. Kinetic behavior of urea is different from that of other water-soluble compounds:the case of the guanidino compounds[J]. Kidney Int,2005,67(4):1566-1575.

[129] Eloot S,Torremans A,De Smet R,et al. Complex compartmental behavior of small water-soluble uremic retention solutes:evaluation by direct measurements in plasma and erythrocytes[J]. Am J Kidney Dis,2007,50(2):279-288.

[130] Eloot S, Van Biesen W,Dhondt A,et al. Impact of increasing haemodialysis frequency versus haemodialysis duration on removal of urea and guanidino compounds:a kinetic analysis[J]. Nephrol Dial Transplant,2009,24(7):2225-2232.

[131] Spalding E M, Chamney P W, Farrington K. Phosphate kinetics during hemodialysis:evidence for biphasic regulation[J]. Kidney Int,2002,61(2):655-667.

[132] Leypoldt J K. Kinetics of beta 2-microglobulin and phosphate during hemodialysis: effects of treatment frequency and duration[J]. Semin Dial,2005,18(5):401-408.

[133] Laursen S H, Vestergaard P, Hejlesen O K. Phosphate kinetic models in hemodialysis:a systematic review[J]. Am J Kidney Dis,2018,71(1):75-90.

［134］　Agar B U,Akonur A,Lo Y C,et al. Kinetic model of phosphorus mobilization during and after short and conventional hemodialysis[J]. Clin J Am Soc Nephrol,2011,6 (12):2854-2860.

［135］　Leypoldt J K, Agar B U, Akonur A, et al. Steady state phosphorus mass balance model during hemodialysis based on a pseudo one-compartment kinetic model[J]. Int J Artif Organs,2012,35(11):969-980.

［136］　Debowska M,Poleszczuk J,Wojcik-Zaluska A,et al. Phosphate kinetics during weekly cycle of hemodialysis sessions:application of mathematical modeling [J]. Artif Organs,2015,39(12):1005-1014.

［137］　Maasrani M,Jaffrin M Y,Fischbach M,et al,creatinine and phosphate kinetic modeling during dialysis:application to pediatric hemodialysis[J]. Int J Artif Organs,1995, 18(3):122-129.

［138］　Heaf J G,Jensen S B,Jensen K,et al. The cellular clearance theory does not explain the post-dialytic small molecule rebound[J]. Scand J Urol Nephrol,1998,32(5): 350-355.

［139］　Spalding E M, Chamney P W, Farrington K. Phosphate kinetics during hemodialysis:evidence for biphasic regulation[J]. Kidney Int,2002,61(2):655-667.

［140］　Laursen S H, Buus A, Jensen M H, et al. Distribution volume assessment compartment modelling:theoretic phosphate kinetics in steady state hemodialys patients [J]. Int J Artif Organs,2015,38(11):580-587.

［141］　Poleszczuk J, Debowska M, Wojcik-Zaluska A, et al. Phosphate kinetics in hemodialysis:application of delayed pseudo one-compartment model[J]. Blood Purif,2016, 42(3):177-185.

［142］　Maheshwari V,Samavedham L,Rangaiah G P. A regional blood flow model for β2-microglobulin kinetics and for simulating intra-dialytic exercise effect[J]. Ann Biomed Eng,2011,39(12):2879-2890.

［143］　Leypoldt J K, Cheung A K, Deeter R B. Rebound kinetics of beta 2-microglobulin after hemodialysis[J]. Kidney Int,1999,56(4):1571-1577.

［144］　Sugisaki H,Onohara M,Kunitomo T. Phosphate in dialysis patients[J]. Trans Am Soc Artif Intern Organs,1983,29:38-43.

［145］　Odell R A,Slowiaczek P,Moran J E,et al. Beta 2-microglobulin kinetics in end-stage renal failure[J]. Kidney Int,1991,39(5):909-919.

［146］　Stiller S, Xu X Q, Gruner N, et al. Validation of a two-pool model for the kinetics of beta 2-microglobulin[J]. Int J Artif Organs,2002,25(5):411-420.

［147］　Clark W R, Leypoldt J K, Henderson L W, et al. Quantifying the effect of changes in the hemodialysis prescription on effective solute removal with a mathematical model[J]. J Am Soc Nephrol,1999,10(3):601-609.

［148］　Eloot S, Van Biesen W, Dhondt A, et al. Impact of hemodialysis duration on the removal of uremic retention solutes[J]. Kidney Int,2008,73(6):765-770.

［149］　Sirich T L, Funk B A, Plummer N S, et al. Prominent accumulation in hemodialysis patients of solutes normally cleared by tubular secretion[J]. J Am Soc Nephol,2014,25(3):615-622.

[150] Jung A, Krisper P, Haditsch B, et al. Bilirubin kinetic modeling for quantification of extracorporeal liver support[J]. Blood Purif,2006,24(4):413-422.

[151] Jung A, Korohoda P, Krisper P, et al. Relationship between kinetics of albumin-bound bilirubin and water-soluble urea in extracorporeal blood purification[J]. Nephrol Dial Transplant,2012,27(3):1200-1206.

[152] Meyer T W, Walther J L, Pagtalunan M E, et al. The clearance of protein-bound solutes by hemofiltration and hemodiafiltration [J]. Kidney Int, 2005, 68 (2): 867-877.

[153] Vanholder R,Schepers E,Pletinck A,et al. An update on protein-bound uremic retention solutes[J]. J Renal Nutr,2012,22(1):90-94.

[154] Maheshwari V, Thijssen S, Tao X, et al. A novel mathematical model of protein-bound uremic toxin kinetics during hemodialysis[J]. Scientific Reports,2017,7(1): 10371.

[155] Viaene L, Annaert P, de Loor H, et al. Albumin is the main plasma binding protein for indoxyl sulfate and p-cresyl sulfate[J]. Biopharm Drug Dispos,2013,34(3):165-175.

[156] Smith H W, Finkelstein N, Aliminosa L, et al. The renal clearances of substituted hippuric acid derivatives and other aromatic acids in dog and man[J]. J Clin Invest,1945,24(3):388-404.

[157] Watanabe H, Miyamoto Y, Enoki Y, et al. p-Cresyl sulfate, a uremic toxin, causes vascular endothelial and smooth muscle cell damages by inducing oxidative stress [J]. Pharmacol Res Perspect,2015,3(1):e00092.

[158] Jebsen R H, Tenckhoff H, Honet J C. Natural history of uremic polyneuropathy and effects of dialysis[J]. N Engl J Med,1967,277(7):327-333.

[159] Stewart J H, Castaldi P A. Uraemic bleeding: a reversible platelet defect corrected by dialysis[J]. Q J Med,1967,36:409-423.

[160] Henderson L W. Middle molecules re-examined[J]. Nephron,1978,22(1-3): 146-152.

[161] Merrill J P,Legrain M,Hoigne R. Observations on the role of urea in uremia [J]. Ann Intern Med,1953,14(4):519-524.

[162] Johnson W J, Hagge W W, Wagoner R D, et al. Effects of urea loading in patients with far advanced renal failure[J]. Mayo Clin Proc,1972,47(1):21-29.

[163] Babb A L, Popovich R P, Christopher T G, et al. The genesis of the square meter-hour hypothesis[J]. Trans Am Soc Artifint Organs,1971,17:81-91.

[164] Christopher T G, Cambi V, Harker L A, et al. A study of hemodialysis with lowered dialysate flow rate[J]. Trans Am Soc Artifint Organs,1971,17(1):92-95.

[165] Babb A L, Strand M J, Uvelli D A, et al. Quantitative description of dialysis treatment: a dialysis index[J]. Kidney Int,1975,7(2):23-29.

［166］ Teehan B P,Gacek E M,Heymach G J,et al. A clinical appraisal of the dialysis index[J]. Trans Am Soc Artif Int Organs,1977,23:548-555.

［167］ Sargent I A. Control of dialysis by a single-pool urea model:the national cooperative dialysis study[J]. Kidney Int Suppl,1983,(13):S19-S25.

［168］ Lowrie E G, Laird N M, Parker T F, et al. Effect of the hemodialysis prescription on patient morbidity[J]. N Engl J Med,1981,305(20):1176-1181.

［169］ Lowrie E G, Laird N M, Henry R R. Protocol for the national cooperative dialysis study[J]. Kidney Int Suppl,1983,(13):S11-S18.

［170］ Parker T F,Laird N M,Lowrie E G. Comparison of the study groups in the National Cooperative Dialysis Study and a description of morbidity,mortality,and patient withdrawal[J]. Kidney Int Suppl,1983,(13):S42-S49.

［171］ Gotch F A,Sargent J A. A mechanistic analysis of the National Cooperative Dialysis Study(NCDS)[J]. Kidney Int,1985,28(3):526-534.

［172］ Parker T F. Trends and concepts in the prescription and delivery of hemodialysis in the United States[J]. Semin Nephrol,1992,12(3):367-375.

［173］ Dumler F, Stalla K, Mohini R, et al. Clinical experience with short time hemodialysis[J]. Am J Kidney Dis,1992,19(1):49-56.

［174］ Harter H R. Review of significant findings from the national cooperative dialysis study and recommendations[J]. Kidney Int Suppl,1983,(13):S107-S112.

［175］ Schoenfeld P Y,Henry R A,Laird N M,et al. Assessment of nutritional status of the national cooperative dialysis study population[J]. Kidney Int Suppl,1983,(13):S80-S88.

［176］ Daugirdas J T. The post:pre-dialysis plasma urea nitrogen ratio to estimate K. t/V and NPCR:mathematical modeling[J]. Int J Artif Organs,1989,12(7):411-419.

［177］ Garred L J,Barichello D L,DiGiuseppe B,et al. Simple Kt/V formulas based on urea mass balance theory[J]. J Am Soc Artif Intern Organs,1994,40(4):997-1004.

［178］ Daugirdas J T. The post:pre dialysis plasma urea nitrogen ratio to estimate K. t/V and NPCR:validation[J]. Int J Artif Organs,1989,12(7):420-427.

［179］ Daugirdas J T. Second generation logarithmic estimates of single-pool variable volume Kt/V:an analysis of error[J]. J Am Soc Nephrol,1993,4(5):1205-1213.

［180］ Pedrini L A,Zereik S,Rasmy S. Causes, kinetics and clinical implications of post-hemodialysis urea rebound[J]. Kidney Int,1988,34(6):817-824.

［181］ Alloatti S,Molino A,Manes M,et al. Urea rebound and effectively delivered dialysis dose[J]. Nephrol Dial Transplant,1998,13(Suppl 6):25-30.

［182］ Sherman R A. Recirculation revisited[J]. Semin Dial,1991,4(4):221-223.

［183］ Schneditz D, Kaufman A M, Polaschegg H D, et al. Cardiopulmonary recirculation during hemodialysis[J]. Kidney Int,1992,42(6):1450-1456.

［184］ Depner T A,Rizwan S,Cheer A Y,et al. High venous urea concentrations in the opposite arm:a consequence of hemodialysis-induced disequilibrium[J]. Trans Am Soc Artif Intern Organs,1991,37(3):M141-M143.

［185］　Schneditz D，Vam Stone J C，Daugirdas J T. A regional blood circulation alternative to in-series two compartment urea kinetic modeling［J］. ASAIO J，1993，39（3）：M573-M577.

［186］　Daugirdas J T，Schneditz D. Overestimation of hemodialysis dose depends on dialysis efficiency by regional blood flow but not by conventional two pool urea kinetic analysis［J］. J Am Soc ArtifIntern Organs，1995，41（3）：M719-M724.

［187］　Depner T A，Vanholder R，Dhondt A M，et al. Is Kt/V urea a satisfactory measure for dosing the newer dialysis regimens？［J］. Semin Dial，2001，14（1）：8-21.

［188］　Keshaviah P，Star R A. A new approach to dialysis quantification：an adequacy index based on solute removal［J］. Semin Dial，1994，7（2）：85-90.

［189］　Keshaviah P. The solute removal index：a unified basis for comparing disparate therapies［J］. Perit Dial Int，1995，15（2）：101-104.

［190］　Casino F G，Lopez T. The equivalent renal urea clearance：a new parameter to assess dialysis dose［J］. Nephrol Dial Transplant，1996，11（8）：1574-1581.

［191］　Gotch F A. The current place of urea kinetic modeling with respect to different dialysis modalities［J］. Nephrol Dial Transplant，1998，13（Suppl 6）：10-14.

［192］　Lowrie E G，Lew N L. The urea reduction ratio（URR）：a simple method for evaluating hemodialysis treatment［J］. Contemp Dial Nephrol，1991，12：11-20.

［193］　Jindal K K，Manuel A，Goldstein M B. Percent reduction in blood urea concentration during hemodialysis（PRU）：a simple and accurate method to estimate Kt/V urea［J］. Trans Am Soc Artif Int Organs，1987，33（3）：286-288.

［194］　Owen W F Jr，Lew N L，Liu Y，et al. The urea reduction ratio and serum albumin concentration as predictors of mortality in patients undergoing hemodialysis［J］. N Engl J Med，1993，329（14）：1001-1006.

［195］　National Kidney Foundation. NKF-DOQI Clinical practice guidelines for hemodialysis adequacy［J］. Am J Kidney Dis，1997，30（Suppl 2）：S15-S66.

［196］　National Kidney Foundation. KDOQI Clinical practice guidelines for hemodialysis adequacy：update 2000［J］. Am J Kidney Dis，2001，37（Suppl 1）：S7-S64.

［197］　National Kidney Foundation. KDOQI Clinical practice guidelines for hemodialysis adequacy：2015 update［J］. Am J Kidney Dis，2015，66（5）：884-930.

［198］　Deziel C，Hirsch D J，Hoult P，et al. Clinical practice guidelines for the delivery of hemodialysis. Canadian Society of Nephrology［J］. J Am Soc Nephrol，1999，10（Suppl 13）：S306-S310.

［199］　Depner T A，Cheer A. Modeling urea kinetics with two vs. three BUN measurements：a critical comparison［J］. Trans Am Soc ArtifInternOrgans，1989，35（3）：499-502.

［200］　Buur T. Two-sample hemodialysis urea kinetic modelling：validation of the method［J］. Nephron，1995，69（1）：49-53.

［201］　Watson R W，Watson I D，Butt R D. Total body water volumes for adult males and females estimated from simple anthropometric measurements［J］. Am J Clin Nutr，

1980,33(1):27-39.

　　[202]　Hume R,Weyers E. Relationship between total body water and surface area in normal and obsese subjects[J]. J Clin Pathol,1971,24(3):234-238.

　　[203]　Chertow G M,Lowrie E G,Lew N L,et al. Development of a population-specific regression equation to estimate total body water in hemodialysis patients[J]. Kidney Int,1997,51(5):1578-1582.

　　[204]　Coyne D W,Delmez J,Spence G,et al. Impaired delivery of hemodialysis prescriptions:an analysis of causes and an approach to evaluation[J]. J Am Soc Nephrol,1997,8(8):1315-1318.

　　[205]　Zehnder C,Blumberg A. Influence of dialyzer clearance measurement accuracy on hemodialysis prescription based on Kt/V[J]. Nephrol Dial Transplant,1994,9(7):753-737.

　　[206]　Daugirdas J T. Simplified equations for monitoring Kt/V,PCRn,eKt/V,and ePCRn[J]. Adv Ren Replace Ther,1995,2(4):295-304.

　　[207]　Depner T A,Daugirdas J T. Equations for normalized PCR based on two point modelling of hemodialysis urea kinetics[J]. J Am Soc Nephrol,1996,7(5):780-785.

　　[208]　Hull A R,Parker T F. Proceedings from the morbidity and mortality and prescription of dialysis symposium,dallas,TX,September 15 to 17,1989[J]. Am J Kidney Dis,1990,15(5):375-383.

　　[209]　Kopple J D,Hakim R H,Held P J,et al. Recommendations for reducing the high mortality and morbidity of United States maintenance dialysis patients[J]. Am J Kidney Dis,1994,24(6):968-973.

　　[210]　Wolfe R A,Held P J,Hulbert-Shearon T E,et al. A critical examination of trends in outcome over the last decade[J]. Am J Kidney Dis,1998,32(Suppl 4):S9-S15.

　　[211]　Eknoyan G,Beck G J,Cheung A K,et al. Effect of dialysis dose and membrane flux in maintenance hemodialysis[J]. N Engl J Med,2002,347(25):2010-2019.

　　[212]　Blake P G. Adequacy of dialysis revisited[J]. Kidney Int,2003,63(4):1587-1599.

　　[213]　Basile C,Casino F,Lopez T. Percent reduction in blood urea concentration during dialysis estimates Kt/V in a simple and accurate way[J]. Am J Kidney Dis,1990,15(1):40-45.

　　[214]　United States Renal Data System. Excerpts from the USRDS 2001 annual data report:atlas of end-stage renal disease in the United States[J]. Am J Kidney Dis,2001,38(Suppl 3):S138-S139.

　　[215]　Foley R N,Parfrey P S,Sarrak M J. Epidemiology of cardiovascular disease in chronic renal disease[J]. J Am Soc Nephrol,1998,9(Suppl 12):S16-S23.

　　[216]　Mailloux L U. Hypertension in the dialysis patient[J]. Am J Kidney Dis,1999,34(2):359-361.

　　[217]　Pierratos A. Nocturnal home haemodialysis:an update on a 5-year experience[J]. Nephrol Dial Transplant,1999,14(2):2835-2840.

［218］ Lindsay R M，Daily/Nocturnal Dialysis Study Group. The London，Ontario Daily/nocturnal hemodialysis study[J]. Semin Dial，2004，17(2)：85-91.

［219］ Meyer T W，Leeper E C，Bartlett D W，et al. Increasing dialysate flow and dialyzer mass transfer area coefficient to increase the clearance of protein-bound solutes[J]. J Am Soc Nephrol，2004，15(7)：1927-1935.

［220］ Kikuchi K，Hamano T，Wada A，et al. Predilution online hemodiafiltration is associated with improved survival compared with hemodialysis[J]. Kidney Int，2019，95(4)：929-938.

［221］ Madero M，Cano K B，Campos I，et al. Removal of protein-bound uremic toxins during hemodialysis using a binding competitor[J]. Clin J Am Nephrol，2019，14(3)：394-402.

［222］ 中国医师协会肾脏病医师分会血液透析充分性协作组. 中国血液透析充分性临床实践指南[J]. 中华医学杂志，2015，95(34)：2748-2753.

［223］ 盛晓华，汪年松. 美国肾脏病基金会肾脏病预后质量倡议工作组血液透析充分性临床实践指南(2015年更新版)解读[J]. 世界临床药物，2016(8)：508-512.

第3章 透析器

3.1 透析器的发展历史

透析器作为完成透析治疗的重要组成部分,从最初的转鼓形式结构和赛璐玢(cellophane)膜材料发展到现在已经有 70 多年的历史了。为了满足临床的各种需求,透析器无论是结构还是膜材料都有很大的变化和发展。

1. 结构发展

1) 膜管透析器

20 世纪初学者 Abel、Rowntree 和 Turner 的人工肾,都是将透析膜制作成管状,如图3-1所示,该装置的结构与中空纤维透析器相似,透析膜管放置在圆柱形的玻璃罩内,膜材料为鸡的腹膜和肌肉组织,膜的内径为 6~8 mm,长度为 20~50 cm。当时使用动物进行实验,将动物血液引入半透膜内,半透膜浸在生理盐水中,目的是提取血液中的氨基酸。

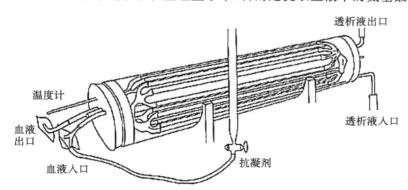

图 3-1 膜管透析器结构示意图

首次人体透析由德国的 Georg Haas 完成,他使用的装置的膜材料为火棉胶,膜管长 1.2 m,膜面积为 1.5~2.1 m²。完整的装置如图 3-2 所示,依靠血泵驱动血液。

1943 年,Kolff 的转鼓系统成功地救治了急性肾衰患者,他将赛璐玢材料的膜管缠绕在一个能旋转的圆筒上(转鼓),膜管长度为 20~40 m,膜面积为 2 m²,与橡胶管相连,作为血路管。第一代的转鼓系统没有血泵,其首先将血从体内引出进入滴定管,然后将滴定管抬高,滴定管中的血液进入膜管,圆筒上膜管的下半部分浸在透析液中,在圆筒的末端,血液离

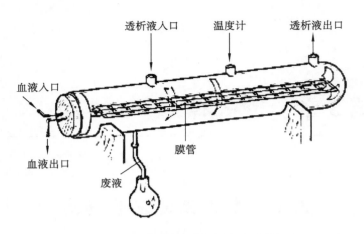

图 3-2　火棉胶膜管透析器结构示意图

开该装置并进入滴定管,滴定管被抬高将血液重新灌注给患者,见图 3-3。

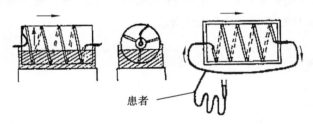

图 3-3　转鼓透析装置示意图

　　1947 年,瑞典隆德大学的学者 Nils Alwall 设计了螺旋转鼓透析系统(spiral dialyzer),见图3-4。他将赛璐玢管螺旋缠绕在金属圆筒上,然后将圆筒放进金属外壳内,减少了治疗时膜管的膨胀,这也增加了压力梯度,而且 Alwall 的螺旋转鼓透析系统使用了密封结构,因此可以通过负压进行超滤。

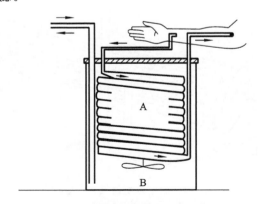

图 3-4　螺旋转鼓透析系统示意图

2) 蟠管透析器

　　20 世纪 40 年代末期,瑞典学者 Bodo Von Garrelts 结合 Kolff 和 Alwall 的设计,将膜管集中缠绕在一起。膜管宽为 13 cm,膜管有多层,使用绳梯状的金属网隔开,防止膜管相互接

触,这个结构也可以使透析液与透析器充分接触,如图 3-5(a)所示。膜管的总面积为
1.5 m²,容量为 2 L。透析液从容器底部的进液管进入,使用脉冲泵提供血液和透析液的动
力。泵由玻璃夹套组成,内部有橡胶管,两端有 2 个单向阀。通过改变玻璃夹套中的压力,
液体被推动通过阀门。压力变化由波轮提供。并使用过滤器,将透析液分散在蟠管之间。
1956 年,学者 Garrelts 改进了这个装置,改进后膜管宽为 60 mm,膜管的总长为 16 m,膜管
的总面积为 1.92 m²,血室容量为 675 mL。使用时将蟠管浸在一个直径为 25.8 cm、高为 14
cm 的圆柱形容器内。

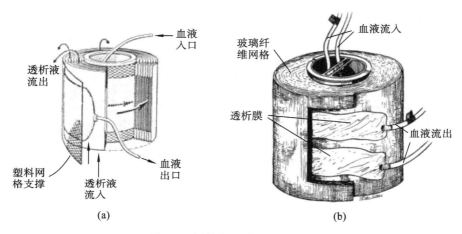

图 3-5　蟠管透析器结构示意图

　　学者 Inouye 和 Engelberg 设计了蟠管透析器,膜管宽为 5 cm,放置在 8 cm 宽的塑料网
格上,然后缠绕在宽为 7.5 cm 的不锈钢内核外。膜管的总长为 9 m,膜管的总面积为 0.9
m²,使用时将蟠管放入压力容器内。

　　1956 年,学者 Kolff 和 Watschinger 改进了此前蟠管透析器的设计,有两路血液的通
路,称为双蟠管透析器,在相同阻力下,膜的总面积增加了一倍。膜管放置在两层筛网内,通
过筛网挤压膜管使其成为椭圆形,减少治疗时的弥散阻力。被挤压的膜管缠绕在不锈钢内
核外,装在聚乙烯的外壳中。在当时,双蟠管透析器的尿素清除率(140 mL/min)很高,但它
的缺点也比较明显,血室容量达 750 mL(图 3-5(b))。

3）平板透析器

　　第一台平行流式(parallel flow)透析器由学者 Arthur E. McNeill、John E. Doyle、
Roland Anthone 和 Sidney Anthone 于 1948 年在美国纽约布法罗的医院设计,并在 20 世纪
50 年代得到改进。为了增加膜表面积与血室容量比,通过外部压力使赛璐玢膜管变平。透
析器由长度较短的赛璐玢膜管组成,膜管由尼龙网隔开并平行排列、堆叠在一起。将聚四氟
乙烯插入膜管的任一端,使用时可以与血液管路连接。在组装透析器后,用沸水冲洗膜管除
去甘油。将透析器(所有血液和透析液端口都打开)在 126.1 ℃下高压灭菌 30 min。

　　另一个平行流式透析器由美国纽约的学者 Stephen S. Rosenak 和 Saltzman Abraham
设计。根据所需的膜表面积,透析器由可变数量的单元组成。每个单元的膜表面积为
4000 cm²。该装置的顶部和底部由耐热硬玻璃板制成。在玻璃板之间是垂直定位的 6 个钢
框架,形成 2 个长度约 1 m 的双通道。在玻璃板和钢框架之间放置着透明塑料垫圈。在赛

璐玢膜与尼龙配件连接后,将其夹在柔性钢编织的链式筛网之间并放入通道中。每个单元使用四个赛璐玢膜管。将尼龙配件插入通道两端的开口中,并通过螺钉固定。筛网将赛璐玢膜管压缩至约 1 mm 厚。透析液在赛璐玢膜管与钢框架之间逆流流动。由于这种透析器在现场组装困难,所以并未商业化应用。

1949 年,美国凯斯西储大学学者 Leonard Skeggs 和 Jack Leonards 设计了第一款平板透析器,它由单层赛璐玢膜组成,赛璐玢膜放置在带槽橡胶垫之间。之后,为了减少凝血的发生使用了两层赛璐玢膜的结构,这两层平行放置的膜还可以减少血室容量。由于平板透析器的膜内阻力小,所以可以在没有血泵的情况下进行治疗。学者 MacNeill 等设计了类似 Skeggs 的平板透析器,只是宽度更小,长度更长(图 3-6)。

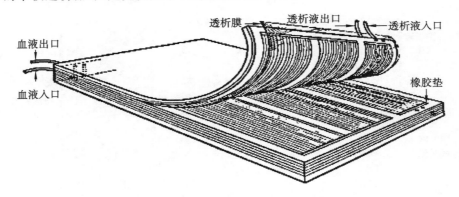

图 3-6 Skeggs 平板透析器结构示意图

来自挪威奥斯陆的学者 Frederic Kiil 通过用含有滑石粉作为填充物的环氧树脂化合物制成的塑料板替换橡胶垫改进了 Skeggs 和 Leonards 的透析器,用更具渗透性的铜纺膜代替赛璐玢膜,将聚乙烯管放置在片材之间作为动静脉端。最原始的模型包含 4 个血液通道,由 8 张铜纺膜封在 5 个板中组成(图 3-7)。

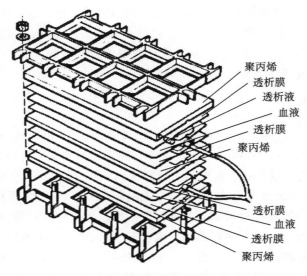

图 3-7 Kiil 平板透析器结构示意图

4）中空纤维透析器

根据几何学原理、流体动力学基本定理、血液流变学，以及血管半径、压力梯度和壁张力之间关系的拉普拉斯定律，来自波兰的学者 Zbylut Twardowski 提出了中空纤维透析器。膜纤维的直径越小，膜表面积与血室容量比就越高，并且在给定的内部压力下膜壁的张力越低。作为原型，他提出了一种由 4 个透析单元组成的装置，这 4 个透析单元并联连接，通过聚乙烯管与患者相连。每个透析单元由 100 个赛璐玢纤维管组成，长 50 cm，内径为 1 mm，壁厚为 10 mm，见图 3-8。该装置具有血液、透析液出入口。透析器是垂直放置的，血液从顶部流向底部，透析液从底部流向顶部。血流量为 200 mL/min 时，内阻为 5.15 mmHg，弥散和超滤效率都超过了当时其他的透析器。在 20 世纪 60 年代早期，美国密歇根州米德兰的陶氏化学公司（Dow Chemical Company）开始生产由皂化三醋酸制成的中空纤维。这项技术最初是由 Henry I. Mahon 作为反渗透膜在反渗透系统中使用，之后再应用于血液透析。来自美国密歇根州安阿伯市密歇根大学外科学系泌尿外科的 Richard D. Stewart 和 Joseph C. Cerny 医生与 Henry I. Mahon 共同研发了中空纤维透析器。该装置由 800 根纤维组成，每根纤维长 10 cm，内径 55 μm，壁厚 14 μm，纤维两端密封在酚醛中。该透析器的内表面积为 138 cm^2，体积为 0.19 mL。1968 年，他们报告了第一例使用中空纤维透析器治疗慢性肾功能衰竭（慢性肾衰）的患者。该透析器由大约 10000 根醋酸纤维素纤维制成。

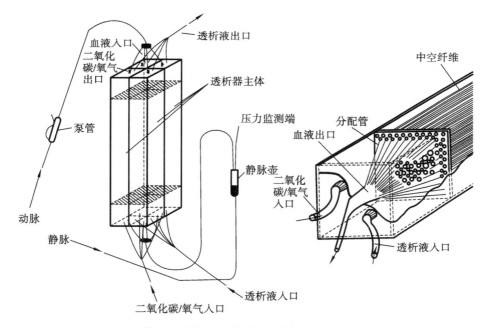

图 3-8　早期中空纤维透析器结构示意图

2. 膜材料发展

第一种人造膜是由纤维素-硝酸盐衍生物火棉胶（collodium）手工制成的，这种合成膜被认为是当今中空纤维膜的先驱，它们由 Abel 在早期的动物实验中使用。1924 年德国医生 Georg Haas 首次在人体试验中使用了火棉胶膜。

1938 年,William Thalhimer 发现用于香肠行业的膜可用于去除血液中的溶质,而当时透析膜和透析器的发展并没有取得进展。这个人造纤维素水合物的材料被称为赛璐玢,是由美国芝加哥的 Visking 公司或德国的 Kalle 公司生产的。赛璐玢膜的厚度和强度均匀一致,可以大量生产。学者 Thalhimer 用狗血进行了实验,首次使用肝素作为抗凝剂。Kolff 的第一个透析系统早期使用赛璐玢膜,后期使用铜纺(cuprophan)膜,膜面积为 2.2 m²,曾成功抢救了一例急性肾衰的患者。

1969 年,法国的 Rhône Polenc 公司推出了第一款以丙烯腈(acrylonitrile,AN)为合成膜材料的高通量透析器,将膜材料命名为 AN-69®,透析器的型号为 RP-6®,它也是第一款用 γ 射线消毒的透析器。

学者 Babb 等在 1970 年提出了中分子假说,该假说认为肾衰患者的神经病变与中分子毒素的蓄积有关,希望提高透析器膜材料的通透性来更好地清除中分子毒素。之后的研究发现相比醋酸纤维素膜,聚丙烯腈(PAN)膜有更好的中大分子清除率,所以它在当时的欧洲以及日本得到广泛使用。至今,百特金宝公司还在生产 PAN 膜的透析器,由于它能较好地吸附炎性介质,在急性肾衰相关的治疗中仍被较多地使用。

第一台中空纤维透析器是由波兰学者 Stuart 和 Lipps 在 1967 年发明的,当时的膜材料为纤维素,到 1972 年,由 Cordis-Dow 公司正式生产并推向市场。中空纤维透析器的基本结构紧凑且具有较大的膜表面积。由于这些优点,中空纤维透析器被广泛使用。1974 年,ENKA 公司(现在为 3M 公司)开始了铜纺膜中空纤维透析器的常规生产,这标志着现代透析治疗的真正开始。在过去的 40 年中,铜纺膜中空纤维透析器已被用于 4 亿多次透析治疗。

赛璐玢和铜纺都基于纤维素。它们仅在所应用的制造工艺上有所不同,溶解赛璐玢的溶剂为碱性硫代硫酸盐(CS_2),形成纤维素黄原酸酯,而溶解铜纺的溶剂为硫酸铜在氨水中的碱性溶液($[Cu(NH_3)_4](OH)_2 \cdot 3H_2O$)。另外一种具有几乎相同化学和物理结构的铜铵(cuprammonium rayon)膜由旭化成公司(日本东京)开发生产,称为 Bemberg®,另一家生产该膜的是泰尔茂公司(日本东京)。这些膜也被称为再生纤维素(RC)膜,因为它们是用纤维素或棉纤维浇铸的。后期通过用醋酸酯基取代羟基来提高膜的生物相容性。根据向纤维素骨架引入醋酸酯基的数目,它们被称为醋酸纤维素(CA)、二醋酸纤维素(CDA)和三醋酸纤维素(CTA)。由于 CTA 膜比原始 RC 膜具有更高的溶质和液体渗透性以及更好的生物相容性,RC 膜在透析领域已不再生产销售,CTA 膜仍具有一定的市场份额。

为了提高溶质和液体渗透性以及生物相容性,自 20 世纪 80 年代初以来,许多合成聚合物膜陆续被研发、生产并引入市场,包括聚砜(PSF)、聚醚砜(PES)、聚芳醚砜(PAES)、聚甲基丙烯酸甲酯(PMMA)、聚酯-聚合物(PEPA)等,它们在全球市场的占有率非常高。

3.2 透析器制造过程

中空纤维膜的连续生产过程可分为六个步骤:①制造聚合物溶液(纺丝原液)和孔液(芯液);②中空纤维的形成;③洗涤;④整理干燥处理,纤维干燥和表面处理;⑤卷绕膜纤维;⑥回收溶剂和沉淀液。图 3-9 为膜制造工艺(纺丝工艺)示意图。

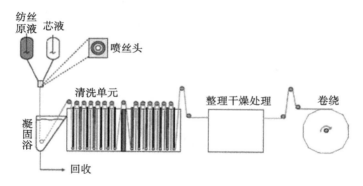

图 3-9　膜制造工艺(纺丝工艺)示意图

1. 中空纤维膜形成原理

现在主要使用浸没沉淀相转化法制造中空纤维膜,该方法一般分为湿法和干/湿法,湿法是指形成初生态膜之后,直接进入凝固浴,通过溶剂与凝固浴中非溶剂的相互交换,使溶剂与聚合物相分离,形成膜;干/湿法是初生态膜浸入凝固浴之前有个溶剂蒸发的过程,之后将膜浸入凝固浴使溶剂与凝固浴中的非溶剂进行交换,最后分离,形成膜。

当纺丝原液和制膜液接触后,非溶剂(NS)会扩散进入制膜液,而制膜液中的溶剂(S)会扩散进入非溶剂。随着双扩散的进行,体系将发生热力学液-液分相,如图 3-10 所示。

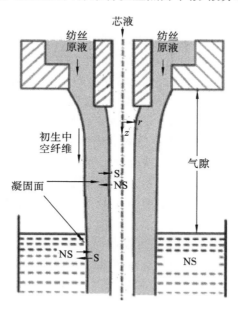

图 3-10　中空膜丝成型示意图

注:S—溶剂;NS—非溶剂。

液-液分相是浸没沉淀相转化法制膜的基础。在相转化过程中,随着溶液中非溶剂含量的不断增加,体系原有的热力学平衡将被打破,并自发地进行液-液分相。通常存在两种热力学分相过程,即旋节线分相和双节线分相。

图 3-11 是经典的三元体系热力学相图。三角形的三个顶点分别表示聚合物、溶剂和非溶剂,双节线(binodal curve)左边为均相聚合物溶液的稳定区,双节线右边为两相区。在两相区,旋节线(spinodal curve)又划出亚稳态区和非稳态区,双节线和旋节线之间为亚稳态区,旋节线右边为非稳态区。

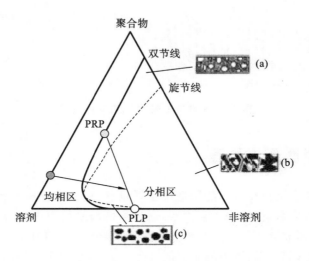

图 3-11　三元体系热力学相图

注:PRP—富聚合物相;PLP—贫聚合物相;(a)贫聚合物相成核;(b)双连续结构;(c)富聚合物相成核。

对于双节线液-液分相过程,体系的组成变化从临界点的哪一侧进入分相区非常重要。一般情况下,体系的临界点处于低或较低的聚合物浓度处,当体系组成变化从临界点上方进入双节线和旋节线之间的亚稳态区时,体系将发生贫聚合物相成核的液-液分相(图 3-11(a)),由溶剂、非溶剂和少量聚合物所组成的贫聚合物相溶液小液滴分散于富聚合物连续相中,这些小液滴将在浓度梯度的推动下不断增大,直到周围的富聚合物连续相经结晶、凝胶化或玻璃化转化等相转变而发生固化为止,在富聚合物连续相发生相转变而固化前,贫聚合物相溶液小液滴的聚结将形成通孔多孔结构。当体系组成变化从临界点下方进入双节线和旋节线之间的亚稳态区时,将发生富聚合物相成核的液-液分相(图 3-11(c)),富聚合物相溶液小液滴将分散于由溶剂、非溶剂和少量聚合物形成的贫聚合物连续相中,这些富聚合物相溶液小液滴将在浓度梯度的推动下不断增大,直到聚合物因发生相转变而固化成膜。

对于旋节线分相过程,体系的组成正好从临界点进入非稳态分相区,体系将迅速形成由贫聚合物相微区和富聚合物相微区相互交错而成的液-液分相,即双连续结构。而分离膜则最终由富聚合物相经过液-液分相后经过相转变固化形成。膜的具体结构形态由制膜过程的动力学因素决定。

膜的表层结构和底层结构共同决定了膜的渗透性、分离性能和机械性能等;反过来膜的结构又取决于制膜过程的外部和内部条件,如纺丝原液、芯液的组成以及各成分的浓度,凝固浴的组成、浓度和温度,空气的温度、湿度和流速等。

2. 透析器制造的主要工艺

1）膜的沉淀与孔径控制

在纺丝原液和芯液通过喷嘴之后，经过气隙形成内表面，之后浸入形成膜外部结构的凝固浴中。凝固浴的成分和温度在确定膜的结构性质中起到了重要作用。在凝固浴中，纺丝原液中的溶剂被去除。

肾小球过滤屏障的筛分特征可以在有效地清除毒素同时保留必需的蛋白质。其复杂的结构和功能的特性一直是透析膜研发的目标。

在肾小管中未被重吸收或代谢的惰性多糖示踪剂分子被用于探索肾小球过滤屏障的筛分特征和选择性。用葡聚糖和聚蔗糖过滤研究获得大鼠肾脏的筛分曲线，发现肾小球过滤屏障的特征为均匀大小的孔，这提供了中分子蛋白与大分子蛋白（如白蛋白）的明显分离。学者 Oberg 和 Rippe 提出了一种双孔模型来描述肾小球毛细血管壁的通透性，主要孔的半径为 3.66 nm。肾小球过滤屏障被认为是一种动态屏障，溶质的过滤基于分子量大小和静电的相互作用。对于透析膜，具有均匀孔径和规则形状的孔可能是更可实现的设计目标。

近年来开发具有窄孔径分布和高孔隙率的膜是透析器生产厂家的目标。严格地控制用于制膜的聚合物的分子特性，在膜形成过程中加入添加剂如聚电解质、聚两性电解质和无机离子以及优化制膜工艺，例如干燥或灭菌期间的热处理，可以使孔径均匀性显著增加。

根据专利 US8827087B2，制膜时芯液中除了有水和 N-甲基吡咯烷酮（N-methylpyrrolidone，NMP）外，还加入了一定量的透明质酸（hyaluronic acid，HA），可以提高对分子质量为 20～40 kDa 的代谢产物的清除率，并控制白蛋白丢失在很小的范围内。专利 US7811507 则是在芯液中加入 acrylidone ACP1005。这两种方法都是在芯液中添加了聚电解质。专利 US9617421 选择使用中分子量的亲水剂 PVP 取代低分子量和高分子量的 PVP，将其添加在纺丝原液中，清除率和白蛋白丢失都在理想范围内。

2）溶剂和沉淀剂的回收

在膜制造过程中需要考虑环境问题。可以使用水来沉淀介质，或者在回收设备中回收水和溶剂，通过这些工艺将水和溶剂的消耗降至最低。纺丝线的总长度可以达到 100 m，从喷丝头到卷绕轮的膜长度可以超过 1000 m，以确保溶剂被充分萃取。因此，膜的引导需要用驱动单元和滑轮进行精确控制。

3）后期工艺处理

在漂洗后，将中空纤维进行在线干燥。随后，可以应用不同的工艺，例如涂层、纤维形状改变和表面改性，来改变纤维的几何形状使其具有不同幅度和波长（图3-12）。应用这种技术，结合先进的束形成工艺，形成了理想的束，能有效地增加透析器内的溶质传递。

4）卷绕

将中空纤维从纺纱机引导到卷绕单元。来自一个或多个纺纱机的所有单一中空纤维一起被引导到一个卷绕单元中。为了增加透析器内的溶质传递，卷绕设备通常将膜平行地或

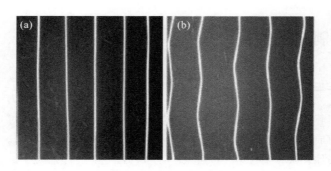

图 3-12　不同幅度和波长的纤维

以限定的图案(如交叉卷绕)放置以加入惰性支撑纤维。

5)中空纤维装入外壳

缠绕膜束后,需要将膜纤维封装到透析器外壳中。壳体的材料需要为不同类型的消毒方法(蒸汽、辐射和电子束)提供机械稳定性和透明度。外壳的设计和血液入口、出口的端盖也非常重要,因为它们在很大程度上决定了血液和透析液的分布以及系统中的任何压降。

对于透析器外壳,当前趋势是引入可用环保方式处理的材料,如聚碳酸酯(polycarbonate)和聚丙烯(polypropylene)等。

6)灌封

为了将透析器血液侧与透析液侧隔开,需要使用聚氨酯(polyurethane)(两种组分:多元醇(polyol)和多官能异氰酸酯(multifunctionalisocyanates))作为膜灌封(potting)材料。现已证明聚氨酯不会释放任何可能导致血液凝固的物质。为了将膜束的端部与灌封材料有效地接合,并且有效分离血液室和透析液室,需使用特殊的离心机系统。为了避免纤维的残留水和灌封材料之间的化学反应,在灌封之前将膜小心地干燥,并且将纤维端部密封,使得没有灌封材料可以渗透。根据中空纤维膜的具体特性,调整灌封条件、固化时间、灌封材料的黏度和强度。

为了最大限度地降低聚氨酯消毒后可能产生有毒物质的风险,灌封复合物的组成在不断发生改变。特别是,用 β 或 γ 射线照射可能导致产生裂变产物 4,4'-亚甲基二苯胺,它是一种被证明的致癌物质。在使用环氧乙烷消毒透析器时,聚氨酯还是一种很好的环氧乙烷溶剂。一些制造商以特殊方式处理灌封区域,以避免激活血液中某些细胞因子。现在通过引入聚碳酸酯和(或)硅环,来降低聚氨酯的含量。

之后膜的端部将被切割形成血液侧出入口,切割光滑平坦的表面对于预防溶血或凝血是至关重要的,现有专门的刀用于切割。图 3-13(a)为可接受的切割质量,而图 3-13(b)的切割表面太粗糙。

7)透析器的完整性测试

在完成灌装后,需要进行透析器完整性的测试。该测试验证了所有壳体、连接件和膜本身的完整性。通常透析器含有 8000～14000 根纤维,膜完整性测试可以检测到单一的纤维泄漏或膜性能与规定的偏差。最后,视觉检查保证每个产品都是安全的。

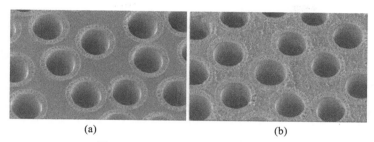

(a)   (b)

图 3-13　透析器膜切割表面对比图

8）消毒与包装

通常使用四种不同的灭菌方法：射线消毒、流动蒸汽消毒、电子束消毒和环氧乙烷消毒。消毒方法的选择可以影响膜的性能，例如膜孔径分布。使用环氧乙烷消毒，环氧乙烷会与微生物的蛋白质以及核酸反应破坏它们的活性。环氧乙烷消毒的缺点是容易在聚氨酯中"聚集"。透析器必须在消毒完成之后进行脱气，以便在使用前能够对最终产品进行安全限制。使用环氧乙烷消毒在维持性血液透析的产品中的使用率正在稳步下降。

使用射线消毒医疗器械的接受度在逐步增加。消毒的辐射剂量在 $5\sim40$ kGy 之间，细菌通过物理方法被杀死。有一些透析器生产厂家使用 γ(gamma)射线提高合成膜内表面亲水剂 PVP 与膜原材料的交联，减少治疗时 PVP 的溢出，提高膜的生物相容性。

对于流动蒸汽灭菌，微生物的细胞壁和蛋白质因受热而变性被破坏，它的优点是不需要使用有毒或放射性物质。蒸汽灭菌是在至少 121 ℃ 的温度和至少 0.1 MPa 的压力下进行灭菌至少 20 min。灭菌方法的选择取决于膜、壳体和灌封材料的稳定性。

3.3　透析器膜材料的物理化学结构

透析器膜材料的化学结构通常是指膜的主要化学结构式。膜材料的主要化学结构式见表 3-1。

表 3-1　透析器膜材料及其主要化学结构式

透析器膜材料	主要化学结构式
CTA	（纤维素三乙酸酯结构式）　　$R=$ （乙酰基 $CH_3C=O$）
PAN	$\left[CH_2-CH \right]_m \left[CH_2 - \underset{CH_2-SO_3Na}{\overset{CH_3}{C}} \right]_n$，取代基 CN

血液透析技术理论与应用

续表

PMMA	iso-PMMA 与 syn-PMMA 结构式	
EVOH	$-(CH_2CH_2)_m-(CH_2CH)_n-$ 带 OH	
PS	聚砜结构式	
PES	聚醚砜结构式	
PEPA	聚酯及聚砜结构式	
PVP	聚乙烯吡咯烷酮结构式	

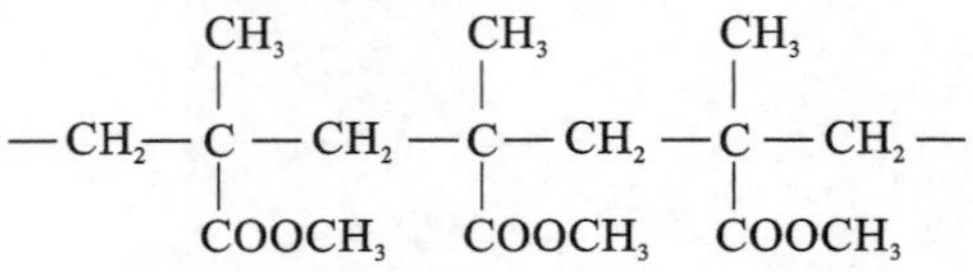

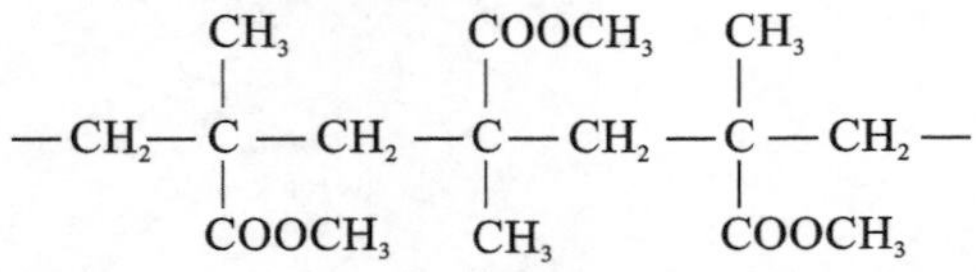

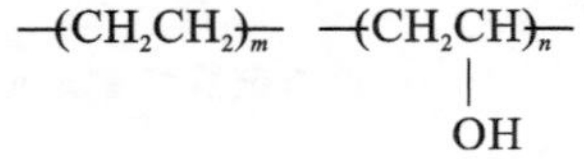

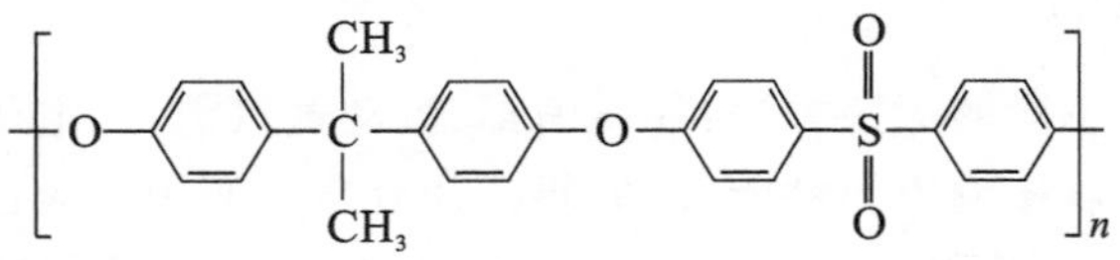

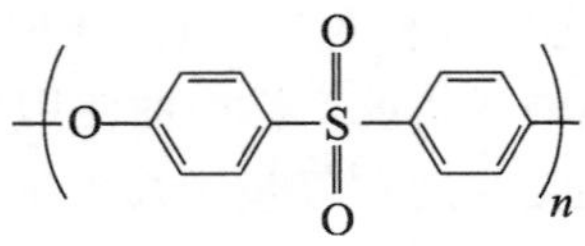

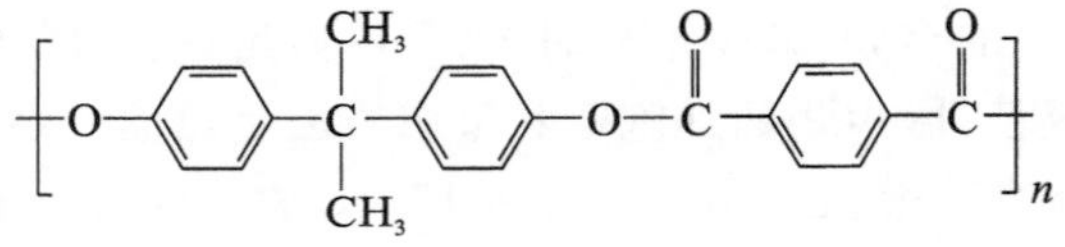

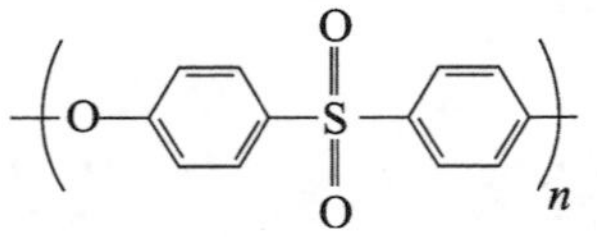

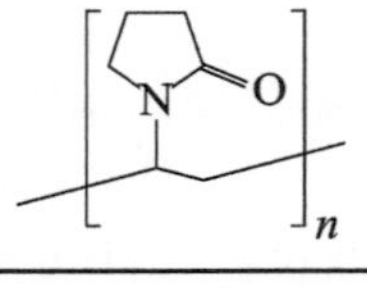

物理结构可以通过两种方式来证实,一种是通过显微镜来分析,还有一种是基于数学的理论模型。一般可以通过扫描电子显微镜(SEM)和原子力显微镜(AFM)研究膜表面的结构以及形态,使用 X 射线光电子能谱(XPS)测量膜表面 PVP 的量,使用傅里叶变换红外光谱(FTIR)和近红外光谱(NFIR)分析膜表面 PVP 的分布。

透析膜的物理结构主要分为两种,即对称结构和不对称结构。对称结构:完全是致密膜,整个膜的厚度对溶质和水的转运有阻力。这种膜通常被称为均匀的。除了 EVOH、PMMA 和 AN-69® 这些合成膜之外,大多数纤维素膜是均匀的。不对称结构:在膜的内表面存在致密的薄层,称为皮肤层,该表面的密度在径向上逐渐减小。除皮肤层外的部分称为支撑层,支撑层对于膜具有足够的机械强度并且几乎没有转运阻力具有重要作用(图3-14)。大多数合成膜(除了 PMMA、EVOH 和 AN-69®)是不对称的。通常,合成膜的物理厚度(25～45 μm)比纤维素膜(7～20 μm)更厚,但对于合成膜,只有皮肤层影响溶质转运以及超滤,皮肤层的厚度(Δx)为 0.5～2 μm,比纤维素膜薄得多。除此之外,PAES 膜和 PEPA 膜为三

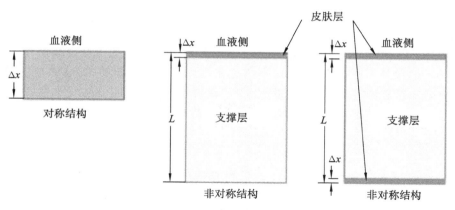

图 3-14　膜结构对比示意图

层结构,外表面的孔径要小于支撑层的孔径,起到截流透析液中细菌内毒素的作用。

如图 3-14 所示,对称结构膜厚度 Δx 为 $7\sim 20\ \mu m$;不对称结构的膜的皮肤层厚度为 $0.5\sim 2\ \mu m$,膜总厚度 L 为 $25\sim 45\ \mu m$。

1. 聚丙烯腈

在 20 世纪 60 年代早期使用纤维素膜进行透析。随着对中大分子代谢产物清除的追求,当时法国的 Rhone Poulenc 公司开始研制能够清除比纤维素膜更大分子量溶质的膜。1969 年,成功研发了世界上第一个合成聚合物的透析膜。根据年份这种膜被命名为 AN69。

1) 制造方法和结构

膜的性能不仅源于膜材料的性质,还取决于结构,而结构又取决于制造工艺。AN69 膜基于高温纺丝和惰性气体氮气作为生产中空纤维的中心介质,开发了专门的制造工艺。聚合物性质和特定的纺丝制造工艺共同导致对称、均匀的水凝胶结构,如图 3-15 所示。AN69 膜在所有膜材料中唯一具有密集结构,它由疏水结构的丙烯腈(acrylonitrile)和亲水结构的甲代烯丙基磺酸钠(sodium methallylsulfonate)组成,因为大量存在的磺酸盐基团会吸附水分,产生对弥散和水力渗透性很重要的水凝胶结构。AN69 膜具有非常高的亲水性,电子显

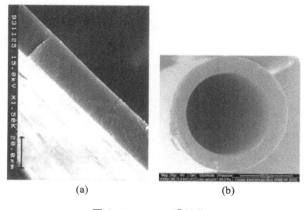

(a)　　　　　　　　　(b)

图 3-15　AN69 膜结构图

微镜发现其内表面层的磺基和钠的浓度最高，内表面的极性是由磺基和腈基产生的。AN69膜具有很强的吸附性，许多文献报道了AN69膜对细胞因子的吸附。旭化成制造并销售具有聚丙烯腈（PAN）的透析膜，但它们制造的PAN膜不含有甲代烯丙基磺酸钠，所以其结构和性能与AN69膜是不一样的。AN69膜首先是作为平板透析器的膜，1980年出现了中空纤维的形式。透析器制造工艺在20世纪80年代进行了改进，可以使用γ射线进行消毒。为了应对治疗需要的升级，第一代AN69膜已经不断改良以满足当代透析的需要。

2）膜特性

AN69膜通过处理使膜表面具有生物相容性阳离子聚乙烯亚胺，这种膜被命名为AN69ST，这种表面处理使膜的整个厚度（本体层）的负电荷保持完整，并降低了与血液接触时膜表面的ζ电势。研究发现其内表面与血液接触后，缓激肽的产生会减少。此外，治疗前用肝素生理盐水预充，可以使膜表面涂覆肝素。

研究发现对于分子量小于白蛋白的代谢产物与致病因子，AN69膜较其他膜吸附清除率高。由于这些代谢产物不仅吸附在膜的表面上，还被吸附在膜基质（membrane matrix）中。在微孔膜中，聚合物的内表面和网状结构部分是蛋白质的吸附位点（图3-16）。Yumoto等学者报道了HMGB1的吸附测试结果，发现膜结构的差异对HMGB1的清除率有影响。PMMA膜对HMGB1的清除率约为25 mL/min，而AN69ST膜清除率为60 mL/min。溶质清除的原理包括弥散、对流和吸附。如果要清除的对象是20～30 kDa的细胞因子，则主要通过对流和吸附，但是由于对流的清除率是滤液流量和筛选系数的乘积，因此这些细胞因子不能被有效清除。另外，吸附是被清除物质和膜之间相互作用的结果，膜的结构和电荷决定了被清除物质的电荷、半衰期、大小等。根据Yumoto等的实验结果，AN69ST膜对HMGB1的清除率约为60 mL/min，大大超过了理论上限值17 mL/min。当以这种方式设计吸附时，细胞因子清除率的理论上限值是血流量，优于利用对流原理清除的效果。

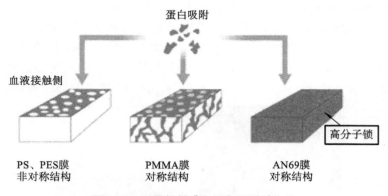

图3-16 不同材料膜白蛋白吸附对比图

膜和蛋白质（如细胞因子）之间的键合模式包括极性键合（氢键等）、疏水键合、离子键合，一般是非特异性的。离子键合能力是极性键合和疏水键合的5～10倍。聚砜膜电荷较弱，因此与蛋白质的结合主要是疏水键合。AN69ST膜是具有较强负电荷的水凝胶膜。细胞因子吸附的机制是膜的负电荷（磺酸基）与细胞因子氨基（正电荷）之间的离子键合，如图3-17所示。

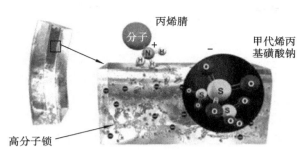

丙烯腈

分子

甲代烯丙
基磺酸钠

高分子锁

通过离子键合吸附细胞因子

图 3-17　细胞因子吸附示意图

2. 聚砜

　　1967 年，Henderson 提出血液滤过的概念，当时主流的铜纺膜并不能很好地清除中分子溶质。基于以上背景，美国的膜制造商 Amicon 公司开发了第一款针对血液滤过的膜材料，1971 年 R. Hamilton 等报道了这款基于聚砜膜材料的高通量透析器的研究。

　　费森尤斯公司在 1974 年开始研发适用于血液滤过的聚砜膜材料，结合 US3691068A 等专利，在 1983 年推出了费森尤斯聚砜膜用于常规临床治疗。现在全球至少有 18 家公司提供聚砜膜材料的透析器，目前使用的所有透析膜中 93% 来自聚芳砜族，其中 71% 来自聚砜，22% 来自聚醚砜。

　　聚砜、聚醚砜和聚芳醚砜由于它们在性能和化学稳定性方面的相似性而被许多科学家用作同义词。一般来说，聚砜（polysulfone，PSU）是含有砜基和烷基或芳基（例如芳基醚基）的一组聚合物。根据化学命名法，只有含有额外的异亚丙基的聚合物属于聚砜类。不含异亚丙基的聚合物称为聚芳醚砜（polyarylethersulfone，PAES）或聚醚砜（polyethersulfone，PES）。

　　聚砜属于以其化学和热稳定性而闻名的热塑性聚合物族。它的玻璃化转变温度为 190 ℃，热稳定性高。由于聚砜的化学稳定性高，可以使用 ETO、γ 射线、流动蒸汽、电子束等方式进行消毒。由于膜制造技术和工艺的不同，不同厂商制成的膜之间存在显著的差异。

1）制造方法和结构

　　所有聚砜膜的生产厂家制造聚砜膜的方法都是干/湿法，只是在制膜时使用的纺丝原液中的聚砜浓度、溶剂的配方和浓度、芯液以及凝固浴中的非溶剂的配方不同。首先配制纺丝原液，将聚砜、DMAC（或其他溶剂）、PVP（或其他亲水剂）按一定比例混合，静置脱泡，随后将纺丝原液和芯液通过喷丝头，在浸入凝固浴前，先通过气隙（air gap），使中空纤维的内表面形成，在浸入凝固浴后中空纤维的外表面和支撑层凝固形成。之后通过清洗将残留的溶剂冲洗干净，最后进行封装消毒。

　　现在所有市售的聚砜膜都添加了亲水剂 PVP，聚砜膜有两层结构：皮肤层和支撑层。皮肤层的厚度为 0.5～2 μm，决定了膜的分离参数，除皮肤层外的部分称为支撑层，支撑层的厚度为 30～50 μm，决定了膜的机械强度并且几乎没有转运阻力，支撑层由于不含亲水剂，所以还起到截留、吸附透析液侧内毒素的作用。

2）膜特性

聚砜膜的广泛使用归因于与初期的纤维素膜相比,其生物相容性更加优越。最初使用纤维素膜能引起白细胞减少症和补体激活,这导致对高生物相容性的透析膜的需求。但事实上20世纪70年代,Amicon生产的聚砜膜并没有很好的生物相容性,直到费森尤斯公司第一个将亲水剂PVP增加到纺丝原液和芯液中,才大大提高了聚砜膜的生物相容性。当时该聚砜膜的出现也成了透析膜生物相容性的新标准。现在不同聚砜膜材料的透析膜由于芯液和纺丝原液的配方和工艺上的区别,在性能上还是有很大的差异。聚砜膜透析器型号见表 3-2。

表 3-2　聚砜膜透析器型号

膜 商 品 名	制 造 商	透析器型号系列
APS™	旭化成	EA、SA、MA、UA、E
REXBRANE™		LC 、AC、UC
Vitabrane™		ViE-A、ViE
α polysulfone™	贝朗	Diacap
α polysulfone plus™		Diacap Pro
Amembris™		Xevonta
Fresenius Polysulfone™	费森尤斯	F class
Helixone™		FX
Helixone Plus™		FX Cordiax
Toraysulfone™	东丽	TS
Toraylight NV		NV

3. 聚醚砜/聚芳醚砜

聚砜是二氯二苯砜与双酚 A 聚合而成的,聚醚砜是二氯二苯砜与二羟基二苯砜聚合成的。因此,聚醚砜具有与聚砜相似的性质,但不含有双酚 A。由于聚醚砜的特征在于不存在聚砜中存在的脂肪族部分,并且其分子中砜基的占比高于聚砜,所以耐热性、机械抵抗性和亲水性更高。

1）制造方法和结构

聚醚砜膜的制造方法同样是干/湿法,由于聚醚砜是疏水性的,所以在生产过程中需要添加亲水剂。有些厂家为了提高膜的清除能力和生物相容性,会在纺丝原液与芯液中加入不同的添加剂。不同厂家制造时所用的配方和工艺不同所以最终成品的性能不同。

市售的聚醚砜膜透析器,膜厚为 $30\sim40$ μm,聚醚砜膜可以为双层不对称结构,也可以是三层不对称结构。当其为双层不对称结构时,内表面为致密层,起分离作用,其余为支撑层,起到支撑和截留、吸附透析液侧内毒素的作用。当其为三层不对称结构时,膜的内表面和外表面上都有致密层,在其中心部分为支撑层。膜的机械强度依赖于其中心部分的支撑层,分离效果由中空纤维内表面的致密层提供。透析液侧内毒素的截留则通过膜的外表面完成。

2）膜特性

1999 年,德国的 Membrana 公司(现为 3M 公司)推出了第一代以聚醚砜为基础聚合物的高通量透析器 Diapes™,它的膜厚度较薄,为 30 μm,其为三层结构。到 2007 年,Membrana 公司推出了第二代聚醚砜膜 Purema™,其特征在于将带负电荷的聚电解质特异性地添加到膜的内部分离层,与第一代产品相比,Purema™ 具有相似的水通量,但有更均匀和致密的孔径分布,孔形态的分布导致低分子量蛋白质的筛选曲线更陡峭,对分子量小于白蛋白的代谢产物有最大通透性,而对白蛋白的筛选系数则小于 0.001,见图 3-18。Membrana 公司最新的聚醚砜膜 Synphan™,结合前两代产品的特点的同时有更好的生物相容性。

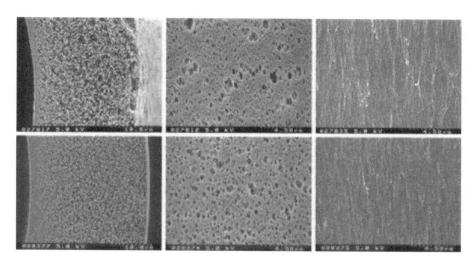

图 3-18　Purema™ 聚醚砜膜截面图

Nipro 公司推出了以聚醚砜为基础纺丝原液的 Polynephron™ 膜和 Maxiflux 系列,通过应用先进的纺丝方法生产均匀尺寸、均匀分布的具有尖锐截留孔径的聚醚砜膜。

专利 US20060234582A1 描述了一种以聚芳醚砜(polyarylethersulfone,PAES)和聚胺(polyamide,PA)为纺丝原液,PVP 为亲水剂的透析膜。其为金宝公司市售 Polyamix™ 系列透析器的膜材料。其横截面结构如图 3-19 所示,为三层结构,有低通量和高通量系列。现在百特公司最新 Theranova 系列的透析器为中截留量高通量透析器,它用于扩展透析治疗(expanded hemodialysis),不能用于 HDF 治疗。它用的是以聚芳醚砜为纺丝原液,PVP 为亲水剂的透析膜。制膜时在芯液中加入一定量的透明质酸(hyaluronic acid,HA),提高 20～40 kDa 代谢产物的清除率,并控制白蛋白丢失在很小的范围内。研究发现相比高对流量后稀释 HDF,使用该系列的透析器进行扩展透析,它的中大分子清除率更高。聚醚砜膜、聚芳醚砜膜透析器型号见表 3-3(部分型号只供应海外市场)。

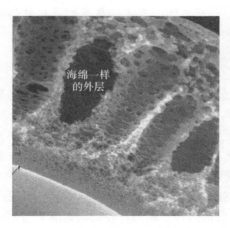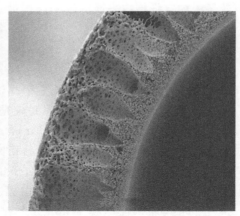

图 3-19　Polyamix™膜材料横截面图

表 3-3　聚醚砜膜、聚芳醚砜膜透析器型号

膜 商 品 名	销 售 厂 家	透析器系列
Diapes™（Membrana 3M）	贝尔克	BLS
	尼普洛	Surelyzer PES-D
Purema™（Membrana 3M）	百特	Xenium LF
	贝尔克	Plyther
	Medica	Smartflux
	尼普洛	PES-DS
	JMS	BP-H
	佩尼	HF
Synphan™（Membrana 3M）	佩尼	LF
Polynephron™	尼普洛	Elisio
	百特	Xenium
Maxiflux™	尼普洛	MFX
Polyamix™	百特	Polyflux
Theranova	百特	Theranova

4. 聚酯-聚合物

聚酯-聚合物（polyester-polymer alloy，PEPA）由聚芳酯（polyarylate，PAR）和聚醚砜组成。合铸（alloying）是结合每种聚合物的优点并弥补每种聚合物缺陷的技术之一。聚芳酯是 PEPA 的材料之一，是一种芳香族聚酯聚合物。它是一种具有优异的耐热性、回复性能和机械性能的疏水性聚合物。另一种材料聚醚砜是无定形的热塑性材料。亲水性 PEPA 膜是在 2001 年开发的，通过使用聚乙烯吡咯烷酮（PVP）控制中空纤维内表面的亲水性改善膜的生物相容性。

1）制造方法和结构

将两种聚合物聚芳酯和聚醚砜以固定比例混合并用溶剂溶解以制备纺丝原液。待纺丝原液均匀混合脱泡后，纺丝原液与芯液同时从喷丝头挤出。从喷丝头套筒排出的纺丝原液先后与芯液和凝固浴的非溶剂接触，通过双扩散使中空纤维的外部和内部固化产生中空纤维。然后在洗涤过程中溶剂被完全除去，并且进行干燥处理最终形成 PEPA 膜。

PEPA 膜的主要特点是在生产过程中不需要使用制孔剂等添加剂。添加制孔剂的目的是通过控制聚合物的溶解条件和防止固化过程中纺丝原液中聚合物的快速聚集而在膜中形成合适的孔。例如，在聚砜的膜形成过程中，将水溶性聚合物（如聚乙二醇、PVP）加入纺丝原液中，通常形成合适的孔。

PEPA 膜可以在不添加制孔剂的情况下形成合适的孔。聚芳酯和聚醚砜对溶剂的不同溶解度与 PEPA 膜的孔形成密切相关。由于聚芳酯的固化速度比聚醚砜快，因此可以认为共存的聚醚砜阻止了聚芳酯的快速凝聚，并且在随后的聚醚砜凝聚过程中，共存的聚芳酯微凝胶（microgel）防止了聚醚砜的快速凝聚。因此，如果聚芳酯和聚醚砜之间的混合比例发生变化，则可以控制聚芳酯和聚醚砜连续产生的每个凝聚速度，并且这个凝聚速度是决定膜结构的一个因素。也就是说，两种聚合物混合比例的变化有可能产生不同性能的 PEPA 膜。

PEPA 膜是一种不对称的膜，具有三层结构，即皮肤层、支撑层和外表层。皮肤层的厚度小于 1 μm，起到分离作用。内、外表面之间的部分是支撑层，主要保持膜的强度，起到支撑作用。PEPA 膜与聚砜膜以及聚醚砜膜不同的是它外表面层的膜孔大小与内表面皮肤层的孔径大小相近，所以能更有效地截留透析液侧微生物污染物。Hayama 等学者比较了三种不同膜材料的透析器对内毒素的截留能力。通过共聚焦激光扫描荧光显微镜分析，对于两侧具有致密层的 PEPA 膜，内毒素被最外层的致密层截留，而内部亲水化 PEPA 膜的致密层也观察到内毒素的微量截留。

2）膜特性

如上所述，PEPA 膜具有不需要任何制孔剂和亲水剂的特征。PEPA 膜由日机装公司研发生产，FL 系列的产品不添加亲水剂 PVP，所以不需要担心 PVP 溢出的问题。而 FD 系列与其他膜材料相比只是添加了少量的 PVP，所以 PVP 的溢出相比其他膜材料的风险更低。除此以外，有学者研究发现 FL 系列的 PEPA 膜，可以通过膜内外表面的疏水性吸附清除中分子量代谢产物，而且相比 BG 系列的 PMMA 膜，它的白蛋白吸附量更少，可以减少治疗时重要蛋白的丢失。

5. 聚甲基丙烯酸甲酯

1）制造方法和结构

1977 年，东丽（Toray）公司将两种不同的聚甲基丙烯酸甲酯（polymethylmethacry-late，PMMA）树脂——全同立构 PMMA（isotactic-PMMA，iso-PMMA）树脂和间同立构 PMMA（syndiotactic-PMMA，syn-PMMA）树脂溶解在二甲基亚砜（DMSO）中，发现当该高温溶液冷却至 70 ℃或更低时，发生凝胶化，形成具有螺旋束状结构的立体复合结构（图 3-20）。最

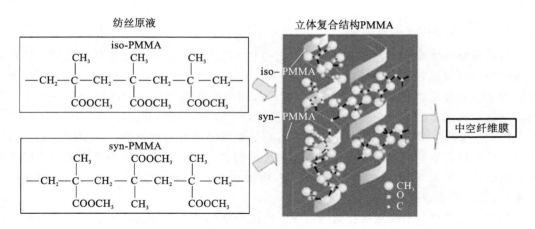

图 3-20　PMMA 膜材料复合示意图

早东丽公司想将 PMMA 作为反渗透膜的材料,但由于其脱盐率不够,之后被用作透析膜。

　　PMMA 膜从内表面到外表面都具有基本均匀的对称结构(图 3-21)。在对称膜的情况下,膜的分离性能由整个膜的结构决定。而相比其他合成膜材料,如聚砜膜是不对称结构,膜的筛选性能由内表面的致密层决定,主要通过弥散对流机制去除溶质。PMMA 膜则是利用膜孔内的表面积通过吸附去除溶质(图 3-21(a))。作为特征,具有最佳孔径的 PMMA 膜可以利用吸附特性有效地将高分子量蛋白质、炎性细胞因子等清除。PMMA 膜的内表面的孔径大于聚砜膜的孔径,对比相同膜面积的 PMMA 膜和 PS 膜,PMMA 膜的吸附能力是聚砜膜的 7～8 倍。使用蛋白电泳图(图 3-21(b))分析,PMMA 膜相比聚砜膜更能吸附分子量较大的蛋白质。

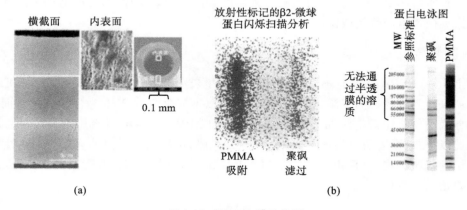

图 3-21　PMMA 膜结构图

2) 膜特性

　　β2-微球蛋白直径约为 3 nm(分子质量为 11800 Da),是透析性淀粉样变等并发症有关的蛋白质。对于 PMMA 膜,使膜吸附量最大化是设计时的重点之一。透析膜的膜孔径大小要能保留有用物质如白蛋白,设计的膜要满足分子量小于白蛋白的代谢产物进入中空纤维膜的内部。使用孔吸附模型的理论来优化膜结构,从而使膜孔实现最大吸附量。为了提高吸附量,通过计算膜孔径与 β2-微球蛋白吸附量之间的关系得出当膜孔径(直径)在 10 nm 附近时，β2-微球蛋白的吸附量最大。通常情况下，膜孔隙率越高，包括膜孔内部在内的整体表面积越大，吸附量越大。但是为了增加孔隙率而减小孔径，则 β2-微球蛋白不能进入膜孔内部被清除；而如果膜孔过大，则表面积将减小，所以 β2-微球蛋白吸附量也会小，见图 3-22。实验数据表明当膜孔径约为 13 nm 时，β2-微球蛋白清除率最高，与计算结果相近。

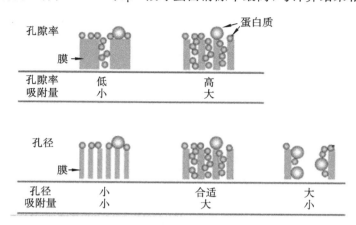

图 3-22　PMMA 膜特性示意图

　　与 iso-PMMA 膜以及 syn-PMMA 膜相比，立体络合物 PMMA 膜制成的透析膜生物相容性更高。由于传统的 PMMA 膜还是会吸附血小板，所以东丽公司开发了不吸附参与血液凝固的纤维蛋白原和血小板的新型 PMMA 膜材料。纤维蛋白原是直径为 9 nm、长度为 45 nm 的蛋白质（分子质量约为 340 kDa），血小板的直径为 2～3 μm，比膜的孔径更大，不能穿过该膜。研究发现被吸附蛋白质的结构变化诱导血小板黏附，因此吸附在膜表面的水合结构是影响蛋白质结构变化的一个因素。被吸附的水的氢键网络结构的变化可能会干扰被吸附蛋白质的水合结构，从而维持蛋白质的三维结构和活性。通过减少过量的负电荷，防止吸附的水受到干扰（关于膜表面吸附水对生物相容性的影响详见生物相容性章节）。实验表明，黏附在新型 PMMA 膜内表面的血小板量为传统 PMMA 膜的 1/100 以下，而纤维蛋白原的量是传统 PMMA 膜的一半。图 3-23 显示了传统 PMMA 膜吸附蛋白质和血小板以及

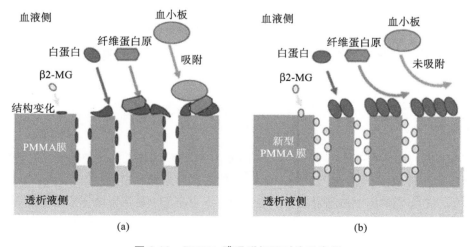

图 3-23　PMMA 膜吸附机理对比示意图

新型 PMMA 膜抑制血小板吸附的机理。

6. 乙烯-乙烯醇共聚物

乙烯-乙烯醇共聚物（EVOH）树脂是结晶聚合物，它是乙烯和乙烯醇的无规共聚物。乙烯和乙酸乙烯酯通过溶液聚合进行共聚，并使用碱性催化剂将获得的共聚物皂化以制造树脂。EVOH 树脂具有优异的气体阻隔性、耐油性、耐有机溶剂性、香气保持性、防静电性等性能。

1）制造方法和结构

使用 EVOH 树脂的中空纤维膜的纺丝流程如图 3-24 所示。树脂在溶剂（如二甲基乙酰胺、二甲基亚砜、N-甲基吡咯烷酮等）中溶解和脱泡以制备纺丝原液。接着，将未稀释的溶液从喷丝口喷出，芯液由惰性气体或非固化性液体构成，按一定的速率与纺丝原液一起导入凝固浴中形成中空纤维。不同于聚砜类合成膜，EVOH 膜不需要亲水剂 PVP，通过控制纺丝原液的配方、凝结条件和后处理等条件，可以制成孔径大小不同、用于血液透析和血浆成分分离的膜。

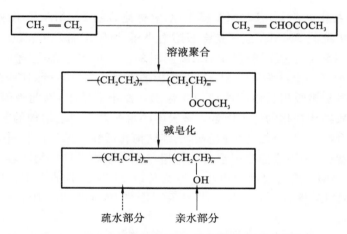

图 3-24　使用 EVOH 树脂的中空纤维膜的纺丝流程图

图 3-25 为 EVOH 膜的电镜图像，膜厚度为 25 μm。与不对称膜相比，EVOH 膜具有均匀的结构，所以反超的风险较小。此外，EVOH 膜具有相对较大的孔径，能有效清除中分子代谢产物。

2）膜特性

EVOH 膜的特性如下：①膜为亲水性，因此不需要添加聚乙烯吡咯烷酮（PVP）等亲水性物质；②膜不带电；③含水时，膜表面光滑、柔软并保持结构水。

使用脉冲[13]C-NMR 评估聚合物链的迁移率，发现 EVOH 膜与水分子的相互作用比其他材料的膜更大，并且 EVOH 膜具有高度可移动的分子链。EVOH 膜在膜表面上保留结构水，因此吸附蛋白质的量较少并与血液中的相关凝血因子相互作用比较弱。因此，这种膜具有卓越的生物相容性，也有文献报道，EVOH 膜对血小板和凝血系统影响很小。

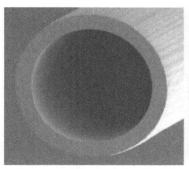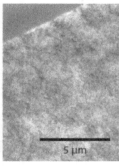

图 3-25 EVOH 膜电镜图像

学者 Tsuji 等用细胞 ELISA 检测血小板表达的 P-选择素,发现血小板黏附与 P-选择素表达的诱导有关。有学者发现与 EVOH 膜相关的血小板黏附和 P-选择素表达低于传统 PS 膜或 PMMA 膜。

当从外周血中分离的嗜中性粒细胞用过氧化氢敏感的荧光染料(二氯二氢荧光素二乙酸酯,DCFH-DA)标记并在血小板存在的情况下与聚砜膜或 PMMA 膜接触时,发现它们产生活性氧物质(reactive oxygen species,ROS)。相反,当嗜中性粒细胞与 EVOH 膜接触时,ROS 不被诱导产生。

由于 EVOH 材料具有特殊的生物相容性,使用 EVOH 膜透析导致血细胞和凝血系统蛋白活化较少,从而抑制 ROS 和促炎细胞因子(如 IL-6 和 MCP-1)的产生。因此,长期使用 EVOH 膜可以减轻氧化应激,减轻患者的炎症症状,有助于减少心血管疾病和死亡的发生。

7. 三醋酸纤维素

三醋酸纤维素是天然高分子纤维素与醋酸发生化学反应而生成的。它是一种基于纤维素的塑料,于 1922 年实现工业化生产。三醋酸纤维素用于许多工业产品,如液晶面板的保护膜。在用作膜分离时,三醋酸纤维素膜不仅用作透析膜,还可用作反渗透膜。对于纤维素中羟基的取代度,三醋酸酯接近 3,二醋酸酯为 2.5。取代度越高,亲水性越高。

1) 制造方法和结构

制造三醋酸纤维素中空纤维膜有两种方法:熔体纺丝法和湿法纺丝法。在熔体纺丝法中,将增塑剂和三醋酸纤维素加热到 240~280 ℃,待其熔化后,从双圆管喷嘴中喷出。通过冷却、洗涤的过程使纤维再塑和干燥。喷出的高温熔化的聚合物被喷嘴冷却,发生相分离,此时在膜内形成细孔。另一种是湿法纺丝法,将三醋酸纤维素与溶剂混合并溶解,工艺过程与熔体纺丝法类似,从喷丝头喷出并凝结。由于在相分离中溶剂扩散而发生凝聚,在膜中形成细孔。在两种纺丝方法中,溶剂都被连续洗出。在干燥过程之前,将膜通过甘油浴以维持细孔大小,并使其保持亲水性,甘油填充在孔中。膜中的甘油在水中的溶解度非常大,在使用之前用生理盐水对透析器进行预冲,即可除去甘油。二醋酸酯的溶解度较大,熔点低于三醋酸酯。在纤维素热塑性塑料(cellulose thermoplastic plastic)中,容易控制三醋酸纤维素中空纤维膜的孔径。因此,可通过改变膜制造工艺来开发不同性能的膜。

最初三醋酸纤维素膜的横截面结构是均匀的,其中空纤维内、外的孔径几乎相同。膜内表面的孔径比不对称结构膜的孔径要大。膜的外表面上的孔径比一般的不对称膜要小。因此,不易发生透析液中存在的内毒素和细菌的反向转运。三醋酸纤维素膜的厚度为 15 μm,是目前最薄的透析膜。由于亲水性高的羟基少,所以不存在纤维素的吸水性。干、湿状态下的膜表面孔径差异很小。

由于进行在线血液透析滤过(HDF)治疗的患者数量不断增加,用于在线 HDF 的膜必须具有高渗透性并控制白蛋白泄漏。所以尼普洛公司开发了不对称结构的三醋酸纤维素膜,命名为 ATA 膜,用于 HDF 治疗。配置 ATA 膜的透析器具有较低的超敏性和血小板降低风险,并且能够保持高渗透性和高过滤性能。

ATA 膜的横截面结构不同于传统的 CTA 膜。CTA 膜是具有均匀横截面密度的均质膜,而 ATA 膜具有不对称的结构。图 3-26 显示了 ATA 和 CTA 膜的横截面的扫描电子显微镜图像。ATA 膜在血液侧的内表面上具有致密的表层,而外部的支撑层具有较大的孔。ATA 膜血液侧的孔比 CTA 膜小。CTA 膜比 ATA 膜更薄(分别为 15 μm 和 25 μm),两者比聚砜膜(30~45 μm)更薄。由于膜的厚度会影响弥散和渗透速率,所以 CTA 膜的弥散阻力最小。

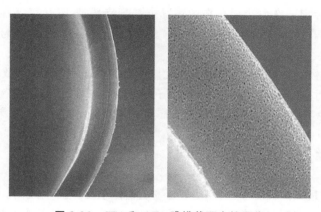

图 3-26　CTA 和 ATA 膜横截面电镜图像

2）膜特性

相比传统的 CTA 膜,ATA 膜的内表面更光滑(图 3-27),低粗糙度能减少吸附在膜表面的蛋白质的量,减少血小板的黏附。为了确认表面平滑度的效果,评估蛋白质吸附,可使用牛血清白蛋白试剂制备具有磷酸盐缓冲液的白蛋白溶液(pH=6.5,37 ℃)。使测试溶液在膜面积为 2.1 m² 的透析器的血液侧循环,比较 ATA 膜和 CTA 膜吸附的白蛋白的量。发现 CTA 膜上的白蛋白比 ATA 膜更多(分别为 54.9 mg 和 15.3 mg)。尽管两种膜材料的化学结构完全相同,但膜表面结构的差异导致吸附的白蛋白量差别很大。

血液过滤过程中 ATA 膜的过滤压力不同于传统的 CTA 膜。比较 CTA 膜和 ATA 膜连续过滤牛血时的压力变化,发现 ATA 膜在连续过滤期间跨膜压力的增加小于 CTA 膜。用聚砜膜进行与牛血浆实验溶液类似的实验以比较,分析随时间变化的滤液中蛋白质浓度。使用聚砜膜,滤液蛋白质浓度随时间迅速降低,而使用 ATA 膜,过滤后蛋白质浓度比聚砜膜低,尽管随后观察到缓慢下降,但没有显示出急剧下降。这些结果证实,与常规的 CTA 膜或聚砜膜相比,ATA 膜由压力变化引起的膜孔直径的变化更小。

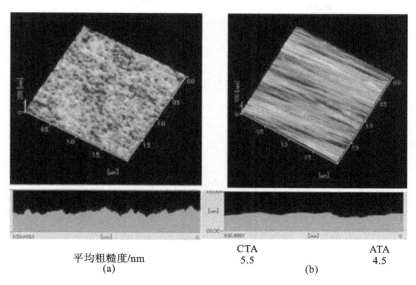

平均粗糙度/nm
(a)

CTA　　　　　　　　ATA
5.5　　　　　　　　4.5
(b)

图 3-27　CTA 膜与 ATA 膜内表面平滑度对比图

8. 聚乙烯吡咯烷酮

透析膜表面的亲水性/疏水性、强度、粗糙度、透水性等都与生物相容性有关。通常,纤维素膜材料是亲水的,而合成膜材料基本上是疏水的。当血液与疏水性膜材料接触后血液就会激活凝血系统,所以大部分疏水性材料需要亲水化,一般所使用的亲水剂为聚乙烯吡咯烷酮(polyvinylpyrrolidone,PVP)。

PVP 最初作为血浆增溶剂使用,其吡咯烷酮环中的内酰胺环结构使其有亲水的性质。研究发现 PVP 有许多优良的理化性质,其不仅易溶于水,还能与多种高分子物质互溶或复合,成膜性、生物相容性高,毒性低,而且热稳定性良好,干燥的 PVP 在常温下很难分解。因此干燥的 PVP 可以储存很长时间,所以广泛用于医药、化妆品、酿造、食品和纺织领域。

PVP 水溶液的半数致死量 LD_{50} 为 12～15 g/kg(静脉注射),低分子质量的 PVP(60000 Da 以下)在短期内主要由尿液排出,在静脉注射 24 h 以后,尿液中检出 PVP 的量占总量的 90％。高分子质量 PVP(80000～90000 Da),尿液中检出量为总量的 50％～70％。

在市售的透析器中,以聚砜、聚醚砜和 PEPA 为原材料的膜材料都为疏水性的。PVP 是水溶性的,在制膜时主要是作为膜的制孔剂,当 PVP 与膜的原材料交联后主要是作为膜的亲水剂,改变了膜的表面结构和形态,提高膜的生物相容性。

1）PVP 对膜表面形态的影响

Hayama 等学者评价了四种不同分子量(K15、K30、K90、K90/K15)及浓度的 PVP 在聚砜膜表面的分布情况,发现 PVP 分子量越大,在膜表面的含量越高。图 3-28 表示不同分子量的 PVP 在质量百分浓度为 1％～5％(此小节的浓度均为质量百分浓度)时膜表面形成亲水层的情况,K90 的 PVP 在湿的情况下会膨胀连接在一起形成亲水层,而 K30 和 K15 的 PVP 膨胀后的亲水层无法完全覆盖膜表面。

图 3-29 为 PVP 在质量百分浓度为 1％～5％时,不同分子量的 PVP、血小板、纤维蛋白原

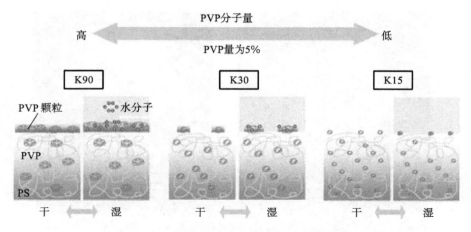

图 3-28　不同分子量的 PVP 形成亲水层情况对比图

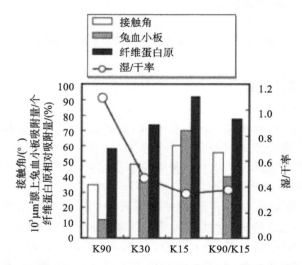

图 3-29　不同分子量的 PVP、血小板、纤维蛋白原吸附量和接触角和湿/干率情况

吸附量、接触角和湿/干率情况。分子量越大,膜对血小板和纤维蛋白原吸附越少,接触角越小。

　　在湿的情况下 PVP 颗粒会膨胀,低分子量的 PVP 膨胀较小,高分子量的 PVP 膨胀就十分明显。随着 PVP 质量百分浓度的增加,高分子量的 PVP 会连接在一起。K90 的 PVP 在 1%～5%时膜表面的形态变化明显;当低于 1%时 PVP 未能覆盖整个膜面,PVP 之间形成小孔;当高于 5%时,PVP 会覆盖整个膜面,膜内表面的 PVP 在湿的情况下会膨胀导致膜面突起,如图 3-30 所示。同一分子量的 PVP 在 1%～5%时膜的均方根粗糙度(root mean square,RMS)以及湿/干率随着 PVP 在聚砜膜中的质量百分浓度的增加而下降,当 PVP 大于 5%时,膜的均方根粗糙度以及湿/干率随着 PVP 在聚砜膜中的质量百分浓度的增加而上升。

　　Koga 等学者开发了一种通过新型近场红外显微光谱(NFIR)评估纳米级透析膜表面 PVP 分布的方法。对 PEPA 和聚砜膜表面的 PVP 分布的评价表明 PVP 在膜表面分布不均匀,如图 3-31 所示,膜表面有些区域没有 PVP,有一些区域 PVP 却很高,这是造成膜亲水性

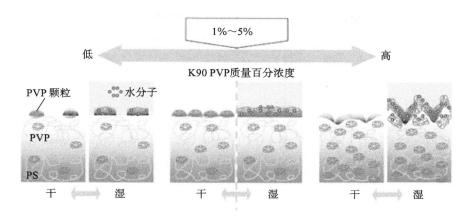

图 3-30　K90 PVP 不同质量百分浓度的 PS/PVP 膜形态对比

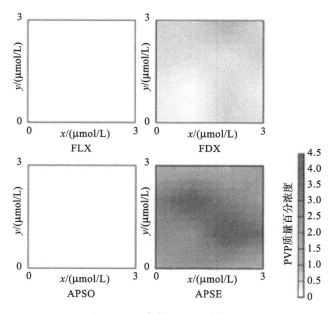

图 3-31　膜表面 PVP 含量图

差,在某些区域容易吸附血小板等物质的原因。

　　上述结果表明,当在纳米级设备观察下,目前高性能透析膜表面的 PVP 分布还是不能做到完全均匀;因此,在制膜时使用 PVP 的量,以及消毒方法对膜表面的 PVP 分布的均匀性的影响,还需要研究和优化。

　　2) γ 射线消毒对 PVP 在膜表面分布的影响

　　Masato Matsuda 等学者研究发现 PVP 在聚砜膜中的质量百分浓度对膜表面粗糙度、硬度的关系以及不同能量 γ 射线消毒对膜表面粗糙度、硬度和纤维蛋白原吸附有影响。在 0～5％时,膜表面粗糙度随着 PVP 的质量百分浓度的增加而增加,硬度则下降;当大于 5％时,膜表面粗糙度没有明显变化,硬度也没有明显降低。

　　相比使用 50 kGy γ 射线照射,使用 25 kGy γ 射线照射的 PS/PVP 膜表面的粗糙度更大,硬度则更小。PS/PVP 膜经过 50 kGy γ 射线照射,由于 PVP 与 PS、PVP 与 PVP 之间产生了桥架固定,所以 PVP 没有明显的水合和膨胀。对于 5％～50％的 PVP 无论是 25 kGy 还是 50 kGy γ 射线照射,膜对纤维蛋白原的吸附无明显差异。

不同质量百分浓度的 PVP 在两种能量 γ 射线照射下,25 kGy 的 γ 射线可能会使 PS/PVP 水合膨胀,相反,50 kGy 的 γ 射线照射很难使其水合膨胀,所以其表面光滑。

3）储存时间对 PVP 溢出的影响

在透析治疗期间,合成透析膜中含有的 PVP 存在溢出的问题。PVP 的溢出可能导致 PVP 在患者体内积累,并且由于 PVP 的溢出导致透析膜的表面性质改变而引起生物相容性降低。

Namekawa 等学者在不同储存时间后对含 PVP 的透析膜进行 PVP 溢出的定量评估。如果在灭菌后立即使用膜,则透析膜几乎没有 PVP 溢出的危险;然而,如果延长储存时间,PVP 溢出变得明显,特别是当透析膜是湿膜时。对于含有较少量的 PVP 的 PEPA 膜,在长时间储存后也未观察到 PVP 溢出。

对于湿膜、保湿型膜以及干膜,PVP 溢出的特点不同。如图 3-32 所示,需要根据其特性选择适当的预充方法。

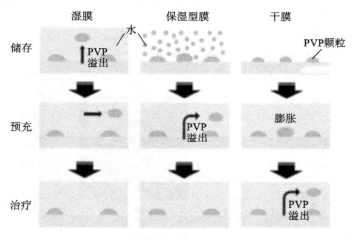

图 3-32　不同类型膜 PVP 的溢出比较

3.4　透析器分类与性能参数

中空纤维透析器的结构如图 3-33 所示,主要包括外壳、中空纤维支撑体以及中空纤维膜。

1. 透析器分类

超滤系数(K_{uf})是早期用于透析器分类的最常用参数。美国食品药品监督管理局(FDA)规定以 12 mL/(h·mmHg)的超滤系数为低通量和高通量透析器的分界值。然而,该数值是基于当时为了避免使用高通量透析器在没有容量控制超滤的情况下出现反超而规

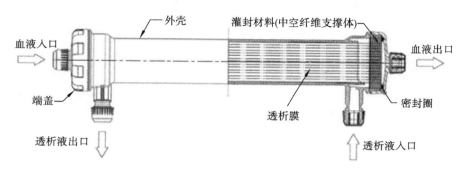

图 3-33　中空纤维透析器结构示意图

定的。现在所有容量控制超滤为透析装置的基本配置,因此该数值已不适于透析器的分类。

　　HEMO 研究重新规定了透析器的分类,将 β2-微球蛋白的清除率加入分类标准中。高通量透析器定义为 $K_{uf}>14$ mL/(h·mmHg),β2-微球蛋白清除率>20 mL/min;β2-微球蛋白的清除率<10 mL/min 定义为低通量透析器。在欧洲,欧洲透析工作组(EUDIAL)将高通量透析器定义为 $K_{uf}>20$ mL/(h·mmHg)以及 β2-微球蛋白的筛选系数>0.6。

　　日本透析医学会在 1996 年制定了透析器的分类,到 2013 年发布了最新版,如表 3-4 所示。

表 3-4　透析器分类表

治 疗 方 法	HD					HDF		HF
血液净化器	血液透析器					血液透析滤过器		血液滤过器
	Ⅰ 型		Ⅱ 型		S 型	后稀释用	前稀释用	
	Ⅰa 型	Ⅰb 型	Ⅱa 型	Ⅱb 型				
测定条件	膜面积/m²	1.5					2		2
	血流量/(mL/min)	200±4					250±5	250±5	250±5
	透析液流量/(mL/min)	500±15					500±15	600±18	
	超滤和补液/(mL/min)	15±1 和 10±1					60±2	240±4	60±2
尿素清除率/(mL/min)	≥125		≥185		≥125	≥200	≥180	≥55
β2-微球蛋白清除率/(mL/min)	<70		≥70		N/A	≥70	≥70	≥35
白蛋白筛选系数(BCG 法)	0.03	≥0.03	0.03	≥0.03	N/A			

注:a—蛋白非透过/低透过;b—蛋白透过。

　　S 型—符合下列任一项:

　　①透析膜材料为聚乙基乙烯基甲醇或聚甲基丙烯酸甲酯。

　　②日本透析医学会认定拥有特殊功能 * 的血液净化器,且相关证明性数据等已获得药监部门的批准。

　　* 拥有特殊功能指优越的生物相容性、吸附作用、抗氧化性、抗炎症作用等。

2. 透析器性能相关参数

（1）透析膜表面积

透析器的有效表面积是膜内溶质和液体通过半透膜的基本参数。诸如由 Kolff 和 Alwall 所用的装置，它的表面积超过 2 m²。早期平板透析器的膜表面积为 0.8～1.5 m²，大表面积是为了响应当时提出的"square meter hour"假说。现今适合儿童和成年患者的透析膜表面积为 0.2～2.6 m²。在使用透析器的过程中，膜由于润湿，膜表面积可能会发生变化，特别是早期使用的铜纺等膜材料，膜在充分接触预充液和透析液后会膨胀，导致膜表面和膜厚度的变化。随着治疗的进行，某些蛋白质会被吸附在膜表面，还有一些由于凝血系统的激活会造成血小板的黏附，这些都会降低膜的有效表面积。

对于特定的中空纤维，所有纤维内表面的面积是理论上用于血液接触的最大面积。总表面积取决于纤维长度、内径和纤维总根数。为了计算透析膜表面积，可以使用圆柱公式估算纤维的表面积：$A = 2\pi r L \times N$，其中 r 为单根中空纤维半径，L 为纤维长度，N 为纤维总根数。

（2）弥散系数与 K_0A

弥散是溶质转运的重要机制之一。溶质弥散传质的膜阻力（R_m）是总阻力（R_0）的一部分，R_0 是总传质系数（K_0）的倒数。为了定量膜的 K_0，必须保持血液侧和透析液侧的阻力最小，在弥散梯度最大时，并且系统中不存在由分布不均匀的流体层引起的停滞的条件下获得的理想值。因此，K_0 是在理想无限的血液和透析液流量的情况下用于描述膜弥散系数的参数。除此以外，溶质和膜之间的相互作用，分子量大小和分子的弥散系数也是至关重要的。其他决定性因素包括流动条件、透析膜性质、分子半径、电荷、与水的相互作用。

现有透析膜面积在固定范围内，所以出现了 K_0A（传质系数×面积）参数的定义。透析膜的 K_0A 取决于膜内表面孔的密度、孔径分布和厚度。在临床实践中，这实际上说明在有限血流量的情况下使用大表面积透析器是不合理的。

（3）超滤系数

超滤是根据跨膜压力梯度发生的，跨膜压力梯度为静水压（P）和胶体渗透压（Π）的代数差（$TMP = [P_b - P_d] - [\Pi_b - \Pi_d]$）。超滤系数（$K_{uf}$，mL/(h·mmHg)）可以通过超滤速率（mL/h）/跨膜压（mmHg）计算得出（Q_f/TMP）。然而，Q_f 和 TMP 之间的关系不是线性的，因为在血-膜界面存在被吸附的蛋白，随着治疗的进行蛋白会逐渐沉积，导致膜有效通透性降低。

（4）清除率

清除率定义为单位时间内自血液清除的某种溶质量除以透析器入口处该溶质的浓度，以容量速率表示。

（5）筛选系数

透析膜的另一个参数是不同分子量溶质的筛选系数曲线。特定溶质/膜组合的筛选系数的值通过超滤液中溶质的浓度与没有弥散梯度的血浆水中的溶质的浓度之间的比例来计算。对于自由穿过膜的溶质（电解质、尿素、肌酐、尿酸、葡萄糖等），筛选系数为 1；对于完全被膜截流的溶质，如大分子量蛋白质，筛选系数为 0；对于中分子溶质，筛选系数介于 0 和 1 之间。筛选系数曲线主要取决于孔径分布，并在分离的超滤实验中实证确定。观察到的（测量的）筛选系数值理想地等于斯特维曼反射系数（σ）的倒数，其代表膜的固有性质。然而，实际（有效）筛选系数由于血液侧的细胞和蛋白质的干扰以及在血液与膜界面处的浓差极化现象而不同于这个理想值。

（6）分子截留量

在常规血液透析治疗中,清除代谢产物主要集中在小分子（如尿素）和白蛋白之间的分子量谱。平均孔径大小影响膜的截留分子量（即筛选系数为 0~1 时的溶质分子量）。当它接近白蛋白的分子量时,该值具有典型的重要性,因为透析期间白蛋白损失的可接受水平尚未被精确定义。

（7）分子起始保留量

分子截留量不足以充分描述膜的筛选性能和溶质渗透性的整个范围。所以就出现了分子起始保留量（molecular weight retention onset,MWRO）的概念,它是指对于特定的溶质有 0.9 的筛选系数,MWRO 与孔径分布有关。MWCO 和 MWRO 的结合有助于更好地描述膜的渗透性。具有紧密的孔径分布的膜将具有非常陡的筛选系数曲线,而具有宽孔径分布的膜将具有更宽的筛选系数曲线,可能具有超过白蛋白分子量的截留值。

近几年,透析器生产厂家立志于生产具有紧密孔径分布的膜,使其筛选系数曲线陡峭。结果是保留起始与截留之间的分子量间隔相对较窄,后者接近白蛋白的分子量。这些中、高截留量膜的预期效果是在临床上可接受的白蛋白损失下清除更多中、大分子代谢产物。这种新型膜衍生出名为扩展透析（expanded hemodialysis,HDx）的新治疗模式。

（8）对透析液中内毒素的截留

内毒素是革兰阴性细菌外膜的组成部分,当这些细菌死亡后会释放内毒素。内毒素对人体有害,如内毒素性休克等急性症状,而且透析液内毒素的水平与患者的微炎症以及全因死亡率有关。如果透析液中含有内毒素,治疗时有一定的概率会从透析液侧进入血液侧,可能会发生透析相关并发症。当使用高通量膜时,虽然膜孔径的增大和与之相关的对流量的增加会加速患者体内中大分子量的代谢产物以及致病物质的清除,但是透析液中所含的内毒素也将以反弥散反超的形式增加进入患者体内的风险。

Hayama 等比较了三种不同膜材料的透析器对内毒素的截留能力。讨论了具有均匀结构的三醋酸纤维素膜,二层结构具有内部致密层的聚砜膜以及三层结构两侧具有致密层的PEPA 膜,将含有荧光标记的内毒素溶液使用全量过滤的方式（透析器透析液侧向血液侧）过滤。通过共聚焦激光扫描荧光显微镜分析表明,对于两侧具有致密层的 PEPA 膜,内毒素被最外层的致密层捕获,而内部亲水化 PEPA 膜的致密层也观察到内毒素的微量捕获。结果表明,膜的结构可能比膜材料的疏水性更有助于阻止内毒素进入体内。

虽然目前市售的透析膜很多都具有内毒素捕获的能力,但是对于长期透析治疗的患者,经常发现可能是由于内毒素引起的症状,例如透析相关的淀粉样变性病。这一发现表明即使透析液中的内毒素不能进入血液,被透析膜捕获的内毒素可能与血液相互作用,从而在慢性治疗期间引起毒性症状。Yamamoto 等学者开发了一种测试方法,通过透析期间的反向过滤来检查由不同结构的中空纤维透析膜捕获的内毒素对血液活性的影响。目前可用的内毒素活性测试方法可用于评估溶液中存在的内毒素的活性;然而,使用新的测试方法来测量捕获在不对称透析膜上的内毒素的活性,包括用鲎多聚氰胺组分提取物填充透析膜中空纤维的血液侧。比较两种不同材料的透析器发现,对于 PEPA 膜的透析器,由于膜内表面和外表面的膜孔直径小,内毒素都不会进入中空纤维膜的血液侧。聚砜膜材料的透析器外表面膜孔的直径非常大,内毒素被中空纤维的内部致密层捕获;被截留的内毒素可能会与中空纤维内表面附着的血液成分发生反应。因此,对于透析器对内毒素的截留重要的是阻止内毒素进入血液,并且还要将内毒素捕获部位与血液分离。

3.5 透析器传质原理

1. 细孔模型

许多研究者提出了不同的膜模型来计算通过膜的溶质转移的参数。其中一个模型是孔弥散模型（pore diffusion model，PDM），它的假设是基于膜的孔是圆柱形的。该模型可以解释具有直孔的膜的弥散渗透性。但是由于透析膜的结构复杂得多，所以 PDM 并不适合评估这些膜，这也使膜模型不断地发展。Sakai 等学者提出了曲折中空纤维弥散模型（tortuous capillary pore diffusion model，TCPDM），可以从简单的结构参数如孔径、表面孔隙度、壁厚和曲折度等评价膜的性质。

孔弥散模型（PDM）如图 3-34（a）所示，k_M 表示弥散渗透率：

$$k_M = D_w f(q) S_D \frac{A_k}{\Delta X} \tag{3-1}$$

$$q = \frac{r_s}{r_p} \tag{3-2}$$

式中：D_w——溶质在水中的弥散系数；

　　　$f(q)$——膜孔壁的摩擦系数；

　　　S_D——空间位阻因子；

　　　A_k——孔隙率；

　　　ΔX——膜厚；

　　　q——溶质半径 r_s 与膜孔半径 r_p 的比值。

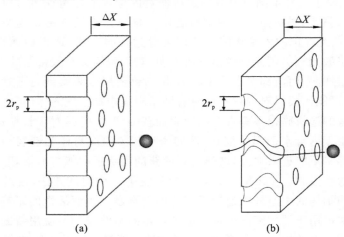

图 3-34 孔弥散模型示意图

$$f(q) = \frac{1 - 2.1050q + 2.0865q^3 - 1.7068q^5 + 0.72603q^6}{1 - 0.75857q^5} \tag{3-3}$$

$$S_D = (1-q)^2 \tag{3-4}$$

然而，实际孔的结构并非圆柱形的，所以引入曲折中空纤维弥散模型，如图 3-34（b）

所示。

$$\tau = \frac{L}{\Delta X} = \frac{H}{A_k} \tag{3-5}$$

式中：L——孔的长度（m）；

　　　H——含水量。

过滤系数为 L_p，σ 为恢复原状系数，溶质渗透系数 P_m 可以表示如下：

$$L_p = \frac{r_p^2 A_k}{8\mu \Delta X} \tag{3-6}$$

$$\sigma = 1 - g(q)S_F \tag{3-7}$$

$$P_m = D_w f(q) S_D \frac{A_k}{\tau \Delta X} \tag{3-8}$$

从式（3-6）和式（3-8）可以看出，L_p 与 r_p、A_k 正相关，与膜厚 ΔX 负相关。如果膜孔半径 r_p 过大，体内有用的物质如白蛋白会丢失。如果膜厚过薄，那么膜的机械强度会减小，有破膜的风险。尽管在孔模型中没有提及孔径分布的概念，但是孔径分布对膜渗透性有很大的影响。如果膜的孔径分布较宽，那么白蛋白更容易漏出。所以对于透析膜来说，希望膜具有均匀的孔径。

Yamamoto 等使用 TCPDM 评价了不对称结构膜对小分子物质的弥散通透性 K_m，K_m 与膜孔半径的关系如图 3-35 所示，当膜孔半径小于 30 nm 时，K_m 与膜孔半径有明显的关系，当膜孔半径大于 30 nm 时，K_m 与膜孔半径的关系就不敏感了。

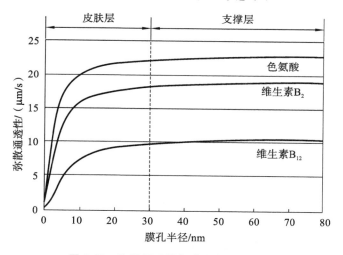

图 3-35　弥散通透性与膜孔半径关系图

图 3-36 显示了在同一膜面积下具有相同孔隙率的两个实例，即具有四个同半径的孔的膜 A 和具有一个孔的膜 B。膜 A 的孔半径为 a，膜 B 的孔半径为 $2a$，通过计算可以得出膜 A 和膜 B 的孔隙率相同。

$$A_{k(A)} = \frac{4\pi a^2}{L^2} = \frac{4\pi a^2}{L^2} \tag{3-9}$$

$$A_{k(B)} = \frac{\pi (2a)^2}{L^2} = \frac{4\pi a^2}{L^2} \tag{3-10}$$

$$A_{k(A)} = A_{k(B)} \tag{3-11}$$

假设膜 A 和膜 B 的厚度和曲折度相同，比较水的通透性和溶质的通透性。

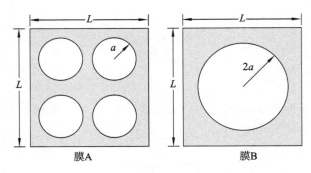

图 3-36　相同孔隙率膜孔分布对比图

假设：r_s（溶质半径）与孔半径相比可以忽略不计；r_s＝膜 A 孔半径的 1/3，r_s＝$a/3$。
则：
①使用式(3-6)得出，膜 B 的透水性是膜 A 的 4 倍。
②a. 使用式(3-8)得出，对于小分子溶质，膜 A 和膜 B 没有区别。
　b. 使用下列公式：

$$q=\frac{r_s}{r_p}$$
$$\sigma=1-g(q)S_F$$
$$S_D=(1-q)^2$$
$$S_F=2(1-q)^2-(1-q)^4$$
$$f(q)=\frac{1-2.1050q+2.0865q^3-1.7068q^5+0.72603q^6}{1-0.75857q^5}$$

(3-12)

式中：r_s——溶质半径；
　r_p——膜孔半径；
　σ——Staverman 系数；
　τ——膜的迂曲度；
　q——r_s 与 r_p 的比值；
　S_D、S_F、$f(q)$ 和 $g(q)$——无量纲校正因子 q 的函数。
细孔理论可以应用于 $q<0.8$ 的情况。
对于那些 $r_s=a/3$ 的溶质，膜 B 的溶质渗透性比膜 A 高 2 倍。

2. 血液、透析液在透析器内的分布

　　透析治疗时弥散过程受到血液和透析液流量、透析液温度、透析膜表面积和膜厚度的影响。假设所有其他因素都不变，弥散基本上取决于血液和透析液之间的浓度梯度。血液和透析液在透析器内流动分布的不匹配都会导致透析效率显著降低。在一些情况下，由于血液黏度特性或透析器血液侧入口的设计，透析器内的血流分布可能不均匀。在这种情况下，与位于透析器中心区域的纤维相比，透析器外部纤维内的血流速较低。另一方面，纤维束填充密度在透析器中心区域可能更高，透析液在透析器中心区域受到的阻力增大，在这种情况下，透析液倾向于在血流速最小的区域中以更高的速度流动。这种效应会使膜的实际清除率低于理论计算预期值。
　　血液和透析液区域流速分布示意图如图 3-37 所示，透析器中央纤维内的血流速最高，

最外周纤维内的血流速最低(图 3-37(a));而透析液则相反(图 3-37(b))。

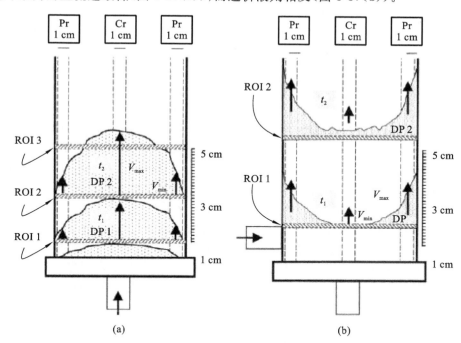

图 3-37　血液和透析液区域流速分布示意图

注:ROI—关注区域;DP—二维分布曲线;Cr—中央;Pr—外部。

在某种程度上对于所有类型的透析膜材料,治疗时蛋白质会沉积在膜内表面上。这会导致膜筛选系数降低。在高超滤率或高过滤分数的情况下,膜极化会造成更多的蛋白质沉积。这更降低了膜的通透性。当血液进入中空纤维时,剪切应力会使血液产生不同的血液流动层,膜纤维中流体的速度差与距纤维中心的差异距离之间的比例是血液黏度和剪切应力的函数。剪切速率也与每根纤维中血流量成比例。血液与膜表面处的蛋白层厚度取决于膜壁的剪切速率。血液仅在剪切速率高于 $200\ s^{-1}$ 时才接近牛顿流体行为,对于牛顿流体,剪切速率与剪切应力线性相关,并且速率分布是呈抛物线规则的。

超滤和溶质筛选系数受膜壁剪切速率的影响很大,因为它有助于保持膜极化层非常薄的状态。这对于中高分子溶质的清除特别重要。弥散也受剪切速率的影响,因为高剪切速率有助于使溶质从血液侧到透析液侧的弥散距离保持在最小值。在临床上,通过高血流量和适当的透析器几何形状获得高壁剪切速率。

可以通过计算中空纤维内的流速和剪切速率(wall shear rate,wSh)来评价血液的分布。平均流速为式(3-13),剪切速率为式(3-14):

$$V = 4Q_B/(\pi d^2 n) \tag{3-13}$$

$$wSh = 4Q_B/\pi r^2 \tag{3-14}$$

式中:Q_B——血流量;

　　　d——纤维内直径;

　　　r——纤维半径;

　　　n——透析器内的纤维根数。

对于血流分布好的透析器,透析器中央纤维和外围的纤维中的流速和剪切速率差异应该很小。

血液和透析液在透析器中的分布一直是影响透析充分性评价透析器性能的参数之一。然而，由于模拟实际流动的实验技术的应用有限，大多数实验需要流动装置来分析血液和透析液的流动分布，但是由于透析器中空纤维内径小、纤维束的分布复杂，将流动装置装入透析器内是不可能的。因此，在评估流体分布时，非侵入性技术变得非常有用。

近年来，磁共振成像（magnetic resonance imaging，MRI）、计算机断层扫描（computed tomography，CT）、正电子发射断层扫描（positron emission tomography，PET）和超声技术的发展创造了研究透析器内部液体流动的行为的新途径。

有学者对这些研究进行了总结，这些研究大多数采用 CT 成像模式，9 项研究采用 MRI 模式进行数据采集。与其他成像方式相比，CT 所用的时间更少。另一项研究分别应用 MRI 和 PET-CT 成像模式进行复制并验证结果。在实验期间，透析器血液侧血流量为 5～600 mL/min。大多数基于 CT 成像模式的研究都是利用光密度分析来评估纤维束内的流动剖面。仅有两项研究考虑了其他技术，如灌注技术和 CT 多阈值分割。在理想情况下，CT 密度测定分析需要不透射线对比侵入来评估液体分布。因此，根据这篇综述，这些研究中使用了五种类型的 CT 对比溶液，包括 lopamiro、ultravist、$BaSO_4$（5% 和 20%）、NaI 和 conray 60（25%）。一些研究人员选择了比膜孔径更大的造影剂，以避免造影剂透过透析膜，这有助于更好地表征流量分布。值得指出的是，CT 多阈值分割技术是在没有对比溶液侵入透析器的情况下进行的，这引入了一种有价值的新型无创 CT 测量方法。由于较高的填充密度和较小的中空纤维内径，在透析器中进行这些非侵入性实验测量是非常有必要的。

大多数使用 MRI 模式进行的研究都是利用了傅里叶速度编码（Fourier velocity encoding），速度加权自旋密度和二维相位对比方法的流量补偿序列。飞行时间（time of flight，TOF）技术、动态对比度增强和自旋标记 MR 技术的替代方法成功应用于三个实验研究，用于评估流速和弥散过程。MR 速度编码技术是以无创方式进行的，可以采用 $CuSO_4$ 造影剂来增强流体流动的可视性。

透析器血液侧和透析液侧的液体的类型可能对水力传导有影响。流体黏度的特征是流量分布的重要参数。为了模拟液体分布的真实情况，使用血液作为研究对象是非常重要的。因此，不同血细胞比容的人体血液、牛血（Hct 30%）、猪血和甘油溶液（质量浓度 36%）可用来模拟真实血液的黏度特性。然而，另一些研究使用蒸馏水、自来水或掺杂 $CuSO_4$ 的水作为研究对象。其原因可能是提高实验的方便性和可重复性。

这些研究得出了三个主要的结论。大多数研究得出的结论是血液侧血流分布在横截面上相对均匀。也有研究观察到透析器中央的纤维中血流量较大，另一些研究表明透析器同一横截面的流量分布不均匀。然而流量分布取决于各种因素，如流体黏度、透析器结构和液体温度等。因此，根据不同的情况，这些研究结果之间的差异可能是合理的。

3.6 透析器结构对性能的影响

透析器的结构从最初的转鼓系统、蟠管型、平板型发展到现在的中空纤维。除中空纤维透析器外，其他几种类型的透析器都已退出市场不再使用，蟠管透析器已从 20 世纪 70 年代退出市场，平板型的透析器只有一款在日本销售，所以在这里就不做详细介绍。这里主要介绍中空纤维型透析器的结构。

1. 端盖结构

早期透析器设计的目的是减少破膜的发生,提高治疗的安全性。现在设计的目标是在给定膜面积的情况下提高治疗的效率。这就涉及透析器结构设计。如何将总传质阻力(overall mass transfer resistance)降到最低,减小弥散阻力一直是需要解决的问题。

边界膜阻力模型(boundary film resistance model)通常被用于评估透析器的溶质清除性能。当溶质通过透析膜时会遇到血液侧、透析膜和透析液侧三重阻力。因此,通过膜的整体传质阻力是它们的总和并由此给出下式:

$$\frac{1}{K_L}=\frac{1}{K_B}+\frac{1}{K_M}+\frac{1}{K_D} \tag{3-15}$$

式中:K_L——总传质系数;

K_B 和 K_D——血液侧和透析液侧传质系数;

K_M——通过透析膜的弥散渗透率。

K_B 和 K_D 直接与在膜两侧形成的边界膜的厚度有关,膜的两侧变薄,随着流体速度增加,阻力减小。

当血液为层流,传质系数 K_B 通常通过类推于式(3-20)所表示的用于传热的科尔伯恩(Colburn)方程来估计,它描述了 K_B 与雷诺数 Re 的 1/3 次方成比例:

$$Sh=K_B d/D=1.62Re^{1/3}Sc^{1/3}(d/L)^{1/3} \tag{3-16}$$

式中:Sh——舍伍德数(Sherwood number);

$Sc(=\frac{v}{D}=\mu/\rho D)$——施密特数(Schmidtnumber);

d——中空纤维的内径;

v——流速;

ρ——溶液密度;

μ——溶液黏度;

D——溶质弥散系数;

L——中空纤维的有效长度。

常规透析器的透析液侧的流体有严重的隧道效应,透析液侧传质系数 K_D 与 Re 成正比:

$$Sh=K_D d_e/D=1.80ReSc^{1/3}(d_e/L)^{0.5} \tag{3-17}$$

式中:d_e——透析液的当量直径,Re 用 d_e 计算。

在中空纤维之外并垂直于膜流动的层流传质相关性方程为

$$Sh=K_D/D=0.80Re^{0.47}Sc^{1/3} \tag{3-18}$$

式(3-22)表明,K_D 和 Re 之间的关系取决于流体-固体界面的物理状况。特别是,由于纤维的紧密堆积,透析液在这种几何形状中的流动更为复杂。K_D 通常是从总传质系数中得到的,这个传质系数是用 Michaels 公式计算的,通过测量溶质清除率计算出来的。这个公式假定没有膜表面积的损失,透析器横截面上的透析液流速和溶质浓度是一致的。因此,纤维之间的接触、不均匀的透析液流动和透析液通道导致表观 K_D 降低。透析液侧的这些现象可能影响 K_D 的大小及其对 Re 的依赖性。

根据中空纤维数量、中空纤维的内径、中空纤维的有效长度计算膜面积 A,透析液的流通面积 S_D 和透析液的当量直径 d_e:

$$A=\pi dLN \tag{3-19}$$

$$S_{\mathrm{D}} = \frac{\pi[d_{\mathrm{h}}{}^2 - (d+2\Delta)^2 N]}{4} \tag{3-20}$$

$$d_{\mathrm{e}} = \frac{4\,S_{\mathrm{D}}}{\pi[d_{\mathrm{h}} + (d+2\Delta)N]} \tag{3-21}$$

式中：N——中空纤维的数量；

d——中空纤维的内径；

d_{h}——透析器外套的内径；

Δ——膜厚度。

Satoru. K 等学者比较了不同透析器端盖设计对透析液侧传质系数 K_{D} 的影响。如图 3-38所示，APS-15SA、FPX140 和 CS-1.6U 的透析器分别使用完整挡板和尖顶结构的设计以使透析液均匀地供给中空纤维束中。APS-15SA、PES-150S、FPX140 和 CS-1.6U 采用了波浪形的中空纤维设计，如图 3-39 所示。波浪形的中空纤维设计以及特设透析器端盖结构可以使透析液分布更均匀，提高透析效率。

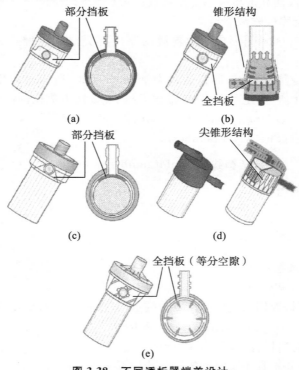

图 3-38　不同透析器端盖设计

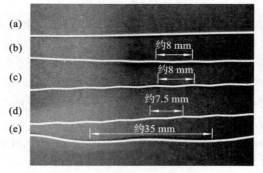

图 3-39　波浪形的中空纤维设计

2. 封装密度

透析器内中空纤维的分布是随机的,与理想分布状态有很大的差别,这造成了透析器内透析液分布不均匀,降低了透析的效率。其中,中空纤维的封装密度(packing density)和纤维长度作为影响透析液分布的参数被许多学者所研究。

中空纤维的封装密度的定义是中空纤维的横截面积(基于中空纤维的外径)与透析器套管的表面横截面积的比例,计算如下:

$$封装密度=\frac{\frac{\pi}{4}(d+2\Delta X)^2 n}{\frac{\pi}{4}d_d^2}\tag{3-22}$$

式中:d——中空纤维的内径,假设内径为 0.02 cm;

　　　d_d——外壳的内径,假设为 3.10 cm;

　　　n——中空纤维的数量,假设为 8000 根;

　　　ΔX——中空纤维膜厚,假设为 0.004 cm,则封装密度为 0.65。

封装密度一般介于 0.4～0.7 之间,过低或过高都会影响透析器的性能。

Wickramasinghe、Elmore 以及 Lipscomb 等发现,膜纤维的传质系数与其封装密度有关,相比封装密度较高的纤维,封装密度较低的纤维有更高的传质系数以及更高的流量。由于膜材料在接触到液体后会膨胀,如果透析器纤维组装密度过高,膨胀的膜会使透析液分布不均匀。

3. 中空纤维结构

透析液分布与透析液如何流向纤维有关。为了改善透析液的分布,出现了许多不同的方法。有一种方法是在纤维与纤维之间加入垫仓纱(spacer yarns),研究发现该方法可以将小分子的清除率提高 10%～15%。还有一种方法是纤维微结构的改变,将纤维从最初的标准形改为波浪形,这样也能改善透析液的分布(图 3-40)。

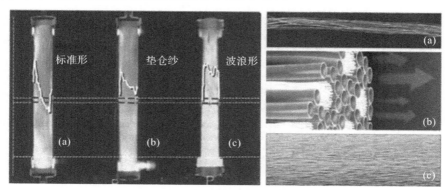

图 3-40　三种透析器纤维微结构图

临床上使用的不同类型透析膜的共同特征如下。大多数中空纤维的直径为 180～220 μm,长度为 20～24 cm,这些参数主要由透析期间的操作条件决定。一方面,相对较小的中空纤维内径是理想的,因为它为溶质转运提供了相对较短的弥散距离。在给定的血流量下,较小的内径也会产生较高的剪切速率,导致血液侧边界层效应的衰减更大。具体见哈根-泊肃叶(Hagen-Poiseuille)定律:

$$Q_B = \Delta P/(8\,\mu L/\pi r^4)\qquad(3\text{-}23)$$

式中:Q_B——血流量;

ΔP——轴向压降;

μ——血液黏度;

L——纤维长度;

r——中空纤维半径。

该式的具体应用是在透析期间从中空纤维膜的动脉端到静脉端的血流。式(3-27)的一般形式是

$$Q_B = \Delta P/R\qquad(3\text{-}24)$$

从式(3-27)和式(3-28)得出,血流量的阻力为

$$R = 8\mu L/\pi r^4\qquad(3\text{-}25)$$

由于血液的流动阻力与半径的4次方成反比,所以中空纤维内径的小幅下降可以引起流动阻力的大幅增加。式(3-28)表明,流动阻力的增加可导致在恒定血流量下轴向压降成比例增加。

通过减小纤维的直径,提高纤维内血流的速度来提高膜纤维的压降。对于高通量透析,这样的设计可以提高透析器的局部反超量,增加总的内部对流量,提高中大分子的清除率。

对于 HDF 治疗使用的滤器通过扩大中空纤维丝的内径从而降低血液侧压力的损失,减少了异常的压力上升和血液凝固等风险,后稀释 HDF 伴随置换液量的增加可以扩大其安全使用的范围。图 3-41 可以证明中空纤维内径对压力损失(=滤器入口压—出口压)的影响非常大。

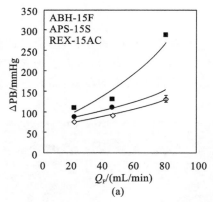 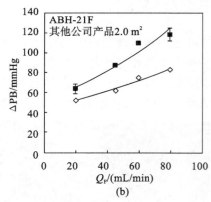

图 3-41 几种透析器压力损失变化图

注:测定条件为 $Q_B=250$ mL/min,$Q_D=500$ mL/min,$Q_S=Q_F$,Ht=(32 ± 2)%,TP=6.0 q/dL,ABH-15F,21F,他社制品,$n=3$;APS-15S,APS-15SA,$n=1$。

3.7 生物相容性

20 世纪 70 年代,纤维素膜透析器占据了市场的主流。随着透析治疗的逐渐普及,透析人数的持续增加,血液透析时不断将患者血液引出体外并"暴露"在透析器与血路管中,生物

相容性差带来的问题大大增加,研发人员开始努力改善透析膜的生物相容性。在不同场合下,血液与体外物质接触时会发生不同程度的"反应"。无论哪种材料的膜,与血液接触后都会一定程度地激活血液中的蛋白质、血小板、白细胞以及补体和凝血系统中的某些酶。在开始治疗后 15～30 min 发生瞬时白细胞减少是 70 年代有名的生物不相容事件之一。复用透析器在当时很常见,而且在首次使用透析器时,经常发生生物不相容事件,所以被称为"首次使用综合征"。

Henderson 等学者提出了透析诱导的细胞因子生成导致肾衰患者并发症的白介素假说。促炎细胞因子是由于纤维素膜上的补体活化而通过活化单核细胞产生的,并且透析液中的内毒素、内毒素片段和醋酸盐可以从透析液进入血液中。这一假设最初适用于血液透析治疗过程中的急性并发症,如透析时发生的低血压。然而,它现在更广泛地被用于解释慢性并发症,包括慢性炎症、透析相关淀粉样变性、营养不良炎症和动脉粥样硬化(MIA)综合征。

相关的研究显示,相比使用生物相容性低的透析器,使用生物相容性高的透析器具有较低的发病率和死亡率。β2-MG 是透析相关淀粉样变的主要原因。透析相关淀粉样变对长期肾衰患者的生活质量有不良影响。有一些证据表明使用生物相容性高的膜有助于延缓透析相关淀粉样变的发作。Koda 等学者发现与生物相容性差的膜材料相比,使用生物相容性高的膜治疗的患者,其腕管综合征发生率较低,存活率有所改善。

透析膜内表面的性质会直接影响生物相容性,包括膜表面的亲水性、疏水性,受体,电荷极性,膜材料的羟基以及表面所含电解质的极性等,如图 3-42 所示,它们分别对血小板、补体和接触激活有不同程度的影响。

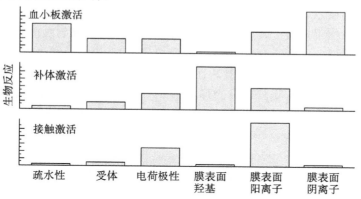

图 3-42　膜内表面性质对各生物反应对比图

Shuai Han 等学者在透析治疗中分别使用了高通量和低通量透析器,使用 C12Im-Cl 处理治疗后的透析器来获取被膜材料吸附的蛋白质,使用标记物进行标记后通过液相色谱-串联质谱法识别被吸附的蛋白质。研究发现分子质量为 10～15 kDa 的蛋白质倾向于沉积在高通量透析器的膜表面,分子质量为 30～60 kDa 的蛋白质更容易被低通量透析器吸附。根据基因本体分析,吸附的蛋白质主要与补体系统和凝血系统被激活有关。

1. 激活补体系统

对透析器膜材料生物相容性研究最多的就是补体系统。Creldock 等第一个研究发现透析引起的白细胞减少症是由于纤维素膜激活补体系统。再生纤维素(regenerated cellulosic)

在其主链上具有三个羟基,这些羟基与补体激活密切相关。纤维素膜接触的主要是补体激活的替代途径(alternate pathway)。血浆中的 C3 分子可自然地、缓慢地裂解,持续产生 C3(H$_2$O),附着在膜表面的 C3(H$_2$O)与因子 B(factor B)结合形成 C3(H$_2$O)B,被因子 D 裂解形成 C3(H$_2$O)Bb,成为起始 C3 转化酶。C3 转化酶裂解 C3 形成 C3a 与 C3b,C3b 与因子 B 结合后被因子 D 裂解成为 C3bBb,然后与因子 P 结合成为 C3bBbP,也称为 C3 转化酶;C3bBb 与 C3b 结合后成为 C3bBbC3b,称为 C5 转化酶,这些转化酶裂解 C3 和 C5 形成 C3a 和 C5a。C3a 和 C5a 很快被血清羧肽酶 N 裂解为 C3adesArg、C5adesArg。被裂解的 C5 不但会形成 C5a,而且会形成 C5b,C5b 形成膜攻击复合物 C5b~C9。膜攻击复合物可通过细胞溶解、促进细胞因子及炎症介质释放。

2. 激活凝血系统

当血液与透析膜接触时,血浆蛋白会被吸附,从而造成血小板以及部分红细胞、白细胞的黏附。哪种类型的蛋白质被吸附取决于膜材料。膜表面带负电荷的材料易与凝血系统的前激肽释放酶(prekallikrein)、激肽原(kininogen)、凝血因子Ⅺ、凝血因子Ⅻ结合,激活内源性凝血途径。凝血因子Ⅻ会自身活化生成大量的丝氨酸蛋白酶(active serine protease)和凝血因子Ⅻa,凝血因子Ⅻa 裂解前激肽释放酶形成激肽释放酶,凝血因子Ⅻa 激活凝血因子Ⅺ和凝血因子Ⅺa,由于凝血因子Ⅺ和凝血因子Ⅺa 的产生,内源性凝血系统被激活。激肽释放酶能裂解凝血因子Ⅻa,使凝血因子Ⅻa 失去表面结合域(surface binding domain),被 C1 抑制剂失活。激活凝血系统会使凝血酶原转化为凝血酶,最终激活血小板。血小板在透析器凝血中占了主要的作用。透析膜上吸附的不同蛋白质对血小板的黏附能力有不同的影响。透析膜表面被糖蛋白(glycoproteins),如纤维蛋白原(fibrinogen)和 γ 纤维蛋白原覆盖会增加其对血小板的黏附能力,如果透析膜表面覆盖的是白蛋白,那么其会阻止透析膜对血小板的吸附。血小板黏附在透析膜表面后会形成假足(pseudopods),假足促使血小板迅速覆盖透析膜表面。而且血小板在受体液或者物理刺激后会释放血栓素 A2(thromboxane A2)和二磷酸腺苷(adenosine diphosphate,ADP),从而进一步激活更多的血小板。被激活的血小板还会释放血小板因子 4(platelet factor 4)和 β 血小板球蛋白(β throm boglobulin),它们的血浆水平可以作为血小板激活的标志物。血小板因子 4 会与肝素结合使其失去抗凝作用。

3. 膜表面水对生物相容性的影响

"生物相容性"如抗血栓性和低生物刺激性是透析器重要参数之一。生物相容性的表达机制尚未阐明,它是医学领域的一个重要课题。

膜内表面的分离性能下降主要是由血液中蛋白质(如白蛋白、球蛋白和血红蛋白)和纤维蛋白原的吸附引起。而且吸附的蛋白质层有助于随后的生物反应,如血小板黏附和炎症反应的激活。蛋白质与膜表面之间的相互作用取决于膜的特性(亲水性、孔径大小和分布、表面粗糙度和电荷)。蛋白质吸附在膜内表面的机理如图 3-43 所示,包括蛋白质向疏水性膜表面的扩散、吸附和变性。膜表面和蛋白质之间的相互作用可以是可逆的,也可以是不可逆的,这取决于分子间的亲和力。蛋白质在膜表面的吸附伴随着从界面释放的水分子。由于静电相互作用和氢键作用,水分子可以在亲水膜表面强结合。

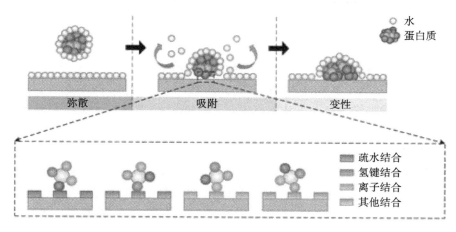

图 3-43　膜内表面吸附蛋白质机理示意图

有学者使用等温滴定量热法(isothermal titration calorimetry，ITC)评价 PVP 与蛋白质相互作用，结果见图 3-44。ITC 可以研究分子间相互作用的热变化，并测量结合强度(偶合常数 K_d)、结合率 n、焓变 ΔH 和熵变 ΔS。从 ΔH、ΔS 的热力学分布可以估计分子间键合模式。使用牛血清白蛋白(BSA)作为靶蛋白来评估 BSA 和 PVP 之间的相互作用。结果为，$K_d=2.5\times10^{-5}$，$n=0.86$，$\Delta H=8.2$ kJ/mol，$-T\Delta S=-34.4$ kJ/mol。从而认为熵变是键合模式的主要作用。PVP 和 BSA 的脱水或 BSA 的结构被破坏，PVP 和 BSA 之间由于疏水相互键合。这个结果支持这样的假设：蛋白质的水合结构由于被破坏而被吸附到膜材料上。

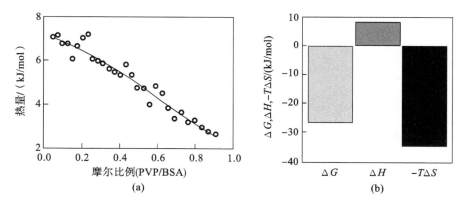

图 3-44　PVP 与蛋白质相互作用结果

注：(a)等温滴定曲线；(b)由 ITC 得到的热力学曲线。

最新研究发现在某些高分子材料表面有与高分子材料相互作用而被吸附的水层。根据与膜材料的相互作用距离，被吸附的水可分为非冻结水、中间水以及远离膜表面且不与膜材料相互作用的自由水。自由水不会与聚合物相互作用，与普通水一样，在 0 ℃以下与周围的水形成氢键，结晶化(冻结)，分子运动也停止。非冻结水则与膜材料表面相互作用，因此不会像普通水一样形成氢键，即使在低温下也不会冻结，分子运动不会停止，也就是说，它是以非冻结水的形式存在的。"低温"的定义取决于研究领域和测量方法，有学者将非冻结水定义为在 −60 ℃也不冻结的水。中间水与膜材料相互作用比自由水强，弱于非冻结水，被定义为与膜"中间"相互作用的水。在 −60～0 ℃范围内冻结、融化的水或分子运动停止或在相同温度范围内移动的水被定义为中间水。在 0 ℃ 以下的加热过程中会结晶的水称为中间水。

当蛋白质的水合层与膜材料表面的非冻结水接触时，蛋白质的水合层被破坏，蛋白质等生物体发生变性。因此，使用仅存在自由水和非冻结水的膜材料时，生物体成分将高分子材料表面识别为异物，成为引起免疫反应的起因。

中间水通过与非冻结水的相互作用而键合于膜材料上，覆盖在非冻结水表面，并且不具备破坏生物体成分水合层的特异氢键结构，因此生物体成分无法将高分子材料表面识别为异物，所以推测膜表面中间水的含量与生物相容性有密切的关系。

可以使用 DSC 测定水在冻结/融化时的热平衡，通过测量水分子的移动性的角度来评价水分子状态和含量。图 3-45 显示了对于质量百分浓度为 67％ 的 PVP 水溶液加热过程的 DSC 曲线。作为测量条件，首先以 −20 ℃/min 的速度将温度降至 −60 ℃，然后以 0.3 ℃/min的速度升温。

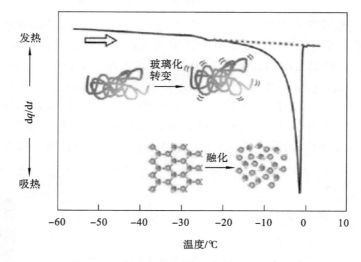

图 3-45　PVP 水溶液加热过程 DSC 曲线图

DSC 曲线中可以看到的吸热峰是由于中间水或自由水熔化。用 0 ℃ 或者熔融峰（melting peak）以下的区域，可以定量中间水。而 0 ℃ 以上的区域可以测定自由水。在 0 ℃ 时，质量百分浓度为 67％ 的 PVP 没有观察到熔融峰，说明自由水不存在。此外，由于非冻结水在降温过程中不会冻结，所以不会观察到熔融峰，并且非冻结水的量可以通过样品的总水量与中间水和自由水差值来计算。另外，在 −25 ℃ 附近观察到阶梯状的吸热现象，这是一种被称为玻璃化转变（glass transition）的现象，当无定形固体的流动性迅速增大并转变成液体时，会发生这种现象。由于在低温下观察到玻璃化转变，所以该分子即使在较低温度下也显示出流动性（固态时的流动性低于液态），因此它成为表明高分子材料具有流动性（mobility）的指标。

图 3-46 显示了具有不同含水量的 PVP 水溶液的 DSC 曲线。在含水量低至质量百分浓度分别为 26％ 和 40％ 的水溶液中几乎观察不到熔融峰，并且认为在这些含水量下水分子仅以非冻结水存在。随着含水量的增加，观察到冰的熔融峰，发现中间水和自由水增加。另外，随着玻璃化转变温度 T_g 降低，PVP 的流动性由于含水量大而增大。质量百分浓度为 51％ 的 PVP 在 −45 ℃ 附近观察到由低温结晶引起的特征放热峰（characteristic exothermic peak）。

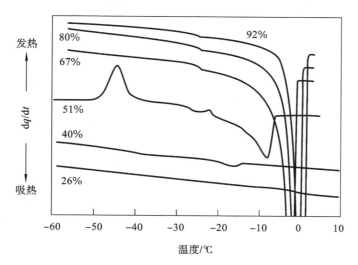

图 3-46　不同含水量的 PVP 水溶液的 DSC 曲线
注：图中浓度均为质量百分浓度。

中间水也可以通过 NMR 来检测。NMR(^{2}H-NMR，^{13}C-NMR)测量的结果发现，PMEA 材料中的水分子尽管与材料相互作用，但水分子具有非常高的分子流动性。非冻结水具有 $10^{-8} \sim 10^{-6}$ s 的 NMR 松弛时间(τ_c)。中间水的 τ_c 为 $10^{-10} \sim 10^{-9}$ s。自由水的 τ_c 为 $10^{-12} \sim 10^{-11}$ s。

Yoko Koga 等学者研究比较了 4 种不同品牌的聚砜膜透析器和 1 种聚砜膜透析器的生物相容性。发现膜材料内表面膨胀层的厚度与生物相容性有关。虽然文中没有详细说明膨胀层的具体组成，但可以推测出膨胀层膜表面与中间水有关，也可以从专利 US20140284261、US2015343394A1、US2017072371A、WO2015093160A1 等推断出与中间水有关。

作者从五个方面来评价体外实验的膜表面中间水对生物相容性的影响，包括血小板吸附以及形态变化、整合素受体参与的血小板吸附、活化/激活中性粒细胞的 CD11b 表达和 ROS 的产生、整合素受体参与的中性粒细胞 ROS 产生以及纤维蛋白原的吸附。

图 3-47 显示了五种透析器血小板吸附情况，吸附数量与膨胀层厚度有关，对于有中间

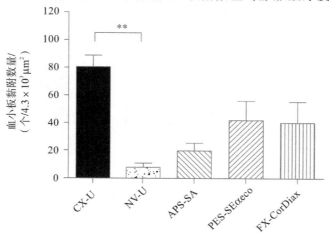

图 3-47　五种透析器血小板黏附情况对比图

水专利的两个型号的透析器,膜表面膨胀层较厚,吸附的血小板最少。血小板整合素受体GPⅠb、GPⅠa 和 GPⅡb/Ⅲa 参与血小板活化。GPⅠb 是 GPⅠb-Ⅴ-Ⅸ复合物的一部分,其作为冯·维勒布兰德因子(von Willebrand factor,vWF)的受体起作用,并且 GPⅠb-Ⅸ-Ⅴ复合物与 vWF 的结合促进血管损伤部位的初始血小板黏附。GPⅠa 是整合素 α2 亚基,与GPⅡa结合形成 GPⅠa/Ⅱa(也称为整合素 α2β1),这对于血小板与胶原蛋白的黏附非常重要。GPⅡb/Ⅲa 是整合素受体,它能识别纤维蛋白原的 RGD 序列并在血小板聚集中起主要作用。研究发现整合蛋白 GPⅡb/Ⅲa 对透析膜在血小板激活中起主要作用。

通过血小板形态分类将血小板扩散程度分为五种形态来评估黏附于膜上的血小板的形态变化。其中 CX-U、PES-SEαeco 和 FX-CorDiax 透析膜上的血小板大部分完全扩散、扩散或扩散为树突状形态。NV-U 透析器引起的形态变化最小,主要是圆形和少量完全扩散、扩散或扩散为树突状形态。APS-SA 透析器上的血小板比 NV-U 上的血小板扩散程度更大,大多数为树突状形态(图 3-48(a)、(b))。

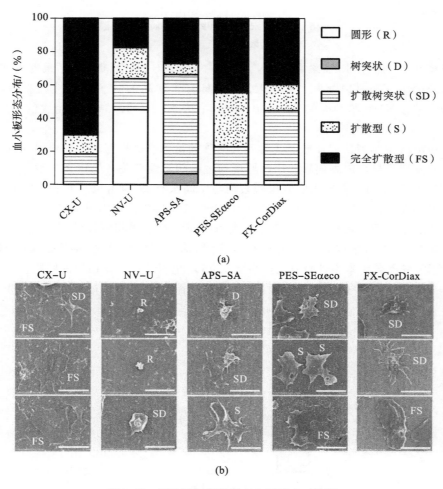

图 3-48　五种透析器吸附血小板形态对比图

除了血小板的吸附,白细胞的激活也是透析治疗中的重要问题。在白细胞中,一般关注的是粒细胞,特别是中性粒细胞,这是目前研究最普遍的粒细胞类型,因为活化的中性粒细胞是活性氧物种(ROS)的重要来源。中性粒细胞可以通过至少两种方式被激活:CD62P 介导的与透析膜激活的血小板的相互作用以及与透析膜的直接相互作用。Mac-1 和 αvβ3 介导的与透析膜相互作用在中性粒细胞激活中起主要作用。Mac-1 也称为 CD11b/CD18 复合物,由整联蛋白 αM 亚基 CD11b 和整联蛋白 β2 亚基 CD18 组成。Mac-1 是介导中性粒细胞迁移的主要整合素黏附分子,ICAM-1 和 iC3 以及纤维蛋白原为 Mac-1 的配体。αvβ3 整联蛋白是玻连蛋白和纤维蛋白原的受体,介导嗜中性粒细胞与细胞外基质的黏附。

吸附于膜表面的纤维蛋白原导致 GPⅡb/Ⅲa 介导的血小板活化,以及 Mac-1/αvβ3 介导的中性粒细胞活化。对于 APS-SA 透析器,尽管纤维蛋白原的吸附不高,但 ROS 产量相对较高;因此,其他配体如通过 Mac-1 和 LFA-1 介导的相互作用激活中性粒细胞的补体蛋白,可能有助于 ROS 的产生。此外,吸附在膜表面的纤维蛋白原的量被认为是细胞活化程度的主要决定因素。

表 3-5 显示了不同膜表面的膨胀层厚度,该数据支持了纤维蛋白原吸附与亲水聚合物状态之间的紧密关联。膨胀层的厚度主要反映表面上亲水聚合物层的厚度,虽然文中没有指出,但是从专利文献 US20140284261、US2015343394A1、US2017072371A、WO2015093160A1 中可以了解到膜表面中间水的含量与该膨胀层的厚度有关。专利文献 JP6171931B2 提到在制膜过程中,在芯液中添加 VA,可以提高膜表面中间水的含量。因此膜表面中间水的含量直接影响了透析膜的生物相容性。

表 3-5 不同膜表面的膨胀层厚度

型 号	膜材料	消毒方法	膨胀层厚度/nm
CX-U	PSf	γ 射线	5.3±0.4
NV-U	PSf	γ 射线	10.4±1.3
APS-SA	PSf	γ 射线	7.9±1.0
PES-SEαeco	PES	γ 射线	5.5±0.7
FX-CorDiax	PSf	流动蒸汽	7.0±1.0

本章参考文献

[1] Abel J J, Rowntree L G, Turner B B. On the removal of diffusible substances from the circulating blood by means of dialysis[J]. Trans Assoc Am Physicians,1990,11(2):164-165.

[2] Kolff W J. New ways of treating urzemia: artificial kidney, peritoneal lavage, intestinal lavage[M]. London:J&A Churchill,1947.

[3] von Garrelts B. A blood dialyzer for use in vivo[J]. Acta Med Scand,1956,155(2):87-94.

[4] Inouye W Y,Engelberg J. A simplified artificial dialyzer and ultrafilter[J]. Surg Forum,1953,4:438-442.

[5] Kolff W J,Watschinger B. Further development of a coil kidney, disposable artificial kidney[J]. J Lab Clin Med,1956,47(6):969-977.

[6] MacNeill A E,Doyle J E,Anthone R,et al. Technic with a parallel flow,straight tube blood dialyzer[J]. N Y State J Med,1959,59:4137-4149.

[7] Doyle J E, Anthone S, Anthone R, et al. Ultrafiltration with a parallel flow,

straight tube blood dialyzer. Introduction and historical review[J]. N Y State J Med,1962,62:185-202.

[8]　Rosenak S S,Saltzman A. A new dialyzer for use as an artificial kidney[J]. Proc Soc Exp Biol Med,1951,76(3):471-475.

[9]　Skeggs L T Jr,Leonards J R. Studies on an artificial kidney:Ⅰ. Preliminary results with a new type of continuous dialyser[J]. Science,1948,108(2800):212-213.

[10]　Kiil F. Development of parallel-flow artificial kidney[J]. Acta Chir Scand Suppl,1960,(Suppl 253):142-150.

[11]　Stewart R D,Cerny J C,Mahon H I. The capillary "kidney":preliminary report [J]. Med Bull(Ann Arbor),1964,30:116-118.

[12]　Thalhimer W. Experimental exchange transfusion for reducing azotemia:use of artificial kidney for this purpose[J]. Proc Soc Exp Biol Med,1938,37:641-643.

[13]　Kolff W J,Berk H T,ter Welle M,et al. The artificial kidney:a dialyzer with a great area[J]. J Am Soc Nephrol,1997,8(12):1959-1965.

[14]　Lipps B J,Stewart R D,Perkins H A,et al. The hollow fiber artificial kidney [J]. ASAIO J,1967,13(1):200-207.

[15]　Pinnau I,Koros W J. Structures and gas separation properties of asymmetric polysulfone membrane made by dry,wet,and dry/wet phase inversion[J]. J Appl Polym,1991,43:1491-1502.

[16]　俞三传,高从堦. 浸入沉淀相转化法制膜[J]. 膜科学与技术,2000(5):36-41.

[17]　Öberg C M,Rippe B. A distributed two-pore model:theoretical implications and practical application to the glomerular sieving of Ficoll[J]. Am J Physiol,2014,306(8):F844-F854.

[18]　Jarad G,Miner J H. Update on the glomerular filtration barrier[J]. Curr Opin Nephrol Hypertens,2009,18(3):226-232.

[19]　Krause B,Zweigart C. Membranes having improved performance:EP 2253368 [P]. 2014-09-09.

[20]　Krause B,Zweigart C. Hollow fibre membranes having improved performance:EP 2253370[P]. 2014-10-01.

[21]　Zweigart C,Krause B,Behr H. Membranes having improved performance:EP 2253367[P]. 2014-11-19.

[22]　Krieter D H,Lemke H D,Wanner C. A new synthetic dialyzer with advanced permselectivity for enhanced low-molecular weight protein removal[J]. Artif Organs,2008,32(7):547-554.

[23]　Boschetti-de-Fierro A,Beck W,Hildwein H,et al. Membrane innovation in dialysis[J]. Contrib Nephrol,2017,191:100-114.

[24]　Krause B,Zweigart C. Membranes having improved performance:US8827087 [P]. 2014-09-09.

[25]　Friedbert W,Arne G,Bodo V H,et al. Dialysis membrane having improved ability for removal of middle molecules:US7811507[P]. 2010-10-12.

［26］　Cheryl F,Jiunn T,Leslie S. Performance enhancing additives for fiber formation and polysulfone fibers:US9617421［P］. 2017-04-11.

［27］　Enrico D, Lidietta G. Comprehensive membrane science and engineering［M］. 2nd ed. Amsterdam:Elsevier,2010.

［28］　Mandolfo S,Malbertio F,Imbasciati E,et al. Impact of blood and dialysate flow and surface on performance of a new polysulfone hemodialysis diaysers［J］. Int J Artif Organs,2003,26(2):113-120.

［29］　Wilski H. The radiation induced degradation of polymers［J］. Radiat Phys and Chem,1987,29(1):1-14.

［30］　Ansorge W,Pelger M,Dietrich W,et al. Ethylene oxide in dialyser rinsing fluid: effect of rinsing technique,dialyser storage time,and potting compound［J］. Artif Organs, 1987,11(2):118-122.

［31］　Yamashita A C,Sakurai K. Dialysis membranes-physico-chemical structures and features［M］//Suzu ki H. Updates in Hemodialysis. Vienna:In Tech,2015.

［32］　Thomas M,Moriyama K,Ledebo I,et al. High-performance membrane dialyzers ［M］. Basel:Karger,2011.

［33］　Cohen-Addad J P, Brunelet A, Bazile J P, et al. Acrylonitrile-sodium methallylsulfonate copolymer. DSC approach to membrane porosity of foam and hollow fibers［J］. Biomaterials,2003,24(1):173-179.

［34］　Chanard J,Lavaud S,Paris B,et al. Assessment of heparin binding to the AN69 ST hemodialysis membrane: I. preclinical studies［J］. ASAIO J,2015,51(4):342-347.

［35］　Désormeaux A,Moreau M E,Lepage Y,et al. The effect of electronegativity and angiotensin-conver ting enzyme inhibition on the kinin-forming capacity of polyacrylonitrile dialysis membranes［J］. Biomaterials,2008,29(9):1139-1146.

［36］　Lavaud S, Canivet E, Wuillai A, et al. Optimal anticoagulation st rategy in haemodialysis with hepar in-coated polyacrylonitrile membrane ［J］. Nephrol Dial Transplant,2003,18(10):2097-2104.

［37］　Yumoto M,Nishida O,Moriyama K,et al. In vitro evaluation of high mobility group box 1 protein removal with various membranes for continuous hemofiltration［J］. Ther Apher Dial,2011,15(4):385-393.

［38］　Yamashita A C, Tomisawa N. Importance of membrane materials for blood purification devices in critical care［J］. Transfus Apher Sci,2009,40(1):23-31.

［39］　Hamilton R,Ford C,Colton C,et al. Blood cleansing by diafiltration in uremic dog and man［J］. Trans Am Soc Artif Intern Organs,1971,17:259-265.

［40］　Cross R A. Dialysis membrane and its use:US3691068［P］. 1972-09-12.

［41］　Streicher E,Schneider H. The development of a polysulfone membrane. A new perspective in dialysis? ［J］. Contrib Nephrol,1985,46:1-13.

［42］　Kerr P G, Huang L. Review: membranes for haemodialysis ［J］. Nephrology (Carlton),2010,15(4):381-385.

［43］　Bowry S K. Dialysis membranes today［J］. Intern J Artif Organs,2002,25(5):

447-460.

[44]　Vienken J,Diamantoglou M,Henne W,et al. Artificial dialysis membranes:from concept to large scale production[J]. Am J Nephrol,1999,19(2):355-362.

[45]　Krieter D H,Lemke H D. Polyethersulfone as a high-performance membrane [J]. Contrib Nephrol,2011,173:130-136.

[46]　Krieter D H,Morgenroth A,Barasinski A,et al. Effects of a polyelectrolyte additive on the selective dialysis membrane permeability for low-molecularweight proteins [J]. Nephrol Dial Transplant,2007,22(2):491-499.

[47]　Meert N,Eloot S,Schepers E,et al. Comparison of removal capacity of two consecutive generations of high-flux dialysers during different treatment modalities[J]. Nephrol Dial Transplant,2011,26(8):2624-2630.

[48]　Hermann G,Reinhold B. Permselective membrane and process for manufacturing thereof:US9028740[P]. 2015-05-12.

[49]　Krause B,Storr M,Ertl T,et al. Polymeric membranes for medical applications [J]. Chemie Ingenieur Technik,2003,75(11):1725-1732.

[50]　Shimizu M,Kanamori T,Sakai K,et al. New polymer alloy dialysis membranes with varying permeabilities and sievings[J]. Am Soc Artif Intern Organs,1992,38(4):784-787.

[51]　Hayama M,Miyasaka T,Mochizuki S,et al. Optimum dialysis membrane for endotoxin blocking[J]. J Membr Sci,2003,219(1-2):15-25.

[52]　Tomisawa N,Yamashita A C. Amount of adsorbed albumin loss by dialsis membranes with protein adsorption[J]. J Artif Organs,2009,12(3):194-199.

[53]　Fox T G,Carrett B S,Goode W E,et al. Crystalline polymers of methyl methacrylate[J]. J Am Chem Soc,1958,80(7):1768-1769.

[54]　Kumaki J,Kawauchi T,Okoshi K,et al. Supramolecular helical structure of the stereocomplex composed of complementary isotactic and syndiotactic poly (methyl methacrylate)s as revealed by atomic force microscopy[J]. Angew Chem Int Ed Engl,2007,46(28):5348-5351.

[55]　Aoike I. Clinical significance of protein adsorbable membranes—long-term clinical effects and analysis using a proteomic technique[J]. Nephrol Dial Transplant,2007,22(Suppl 5):v13-v19.

[56]　Serizawa T,Yamashita K,Akashi M. Cell-adhesive and blood-coagulant properties of ultrathin poly (methyl methacrylate) stereocomplex films[J]. Biomater Sci Polym Ed,2004,15(4):511-526.

[57]　Chen L W,Young T H. Eval membranes for blood dialysis [J]. Makromolekulare Chemie Macromolecular Symposia,1990,33(1):183-199.

[58]　Bonomini M,Pavone B,Sirolli V,et al. Proteomics characterization of protein adsorption onto hemodialysis membranes[J]. J Proteome Res,2006,5(10):2666-2674.

[59]　Naito H. Effects of various dialysis membranes on the blood clotting system(in Japanese)[J]. J Artif Organs,1987,16:763-766.

［60］　Itoh S, Suzuki C, Tsuji T. Platelet activation through interaction with hemodialysis membranes induces neutrophils to produce reactive oxygen species［J］. J Biomed Mater Res A,2006,77(2):294-303.

［61］　Hayama M, Yamamoto K, Sakai K, et al. Nanoscopic behavior of polyvinylpyrrolidone particles on polysulfone/polyvinylpyrrolidone film［J］. Biomaterials, 2004,25(6):1019-1028.

［62］　Koga S, Yakushiji T, Matsuda M, et al. Functional-group analysis of polyvinylpyrrolidone on the inner surface of hollow-fiber dialysis membranes,by nearfield infrared microspectroscopy［J］. J Membr Sci,2010,355(1-2):208-213.

［63］　Masato M,Taiji Y,Kiyotaka S. Effect of γ irradiation on the surface properties of wet polysulfone films containing poly(vinylpyrrolidone)［J］. Surf Interface Anal,2011,43 (6):976-983.

［64］　Namekawa K,Kaneko A,Sakai K,et al. Longer storage of dialyzers increases elution of poly(N-vinyl-2-pyrrolidone) from polysulfone-group dialysis membranes［J］. J Artif Organs,2011,14(1):52-57.

［65］　Ronco C,Orlandini G,Brendolan A,et al. Enhancement of convective transport by internal filtration in a modified experimental hemodialyzer:technical note［J］. Kidney Int,1998,54(3):979-985.

［66］　Ronco C. The rise of expanded hemodialysis［J］. Blood Purif, 2017, 44 (2): Ⅰ-Ⅷ.

［67］　Boschetti-de-Fierro A,Voigt M,Storr M,et al. Extended characterization of a new class of membranes for blood purification:the high cut-off membranes［J］. Int J Artif Organs,2013,36(7):455-463.

［68］　Hosoya N,Kanamori T,Sakai K. Optimal design of a high-performance dialyzer involving backfiltration［J］. Artif Organs Today,1993,2:287-298.

［69］　Hoenich N A,Levin R,Ronco C. How do changes in water quality and dialysate composition affect clinical outcomes? ［J］. Blood Purif,2009,27(1):11-15.

［70］　Hayama M, Miyasaka T, Mochizuki S, et al. Optimum dialysis membrane for endotoxin blocking［J］. J Membr Sci,2003,219(1-2):15-25.

［71］　Yamamoto K, Matsuda M, Hayama M, et al. Evaluation of the activity of endotoxin trapped by a hollow-fiber dialysis membrane［J］. J Membr Sci, 2006,272(1-2): 211-216.

［72］　Pappenheimer J R, Renkin E M, Borrero L M. Filtration, diffusion and molecular sieving through peripheral capillary membranes. Am J Physiol,1951,167(13):13-22.

［73］　Verniory A,Du Bois R,Decoodt P,et al. Measurement of the permeability of biological membranes. Application to the glomerular wall. J Gen Physiol, 1973, 62 (4): 489-507.

［74］　Sakai K, Takesawa S, Mimura R, et al. Structural analysis of hollow fiber dialysis membranes for clinical use［J］. J Chem Eng Jpn,1987,20(4):351-356.

[75] Sakai K. Determination of pore size and pore size distribution: 2. dialysis membranes[J]. J Membr Sci,1994,96(1-2):91-130.

[76] Mackie J S,Meares P. The diffusion of electrolytes in a cation-exchange resin membrane Ⅰ. Theoretical[J]. Proc Roy Soc Ser,1955,232(1191):498-509.

[77] Vander Velde C,Leonard E F. Theoretical assessment of the effect of flow maldistributions on the mass transfer efficiency of artificial organs[J]. Med Biol Eng Comput,1985,23(3):224-229.

[78] Hoenich N,Ronco C. Dialyzers evaluation[M]//Winchester J,Koch K,Jacobs C, et al. Replacement of Renal Function by Dialysis. Dordrecht: Kluwer Academic Publishers,1996.

[79] Babb A L,Farrell P C,Uvelli D A,et al. Hemodialyzer evaluation by examination of solute molecular spectra[J]. Trans Am Soc Artif Intern Organs,1972,18(0):98-105.

[80] Leypoldt J K,Cheung A K,Agodoa L Y,et al. Hemodialyzer mass transfer-area coefficients for urea increase at high dialysate flow rates. The Hemodialysis(HEMO)Study [J]. Kidney Int,1997,51(6):2013-2017.

[81] Ronco C,Brendolan A,Crepaldi C,et al. Blood and dialysate flow distributions in hollow-fiber hemodialyzers analyzed by computerized helical scanning technique[J]. J Am Soc Nephrol,2002,13(Suppl 1):S53-S61.

[82] Ronco C. Extracorporeal therapies: should we use plasma instead of blood? [J]. Int J Artif Organs,1999,22(5):342-346.

[83] Lu J,Lu W. Ultra-filtration measurement using CT imaging technology[J]. J Phys Conf Ser,2009,147(1):012033-012033.

[84] Frank A, Lipscomb G, Dennis M. Visualization of concentration fields in hemodialyzers by computed tomography[J]. J Memb Sci,2000,175(2):239-251.

[85] Ronco C,Brendolan A,Crepaldi C,et al. Blood and dialysate flow distributions in hollowfiber hemodialyzers analyzed by computerized helical scanning technique[J]. J Am Soc Nephrol,2002,13(Suppl 1):S53-S61.

[86] Rajan S,Herbertson L,Bernardo M,et al. A dialyzer-based flow system for validating dynamic contrast enhanced MR image acquisition[J]. Magn Reson Med,2014,72 (1):41-48.

[87] Laukemper-Ostendorf S,Lemke H,Blümler P,et al. NMR imaging of flow in hollow fiber hemodialyzers[J]. J Memb Sci,1998,138(2):287-295.

[88] Brendolan A, Ronco C, Ghezzi P, et al. Hydraulic and flow dynamic characteristics of vitamin e-bonded dialyzers[J]. Contrib Nephrol,1999,127:79-88.

[89] Sakai Y,Wada S,Matsumoto H,et al. Nondestructive evaluation of blood flow in a dialyzer using X-ray computed tomography[J]. J Artif Organs,2003,6(3):197-204.

[90] Gastaldon F,Brendolan A, Crepaldi C,et al. Effects of novel manufacturing technology on blood and dialysate flow distribution in a new low flux alpha-polysulfone hemodialyzer[J]. Intern J Artif Organs,2003,26(2):105-112.

［91］ Ronco C, Levin N, Brendolan A, et al. Flow distribution analysis by helical scanning in polysulfone hemodialyzers：effects of fiber structure and design on flow patterns and solute clearances［J］. Hemodial Int,2006,10(4)：380-388.

［92］ Unger J K,Lemke A J,Grosse-Siestrup C. Thermography as potential real-time technique to assess changes in flow distribution in hemofiltration［J］. Kidney Int,2006,69 (3)：520-525.

［93］ Kim J C,Kim J H,Sung J,et al. Effects of arterial port design on blood flow distribution in hemodialyzers［J］. Blood Purif,2009,28(3)：260-267.

［94］ Lu J,Lu W Q. Blood flow velocity and ultra-filtration velocity measured by CT imaging system inside a densely bundled hollow fiber dialyzer［J］. Intern J Heat Mass Transf,2010,53(9)：1844-1850.

［95］ Ronco C, Brendolan A, Feriani M, et al. A new scintigraphic method to characterize ultrafiltration in hollow fiber dialyzers［J］. Kidney Int ,1992,41(5)：1383-1393.

［96］ Krivitski N M,Kislukhin V V,Snyder J W,et al. In vivo measurement of hemodialyzer fiber bundle volume：theory and validation［J］. Kidney Int,1998,54(5)：1751-1758.

［97］ Mohebbi-Kalhori D. A positron emission tomography approach to visualize flow perfusion in hollow-fiber membrane bioreactors［J］. J Artif Organs,2011,14(4)：318-330.

［98］ Poh C K,Hardy P A,Liao Z,et al. Effect of flow baffles on the dialysate flow distribution of hollow-fiber hemodialyzers：a nonintrusive experimental study using MRI ［J］. J Biomech Eng,2003,125(4)：481-489.

［99］ Poh C K,Hardy P A,Liao Z,et al. Effect of spacer yarns on the dialysate flow distribution of hemodialyzers：a magnetic resonance imaging study［J］. ASAIO J,2003,49 (4)：440-448.

［100］ Zhang J, Parker D L, Leypoldt J K. Flow distributions in hollow fiber hemodialyzers using magnetic resonance fourier velocity imaging［J］. ASAIO J,1995,41 (3)：M678-M682.

［101］ Poh C,Hardy P,Liao Z,et al. Nonintrusive characterization of fluid transport phenomena in hollow-fiber membrane modules using MRI：An innovative experimental approach［J］. Memb Sci Technol,2003,8：89-122.

［102］ Hardy P A,Poh C K,Liao Z,et al. The use of magnetic resonance imaging to measure the local ultrafiltration rate in hemodialyzers［J］. J Memb Sci,2002,204(1)：195-205.

［103］ Pangrle B J,Walsh E G,Moore S,et al. Investigation of fluid flow patterns in a hollow fiber module using magnetic resonance velocity imaging［J］. Biotechnol Tech,1989,3 (1)：67-72.

［104］ Anderson J,Ackerman J,Garbow J. Semipermeable hollow fiber phantoms for development and validation of perfusion-sensitive MR methods and signal models［J］. Concepts Magn Reson Part B Magn Reson Eng,2011,39B(3)：149-158.

[105]　Heese F,Robson P,Hall L. Quantification of fluid flow through a clinical blood filter and kidney dialyzer using magnetic resonance imaging[J]. IEEE Sensors J,2005,5(2):273-276.

[106]　Wijmans J G,Nakao S,van den Berg J W A,et al. Hydrodynamic resistance of concentration polarization boundary layers in ultrafiltration[J]. J Memb Sci,1985,22(1):117-135.

[107]　Nakao S,Wijmans J G,Smolders C A. Resistance to the permeate flux in unstirred ultrafiltration of dissolved macromolecular solutions[J]. J Memb Sci,1986,26(2):165-178.

[108]　Colburn A P. A method of correlating forced convection heat transfer data and a composition with fluid friction[J]. Intern J Heat Mass Transf,1964,7(12):1359-1384.

[109]　Kanamori T,Shinbo T. Mass transfer of a solute by diffusion with convection around a single hollow-fiber membrane for hemodialysis[J]. Desalination,2000,129(3):217-225.

[110]　Fukuda M,Hosoya N,Kanamori T,et al. Determination of optimal fiber density of convection and high performance dialyzers[J]. Artif Organs Today,1992,2:205-214.

[111]　Cussler E L. Diffusion:mass transfer in fluid systems [M]. New York:Cambridge University Press,1997.

[112]　Wickramasinghe S R,Semmens M J,Cussler E L. Hollow fiber modules made with hollow fiber fabric[J]. J Membr Sci,1993,84(1-2):1-14.

[113]　Michaels A S. Operating parameters and performance criteria for hemodialyzers and other membrane-separation devices[J]. Trans Am Soc Artif Int Organs,1966,12:387-392.

[114]　Kunikata S,Fukuda M,Yamamoto K,Yagi,et al. Technical characterization of dialysis fluid flow of newly developed dialyzers using mass transfer correlation equations[J]. ASAIO J,2009,55(3),231-235.

[115]　Wickramashinge S R,Semmens M J,Cussler E L. Masstransfer in various hollow fibre geometries[J]. J Memb Sci,1985,69(3):235-250.

[116]　Bao L,Liu B,Lipscomb G G. Entry mass transfer in axial flows through randomly packed fibre bundles[J]. AIChE J,1999,45(11):2346-2356.

[117]　Colton C K,Lowrie E G. Hemodialysis:physical principles and technical considerations[M]//Brenner B M,Rector F C. The Kidney. 2nd ed. Philadelphia:WB Saunders,1981.

[118]　Bird R B,Stewart W E,Lightfoot E N. Velocity distributions in laminar flow [M]//Bird R B,Stewart W E,Lightfoot E N. Transport Phenomena. New York:John Wiley and Sons,1960.

[119]　Craddock P R,Fehr J,Dalmasso A P,et al. Hemodialysis leucopenia:pulmonary vascular leukostasis resulting from complement activation by dialyzer cellophane membranes[J]. J Clin Invest,1977,59(5):879-888.

[120]　Chenoweth D E. Complement activation during hemodialysis: clinical observations,proposed mechanisms and theoretical implications[J]. Artif Organs,1984,8 (3):281-290.

[121]　Kaplow L S,Goffiret J A. Profound neutropenia during the early phase of hemodialysis[J]. JAMA,1968,203(13):1135-1137.

[122]　Villarroel F. First-use syndrome in patients treated with hollow-fiber dialyzers [J]. Blood Purif,1987,5(2-3):112-114.

[123]　Stenvinkel P, Heimburger O, Paultre F, et al. Strong association between malnutrition,inflammation,and atherosclerosis in chronic renal failure[J]. Kidney Int, 1999,55(5):1899-1911.

[124]　Lonnemann G, Koch K M, Shaldon S, et al. Studies on the ability of hemodialysis membranes to induce,bind,and clear human interleukin-1[J]. J Lab Clin Med, 1988,112(1):76-86.

[125]　Koda Y, Nishi S, Miyazaki S, et al. Switch from conventional to high-flux membrane reduces the risk of carpal tunnel syndrome and mortality of hemodialysis patients[J]. Kidney Int,1997,52(4):1096-1101.

[126]　Matsuda T. Biological responses at non-physiological interfaces and molecular design of biocompatible surfaces[J]. Nephrol Dial Transplant,1988,4(Suppl 3):60-66.

[127]　Han S, Yang K, Sun J, et al. Proteomics Investigations into Serum Proteins Adsorbed by High-Flux and Low-Flux Dialysis Membranes[J]. Proteomics Clin Appl, 2017,11(11-12).

[128]　Craddock P R, Fehr J, Dalmasso A P, et al. Hemodialysis leukopenia. Pulmonary vascular leukostasis resulting from complement activation by dialyzer cellophane membranes[J]. J Clin Invest,1977,59(5):879-888.

[129]　Ma Y, Shi F, Ma J, et al. Effect of PEG additive on the morphology and performance of polysulfone ultrafiltration membranes[J]. Desalination, 2011, 272 (1-3): 51-58.

[130]　Spijker H T,Graaff R,Boonstra P W,et al. On the influence of flow conditions and wettability on blood material interactions[J]. Biomaterials,2003,24(26):4717-4727.

[131]　Anderson J M. Biological responses to materials[J]. Annu Rev Mater Res, 2001,31:81-110.

[132]　Chen H, Yuan L, Song W, et al. Biocompatible polymer materials: role of protein-surface interactions[J]. Prog Polym Sci,2008,33(11):1059-1087.

[133]　Warkentin P,Wälivaara B,Lundström I,et al. Differential surface binding of albumin,immunoglobulin G and fibrinogen[J]. Biomaterials,1994,15(10):786-795.

[134]　Poncin-Epaillard F, Vrlinic T, Debarnot D, et al. Surface treatment of polymeric materials controlling the adhesion of biomolecules[J]. J Funct Biomater,2012,3 (3):528-543.

[135]　Takahiro I,Toshinori K. Separation membrane for blood processing and blood processing apparatus having the membrane installed therein: US20140284261[P]. 2014-

09-25.

[136] Akihiro H,Masahiro O,Yoshiyuki U. Hollow fiber membrane module,method for producing hollow fiber membrane,and method for producing hollow fiber membrane module:US20150343394[P]. 2015-12-03.

[137] Akihiro H,Yoshiyuki U. Hollow Fiber Membrane Module and Manufacturing Method Thereof:US2017072371[P]. 2017-03-16.

[138] Itoh S,Takeshita K,Susuki C,et al. Redistribution of P-selectin ligands on neutrophil cell membranes and the formation of platelet-neutrophil complex induced by hemodialysis membranes[J]. Biomaterials,2008,29(21):3084-3090.

[139] Itoh S,Susuki C,Tsuji T. Platelet activation through interaction with hemodialysis membranes induces neutrophils to produce reactive oxygen species[J]. J Biomed Mater Res A,2006,77(2):294-303.

[140] Bonomini M,Stuard S,Carreno M P,et al. Neutrophil reactive oxygen species production during hemodialysis:role of activated platelet adhesion to neutrophils through P-selectin[J]. Nephron,1997,75(4):402-411.

[141] Altieri D C,Agbanyo F R,Plescia J,et al. A unique recognition site mediates the interaction of fibrinogen with the leukocyte integrin Mac-1(CD11b/CD18)[J]. J Biol Chem,1990,265(21):12119-12122.

[142] Lindbom L,Werr J. Integrin-dependent neutrophil migration in extravascular tissue[J]. Semin Immunol,2002,14(2):115-121.

[143] Koga Y,Fujieda H,Meguro H,et al. Biocompatibility of polysulfone hemodialysis membranes and its mechanisms:involvement of fibrinogen and its integrin receptors in activation of platelets and neutrophils[J]. Artif Organs,2018,42(9):E246-E258.

第4章 血液透析装置

4.1 透析装置的发展历史

透析装置的发展与透析治疗的发展是相互促进的,一方面临床透析治疗需求的发展促进了透析装置的改进和发展,另一方面透析装置的进步又促进了临床透析治疗的发展。

最开始并没有透析装置的概念,在20世纪初,关于最早由John Abel进行的动物透析治疗实验的报道中只出现了"人工肾"的概念。1924年,Georg Hass第一次成功进行了临床人体透析,当时的关注点也主要在由8根U形火棉胶管组成的透析器上。1943年,荷兰学者Willem Kolff发明了转鼓式人工肾,成为现代透析的重要里程碑,第一代转鼓透析系统虽然没有血泵,但是使用了马达来带动转鼓进行转动,为了使转鼓在转动的同时避免血路管的缠绕,转鼓系统巧妙地使用了联轴器作为转鼓与血路管的连接方式,转鼓系统算是透析装置的雏形。转鼓系统最初只能依靠提高透析液渗透压进行超滤,1946年瑞典的Nils Alwall博士发明的转鼓系统可以通过负压进行超滤。随着蠕管透析器的出现,1955年百特公司与Kolff合作,基于洗衣机原理推出了第一款适合蠕管透析器的透析装置Travenol。1960年出现了与透析器分开设计的透析装置,但到此为止透析装置更多的是作为透析液的容器存在,只带有简单的动力和监测装置。1963年出现了第一台带透析液配比功能的透析系统。1965年Milton Roy公司推出了Model A,这是第一款市售带有透析液配比系统、能进行自动热消毒,并带有电导率和压力监测及漏血监测的家用透析装置。随着透析器技术的发展,高通量透析器的出现,现有透析装置的压力控制超滤模式无法准确地进行超滤控制。1972年,Rhone-Poulenc公司推出了第一个具有容量超滤控制系统的透析装置。随着电子技术的发展,透析装置的设计也受到了很大的影响。1977年,瑞典金宝公司研发的Gambro AK-10型血液透析装置采用了独特的控制系统和保护系统,提高了透析治疗的安全性,同年德国费森尤斯公司推出型号为A2008的第一代透析装置,使用平衡腔加超滤泵作为容量控制超滤系统。20世纪80年代,随着透析器的发展及对大中分子清除的需要,出现了能进行血液透析滤过治疗的透析装置,置换液补液模式也从非在线(off-line)发展到在线(on-line),并且出现了碳酸氢钠干粉筒。

透析装置的发展经历了一个从无到有、从简单到复杂、从机械到智能的过程。随着电子技术与计算机技术的发展,透析装置与之相结合,发展成了一种具有体外循环支持系统、透析液供给系统、超滤系统、安全监控系统的复杂医用机电设备。透析装置的出现与发展,减少了透析治疗的人力工作量,极大地提高了透析治疗的安全性,丰富了透析治疗模式。现代透析装置已不仅仅局限于辅助完成透析治疗,还提供了丰富的附加组件,可用于评估和提高透析治疗效果、提高透析治疗过程中患者的平稳性和舒适性。

4.2 透析装置的功能及组成

血液透析装置是一种复杂的机电一体化设备,它由体外循环系统、透析液供给系统及基于微电脑技术的控制监测电路组成。在血液透析过程中,血液透析装置接受操作人员指令,控制及检测透析液通路及血液通路的各种参数,以保证整个透析过程可以持续、安全地进行。

具体地说,透析装置体外循环系统以设定的速度运转血泵,将患者血液通过血路管引入透析器血液侧,与透析器另一侧的透析液进行物质交换后返回患者体内,同时监测这个过程中各关键位置的压力值以及血液返回患者体内前可能存在的空气,以保证血液循环过程的安全。透析装置透析液供给系统在电路模块的控制下根据设定生成合适温度、电导率的透析液,并以设定的流速通过透析器与血液进行物质交换。同时其超滤系统根据设定以可靠的方式从患者血液中去除水分。在整个过程中,透析装置电路部分既是血路与水路部分的控制者,又是保证治疗安全的监控者。透析装置组成如图 4-1 所示。

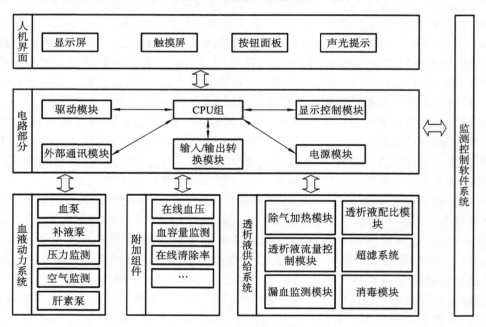

图 4-1 透析装置系统组成模块示意图

4.3 透析装置的安全设计

任何设备都会出现故障,不可能制造出完全不会出错的设备。在实践中,任何安全设计都必须考虑故障。安全设计方法之一是使用额外的保护系统,以便在发生故障时将设备切换到安全模式。

血液透析治疗的风险控制既需要改善一般风险,也需要改善设备故障的风险。下面介绍用于风险控制的一般设计原则。

透析装置必须是故障安全(failsafe)的。即当透析装置出现故障时,能保证操作者和透析患者的安全。所谓故障安全,即表示至少具有两种安全操作模式的系统。第一种是常规操作,如果发生危险,那么机器会自动切换到第二种模式(此时常规操作会停止)。Grimsrud等学者给出故障安全的定义:如果变量偏离到控制范围之外,或者监测/控制设备自身发生故障,那么系统将自动切换到安全状态。即隔离患者从而保护患者免受设备故障和故障后果的影响。对透析装置来说,在其正常运行过程中出现异常情况时,根据异常情况的危险程度,保护系统会自动切换到不同的安全模式,比如停止血泵、关闭静脉夹,或者机器水路转入旁路状态,故障严重时机器会停止运行。

1. 单一故障情况下的安全性

设备的单一故障(如血泵控制部分故障导致血泵运行速度不受控)或者两个及两个以上彼此独立的故障可能会导致危险。任何器件的开发和生产成本都会随着器件能够安全承受的缺陷(即保证缺陷不会造成危险后果)数量的增加而非线性增加。安全取决于对风险概率和风险接受程度的相对度量。对于医疗器械而言,在一个治疗期内由双重故障引起的风险已被普遍接受,因为它的风险概率比正常生活事故还低。比如在一个典型的透析装置生成透析液的过程中,透析装置通过混合配比系统实现透析液生成,并由一个独立的电导率监测器进行监测。质量和维修统计数据显示,这两个系统(透析液混合控制系统和电导率监测系统)中的任何一个发生故障的可能性都小于 $10^{-4}/h$,两个系统同时发生故障的可能性小于 $10^{-8}/h$,这比自然死亡的可能性还要小。因此,发生这类罕见事件的风险已被透析行业以及国家和国际标准所接受。而且双重故障不一定会导致严重事故。在大多数情况下,透析装置的操作者能够在患者受到伤害之前做出反应。因此我们重点关注单一故障情况的防止。

2. 单一故障情况下的安全设计原则

1)故障排除

对于有些部件,尤其是机械装置,因其出现故障的可能性极低,可以排除其出现故障的可能,但是该类型部件必须经历长期使用的考验,并且没有工作在其能承受的负荷上限,比如弹簧夹中的弹簧。在有些情况下,只能排除一些特定的故障,比如带有机械触点的继电器,可以排除其触点同时在不同位置的可能,触点只能是断开或者接通这两种状态之一。

2)固有的故障安全设计

在某些情况下,可以设计一个组件或装置,在出现故障时自动返回到安全位置。空气探测模块中使用弹簧加压的静脉夹就是一个很好的例子。这种夹子可以排除出现机械故障的可能,静脉夹设计为通电打开、断电关闭,这能够保证即使出现电气故障导致不能给静脉夹通电,静脉夹的夹闭功能也是有保障的。(也有些机器的静脉夹设计为通电关闭、断电打开,如果出现电气故障导致不能给静脉夹通电,则静脉夹的夹闭功能就会失效。)

3）冗余设计

如果患者或用户的安全仅取决于保护系统（监测装置），则该系统（装置）出现故障就会对患者造成危害。在这种情况下，可以再添加第二个监测装置，并通过一个故障安全的比较器比较这两个装置的输出值。如果两个输出值不同，则该故障安全比较器会将设备切换到安全状态。比如有很多透析装置都设计有两个电导率探测器或者多个温度探测器，在运行过程中会互相进行测量数值的比较，如果相差超过一定范围，系统就会报警，这样就能防止保护系统故障对患者造成危害。

如图 4-2 所示，通过添加第二个监测装置，可以使用故障安全比较器比较两个监测装置的输出是否一致，如果不一致，则比较器将系统转换为安全状态，并发出警报。

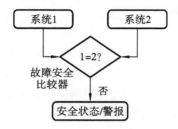

图 4-2 冗余装置运行流程示意图

4）控制系统之外的保护系统

如果患者或用户的安全依赖于控制系统的正常运转，则可以使用额外的保护系统来实现单一故障情况下的安全性。比如电导率监测作为透析液配比系统的保护系统，温度监测作为加热器的保护系统，旁路流量计作为旁路功能的保护系统都是很好的例子。

如图 4-3 所示，通过使用额外的保护系统，当控制系统产生输出信号时，由保护系统检查输出值是否在安全范围，如果不在安全范围，则保护系统将设备转为安全状态，并发出警报。

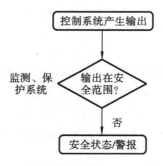

图 4-3 额外保护系统运行流程示意图

5）控制系统的定期测试

当添加额外的保护系统（一般需要硬件支持）来监测控制系统的成本太高或难以设计时，需要通过一个自动测试系统（一般是一种软件功能）来定期检查控制系统的功能是否正常。例如，在治疗过程中定时对透析装置的容量超滤控制系统自动进行压力保持测试就是使用这种设计的。在这种设计中,测试系统用作保护系统。

如图 4-4 所示,测试系统定期对控制系统进行测试,可以保证控制系统出现故障时可以及时地被发现。

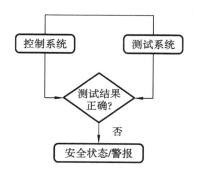

图 4-4　控制系统定期测试流程示意图

6) 使用前对保护系统的测试

上述关于单一故障的内容只有在双重故障发生可能性极低的情况下才适用,即当出现第一个故障时就能够在很短的时间内被操作者发现。由于不是在透析时出现的每一个故障都会马上被用户发现,因而要依赖于保护系统的作用,所以保护系统必须周期性地被测试。通常需要在每次治疗之前测试保护系统。如果行业记录证明该保护系统发生故障的可能性足够低,则可以增加测试之间的间隔时间。透析装置使用前的自检程序就是该设计原则的体现。

20 世纪 80 年代生产的大多数血液透析装置都不能进行保护系统的自动测试。手动测试方式的不可靠是导致大多数事故发生的原因。图 4-5 和图 4-6 显示了系统使用前测试和未测试的情况下的事件流程。

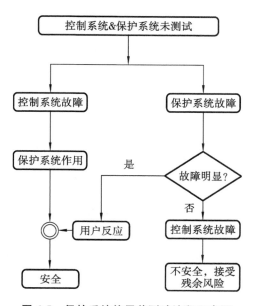

图 4-5　保护系统使用前测试流程示意图

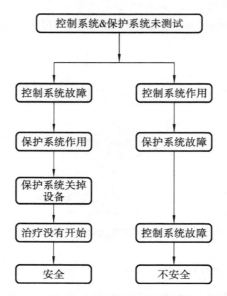

图 4-6　保护系统使用前未测试流程示意图

如图 4-5 所示,在对保护系统进行使用前测试的情况下,当控制系统发生故障时,保护系统通过测试发现了该故障,并将设备转为安全状态,保证了患者的安全(图 4-5 左侧部分);当保护系统发生故障时,如果故障现象明显,则可以被用户及时发现,患者也是安全的,只有当保护系统故障没有被发现,并且控制系统也同时故障,此时才会对患者造成风险(图 4-5 右侧部分)。在系统每次使用前都进行测试的情况下,这种双重故障的发生概率是非常低的。

如图 4-6 所示,在未对保护系统进行测试的情况下,当控制系统出现故障、保护系统正常时,保护系统能够马上发现并且将设备转入安全状态,治疗不会开始,所以患者是安全的(图 4-6 左侧部分);当控制系统正常,保护系统故障时,由于缺少对保护系统的测试,保护系统的故障不会被发现,设备会开始工作,之后如果控制系统出现故障,由于保护系统已经故障,就会马上对患者造成危害(图 4-6 右侧部分)。

7) 防止用户错误

即使采取了上述的安全设计,也只有通过正确地操作设备才能实现治疗安全。对于透析装置来说,最常见的防止用户错误的方法包括:用户输入的检验,即用户进行参数设置时检查输入值是否在合理范围内,如超滤量的设置、肝素量的设置等;功能禁止,即透析装置在运行某种程序时,禁止用户进入其他程序,如治疗时禁止用户进入消毒程序,快速接头未取下时,禁止用户进入透析程序等。但是对于用户不适当地使用保护系统的报警复位功能,以及报警后不合理地重新调整报警范围,透析装置还缺少相应的防止措施。

正是通过对以上安全设计原则的单独或综合运用,透析装置设备的安全性才得到保障,透析治疗的安全性也得到提高。

4.4　软件系统及人机界面

1. 透析装置软件系统

计算机技术与医疗器械结合日益紧密,医疗器械中越来越多地应用了计算机技术,越来越多的医疗器械功能都需要通过软件系统进行控制和实现。软件是医疗器械实现智能化、网络化的重要基础。医疗器械中软件的可靠性对医疗设备的可靠性有重大影响。软件系统在医疗设备中的重要性也日益提高。透析装置功能,无论是控制功能还是安全保护功能,都离不开软件系统的支持。

1) 嵌入式软件系统

透析装置属于嵌入式系统,它是为完成支持透析治疗任务而开发的,由具有特定功能的硬件和软件组成的一个系统。透析装置软件系统是附加在透析装置硬件之上的,驱动各硬件完成特定功能的逻辑指令,是联系透析装置各部件之间、透析装置与使用者之间的纽带。不论是透析装置的自检、治疗、消毒等治疗相关功能的实现,还是监测、报警、显示等安全相关功能的实现,都是在软件系统的控制、协调下,驱动各种硬件设备完成的。没有软件系统,透析装置就无法运转。

对于嵌入式系统而言,软件可以分为系统软件与应用软件,嵌入式操作系统(EOS)属于系统软件。嵌入式操作系统是为了方便嵌入式软件开发而出现的。嵌入式软件开发与普通电脑软件开发的不同点如下。①它是直接面对硬件编程,代码与硬件之间有很强的依赖性。②它在可用的硬件资源方面受到很强的限制,CPU 的运算频率相对较低,可用的存储器空间很小,能耗要求更严格。③它所面对的硬件种类很多,差异很大。因此,对于复杂的软件系统,为了屏蔽各种硬件的差异,为了得到可靠的性能,出现了嵌入式操作系统。④它向上为嵌入式应用软件提供统一的硬件接口、过程调度、存储管理等功能,使得应用软件的开发和调试变得更为方便,代码的可移植性更高。⑤它向下驱动硬件运行,完成数据的读取、存储。除了各厂家自行开发的专用嵌入式操作系统外,一些通用的操作系统也推出了嵌入式版本,如 Linux、微软公司的 Windows CE 等。

嵌入式应用软件是真正实现嵌入式系统业务功能的部分,对透析装置而言,各种治疗功能、安全监测报警、用户操作界面、维修支持等,都需要有对应的应用软件功能来实现。

嵌入式软件开发多使用 C 语言、C＋＋语言进行,开发环境一般为选择的 CPU 厂家提供的专用环境,在软件完成开发后,通过专用软件将二进制代码从电脑写入设备上指定的存储器中。

2) 医疗器械软件

透析装置软件不仅属于嵌入式系统,同时也属于医疗器械软件。美国 FDA 在《医疗器械软件上市前申报指南》中对医疗器械软件的定义如下:包含一个或者多个软件组件、部件、附件或仅由软件组成的器械,包括固件或其他方式的基于软件控制的医疗器械、专用的软件医疗器械、独立的应用软件、预先安装在通用电脑上的软件,还包括软件或部分医疗器械软件的附件。在我国,根据《医疗器械软件　软件生存周期过程》(YY/T 0664—2008)定义:医疗器械软件是指包括被开发的医疗器械在内的已开发的软件系统或者预期本身用作医疗器械而开发的软件系统。中国国家食品药品监督管理总局于 2003 年将医疗器械软件作为 6870 子目录列入医疗器械监管目录,但是当前监管的医疗器械软件主要是医疗器械产品中嵌入的软件产品。

为了保证医疗器械软件的质量,避免由医疗器械软件引发医疗器械安全事故,国内、外都制定了一系列相关标准,包括《医疗器械软件 软件生命周期及软件确认》(ISO/IEC 62304)、《医用电气设备 第 1-4 部分:安全通用要求 并列标准:可编程医用电气系统》(IEC 60601-1-4:2000)、《医疗器械软件 软件生存周期过程》(YY/T 0664—2008)等。

与医疗器械硬件相比,医疗器械软件具有复杂性高、隐蔽性强、易变性大的特点。这也导致医疗器械软件的风险性高且不易被察觉。不能采用硬件质量控制的思路和方法来保证软件的质量。

与硬件不同,即使对软件进行微小的变更,也可能引入错误而导致严重后果。美国 FDA 召回数据表明,医疗器械软件召回有 79.3% 是由软件变更导致的。由于医疗器械软件对安全性有影响,为了标识软件状态、控制软件变更,医疗器械软件必须要有版本控制。版本的升级(修改、升级)需要经过严格的审核。透析装置的软件也有版本号,一般主版本号不同的透析装置,软件系统不能通用。

随着透析装置日益向自动化、智能化方向发展,医疗器械软件在透析装置组成中所占比例越来越大,作用也越来越大。重视透析装置的软件质量与安全也是透析装置质量与安全管理中的重要内容。

2. 透析装置人机界面

对于使用者而言,透析装置就像一个黑盒子,其内部组成部件及其工作原理都处于不可见的状态。使用者面对的是由各种按钮、显示屏、触摸屏、信号灯及图形用户界面组成的人机界面(human machine interaction,简称 HMI)。使用者通过人机界面与机器交换信息,实现对透析装置的操作输入,如程序的选择、参数的设置输入等;透析装置通过人机界面向操作者输出信息,如将机器的运行状态转换为可读的数据或者是发出故障、警报、操作说明提示等。

人机界面是不同品牌、型号透析装置相互区别的主要因素之一,也是评价一款透析装置设计水准的重要因素之一。好的人机界面设计具备布局科学美观,操作逻辑清晰,能让使用者正确、安全、简单、快捷地操作透析装置等特点。设计不良的人机界面,不仅布局和操作逻辑混乱,对用户操作的反馈含混不清,更是常常会让操作者无所适从、容易犯错。对于血透室而言,设计良好的人机界面可以有效提高工作效率、降低误操作发生的概率;对于设备厂家而言,随着智能化程度的提高,透析装置所提供的功能也越来越多、越来越强大,设计良好的人机界面不但可以让操作者易于使用那些复杂功能(如曲线功能、在线清除监测功能、血容量监测功能等),更能让操作者乐于使用它们,有利于充分发挥透析装置提供的各种功能,提高产品的竞争力。

得益于硬件和软件性能的提升,新型的透析装置人机界面设计已经大量使用各种触摸显示屏作为主要的输入、输出媒介,除了一些特殊的操作(如血泵开关控制)使用物理按钮进行外,更多的操作是通过触摸显示屏使用图形用户界面(user interface,UI),以软件界面的方式提供,这已经成为操作者与透析装置交互的主要方式。如何设计更好的 UI,使透析装置的操作越来越直观、可靠、有吸引力,是各透析装置生产厂家应当关注的问题。对于透析装置使用者而言,充分地熟悉、理解透析装置的人机界面,是用好透析装置各项功能的必要条件。

4.5　透析装置电路组成模块

透析装置是机械、电子技术高度结合的产物,虽然不同透析装置电子电路的具体实现各不相同,但是从功能逻辑分组的角度,其基本组成都类似。在透析装置的设计、制造过程中,对电子电路进行良好的功能分组,对于透析装置的升级、故障判断、维修都大有裨益。实际上,对复杂系统进行分层、分块设计,可以降低系统复杂性,提高系统可靠性,这已经成为软件、硬件设计行业的共识和最佳实践。

1. CPU 组

中央处理器(central processing unit,CPU)主要由控制器与运算器组成。负责与外部部件交换信息、执行指令、进行算术和逻辑运算,一般由一片或几片大规模集成电路芯片组成,其物理部件称为微处理器(microprocessor)。按照其处理信息的字长,可以分为 4 位微处理器、8 位微处理器、16 位微处理器、32 位微处理器以及最新的 64 位微处理器。根据微处理器的应用领域,微处理器大致可以分为三类:通用高性能微处理器、嵌入式微处理器和数字信号处理器、微控制器。常用品牌有 Intel、NEC、Western Electric、Motorola、TOSHIBA、SIEMENS、ZILOG、TI、DEC、SUN、AMD 和 VIA。CPU 的使用已经无处不在,可以说 CPU 是所有现代复杂设备的大脑。常见微处理器外观如图 4-7 所示。

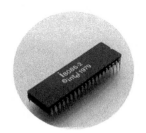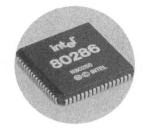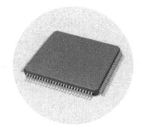

图 4-7　几种微处理器外观图

现代透析装置为了提高系统的安全可靠性,一般采用多 CPU 设计形成 CPU 组。这些 CPU 之间分工合作,一方面各自处理不同的任务,如监测 CPU、控制 CPU、显示 CPU 等,同时,各 CPU 之间又互相进行通信和数据验证,以避免单一 CPU 出现故障时,透析装置做出错误的反应。

一般 CPU 还需要使用随机读写存储器(RAM)、只读存储器(ROM)存储运行数据,使用可擦写可编程只读存储器（EPROM）或带电可擦写可编程只读存储器（EEPROM）存储程序指令。

2. 输入/输出转换模块

CPU 只能处理二进制数字信号，只能接收数字信号作为输入，也只能输出二进制数字信号。为了实现 CPU 和外部设备、装置的通信，必须对 CPU 的输入、输出信息进行转换，包括模/数转换（A/D）与数/模转换（D/A），字母 A 表示模拟信号（analog），字母 D 表示数字信号（digital）。模拟信号是指物理量的变化在时间和数值上都是连续的，如声音、温度、压力、电流、电压等；数字信号是指物理量的变化在时间和数值上都是不连续的（离散的）。

（1）模/数转换

透析装置系统要获取各传感器的监测值，首先需要通过各种传感器及配套电路，把各种物理量转换成电压信号，由于传感器返回的电信号非常微弱，一般为几毫伏（mV），这么微弱的信号经过导线传输时很容易被干扰，因此传感器的信号线一般要进行屏蔽处理，同时还要经过放大器将电信号放大。然后使用模/数转换（A/D 转换）电路，将传感器的电信号经过采样、保持、量化、编码四个步骤，得到数字信号。信号采样也称为抽样，是按照一定的时间间隔，在连续的模拟信号上得到某点的值，每秒钟采集的信号样本数称为采样频率。理论上采样频率越高，数字信号就越接近于原始信号。但是采样频率过高会增加 CPU 的计算工作量，占用过多的 CPU 工作时间；采样频率过低，则会造成信息丢失、变形，无法准确反映模拟信号的特性。根据采样定理，当采样频率大于原信号中最大组成频率的两倍时，可以比较好地还原信号。量化就是将采样得到的信号进行测量转换，得到其数字表示。量化的主要指标是精度，即用多少位来表示信号幅值，常见的有 8 bit、10 bit、12 bit、16 bit、24 bit，量化位数越高，信号值的分辨率就越高。

（2）数/模转换

CPU 要控制执行装置的动作，就必须将数字信号转换为执行装置所使用的模拟信号（一般是电压、电流）。数/模转换（D/A 转换）就是将离散的数字量转换为连续变化的模拟量，比如将某个范围内的数字转换为某个范围内的电压或电流值。按输出不同，数/模转换分为电压输出与电流输出两种类型。

脉冲宽度调制器（PWM，pulse width modulator）可以输出宽度（占空比）可调的系列脉冲，只要将 PWM 输出的系列脉冲送入运算放大器，PWM 和运算放大器电路就构成 D/A 转换器。PWM 使用多个脉冲的宽度变化来模拟输出波的幅值变化。

3. 驱动模块

在透析装置中，不同执行装置的驱动方式各不相同，如电机和电磁阀的驱动方式就不同。另外，同一执行装置还可能有不同的型号、品牌，它们在透析装置中扮演的角色也不同，因此执行装置不应该直接与以 CPU 为核心的主系统硬绑定，这会导致系统过于复杂且缺乏灵活性，不易升级和扩展。主系统应该只提供接口，而使用驱动模块来连接主系统和执行装置。驱动模块是具体执行部件与主系统之间的适配器。

4. 显示控制模块

显示控制模块的主要功能是将要显示的信息转化为显示器工作需要的模拟信号,它其实就是 D/A 转换器与驱动模块的结合。一般与显示器的具体型号有关。包括屏幕背光控制与屏幕内容显示。

5. 外部通信模块

透析装置的扩展接口,用于透析装置主系统与各种选配组件或网络组件的连接和通信。它一方面为各种外部设备提供一个物理连接点,另一方面实现外部设备与主系统之间的通信协议转换。

6. 通信总线

总线是一种描述电子信息传输线路的结构形式,是一类信号线的集合,是子系统间传输信息的公共通道。总线能使整个系统内各部件之间进行信息传输、交换、共享。在透析装置中,它是 CPU、存储器、输入/输出转换模块、通信模块之间传递信息的公用通道。

各种总线标准都有明确的定义,它规定了通信双方的物理连接和通信方式,又定义了数据交换的格式、速度,因此总线的概念既包含硬件的内容,也包含软件的内容。使用总线进行各部件之间的通信,可以简化软件和硬件的设计、简化系统结构、便于系统扩展和更新。常见的总线类型有 SPI、I2C、USB、IEEE1394、RS232、CAN、ISA、PCI 等。

CAN 总线是控制器局域网(controler area network)总线的简称,最早由德国 BOSCH 公司为汽车的监测和控制而设计的,由两条信号线构成,分别是 CANL 和 CANH。由于其具有高性能(通信速率最高可达 1 Mbit/s),具有较强的抗干扰能力,而且能够检测出总线的任何错误,其应用范围目前已不局限于汽车行业,而向医疗器械、过程工业、机械工业、机器人、数控机床等领域发展,CAN 已经成为 ISO11898 标准,被公认为非常有前途的现场总线之一。

7. 电源模块

透析装置中所有的电子电路及电磁阀、泵、传感器都需要使用各种电压的直流电(加热器除外),如 DC24V、DC12V、DC5V 等,而市电一般都是电压为 220 V(也有国家使用 110 V)、频率为 50 Hz 的交流电,因此需要电源模块来进行转换,将输入的交流电转换输出为不同电压的直流电。电源模块的转换过程主要包括整流、滤波、升压及调压等步骤。电源模块分为线性电源与开关电源。传统的线性电源有电路结构简单、工作可靠的优点,但也有转换效率低、体积大、质量大、铜铁消耗量大等缺点。开关模式电源(SMPS)由于轻便、高效、稳压范围广等优点,广泛应用于各种电子设备,也是透析装置所用电源的主要形式。

开关模式电源的基本结构如图 4-8 所示,其工作原理:市电进入电源首先经整流和滤波转换为高压直流电,然后通过开关电路和高频开关变压器转换为高频低压脉冲,再经过整流和滤波电路,最终输出低电压的直流电。

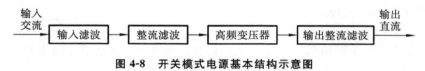

图 4-8 开关模式电源基本结构示意图

透析装置电源模块一般还包括备用电池的充电与切换电路,以及加热器的控制电路。

4.6 体外血液循环系统

体外血液循环系统的作用是使患者的血液可以安全地引出体外,进入透析器,并安全返回患者体内。学者 Kolff 的第一代转鼓系统使用重力作为驱动力,将患者处采集的血液引入滴定管然后挂到房间的天花板,利用重力使血液通过缠绕在转鼓上的半透膜与透析液进行弥散,"清洗"后的血液回到滴定管,最后再依靠重力回输到患者体内。早期在重症监护室,依靠患者动静脉压差强迫血液进行体外循环。该技术仍然用于连续动静脉血液滤过(CAVH)和连续动静脉血液透析(CAVHD)。由于它不依赖于设备,1977 年被重新引入CRRT 治疗。但是由于使用动静脉压差进行体外循环的方法也可能带来风险,例如体外循环管路断开造成大量失血,该方法并未在血液透析治疗中使用。目前,血液透析装置的体外循环全部都是由血泵驱动完成,血液在体外的驱动力是血泵出口和静脉入口之间的压差,并且有相关的压力监测装置和空气探测装置(图 4-9)。

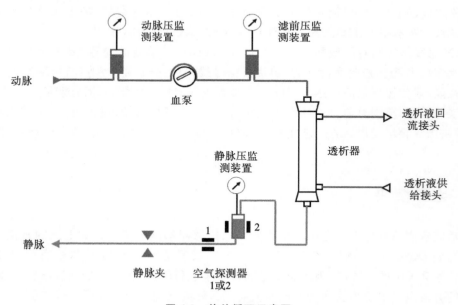

图 4-9 体外循环示意图

1. 血泵

透析装置需要血泵为各种血管通路提供稳定的血流量,一般采用蠕动泵,通过挤压管路来驱动内部血液流动。

目前,大多数透析装置采用旋转蠕动泵,透析装置的血泵通常带有两个弹簧加载的滚轮和一个支撑血路管的定子(部分型号透析装置带有三个滚轮)。选择两个滚轮的理由是在方便安装血路管和对血液物理伤害之间的平衡。随着其他参数保持不变,血液的损伤与滚轮数成正比。泵床必须至少覆盖 $\frac{360°}{n}$ 的角度,n 为滚轮数。对于两个滚轮,覆盖角度范围 $>180°$,这允许血液在同一侧进出,并且能保证总是有至少一个滚筒与血路管的泵管段接触。

1) 工作原理

蠕动泵的泵头分为两个部分,即转子和泵壳,如图 4-10 所示。血路管泵管部分被固定放置于转子与泵壳之间,转子上的滚轮依次碾压泵管,形成负压,滚轮碾压后的泵管因自身弹性复原,在泵管吸入端形成真空,液体随之流动。

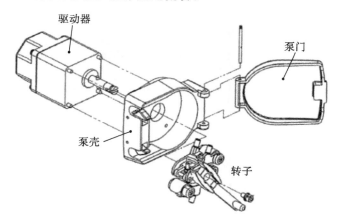

图 4-10　血泵结构示意图

蠕动泵的负压与液体吸入是靠泵管自身的弹力产生的,泵管的回弹速度与时间是固定的,同一泵管的回弹力也是固定的。因为这种特性,蠕动泵所产生的吸入量会受泵管硬度的影响。蠕动泵每转一圈将产生一个固定不变的液体输送量。因此蠕动泵可以通过调节泵的转速改变流量大小,同时输送的精度也非常高。

2) 泵的流量

理论上每转吸量是实际的吸量的上限,可以通过式(4-1)进行计算。

$$V_s = D \times \pi \times a \tag{4-1}$$

式中:D——泵床在管轴线处的直径(cm);

　　　a——血路管的横截面积;

　　　V_s 的单位为 mL。

对于理想管路的圆形横截面积,a 由式(4-2)得出:

$$a = \frac{d^2 \times \pi}{4} \tag{4-2}$$

需要注意的是,每转吸量与使用的滚轮数量无关。流量是吸量与转速 r_s 的乘积:

$$Q_B = V_s \times r_s \tag{4-3}$$

由于滚轮导致血路管泵管体积减小，实际的吸量在零压力输入下总是较小。Bernstein 和 Gleason 的研究表明更换滚轮导致管路体积减小。此外，当血路管在血泵内时，管路的横截面有可能为椭圆形而不是圆形。由于管路有限的松弛时间，吸量在一定程度上与泵速相关。对于直径 D 为 8.8 cm 的泵，血路管直径 d 为 0.8 cm，理论吸量 V_s 为每转 13.9 mL。在零压力输入下，使用相对较软的血路管的每转吸量为 11.5 mL，较硬血路管的每转吸量为 11.4 mL。透析装置对血流量的计算依赖于泵管直径的设置值，在临床使用过程中也要注意血路管本身硬度以及气温对管路硬度的影响，这些都可能影响实际的血流量。

在图 4-11 中，滚轮从位置 A 滚动到位置 B，不考虑滚轮碾压血路管占有的体积，输送血液的体积约等于圆弧 AB 段血路管内存储的血液体积：

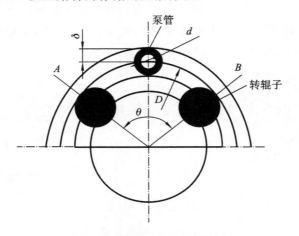

图 4-11　血泵工作原理示意图

$$\Delta q = \frac{\theta D}{2} \times \frac{d^2 \times \pi}{4} \tag{4-4}$$

式中：D——泵壳圆周直径；

　　d——血路管内径；

　　Δq——圆弧 AB 段血路管内存储的血液体积；

　　θ——滚轮转动的角度，θ 的单位是 rad（弧度，1 rad = $180°/\pi$，2π rad = $360°$）。

蠕动泵输入端转动一圈的流量等于 $2\pi/\theta$ 个 Δq，即

$$q = \frac{2\pi}{\theta} \times \Delta q = \frac{2\pi}{\theta} \times \frac{\theta D}{2} \times \frac{d^2 \times \pi}{4} = \frac{\pi^2 d^2 D}{4} \tag{4-5}$$

则蠕动泵的排量 $Q = r_s q^{-6}$，q 为蠕动泵转动一圈的流量，r_s 为蠕动泵的转速。所以在不考虑滚轮碾压血路管占有体积的前提下，蠕动泵流量与滚轮数量及血路管壁厚等参数无关，只与血路管内径、泵壳圆周直径和蠕动泵转速相关。

3）压力依赖

血路管在负压下会塌缩，这样血路管的横截面就会减小，从而使实际血流量小于理论血流量。与血路管的零输入压力下测得的值相比，由于血路管材质的硬度不同，在 −200 mmHg 的压力下血流量减少 7%～14% 不等。Stragier 等学者证明了压力效应的时间依赖性。

增加血路管材质的硬度可以减少其对压力效应的时间依赖。由于血路管的硬度也与温度有关,所以硬度较高的血路管可能在室温下与血泵滚轮不能完全咬合,导致在使用生理盐水预冲管路时出现问题。

4) 实际血流量

在开放状态时,患者动脉穿刺后血流量往往小于血泵转动时的血流量,在血路管的血泵入口段通常存在负压,血泵流量又存在压力依赖,因此,用户在透析装置设置的血流量与实际血流量可能存在偏差,透析装置显示的血流量可能并不准确,有些透析装置通过监测动脉压,可以修正这个偏差。实际的血流量可以通过血泵前的负压和血泵设定的血流量计算得到。该计算值与超声直接测量流量的结果相比误差约为 5%。以下是某机型的实际血流量计算公式:

$$Q_r = Q_{ba} \times (1 - A_p \times \frac{-0.075}{100}) \tag{4-6}$$

式中:Q_r——实际血流量(mL/min);

$\quad\ Q_{ba}$——动脉血泵设定流速(mL/min);

$\quad\ A_p$——动脉压(mmHg);

$\quad\ -0.075$——常数。

不考虑血泵本身的误差,按照该公式可知,如果动脉压为 -100 mmHg,则实际血流量会比设置的血流量低 7.5%。

考虑到以上各种情况的影响,行业标准 YY 0054—2010《血液透析设备》以及大多数透析装置的操作手册都规定,血流量的最大误差不能超过 ±10%。YY 0054—2010 还规定了进行血流量误差实验时,要把泵前压设置在 -26.7 kPa(-200 mmHg)处。

5) 颗粒剥落

曾有学者检测到血路管中释放有颗粒。研究者发现减少血泵转子的挤压力可以有效地减少血路管中颗粒的剥落。

6) 血泵相关溶血

早期的血泵能够产生大于 6×10^5 Pa(6 bar)的压力,足以使大多数的血路管破裂。之后设计的血泵使用弹簧限制血泵,它在 37 ℃时能够产生的最大压力为 2 bar。当压力大于 2 bar 时,泵不会完全咬合,关于 2 bar 以上的压力是否会造成溶血仍然需要更多的研究。

Hyde 等学者发现体外循环运行 8 h 后血液溶血量约为总循环量的 0.55%。Bernstein 和 Gleason 报道,与硅胶材质的血路管相比,PVC 材质的血路管溶血率更高。这两篇论文所述的测试是在没有反压条件下进行的。Schultheis 等学者描述了一个更现实的测试:使用相同的血液比较几个血泵对溶血的影响,通过使用阀门在泵后产生约为 150 mmHg 的背压,发现使用弹性或弹簧加载转子的泵比使用固定转子的泵产生溶血的量更少。

7) 断电时的应对

在透析装置断电的情况下,需要将体外循环中的血液重新输回给患者。现在所有的透析装置都有备用电池,允许在紧急情况下血泵还能正常工作一定时间(一般不少于 15 min)。

由于体外循环管路中可能存在空气,血泵反向运转可能导致空气从动脉侧进入人体。所以有些厂家的血泵仅能在正向上进行转动,因为有静脉壶作为气泡收集器,所以即使管路中有空气,血泵正向转动时,气泡也不会进入人体。

大多数透析装置的备用电池是自启动式的,这种方式的优点是在设备断电时,无须操作者手动开启电池供电,体外循环动力和监测不间断,避免失去体外循环动力导致凝血。其缺点是当控制系统出现故障导致血泵无法运转时,备用电池无法开启。也有一些透析装置的备用电池需要操作者手动开启,这种方式的优点是即使在设备主控制系统故障的情况下,独立于主控制系统的备用电池系统依然可以被手动开启。其缺点是当断电发生时,操作者需要手动开启血泵,如果速度过慢,有可能发生凝血事件。

此外,大多数透析装置都会配备血泵手摇柄,在后备电池无法使用时可以手动运转血泵进行回血。

2. 体外循环血液物理参数

通常情况下,流过一段管路的流量与该管路的出入口之间的压差成正比,并且与管路内流体的黏度成反比,与管路的几何形状造成的阻力成反比。如果几何形状和黏度的参数已知,那么压降可以作为流量的函数来计算。管路内的液体可以是层流,这说明流体沿着与管道轴平行的方向做平滑直线运动。液体流动也可以是湍流,流场中有许多小漩涡,相邻流层间不但有滑动,还有混合。在管路中,可以用雷诺数来预测是哪种类型的流体。

1)黏度

流体和包含在其中的任何颗粒会暴露于剪切力中。作为非牛顿流体的血液,其黏度取决于它受到的剪切速率,而简单的流体如盐水或葡萄糖溶液的黏度与剪切速率无关。低剪切力时的血液黏度是红细胞损伤的敏感指标。在体外循环管路中的血液受到典型的剪切速率影响,血液黏度一般被认为是恒定的,除了血路管动静脉壶中血流速会降低导致血液黏度增加,而在透析器的中空纤维中,通常使用法-林(Fahraeus-Lindquits)效应来解释血液黏度为什么会增加。

通常,除在血管通路中所用的导管的鲁尔接头中是湍流外,体外循环中的血液的流动是层流的。在直管中的层流可由伯努利方程描述。对于弯管,该方程将仅作为近似计算。

2)流量与流速

血流量和流速之间的关系可以用式(4-7)和式(4-8)进行转换。

$$v=\frac{q}{A}=\frac{4\times q}{d^2\times \pi} \tag{4-7}$$

式中:v——流速(m/s);

q——流量(m³/s);

A——截面积(m²);

d——直径(m)。

$$q=A\times v=v\times \frac{d^2\times \pi}{4} \tag{4-8}$$

3）雷诺数与剪切速率

雷诺数（Reynolds number）是一种可用来表征流体流动情况的无量纲数。表示如下：

$$Re=\frac{\rho\times d\times v}{\eta}=\frac{4\times q\times\rho}{d\times\pi\times\eta} \tag{4-9}$$

式中：ρ——密度（kg/m³）；

$\quad\eta$——黏度（Pa/s）；

$\quad q$——流量（mL/min）；

$\quad d$——直径（mm）；

$\quad v$——流速。对于光滑的直管，流体为层流，雷诺数小于 2300，而湍流的雷诺数大于 2300。

图 4-12 显示了对于血细胞比容为 0.38，黏度为 3.5 mPa/s 的不同血流量、不同血路管直径的雷诺数。可以看出血流量高达 600 mL/min，血路管直径大于 3 mm 时，雷诺数小于 2000。这说明除鲁尔接头区域外的液体是层流。如果用水（或盐水）代替血液，在高流量下会变成湍流。在导管中，由于入口接头和高雷诺数的影响，液体为湍流。图 4-13 显示了管直径、血流量与剪切速率的函数关系，可以看到当流量大于 200 mL/min 时，剪切速率总是大于 300 s⁻¹，血液黏度与血液流动无关。

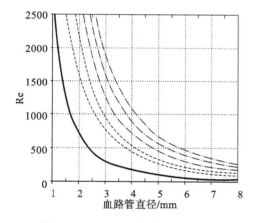

图 4-12　不同血路管直径的雷诺数

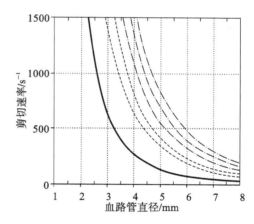

图 4-13　不同血路管直径的剪切速率

图 4-12 表示黏度为 3.5 mPa/s，血流量从左至右分别为 100 mL/min、200 mL/min、300 mL/min、400 mL/min、500 mL/min、600 mL/min 时的雷诺数。

图 4-13 表示血流量从左至右分别为 100 mL/min、200 mL/min、300 mL/min、400 mL/min、500 mL/min、600 mL/min 时的剪切速率。

4）血液黏度

已有几种方程来描述血液黏度作为剪切速率和血细胞比容的函数。Zydney 等的方程式用于计算剪切速率＞300 s⁻¹时的血液黏度，作为血细胞比容的函数。Zydney 等使用柠檬酸盐稀释血浆，稀释使黏度为 0.9 mPa/s。为了计算方便，使用 1.2 mPa/s 作为血浆黏度。计算数据发现，在低血细胞比容下与 Canaud 和 Vaziri 等学者从肾衰患者的血液中测量的数据相符。较高血细胞比容的偏差可能是由测量的方法不同所导致的。Vaziri 与 Canaud 等学者的数据的不一致性是由不同剪切速率引起的，Vaziri 是在剪切速率为 230 s^{-1} 的情况下，用柯耐普雷特（coneplate）黏度计实现的，而 Canaud 的数据是用同心圆筒黏度计（concentric cylinderviscometer）在 1355 s^{-1} 下实现的。

血浆是牛顿流体，其黏度与剪切速率无关，文献中报告的血浆剪切速率依赖性可能是由错误的方法导致的。

考虑到所有其他不准确的因素，Zydney 等学者的理论似乎足以通过计算体外循环中的压力下降和流体性质来预估血液黏度。全血和血浆黏度的温度依赖性等于水黏度的温度依赖性。

5）静压和压降

静态液压系统的压差（无流体循环）可以根据流体的高度差和密度计算。根据帕斯卡定律，在连通系统中，同一高度的压强是相同的，公式为

$$P = P_0 - \rho \times g \times (h - h_0) \tag{4-10}$$

式中：

P——在高度差 h 的压力；

P_0——压力；

ρ——流体密度；

g——重力常数（9.81 m/s^2）。

理想液体（非黏性）理论由伯努利方程发展而来，它可以从能量守恒定律推导出来：

$$P = P_0 - \rho \times g \times (h - h_0) - \frac{1}{2} \times p \times (v_1^2 - v_2^2) \tag{4-11}$$

伯努利方程可以用于内瘘或人造血管中不同内瘘针位置以及不同导管位置的压力测量。测量的压力取决于内瘘测量点的直径与针的位置。

假设内瘘中的流量为 1200 mL/min，内瘘的直径为 8 mm，狭窄处的直径为 4 mm。正常内瘘中的血流速 v_1 约为 0.4 m/s，狭窄处的血流速 v_2 约为 1.6 m/s。假设高度差为零，密度为 1 g/cm^3，我们使用式(4-11)得出压差 $P - P_0 = -8.9$ mmHg。说明在狭窄处测量时，压力会下降约 9 mmHg。

6）黏性流体

在层流情况下，哈根-泊肃叶公式描述了长直圆柱管中的压降。层流的断面流速呈抛物线分布，中心处的流速是平均速度的 2 倍。哈根-泊肃叶方程式为

$$\Delta P = \frac{32 \times l \times \eta \times v}{d^2} = \frac{128 \times l \times \eta \times q}{d^4 \times \pi} \tag{4-12}$$

式中：ΔP——压差（Pa）；

l——长度（m）；

d——直径（m）；

η——黏度（Pa/s）；

v——速度（m/s）；

q——流量（m^3/s）。

对于湍流，压降为

$$\Delta P = \lambda \times \frac{l}{d} \times P \times \frac{v_2}{2} \tag{4-13}$$

式中：λ——取决于雷诺数的无量纲因子。

比较式(4-12)和式(4-13)可以看出,两种压降有本质的区别,这对于体外循环管路以及透析器的设计是极为重要的参考之一。

3. 肝素泵

透析治疗过程中,可以通过持续注射肝素使体外循环内血液避免凝固。通常,肝素泵输液点位于血泵的下游,以避免额外的空气进入血路管内。一般透析装置肝素泵都使用推注泵,它通过螺杆与推注块的结合,将肝素泵电机的转动转化为轴向的推动,螺杆上的螺距用于计算肝素泵的轴向移动距离。肝素的推注量由推块的移动距离与注射器的腔内横截面积决定。因此,肝素泵的推注精度取决于移动距离的精度与注射器的横截面积精度。一般在推块的极限位置设有位置检测开关,以避免注射器推注到底时肝素泵电机仍然转动。

4. 压力监测器

血路情况发生变化,如血流通路不畅、透析器凝血、血路管折叠、通路中接头脱落,均会引起通路内压力的异常变化。通过压力监测器监测压力,可以及时发出警报,并采取措施,保证透析安全进行。血路压力监测器一般由压力测量连接头、压力传感器以及二者之间的连接管组成。透析装置的压力测量连接头一般为鲁尔接头,与血路管侧管接头配套。为了防止液体或血液污染测量连接头,需要在血路管侧管和连接头之间使用压力传感器保护罩。

在血流量恒定的条件下,血路系统流量的变化、流动阻力的变化或黏度的变化都会造成压力的变化。此外,治疗时患者位置的高度变化也会导致压力变化。

描述压力和流量关系的模型如图 4-14 所示。

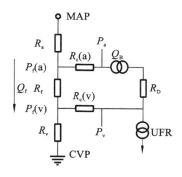

图 4-14 压力-流量示意图

注：Q_f为血管流量；MAP 为平均动脉压；CVP 为中心静脉压；P_a为泵前动脉压；P_v为静脉压；$P_f(a)$为血管通路动脉侧压力；$P_f(v)$为血管通路静脉侧压力；Q_B为血流量；UFR 为超滤率；R 为阻力。

对于体外循环测量的压力,可以得出：

$$P_a = P_f(a) - Q_B \times R_c(a) + \Delta h_a \times c_p \tag{4-14}$$

$$P_v = P_f(v) + Q_B \times R_c(v) + \Delta h_v \times c_p \tag{4-15}$$

式中：Δh_a、Δh_v——血管通路与动静脉壶中血液液位之间的高度差；

c_p——高度差转化为压差的常数，其值为 0.77 mmHg/cm。

忽略血管通路中的压降 R_f，并假设 $\Delta h_a = \Delta h_v$，则

$$P_v - P_a = Q_B \times (R_c(v) + R_c(a)) \tag{4-16}$$

因此，动静脉的压差等于压降的总和，并且是体外循环中任何变化的敏感度量，例如血流量、黏度或流动阻力。

1）压力传感器工作原理

压力传感器是将压力值转换为模拟或数字信号的部件，对于透析装置，血路系统常用的压力传感器，一般都是基于扩散硅技术的压力传感器，基于压电电阻的方法。

压力传感器可以测量三种类型的压力：①绝对压力；②压差；③表压。对于测量绝对压力的传感器，它具有一个内部真空基准并且能提供一个与绝对值压力成正比的输出电压。因此这些单元的补偿电压是在真空下测得的。因为所有压力是相对于一个真空基准而测量的，因此大气压力或高压压力的变化将引起传感器的输出发生变化。压差测量传感器允许将压力加在压力检测膜片的任一边，可以用于表压或压差测量。由于透析装置的动静脉压力传感器是相对于一个大气压进行测量的，因此它所测得的是表压（绝对压力与大气压的压差）。

压阻式压力传感器由薄的单晶硅膜组成，由厚硅边缘支撑，如图 4-15 所示。通过在限定的区域上蚀刻掉体硅（bulk silicon）来制造膜片，直到达到所需的厚度。压电电阻器通过扩散或植入膜中而制成，通常靠近边缘。隔膜的作用类似于机械应力放大器。硅不仅用作扩散电阻的基板，还用作弹性材料。可以容易地测量由应力引起的电阻变化。

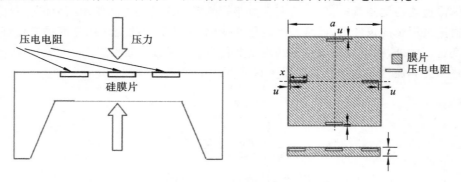

图 4-15　压阻式压力传感器元件结构示意图

压阻效应是指当半导体受到应力作用时，由于应力引起能带的变化，能谷的能量移动，使其电阻率发生变化的现象。压阻式压力传感器是利用单晶硅的压阻效应而构成的。采用单晶硅片为弹性元件，在单晶硅的特定方向扩散一组等值电阻，并将电阻接成桥路，单晶硅片置于传感器腔内。当压力发生变化时，单晶硅产生应变，使直接扩散在上面的应变电阻产生与被测压力成正比的变化，再由桥式电路获得相应的电压输出信号。

图 4-16 显示了以惠斯通电桥连接的四个压电电阻。两个电阻的方向使得它们可以在其电流轴方向上感应应力，另两个电阻用于感应垂直于其电流的应力。因此，前两个压电电阻的电阻变化总是与另外两个压电电阻器的电阻变化相反，是通过将两个压电电阻平行于膜片的相对边缘，并且另外两个压电电阻垂直于另外两个边缘来实现的。当膜片向下弯曲

时,在边缘处的隔膜表面上产生应力,并联电阻器处于横向应力下阻值减小,而垂直电阻器处于纵向应力下阻值增加。如果电阻器相对于膜片上的应力场定位正确,那么四个电阻器的绝对值变化就相等。

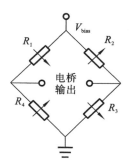

图 4-16　惠斯通电桥连接示意图

所有类型的传感器都有 2 个导管用作压力的连接。对绝压传感器而言,只有接口 A 是工作的,如果通过另一个端口接入压力,则会进入压力死区,即硅传感器后部,传感器无输出。差值(D)测量传感器允许将压力加在压力检测膜片的任一边,可以用于表压或差压测量。对于表压应用而言,压力应该加在 B 端口上。此时的 A 端口是排气口,让它敞开在大气中,作用在上面的压力就是大气压。对于差压测量而言,为了获得正确的输出信号极性,端口 B 应该用作高压输入口,而端口 A 应该用作低压输入口(图 4-17)。

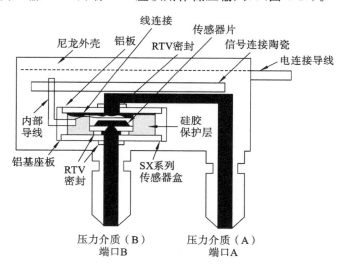

图 4-17　压力传感器结构示意图

2)跨膜压计算

跨膜压(transmembrane pressure,TMP)是血液透析治疗时血路与透析装置水路作用在透析膜上的综合压力。它能够反映透析膜的通透性与膜之间的液体流动方向。其标准计算公式如下:

$$\mathrm{TMP} = \frac{P_\mathrm{a} + P_\mathrm{v}}{2} - \frac{P_\mathrm{di} + P_\mathrm{do}}{2} \tag{4-17}$$

式中:P_a——透析器血液入口压力;

P_v——透析器血液出口压力;

P_{di}——透析器透析液入口压力;

P_{do}——透析器透析液出口压力(透析液压)。

由于一般的透析装置都没有在水路进入透析器前安装压力传感器,所以 P_{di} 测量困难,在透析装置实际使用过程中,跨膜压的计算公式被简化为 $\text{TMP}=P_v-P_{do}+$ 补偿值,不同机型透析装置 TMP 计算方式见表 4-1。

表 4-1 各机型透析装置 TMP 计算方式表

品 牌	机 型	TMP 计算方式
费森尤斯	4008 系列	$\text{TMP}=P_v-P_d$ P_v 为静脉压 P_d 为透析液压
	5008 系列	$\text{TMP}=P_{bo}-(P_{di}+P_{do})/2+$ 补偿值 P_{bo} 为透析器血液出口压力(静脉压) P_{di} 为透析器透析液入口压力 P_{do} 为透析器透析液出口压力
贝朗	Dialog+	$\text{TMP}=P_v-P_d+20$
	IQ	$\text{TMP}=[P_{BE}+(P_v-22)]/2-(P_d-16)$ P_{BE} 为透析器入口压力 P_v 为静脉压 P_d 为透析液压
金宝	AK96/98/200	$\text{TMP}=P_b-P_d$ P_b 为静脉压 P_d 为透析液压
贝尔克	Formula 系列	$\text{TMP}=V_p-(P_{do}+30)$
日机装	DBB-27	$\text{TMP}=P_v-P_d+$ 补偿值 P_v 为静脉压 P_d 为透析液压
	DBB-07/EXA	$\text{TMP}=(P_{bi}+P_{bo})/2-(P_{di}+P_{do})/2-$ 补偿值 P_{bi} 为透析器血液入口压力 P_{bo} 为透析器血液出口压力(静脉压) P_{di} 为透析器透析液入口压力 P_{do} 为透析器透析液出口压力
尼普洛	SURDIAL 55	$\text{TMP}=$ 静脉压—透析液压
	NCU-18	
东丽	TR-8000	$\text{TMP}=[(静脉压+动脉压)/2]-$ 透析液压
	TQS-88	

5. 气泡监测及静脉血路夹

1）气泡捕集器

第一个透析装置的体外循环是无血泵驱动的,血流量是通过气泡传播时间法测量的。将气泡注入血路管,确定它在给定长度血路管内的运行时间,所以必须在气泡进入患者体内之前将其清除。因此在血路管的静脉端上设置了气泡捕集器。后来发现可以添加测量压力的侧支,从而可以测量体外循环中的压力。

因为当血流量增加,血泵前的压力降低(变得更负)时,发现来自泵前动脉压力传感器管路里有空气进入透析器的概率,所以又引入了动脉侧气泡捕集器。

众所周知,气泡捕集器内停滞区的空气-血液界面会发生凝血。当执行无肝素透析时,通常完全填充气泡捕集器以避免出现空气-血液界面。

动静脉壶的设计也可能会凝血。现有不同的设计用于避免血液从顶部进入滴液壶时产生气泡。在血路管动脉侧,经典的滴液壶已被流动腔(flow chamber)所取代。

静脉壶气泡捕集器中有 $120\sim200~\mu m$ 网孔的过滤器。设计的目的是截留从透析器或血路管中释放的某些颗粒。一般透析膜纤维的直径为 $180\sim220~\mu m$,当颗粒直径大于 $220~\mu m$ 时无法通过膜纤维进入静脉壶。通过透析器预充,某些颗粒会被气泡捕集器的过滤器截留而不是被冲走。气泡捕集器的过滤器是形成血栓最常见的地方。有研究发现该过滤器也可能吸附促红细胞生成素。

2）空气探测器

透析治疗过程中,空气栓塞是致命的风险之一。血路管负压侧泄漏可能会导致空气进入体外循环。血液不会在透析中常见的压力下脱气并释放空气,并且当透析液中空气过饱和时,空气可以通过透析膜弥散进入血液侧。当空气进入静脉壶时,静脉壶液面降低,注入血液的小气泡将积聚在气泡收集器底部的筛网上,这些气泡可能进入患者体内。

空气探测器通过各种物理原理来检测空气。由于一些最初使用的电容式和光学检测器无法精确地检测气泡,所以这些原理不再被现在的透析装置所使用。然而,这并不意味着光学探测器不能用于检测气泡。早期测试表明,结合反射和透射模式的光学检测器可以检测到气泡。专利 US4661246 描述了使用带有一个发射器和两个传感器的光学探测器,探测器位于不同的角度下,探测气泡或气液界面。现在的透析装置都使用基于超声原理的传感器,由超声发射器与超声接收器组成。

透析装置所用空气探测器主要分为两类,一类传感器主要是作为液位传感器,通过监测静脉壶的液位及静脉壶内气泡,来避免气泡进入患者体内。由于浮力,进入静脉壶的气泡会上浮到液面顶端。但如果静脉壶放置的位置不正确,这些气泡可能就会进入患者体内。浮力不能防止小气泡通过静脉壶,对于体重为 50 kg 的患者,数百个小气泡累计超过 1.5 mL/min时就会超过安全限制值。静脉壶中的液位降低到安全限制值以下会触发警报停止血泵。当静脉壶中的液位过高时,气泡会因为没有上浮的空间而混入血液。为了解决液位不当导致气泡混合及空气警报,这种空气探测器还会带有静脉壶液位调节装置。对于设计合理的系统,即使在最坏的情况下,空气也不会到达气泡捕集器的出口。

另一类是放置在气泡捕集器下游血路管两侧的传感器。通常设计用于检测 $50\sim100~\mu L$ 体积的气泡。传感器工作时,超声波发射器发射的超声波通过血液传递给血路管对侧的接收器。超声波在液体中传播衰减,当有空气进入血液时,接收器接收到的超声波强度降低,输出的电信号发生变化,从而引发警报。为避免频繁的警报,只有在给定时间段内检测到预设体积的气泡时,空气检测器才触发警报。

3) 静脉夹

静脉夹被设计用于当空气探测器发出空气警报时夹闭静脉端血路管,以阻断血液的流动,避免空气通过静脉管路进入患者体内。

静脉夹的一般结构由阻断夹、阻断夹驱动电机、复位弹簧组成。当前静脉夹的设计存在两种模式。一种是通电阻断方式,即阻断夹驱动电机不通电时,在复位弹簧的作用下,阻断夹打开;当驱动电机通电后,电机驱动阻断夹克服复位弹簧的阻力夹闭管路。另一种是通电打开方式,即阻断夹驱动电机不通电时,在复位弹簧的作用下,阻断夹是夹闭的;当驱动电机通电后,电机驱动阻断夹克服复位弹簧的阻力打开,在正常透析治疗时,它需要持续给驱动电机供电。这两种不同设计的静脉夹,其复位弹簧的作用方向是相反的,其安全性也是有区别的。

静脉夹的夹闭必须与血泵的停止配合,否则会在血路管的夹闭处产生巨大的压力。按照规定,出现空气警报时,血泵和静脉夹的反应动作必须在一定时间内触发,触发时间 B 按以下公式计算:

$$B=\text{空气检测传感器和静脉插管间的体外管路的容量}/\text{最大}$$
$$\text{血流量(可设定的血泵最大速度)}$$

在血路管设计上,为了降低空气从静脉进入人体内的可能性,静脉管路不能过短。当解除空气警报,在静脉夹打开之前,必须将静脉壶释放压力以除去空气并将血液吸回到静脉壶中,否则静脉壶中的空气将膨胀并且可能进入患者体内。

4.7　透析液供给系统

透析装置透析液供给系统指透析装置的水路,它的作用是制备有适当温度、浓度的透析液,并以设定的流量使透析液进入透析器,与透析器内的患者血液通过透析膜发生弥散、对流等透析基本过程,同时超滤系统以适当的速度移除患者体内多余的水分。各个透析装置厂家对透析液供给系统的设计各有特点,但是其组成模块大致相同。透析液供给系统主要由以下模块组成:反渗水减压、除气、温度控制模块,透析液配比、流量控制模块,旁路模块,超滤模块,漏血监测模块,透析液过滤模块。

1. 除气模块

当第一台具有单通道透析液配送系统的透析装置进行测试时,透析器下游的静脉侧有大量的气泡,当时怀疑气泡是从透析液侧通过半透膜进入血液侧的,这时就提出了透析液需要除气的理念。20 世纪 60 年代末,随着中空纤维型透析器以及负压超滤方式的出现,对透析液除气的需求变得越发迫切。

液体中气体溶解度可以用亨利定律（Henry's law）来表达：$H_g = P_g/K_g$，其中 P_g 为某种特定气体的分压；K_g 为在一定温度下某种特定气体的常数；H_g 为气体的溶解量。由图 4-18 可以看到不同温度和压力下，空气的溶解度不同。温度越高气体溶解度越小，压力越低气体溶解度越小。如果使用未除气的透析液，当使用低于 −400 mmHg 的负压进行超滤时，透析液会释放出大量的气泡。

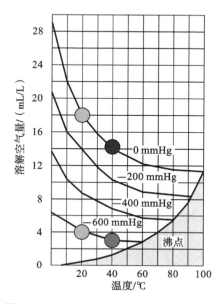

图 4-18　不同温度和压力下的空气溶解度

除了气泡可能透过半透膜进入血液侧之外，有研究者认为透析液中的气泡会聚集在半透膜的透析液侧而降低膜的有效面积，对于现在的透析装置来讲，透析液中的气泡还会影响容量控制超滤的准确性和流量计的精准性、电导率检测的稳定性，以及造成漏血的误警报。

共有三种方法来去除水中的气泡，第一种方法是将进水加热至沸点。水（空气饱和）从 5 ℃加热到 37 ℃，每升水会释放 11 mL 的空气。使用这种方法通常要在加热后将液体的温度降至 37 ℃。现在的透析装置已不再使用这种方法。第二种方法是基于膜分离的原理，使用过滤器对透析用水进行除气。第三种是用负压进行除气，即利用压力与空气溶解度的关系（亨利定律），通过产生负压降低液体中空气的溶解度，使空气从液体中分离出来。

现在透析装置都使用负压除气的方式除气，其除气模块一般由除气泵、限流器、空气分离室组成。限流器安装在除气泵之前，二者配合产生负压，负压的大小取决于限流器的孔径与除气泵的流量。液体中经过负压分离出的气泡在空气分离室聚集、变大并排出。由于一般透析器能承受的最大跨膜压为 500 mmHg，为了保证透析液侧在最大负压下使用时不会有气泡产生，通常设计在除气泵入口处产生 −800～−550 mmHg 除气压力。

2. 温度控制模块

透析装置的温度控制模块一般由电阻加热器、温度传感器、热交换器以及温度控制电路组成。

在透析治疗过程中,患者体内的血液引出体外通过透析器后再流回体内。在此过程中会造成热量的损失,引起相关的透析间并发症,因此需要补偿体外循环管路中的能量损失。通常对透析液进行加热,控制透析液的温度,中空纤维透析器是一个理想的热交换器,利用透析液的热量补偿血液侧的热量损失。

加热透析液所需的能量取决于进水温度和透析液流量,根据式(4-18)可以计算热能,当透析液流量为 1000 mL/min,进水温度为 5 ℃,目标温度为 37 ℃时,所需的加热功率超过2 kW。如果使用热交换器可以将废液的热量传递给进水,从而提高进水温度,可以极大地减少加热器能耗。

$$P=(T_{out}-T_{in})\times(Q_D/60)\times 4.18 \tag{4-18}$$

式中:P——热能(W);

T——温度(℃);

Q_D——透析液流量(mL/min)。

由式(4-18)可知,加热所需热能与目标温度和进水温度之差成正比,所以对于透析液温度控制,首先需要了解进水温度和透析液加热后的温度。目前透析装置常用的温度传感器都采用热敏电阻为温度信号转换元件。热敏电阻具有如下特性:当温度发生变化时,其电阻值会呈现出某种线性的变化规律。因此可以通过相应的采集电路,测量出其当前的电阻值,进而可推算出待测对象的实际温度。

随着温度的变化,热敏电阻的电阻值也发生变化,通过在采集电路中使用惠斯通电桥,将电阻值微小的变化量转化为对应的电压信号。经过高频滤波电路滤掉杂波后,再经过精密运放调理放大成一定范围的模拟电压,送入 A/D 转换模块,转换成数字量后进入处理器换算,最终得出当前的温度值。

在透析装置温度控制的过程中,通过温度传感器将透析液当前温度转换为数字信号传送给透析装置的 CPU,并与设定的温度进行比较,得到温度的偏差和偏差变化率。将偏差和偏差变化率作为控制的输入,经比例积分微分(proportional-integral-derivative,PID)控制后,输出脉冲宽度调制(PWM)占比的改变量,控制固态继电器(SSR)的通断,从而控制加热器的加热功率,达到控制透析液温度的目的。

为了保证透析液温度的可靠性和准确性,透析装置需要使用多个温度传感器监测不同位置的液体温度,从而进行加热控制反馈。

透析装置的安全保护系统不断获取温度测量值,并与安全温度范围进行比较,防止透析过程中透析液加热过度的情况。安全标准设定的温度极限为 41 ℃(IEC)和 42 ℃(AAMI)。这些温度极限的基本原理是在 42 ℃以上会发生溶血和(或)蛋白质变性。在 1985—1989年,FDA 的报告中透析液过热相关的事故有两次。透析液温度会对透析期间心血管稳定性产生影响。具体内容参见第 4 章 8.3 节。

为了避免加热器进入大量气泡或缺水时导致的加热器干烧而损坏加热器,透析装置加热模块被设计为与缺水警报联动,当出现缺水警报时,加热器会停止加热。有些透析装置加热器容器外壳还安装了热敏开关,当温度过高时,热敏开关自动断开,切断加热器电源供应。

3. 透析液配比模块

当前所用单人透析装置,透析液都是由 A、B 浓缩液与透析用水经透析液配比模块按一定比例混合而成的。其中,透析液浓度监测模块包括电导率传感器、补偿温度传感器及信号转换电路;浓缩液混合模块包括浓缩液泵、浓缩液吸入控制电磁阀、浓缩液混合容器及控制/反馈电路。

浓缩液混合模块独立或者在透析液浓度监测模块反馈控制下,将 A、B 浓缩液吸入并与透析用水混合生成透析液。透析液浓度监测模块测量透析液的电导率,提供给透析装置保护系统进行安全监视,同时将电导率显示给用户查看。

1)溶液电导率原理

电导率(conductivity)是用来描述物质中电荷流动难易程度的参数。它是电阻率 ρ 的倒数。电导率 σ 的标准单位是西门子/米(S/m)。在美国,单位用 mho。当 1 安培(A)电流通过物体的横截面并存在 1 伏特(V)电压时,物体的电导就是 1 西门子(S)。具体的电阻率或电导率是物体的特定性质。对于溶液,电导率 σ 与浓度相关,溶液的电导率除以溶质浓度为摩尔电导率。摩尔电导率除以离子电荷数是等效电导率。对于单价离子如钠离子和钾离子,摩尔电导率和等效电导率是相同的。由于温度也会影响电导率,所以电导率的测量还需要根据温度进行补偿。

含有单一电解质溶液的电导率和浓度之间的关系在给定温度下是明确的,与浓度有关。图 4-19 显示出氯化钠溶液在 20 ℃时的电导率和密度。表 4-2 列出了常用电解质溶液作为浓度函数的电导率。例如在 20 ℃下,155 mmol/L 的 NaCl 溶液具有 14.4 mS/cm 的电导率。几种电解质的混合物在给定温度下也具有明确的电导率。

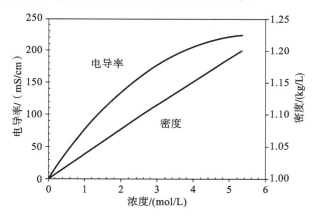

图 4-19　20 ℃时不同浓度氯化钠溶液密度与电导率的关系

表 4-2　透析液成分电导率对应表

电　解　质	1 mol/L 电解质的电导率/(mS/cm)	浓度/(mmol/L)	电导率/(mS/cm)
NaCl	103.67	103	10.68
KCl	128.43	2	0.26
$CaCl_2$	199.89	1.75	0.35
$MgCl_2$	180.29	0.5	0.09
$NaHCO_3$	72.54	34	2.47
CH_3COONa	69.76	3	0.21
25 ℃时的透析液电导率/(mS/cm)			14.05

各透析装置制造厂商已经开发出根据给定电解质浓度的电导率的计算公式。有研究表明其结果相差 3%。根据参考文献的数据来计算透析液电导率。假定多组分溶液的电导率为单一电解质的电导率的总和,电解质溶液离子强度计算式如下

$$I = 0.5 \times \sum m_i \times z_i^2 \tag{4-19}$$

质量摩尔浓度为 m 的电解质溶液(如 $CaCl_2$)离子强度具体计算式如下:

$$I = 0.5 \times (2m + m \times 2^2) = 3m \tag{4-20}$$

为了计算,对于透析液的每个组分,在表格中查找溶液总离子强度在 20 ℃时的摩尔电导率。然后将每种溶液在 20 ℃下的摩尔电导率的温度系数转换成 25 ℃下摩尔电导率的温度系数。接着将 25 ℃下的摩尔电导率乘以相应的浓度,如表 4-2 所示。理论上,碳酸氢盐对电导率的影响有轻微的 pH 依赖,但这种影响对于血液透析中使用的传感器是无法测量的。

葡萄糖的添加会降低与黏度增加相对应的电导率。添加 1 g/L 的葡萄糖,相对黏度增加 1.6×10^{-3}。由于这种增加非常小,因此可以通过式(4-21)计算对电导率的影响。

$$葡萄糖电导率 = 无糖透析液的电导率 \times (1 - k \times c) \tag{4-21}$$

式中:c——葡萄糖的浓度(g/L);

$k = 1.6 \times 10^{-3}$。

2) 温度的影响

电解质溶液的电导率随着温度的升高而增大。这主要是摩擦减少导致离子迁移率增加所致。由于在较高温度下水的黏度降低,摩擦减少。水的黏度随温度上升呈指数下降。在 25 ℃左右,水黏度的线性温度系数是 -0.02/℃。电解质的温度依赖性可以用二阶函数来描述。对于血液透析,电导率的适用范围较小,可以使用线性函数。该系数约为 0.02/℃,用于计算温度补偿电导率的线性温度系数(α_{25})(在 35～38 ℃的范围内略微不同于 20 ℃转换为 25 ℃时的线性温度系数),如表 4-3 所示。

表 4-3 透析液成分电导率计算的线性温度系数

透 析 液	α_{25}(20～25 ℃)	α_{25}(25～37 ℃)
KCl	0.0189	0.02
NaCl	0.0198	0.0212
CaCl₂	0.0199	0.021
MgCl₂	0.02	0.0216
NaHCO₃	0.0209	0.0237
CH₃COONa	0.0214	0.024
透析液	0.0204	0.0214

温度补偿电导率是由线性温度系数计算的。对于任何给定的温度 T,电导率可以通过式(4-22)从 25 ℃的电导率计算得到。25 ℃时的电导率可由任何温度 T 下的电导率通过式(4-24)计算得出。σ_T 是温度为 T 时的电导率,σ_{25} 是 25 ℃时的电导率,α_{25} 是 25 ℃时的线性温度系数。

$$\sigma_T = \sigma_{25} \times [1 + \alpha_{25} \times (T - 25)] \tag{4-22}$$

$$\sigma_{25} = \sigma_T \times [1 + \alpha_T \times (25 - T)] \qquad\qquad (4\text{-}23)$$

α_T 是参考温度 T 的线性温度系数。

$$\sigma_{25} = \sigma_T / [1 + \alpha_{25} \times (T - 25)] \qquad\qquad (4\text{-}24)$$

线性温度系数取决于所使用的参考温度。为了计算 T 时的线性温度系数 α_T，我们使用式(4-22)和式(4-23)得到式(4-25)：

$$\alpha_T = \alpha_{25} / [1 + \alpha_{25} \times (T - 25)] \qquad\qquad (4\text{-}25)$$

对于 $T = 20\ ℃$ 和 $\alpha_{25} = 0.021/℃$，我们得到 α_{20} 约为 $0.023/℃$，对于 $T = 37\ ℃$ 我们得到 $\alpha_{37} = 0.017/℃$。对于较低的参考温度，线性温度系数较大；对于较高的参考温度，线性温度系数较低。

溶液的电导率会根据温度而变化。随着温度的升高，溶液电导率增大，所以将电导率值补偿到 $25\ ℃$。电导率的温度补偿系数表示为温度每变化 $1\ ℃$ 时电导率的变化。不同的溶液具有不同的温度补偿系数，透析液的常用温度补偿系数为 $2.07\%/℃$。对于天然存在的溶液，温度补偿系数为 $1.97\%/℃$。

3）动态温度补偿

动态温度补偿是通过使用一组两个系数（分别为 $25\ ℃$ 和 $37\ ℃$）计算测量温度的临时温度系数来实现的。然后将该临时温度系数应用于实际测量的电导率，以计算公共参考温度下的电导率。表 4-4 显示了应用于 14 mS/cm 氯化钠溶液的动态温度补偿系数的用法。

表 4-4　动态温度补偿系数计算示例

温度/℃	补偿前氯化钠溶液电导率/(mS/cm)	温度补偿系数/(%/℃)	补偿后氯化钠溶液电导率/(mS/cm)
25	14.00	2.00	14.00
31	15.71	2.035	14.00
37	17.48	2.070	14.00

$25\ ℃$ 时的温度补偿系数为 $2.00\%/℃$，$37\ ℃$ 时为 $2.07\%/℃$，这两点会形成一个简单的一次函数，例如 $31\ ℃$ 时的温度补偿系数，就是由这个函数计算得出的。

表 4-5 的计算显示了不正确温度补偿系数的影响。

表 4-5　不正确温度补偿系数的影响示例

溶液电导率/(mS/cm)	溶液温度/℃	温度补偿系数/(%/℃)	电导率表显/(mS/cm)
14.00	37	2.07	14.00
14.00	37	1.97	14.17

表 4-6 列出了不同品牌透析装置使用的温度补偿系数。

表 4-6　不同品牌透析装置使用的温度补偿系数

品牌	25 ℃的温度补偿系数/(%/℃)	37 ℃的温度补偿系数/(%/℃)
贝朗	2.000	2.100
贝尔克	2.000	2.100
费森尤斯	2.000	2.100
金宝	2.000	2.070
日机装	总 2.050	总 2.050
日机装	B 液 2.200	B 液 2.200

4）电导率传感器的原理

溶液电导率反映了溶液传送电流的能力,常用溶液电阻率的倒数来衡量其导电能力的大小。测量时,将两块电极片放在测量溶液中,电极和溶液就构成电导池。电导池在测量过程中表现为一个复杂的电化学过程。对电导电极施加电压,溶液中将产生电流。溶液呈现的等效电阻 R 可以表示为

$$R=\frac{\rho L}{A} \tag{4-26}$$

$$\sigma=\frac{1}{\rho}=\frac{1}{R}\times\frac{L}{A}=\frac{K}{R} \tag{4-27}$$

式中:R——溶液等效电阻;

A——电极的横截面积;

L——两电极的间距;

σ——电导率;

$K=L/A$,为电导池常数,即电极常数,一旦电极结构确定,电极常数不变。因此,可以通过测量溶液的等效电阻得到溶液的电导率。

由式(4-27)可知,电导率与溶液等效电阻成反比。溶液的电导率越高,等效电阻就越小。

$$\sigma=(1/1000)\times\lambda c/\delta \tag{4-28}$$

$$R=1000K\delta/\lambda c \tag{4-29}$$

由式(4-28)和式(4-29)可知,由于溶液的毫克当量 δ 是常数,电极间的溶液等效电阻仅与溶液的浓度 c 有关。通过测量两电极间溶液的等效电阻,就能计算得到对应的浓度 c。

5）浓缩液混合方案

早期直接制备碳酸氢盐透析液时,pH 接近 8.0,溶液中的钙和镁会发生沉淀产生结晶。同时碳酸氢盐透析液在细菌微生物方面很难较好地控制。因此到 1964 年,醋酸盐透析液逐步替代了碳酸氢盐透析液。随着醋酸盐透析液的出现,也出现了第一代透析浓缩液,与此同时透析装置厂家推出了第一代透析液配比系统。

到 20 世纪 70 年代,由于使用醋酸盐透析液带来的患者不耐受问题,同时之前碳酸氢盐透析液面临的结晶和微生物控制问题得到了解决,因此又换回为碳酸氢盐透析液。解决结晶问题的方法是,碳酸氢盐透析液采用了 2 种浓缩液与透析用水按一定的稀释比例进行混合配制的方式。浓缩液分为酸性浓缩液(A 浓缩液)和碱性浓缩液(B 浓缩液)。A 浓缩液中主要含有钠离子、钾离子、钙离子、镁离子、氯离子和葡萄糖(可选),同时还有少量醋酸根(有些使用柠檬酸根替代),作用是调节 A、B 浓缩液与水混合后制成的透析液,使其 pH 达到 7.1~7.3。B 浓缩液中含有钠离子、氯离子和碳酸氢根。

透析装置按照浓缩液配方,以一定的比例(表 4-7)吸入 A、B 浓缩液,在机器内部与除气加热后的反渗水混合成透析液。然后通过电导率传感器来监测,一旦监测值与设定值相比超出了正常范围,异常的透析液会通过旁路阀直接被排放。由于透析液离子浓度的准确与否在临床上有很大的意义,所以透析装置通过监测电导率,以监测透析液总的离子浓度。

表 4-7　部分浓缩液配方混合比例

透析液	A 浓缩液混合份数	B 浓缩液混合份数	反渗水混合份数
36.83X	1.00	1.83	34.00
45X	1.00	1.72	42.28
35X	1.00	1.225	32.775
36.1X	1.00	1.10	34.00

　　浓缩液由浓缩液泵均匀不断地吸入并与反渗水混合,电导率传感器持续监测稀释完毕的透析液离子浓度。不同的厂家在配比系统的实现中有各自的特点和方式,一般分为两大类:固定比例类型和反馈补偿类型,各个厂家机器的透析液配比系统类型见表 4-8。

表 4-8　透析装置混合方案分类表

透析装置品牌	配比系统类型	浓缩液泵种类
贝朗	反馈补偿	柱塞泵
日机装	反馈补偿	柱塞泵
金宝	反馈补偿	柱塞泵
贝尔克	反馈补偿	柱塞泵
尼普洛	反馈补偿/固定比例	膜式泵/柱塞泵
费森尤斯	固定比例	膜式泵
东丽	固定比例	柱塞泵

（1）固定比例类型透析装置

　　透析装置中费森尤斯 4008 系列、尼普洛 SURDIAL 55 以及东丽 TR-8000 使用的是固定比例配比系统。其浓缩液的吸入是由浓缩液泵根据浓缩液配方按固定比例进行的。尼普洛 NCU 系列（NCU-18 除外）则是用硅油泵吸入浓缩液。

　　正常治疗状态下,浓缩液泵只需按照设定的数值吸入相应的浓缩液量。因此,这种配液方式对透析浓缩液浓度的准确性有很强的依赖,浓缩液浓度误差会被复制到配制出来的透析液中。对于开环的固定容量控制的机型,如果浓缩液浓度准确,需要调整和确认的就只是浓缩液泵的吸入量以及透析液流量是否准确。固定比例类型的透析装置都是通过监测透析液电导率来监测浓缩液的配制及配比正确性的。

①费森尤斯 4008 系列。反渗水经过除气加热后与 A、B 浓缩液混合,配成透析液。新鲜的透析液经过平衡腔后,通过内毒素过滤器过滤(如有),经过电导率传感器和温度传感器对透析液的电导率、温度进行监测,合格的透析液通过旁路控制电磁阀后进入透析器。

机器两个平衡腔每转换一次状态,A 浓缩液泵和 B 浓缩液泵各自相应地动作一次,吸入的 A、B 浓缩液和反渗水都被填入接收平衡腔中,直到平衡腔被充满,因此每一个配比周期中吸入的 A、B 浓缩液量与反渗水量之和等于一个平衡腔的容积,只要能精确地控制 A、B 浓缩液泵的吸液量以及平衡腔的腔体容积,则反渗水的吸入量也就得到了控制,从而实现透析液的精确配比。A、B 浓缩液泵为步进电机驱动的精确容积活塞泵,其每一次的吸入量由步进电机的步数决定,通过改变 A、B 浓缩液泵步进电机的步数,可以使得 A、B 浓缩液和反渗水按照所需要的任一稀释比例进行混合。

②费森尤斯 5008。费森尤斯 5008 透析装置的混合系统浓缩物可以选择使用成品浓缩液、碳酸氢盐干粉以及中央供浓缩液。混合系统主要由反渗水剂量腔(H11)、浓缩液泵(P05、P06)、电导率传感器、温度传感器以及混合室(H13)组成(图 4-20)。

反渗水剂量腔(H11)确定了反渗水的容量,其腔体大小为 30 mL。根据所设定的浓缩

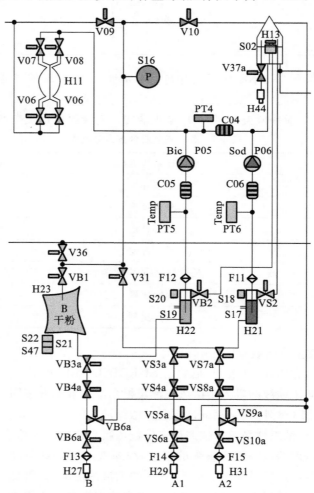

图 4-20　费森尤斯 5008 透析装置浓缩液混合水路示意图

液稀释比例,浓缩液泵吸入相应量的浓缩液与反渗水进行混合形成透析液。混合室(H13)中的浮子开关(S02)控制了反渗水剂量腔(H11)的切换。确保新鲜的透析液可连续不断地进入平衡腔。

③东丽 TR-8000。东丽 TR-8000 的透析液混合系统的主要部分由三个电磁阀、一个浓缩液泵,以及平衡腔系统组成(图 4-21(a))。通过控制 A 浓缩液电磁阀、B 浓缩液电磁阀的开放时间,来控制 A、B 浓缩液的吸入量,反渗水阀在 A、B 浓缩液电磁阀开放之间短时打开,以冲洗管道中的浓缩液,由于浓缩液泵持续运行,因此在剩余平衡腔周期中 A、B 浓缩液电磁阀都处于关闭状态时,反渗水阀一直保持打开状态以避免吸液管道中累积负压(图 4-21(b))。反渗水的吸入主要由除气泵完成。A、B 浓缩液及反渗水都被送入平衡腔进行混合,直到平衡腔被充满,因此 A、B 浓缩液及反渗水的总量等于平衡腔的容积。浓缩液泵单个行程的容量、转速、平衡腔的容积都为固定值。根据设定的稀释比例,可以计算出各个浓缩液电磁阀需要打开的时间。东丽 TR-8000 单个平衡腔的容量为 505 mL,浓缩液泵的单个行程的排量为 0.32 mL,转速为 360 r/min,假设使用 1∶1.225∶32.775 的稀释比例,那么以 A 浓缩液电磁阀为例,需打开的时间计算如下:

$$505 \text{(mL)}/(1+1.225+32.775)=14.43 \text{ mL} \tag{4-30}$$

$$14.43 \text{(mL)}/0.32 \text{(mL/r)}=45 \text{ r} \tag{4-31}$$

$$45 \text{(r)}/360 \text{(r/min)}=0.125 \text{ min}=7.5 \text{ s} \tag{4-32}$$

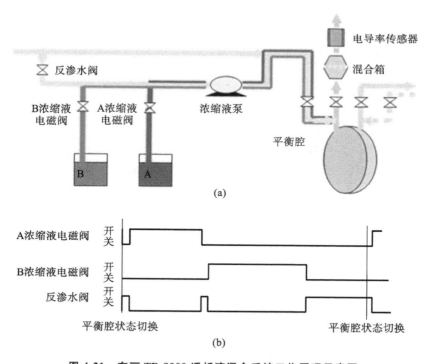

图 4-21　东丽 TR-8000 透析液混合系统工作原理示意图

确定 A 浓缩液电磁阀需打开的时间后,只要用 A 浓缩液电磁阀需打开的时间乘以对应的稀释比例就能计算出 B 浓缩液电磁阀需打开的时间。通过调整 A、B 浓缩液电磁阀需打开的时间,就能实现 A、B 浓缩液和反渗水按照所需要的稀释比例进行混合。当平衡腔状态切换后,配比完成的透析液经平衡腔供给透析器,由电导率传感器对透析液进行电导率监测,三个温度传感器分别对透析液温度进行控制、显示以及电导率测量补偿。

④尼普洛硅油泵系列。尼普洛的透析液混合系统是通过控制吸液电磁阀以及硅油泵混合系统实现的。硅油泵混合系统由两个容量相同的硅油腔和 4 个电磁阀组成。硅油腔容积是固定值,供水流量也为固定值(700~750 mL/min),所以硅油腔填充时间也为固定值。以NCU-12 为例,配液步骤如下:a. V2、V3 电磁阀打开,反渗水注入硅油腔右室,硅油腔左室的透析液废液被排出(图 4-22(a));b. V2、V3 电磁阀关闭,V14 打开,硅油泵吸取定量的硅油,相同容量的 B 浓缩液被吸入硅油腔右室(图 4-22(b));c. V2、V3 电磁阀关闭,V13 打开,硅油泵吸取定量的硅油,相同容量的 A 浓缩液被吸入硅油腔右室(图 4-22(c));d. V2、V3 电磁阀打开,反渗水注入硅油腔右室,同时硅油泵回到原位,硅油腔左室的透析液废液被排出(图 4-22(d));配液时间约为 30 s,透析液混合时间为 12 s(图 4-23)。

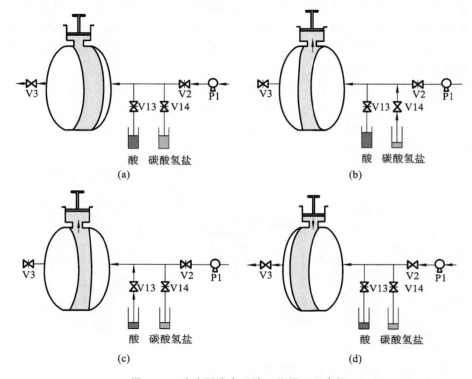

图 4-22 硅油泵混合系统工作原理示意图

(2) 反馈补偿类型透析装置

贝朗 Dialog＋系列,日机装 DBB 系列,金宝 AK 系列、Artis 系列和贝尔克 Formula 系列、Flexya 系列透析装置都是反馈补偿类型的配液系统。这样的系统要求电导率传感器保持精准,因为电导率传感器测量值是反馈信号的根本。电导率传感器和温度传感器的偏差会直接影响浓缩液泵吸液量,造成透析液浓度的偏差。

①贝朗 Dialog＋系列。贝朗浓缩液混合系统主要由碳酸氢钠浓缩液(B 浓缩液)泵(BICP)、酸性浓缩液(A 浓缩液)泵(KP)、B 浓缩液电导率传感器(BICLF)、总电导率传感器(ENDLF)和流量泵(FPE)组成(图 4-24)。

反渗水经过除气加热后,在不使用干粉的情况下,B 浓缩液泵 BICP 吸入 B 浓缩液,通过单向阀 RVB 来稳定 B 浓缩液的吸入量,B 浓缩液电导率传感器 BICLF 控制 B 浓缩液泵的

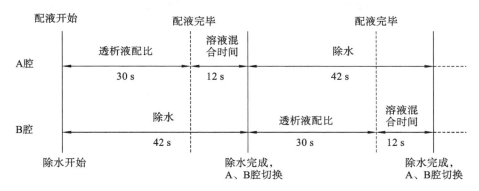

图 4-23　硅油泵混合时序图

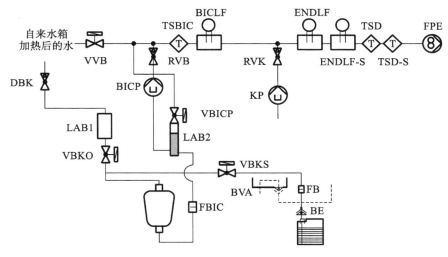

图 4-24　贝朗 Dialog＋系列透析液混合系统工作原理示意图

注：DBK、RVB、RVK 为单向阀；VVB、VBKO、VBKS、VBICP 为电磁阀；FBIC、FB 为过滤器；BE 为浓缩液吸液杆；BVA 为中央供液接头；LAB1、LAB2 为空气分离室；TSBIC、TSD、TSD‑S 为温度传感器；BICLF、ENDLF、ENDLF‑S 为电导率传感器；FPE 为流量泵；BICP、KP 为浓缩液泵。

转速达到 B 浓缩液电导率设定值。A 浓缩液泵 KP 吸入 A 浓缩液，单向阀 RVK 稳定 A 浓缩液流量，透析液电导率传感器 ENDLF 控制 A 浓缩液泵的转速，另一个电导率传感器 ENDLF‑S 是一个独立的监测单元，用来监测透析液电导率。温度传感器 TSBIC 和 TSD 分别测量 B 浓缩液和透析液的温度，并对电导率测量值进行补偿。温度传感器 TSD‑S 用来监测透析液温度，传感器 ENDLF‑S 和 TSD‑S 都只能监测浓缩液配比后的数据，不能控制 A、B 浓缩液泵的转速。最后合格的透析液通过平衡系统进入透析器。

在使用干粉的情况下，反渗水通过单向阀 DBK，DBK 保证了在干粉筒填充时的压力恒定在 200 mmHg。之后进入干粉筒空气分离室 LAB1，确保只有反渗水进入干粉筒。电磁阀 VBKO 打开时限制干粉筒内的压力为 200 mmHg，然后反渗水与干粉混合，通过 B 浓缩液泵被吸入干粉筒空气分离室 LAB2。LAB2 作为缓冲腔防止治疗时透析液浓度不稳定。如果电磁阀 VBICP 打开，LAB2 内的液面上升，治疗结束后 VBICP 打开，排空干粉筒内的液体。

由于贝朗 Dialog＋系列透析液混合系统是属于反馈式混合方法的，为了防止使用错误的浓缩液，除了监测透析液电导率是否超出设定范围外，还为 BICLF 和 ENDLF 设定了混合比例值界限。BICLF 的混合比例默认值为 25（±7），ENDLF 的混合比例默认值为 31（± 10）。以 B 浓缩液混合比例为例，假设透析液流量为 500 mL/min，B 浓缩液泵转速为 80 r/min，B 浓缩液泵的每转吸入量为 0.22 mL，那么 B 浓缩液的实际混合比例为 500/(80× 0.22)＝28.4。实际混合比例值超出允许范围，会触发混合比例错误警报和电导率超限 警报。

②日机装 DBB-27 系列。日机装 DBB-27 系列的浓缩液配比系统主要由 B 浓缩液泵 SPB、A 浓缩液泵 SPA、两个背压阀、两个混合室、电导率监测电极、温度传感器组成。

B 浓缩液泵 SPB 吸入 B 浓缩液，通过背压阀 HC1 来稳定 B 浓缩液泵的排液量。B 浓缩 液在混合室 MC1 与加热、除气后的反渗水混合。A 浓缩液泵 SPA 吸入 A 浓缩液，通过背压 阀 HC2 来稳定 A 浓缩液泵的排液量。A 浓缩液在混合室 MC2 与 B 浓缩液及反渗水进行 混合配成透析液。B 浓缩液（低电导率）在混合 A 浓缩液（高电导率）前进行混合，这样可在 无 A 浓缩液的情况下对 B 浓缩液进行精密监视。电导率传感器 CL2 监视 B 浓缩液和水混 合后的电导率，电导率传感器 CL6 监视透析液的电导率，温度传感器 TH6 测定透析液温 度，用于电导率计算时的温度补偿（图 4-25）。

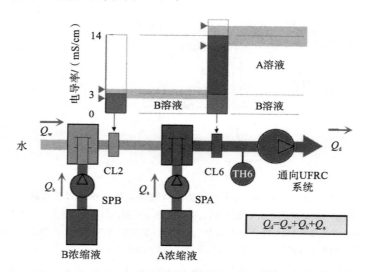

图 4-25 日机装 DBB-27 系列透析液混合系统工作原理图

注：Q_w 为反渗水流量；Q_b 为 B 浓缩液流量；Q_a 为 A 浓缩液流量；Q_d 为透析液流量；CL2、CL6 为电导率传感器； TH6 为温度传感器；SPB 为 B 浓缩液泵；SPA 为 A 浓缩液泵；UFRC 为超滤单元。

日机装 DBB-27 系列电导率的补偿方式有两种，一种是自动补偿，另一种是手动补偿。 由于每天所用浓缩液浓度与定标液有偏差，机器根据定标时记录的泵速运转时，实际电导率 与目标电导率会有偏差，此时机器会对浓缩液泵泵速进行最大范围为±3%的补偿（开启补 偿功能后，治疗过程中机器每 3 min 更新一次补偿比例，以确保电导率一直接近目标值）；如 果自动补偿后，电导率仍无法达到目标值，此时可以手动输入补偿值（透析液浓度手动补偿 范围为±0.5 mS/cm，B 浓缩液浓度手动补偿范围为±0.2 mS/cm）。

③日机装 DBB-07/EXA 系列。日机装 DBB-07/EXA 系列透析液混合系统主要由两个 浓缩液泵、两个背压阀、两个混合室、四个电导率传感器和两个温度传感器组成。其控制原 理与 DBB-27 系列相同，是基于测得的电导率对浓缩液泵泵速进行反馈控制。A、B 浓缩液 泵是基于两个电导率传感器（CL1/CL3）的测量值进行反馈控制。与 DBB-27 系列不同的

是,在保护系统中配备了两个电导率传感器(CL2/CL4)。其两个温度传感器(TH5/TH6)的作用分别为控制和保护系统的电导率计算温度补偿(图 4-26)。

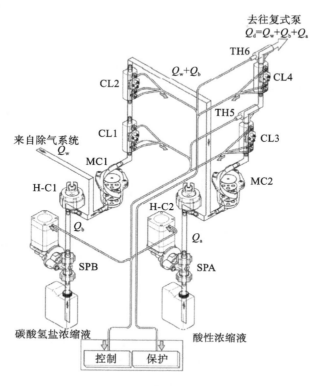

图 4-26　日机装 DBB-07/EXA 系列透析液混合系统结构示意图

在首次使用设备进行治疗前,需要在调整模式下进行浓度定标,这与 DBB-27 系列是相同的。不同的是,在调整模式进行浓度定标时,不需要输入浓缩液的稀释比例。在每次自检时,设备会进行浓度定标线的自检,分别按照目标浓度的 90% 以及 100% 控制浓缩液泵运转,形成一条新的浓度定标线。通过比较自检时的浓度定标线与调整时的浓度定标线来防止使用错误的液体(图 4-27)。

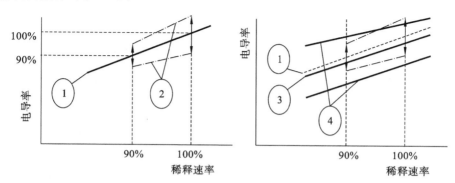

图 4-27　日装机 DBB-07/EXA 透析装置浓度定标线的自检

注:1—调整模式下得到的定标线;2—调整模式下得到的定标线对应的警报范围;3—自检时得到的合格的定标线(在警报范围内);4—自检时得到的不合格定标线示例(超出了警报范围)。

如果自检时的定标线与调整模式的定标线的偏差小于 10%,设备会在此次治疗中使用此次自检得到的定标线对浓缩液泵速进行控制。如果偏差大于 10%，机器会发出警报。治疗中不再进行反馈控制。

④金宝 AK 95/96/98 系列。金宝 AK 95/96/98 系列透析装置的浓缩液配比系统主要由 A 浓缩液泵、B 浓缩液泵、两个混合腔及两个电导率传感器组成。

加热后的反渗水通过 A 浓缩液泵进入混合腔 A 并与 A 浓缩液混合，如果混合腔中有空气，空气会直接进入旁路，不通过电导率传感器 A。另一路反渗水，在使用 BiCart 的情况下，通过三通电磁阀 CBVA 进入干粉筒与干粉混合后被 B 浓缩液泵吸入，在混合腔 B 中与已稀释的 A 浓缩液混合。同样混合腔 B 中的空气会被分离而不进入电导率传感器 B(图 4-28)。

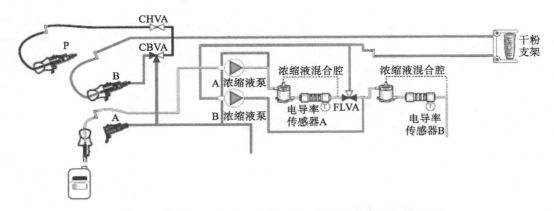

图 4-28　金宝 AK 95/96/98 系列透析液混合系统结构示意图

注：CBVA、CHVA、FLVA 为电磁阀；T 为温度传感器。

金宝 AK 95/96/98 系列透析装置对浓缩液泵速的监视是使用了一个称为"相对泵速"的参数，用"%"来表示，是指实际泵速与理论泵速的差值与理论泵速之比。理论泵速是通过计算 Na^+/HCO_3^- 设定值、超滤单元(UF cell)通道 1 的流量、浓缩液泵每转吸液量以及预设透析液离子浓度得出的。A、B 浓缩液泵首先以理论泵速吸液，如果电导率测量值与设置值有偏差，则 A 浓缩液泵、B 浓缩液泵在电导率传感器的反馈控制下调整泵速，如果实际泵速调整比例超出了预设值(图 4-29)，就会触发警报，透析液直接进入旁路。

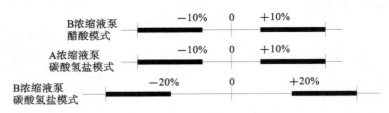

图 4-29　相对泵速允许范围示意图

⑤金宝 Artis 系列。Artis Evosys 的混合系统主要由电导率传感器、温度传感器、浓缩液泵和混合腔组成。

Artis Evosys 的透析系统支持使用多种形式的浓缩物，包括桶装成品浓缩液 A、BiCart 干粉、BiCart Select 以及中央供浓缩液。BiCart Select 系统是由联机碳酸氢盐干粉和 SelectBag 酸性浓缩液(含有钾离子、钙离子、镁离子、醋酸根离子和葡萄糖)及含有氯化钠干粉的 SelectCart 组成的。

金宝 Artis 系列的混合系统将加热、除气后的反渗水与碳酸氢盐和 A 浓缩液稀释混合成所需的透析液(图 4-30)。与 AK 95/96/98 系列不同的是 Artis 系列的混合系统混合顺序为反渗水先与 B 干粉混合,然后与 A 浓缩液混合。在选择 BiCart Select 模式时,混合顺序为 B 干粉、SelectBag、SelectCart,该混合顺序使形成沉淀物的风险最小,并且在混合碳酸氢盐时,其浓度的准确性更高。

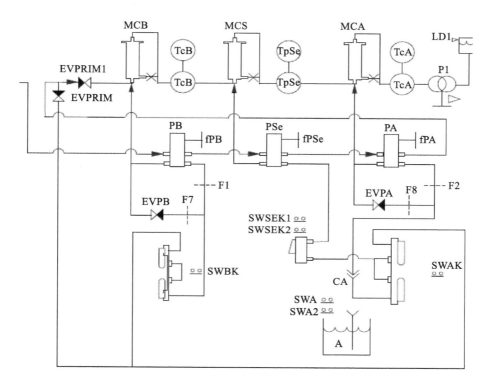

图 4-30　金宝 Artis 系列透析液混合系统示意图

在使用 BiCart 干粉时,加热、除气后的反渗水通过 EVPRIM 阀进入干粉筒内产生饱和碳酸氢盐溶液,通过碳酸氢盐浓缩液泵 PB 吸入混合室 MCB 内与反渗水进行混合。碳酸氢盐电导率传感器 IcB 用于测量碳酸氢盐的电导率,并控制碳酸氢盐浓缩液泵 PB 的泵速。由于实际碳酸氢盐电导率受温度影响,温度传感器 TcB 用于碳酸氢盐电导率的温度补偿。

A 浓缩液通过浓缩液泵 PA 被吸入混合系统,电导率传感器 IcA 测量反渗水与 A、B 浓缩液混合后的电导率,并调节浓缩液泵 PA 的泵速。温度传感器 TcA 用于电导率的温度补偿。

如果选择使用 BiCart Select,碳酸氢盐与反渗水混合后的溶液与 SelectBag 中的酸性浓缩物进行混合,最后与 SelectCart 中的氯化钠溶液进行混合。SelectCart 桶内是氯化钠粉剂,需要与 SelectBag 联合使用,它们用以替代桶装的酸性浓缩液。使用时,加热、除气后的反渗水通过 EVPRIM 阀进入 SelectCart 桶内,产生饱和氯化钠溶液。然后通过浓缩液泵 PA 按一定比例将其吸入混合系统。SelectBag 中的浓缩物是通过固定比例的方法进行稀释混合的。通过电导率传感器 IpSe 进行测量,温度传感器 TpSe 进行温度补偿。而电导率传感器 IpA 用于测量反渗水与碳酸氢盐、SelectBag 稀释混合后的最终电导率,温度传感器

TcA 用于电导率的温度补偿。

在 BiCart 和 SelectCart 填充时,通过关闭电磁阀 EVPRIM1,使反渗水通过 EVPRIM 流向两个干粉筒。在正常治疗期间,EVPRIM1 阀是打开的。干粉填充从排气阶段开始,排气时电磁阀 EVPRIM 和电磁阀 EVPRIM1 都关闭,浓缩液泵旁路阀 EVPB 和 EVPA 打开,使干粉筒中的空气被抽出。排气完成后,通过打开电磁阀 EVPRIM,使反渗水从顶部进入干粉筒内。填充完成后,浓缩液泵旁路阀 EVPB、EVPA 关闭,系统控制浓缩液泵泵速来达到所需的电导率。

6) 可变电导率的实现

透析治疗需要使用不同浓度的透析液,因此透析装置被设计成可以以不同的比例混合 A 浓缩液、B 浓缩液和水。要注意的是,所谓的 A 浓缩液、B 浓缩液、水之间的比例只是浓缩液配方的特征,而不是透析装置的特征。使用不同配方的浓缩液经过透析装置正确地稀释混合后,形成的透析液中的各种离子浓度只有微小差异。对透析装置而言,浓缩液混合比例的存在为计算 A 浓缩液、B 浓缩液及水的吸入量提供了计算依据和基础,它并不是固定不变的,当改变透析装置的电导率目标值时,A 浓缩液、B 浓缩液、水的混合比例就会改变。此时,由于混合比例的改变,透析液的 pH 也会改变。不同机型可变电导率的实现方式如表4-9所示。

表 4-9　不同机型可变电导率实现方式对比

机型	控制方式	改变透析液电导率设定时	改变 B 浓缩液稀释后电导率设定时
费森尤斯 4008 系列	定量式	当机器基础钠设定为 138 mmol/L、处方钠设定为 140 mmol/L时,A 浓缩液：B 浓缩液：水为预设比例。当改变处方钠设定时,B 浓缩液吸入量保持不变。机器通过改变 A 浓缩液的吸入量来改变透析液电导率,此时 A 浓缩液：B 浓缩液：水发生改变,不再是预设比例了	当改变碳酸氢盐浓度设定时,机器 A 浓缩液吸入量不变,通过改变 B 浓缩液的吸入量,机器达到设定的碳酸氢盐浓度。此时透析液的总电导率会发生相应改变,A 浓缩液：B 浓缩液：水也不是预设比例了
东丽 TR-8000	定量式	假设机器设置 A 浓缩液：B 浓缩液：水为1：1.26：32.74,当选择不同的电导档位时,A、B 浓缩液的吸入量会同步改变,A 浓缩液：B 浓缩液保持不变,但是 A 浓缩液：B 浓缩液：水会改变	治疗时可单独改变透析液中碳酸氢盐的浓度设定,也可在技术状态通过改变 A 浓缩液：B 浓缩液设定来改变碳酸氢盐溶液的吸入量
金宝 AK 系列	反馈式	通过改变钠浓度的设定来改变电导率的设定,此时 B 浓缩液的吸入量保持不变,机器通过改变 A 浓缩液的吸入量来改变透析液的电导率,因此,在透析液电导率设定改变后,A 浓缩液：B 浓缩液：水也会发生改变	治疗时,改变透析液中碳酸氢根的浓度设定,此时机器会相应改变 B 浓缩液的吸入量,但透析液的总电导率保持不变,因此 A 浓缩液的吸入量会发生与 B 浓缩液吸入量改变方向相反的改变

续表

机型	控制方式	改变透析液电导率设定时	改变 B 浓缩液稀释后电导率设定时
日机装 DBB 系列	反馈式	变化同上	变化同上
贝朗 Dialog＋系列	反馈式	变化同上	变化同上

4. 透析液流量控制模块

透析液流量控制模块一般由除气与流量泵、机械与电磁阀、流量平衡模块、压力与流量传感器以及管道组成。透析液的流量控制是透析装置水路运行的主要任务之一，也是各型号透析装置的主要区别之一。透析装置流量控制需要完成三个方面的任务：一是驱动透析液在水路中流动；二是对透析液流量进行控制，即提供指定数量的透析液流量，作为影响透析效果的因素之一，透析液的流量大小需要进行精确控制（误差＜50 mL/min），并且可以根据治疗需要进行调节；三是实现对透析液流向的控制，从而实现不同的水路运行状态。

1）流量生成

液体要在透析装置管道中流动，就必须有一定压力，管道中流量与管道中两端压差成正比，即压差越大，流速也越大。透析装置水路中的液体在水泵的驱动下进行流动，同时系统使用压力传感器和流量传感器监测水路的运行情况，通过对泵转速的控制实现对流量和压力的控制，从而提供透析治疗所需的流量和压力。

（1）水泵

水泵是输送液体或使液体增压的机械。它将电机的机械能传送给液体。水泵的主要性能参数有压力、转速、流量、排量、功率和效率。

吸液压力：泵进口处的压力，对于自吸泵，一般低于大气压力，即所谓的"负压"。

工作压力：泵出口处的压力，其大小取决于负载。

转速：泵的电机在单位时间内的转动圈数，单位为转/分（r/min）。

排量：泵的电机每转一圈，由泵密封容积变化所算得的输入液体的体积，也称为无泄漏情况下，泵每转一周所输出的液体体积，可用符号 V 表示。

理论流量：泵在单位时间内由其密封腔容积变化而计算得出的液体体积，也称为在无泄漏情况下泵单位时间所能输出的液体体积，如泵的转速为 n，则理论流量为 $Q=n\times V$。

实际流量：泵工作时单位时间内实际排出液体的体积，等于泵的理论流量 q_t 减去泄漏、压缩等损失的流量 Δq，$q_p=q_t-\Delta q$。

功率：泵的理论功率为进出口液压差 Δp 与理论流量的乘积，即 $P_i=\Delta pQ$。

效率：由于泄漏与摩擦的存在，实际上泵在能量转换的过程中总是有损失的，其输出功率总是小于输入功率，泵的效率为输出功率与输入功率之比。

水泵按结构可分为容积式（利用工作腔容积周期变化来输送液体）与叶片式（利用叶片和液体相互作用来输送液体），容积式又包括柱塞式与齿轮式。此外，还可以根据用途、材料、原理等分为其他各种类型。

柱塞泵：依靠柱塞的移动为液体提供动力装置。柱塞泵一般由缸体、柱塞、偏心轮及连杆、排液单向阀、进液单向阀组成（图4-31）。其中偏心轮及连杆可以将电机的圆周运动转换为轴向运动。当电机带动柱塞向右移动时，缸体中的密闭腔室容积增大，腔室内压力降低，此时排液单向阀在弹簧的作用下关闭、进液单向阀打开，液体流入密闭腔室。当电机带动柱塞向左移动时，密闭腔室容积减小，腔室内压力升高，此时进液单向阀在弹簧的作用下关闭、排液单向阀打开，液体被排出。随着电机的连续旋转，柱塞左右往复运动，柱塞泵半个周期吸液，半个周期排液。

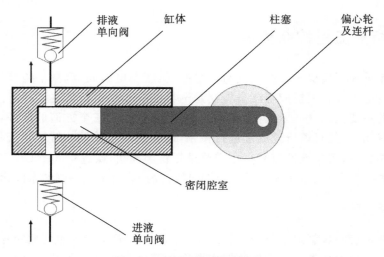

图 4-31　柱塞泵结构示意图

柱塞泵要正常工作需要满足一定条件：①需要保证在吸液阶段密闭腔室只与进液侧相通，在排液阶段密闭腔室只与排液侧相通；②必须保证进液侧与排液侧不能相通。

齿轮泵：依靠齿轮的转动为液体流动提供动力的装置。齿轮泵按结构形式可分为外啮合和内啮合两种，常用为外啮合齿轮泵。外啮合齿轮泵具有结构简单紧凑、容易制造、工作可靠、自吸力强、转速范围大、可以连续供液等优点，广泛应用于各种低压系统中。

外啮合齿轮泵由壳体和齿轮组成，在壳体内有一对外啮合齿轮，齿轮两端由端盖盖住，壳体、端盖和齿轮各个齿间槽组成许多密封的工作腔（图4-32）。当齿轮按图示方向旋转时，在右侧吸液腔中由于相互啮合的齿轮逐渐脱开，密封工作腔容积逐渐增大，形成部分真空，进液侧的液体被吸入，将齿间槽流满，并随着齿轮旋转，把液体带到左侧排液腔中。在排液腔中，由于齿轮逐渐啮合，密封工作腔容积不断减小，液体被挤出。吸液腔和排液腔由相互啮合的齿轮及泵体分隔开。

齿轮工作时，作用在齿轮外圆上的压力是不均匀的。在吸液侧和排液侧，齿轮外圆分别受到吸液压力和负载压力的作用；在齿轮齿顶与泵体内孔的径向间隙中，可以认为液体压力从排液侧到吸液侧是由高到低逐渐变化的。这些液体压力综合作用，相当于给齿轮和轴承一个径向压力，径向压力是影响齿轮寿命的重要因素。当负载压力增大，使径向压力很大时，齿轮轴弯曲及泵体偏磨，同时也加速轴承的磨损，降低了机械效率及泵的使用寿命。

泄漏影响了齿轮泵的容积效率，是导致齿轮泵性能降低的主要原因。有如下三条主要的泄漏途径。

①端面间隙泄漏：高压腔（排液侧）和过渡区段通过齿轮端面与泵体前后端盖的端面间

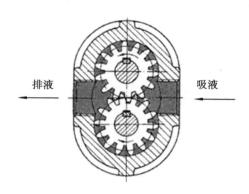

图 4-32　外啮合齿轮泵结构示意图

隙向低压腔(吸液侧)泄漏,这是最主要的泄漏。

②径向间隙泄漏:排液侧液体经过齿轮外圆与泵体外壳之间的径向间隙泄漏。

③齿轮啮合处泄漏:当齿轮磨损时,齿间啮合时无法做到密闭,吸液侧与排液侧互通,容积效率降低,输出流量减少。

透析装置所用齿轮泵的泵头与电机之间一般通过磁环连接传动,这种方式避免了电机与泵头的直接接触,既能避免对泵头内液体的污染,又简化了密封的问题。

(2)直流电机

电机(俗称"马达")是利用电磁感应原理将电能转化为机械能的一种电磁装置。电机一般由定子与转子组成,定子与转子之间的空隙称为气隙,定子的主要作用是产生磁场,由主磁极、励磁绕组(或永磁铁)、换向极和电刷(有刷电机)组成;转子(通常称为电枢)的作用是产生电磁转矩,由电枢铁芯、电枢绕组、换向器组成(图 4-33)。定子与转子之间通过轴承固定,转子通过所连接的轴将机械能传导出去。

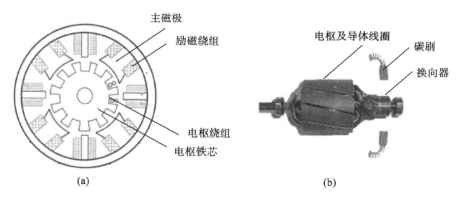

图 4-33　直流电机结构

(a)直流电机剖面图;(b)直流电机电枢结构图

根据定子磁场建立的方式,电机可分为永磁式(PM)电机(使用永磁铁建立磁场)、他励直流电机(接入独立电源至励磁绕组用于建立磁场)、并励直流电机(励磁绕组与电枢电源并联获得建立磁场的电源)、串励直流电机(即励磁绕组与电枢电源串联获得建立磁场的电源)。

按照使用的电流性质不同,电机可分为交流电机与直流电机,直流电机根据换向方式的不同,又可分为有刷直流电机与无刷直流电机。根据控制方式,还可分为旋转电机与步进电机。

直流电机具有转速稳定、便于大范围平滑调速、启动转矩较大等优点。因此广泛用于要求进行平滑、稳定、大范围的调速或需要频繁进行正、反转和启、停,多单元同步协调运转的场合,现代透析装置所使用的都是直流电机。

直流电机的运行原理:物体要转动,需要存在力矩,当电枢绕组中有电流通过时,在定子磁场的作用下,根据左手定则,在绕组的两边会产生大小相同、方向相反的一对力矩,力矩的大小与定子磁场的磁通量及电枢绕组通过的电流大小成正比,使电枢旋转。在旋转的过程中换向器与碳刷配合,使得电枢绕组在磁场两侧的电流方向保持不变,但从电枢的角度来看,电流的方向是交替变换的(图 4-34)。

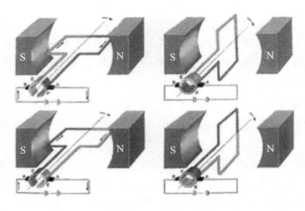

图 4-34　直流电机运行原理

有刷直流电机:有刷直流电机依靠碳刷与换向器配合实现电流方向在电枢绕组中的改变,其控制结构简单,一般只需要两根电源线,但碳刷容易磨损,同时换向器也会老化,需要定期进行维修,使用寿命较短。

无刷直流电机:无刷直流电机不使用碳刷,而装备有定位器与控制单元,转子一般为永磁铁,在控制单元的控制下,电源在多个定子绕组中依次接通产生磁场,使得转子平滑转动。改变加至定子绕组的脉冲大小和脉宽,可以随意调节转速。无刷直流电机主要用于小功率场合,其优点是有相对较高的效率、使用寿命长、维修较少。但是其控制相对复杂,根据定子绕组的数量,需要使用多根电源线作为输入。

步进电机:步进电机常用于需要精确、重复定位的场合。电子控制器把脉冲送给电机的绕组,电机的转轴可以在两个方向以多个步距角旋转,而步距角可以在 $0.72° \sim 15°$ 的范围内变化(无刷直流电机本质上也是步进电机的一种)。如图 4-35(a)所示,定子有 8 个凸磁极,磁极之间角度为 $45°$。另一方面,转子有 6 个凸磁极,磁极之间角度为 $60°$,因此,如果 1 极与 A 极正对,则 2 极沿逆时针方向偏移 B 极 $15°$,3 极沿顺时针方向偏移 D 极 $15°$。定子包括 4 个绕组。控制器在每个时刻将电源连接至绕组中的一个,如图 4-35(b)所示。A 相绕组一部分绕在 A 极上,一部分绕在 A′ 极上,当 A 相绕组通电时,产生磁场,其中 A 极为北(N)极,A′ 为南(S)极。转子旋转至 A(A′)极与转子之间的空气间隙距离最短。只要是 A 相绕组通电,转子就会保持在图示的位置,如果移动控制器开关,使电源从 A 相绕组转移到 B 相,则转子顺时针转动 $15°$,这时转子的 2 极与定子 B 极正对。然后,如果电源从 B 相移至 C 相,则转子又顺时针移动 15°。因此,如果按照"ABCDABCD…"的顺序轮流通电,则转子会顺时针一步一步转动,每次转动 15°。改变给控制器的脉冲频率,则电机的转速会相应改变。改变开关的顺序,按"ADCBADCB…"的顺序通电,则转子按逆时针方向转动。步进电机在透析装置水路中大量使用,尤其是浓缩液泵、超滤泵等。

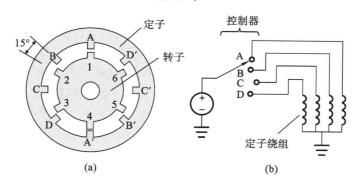

图 4-35　步进电机原理
(a) 步进电机横截面;(b) 步进电机电路图

下面介绍直流电机的调速。

电机调速是很多系统设计时需要考虑的一个重要因素,对透析装置而言,产生不同压力、实现可变透析液流量以及实现各种速度的超滤,都需要通过对电机进行调速。直流电机的调速有如下几种方法。

①改变电枢端电压调速:适用于永磁电机和他励电机。

②改变励磁电流调速:适用于并励电机和他励电机,不适用于永磁电机和串励电机。

③改变电枢回路所串电阻调速:适用于所有类型直流电机。

(3) 水泵在透析装置流量控制中的应用

透析装置中参与流量与压力控制的泵按用途可分为除气泵、流量泵、负压泵三种,除气泵与限流口/毛细管配合产生负压,分离水中的空气,同时输出一个较大的流量(700～1200 mL/min)。对于使用平衡腔的机器,由于平衡腔的隔离,其新鲜透析液配制和透析液供液是两个并联的回路,透析液配制回路的流量,并不会影响透析液供液流量(只要配制流量不小于供液流量),因此一般不需要单独的流量控制泵,除气泵既负责分离空气,也负责提供新鲜透析液的配制流量,由于其流量远大于供液流量,因此,平衡腔新鲜液侧的充满时间要短于供液时间。同时使用负压泵控制透析液供给流量,当改变透析液流量时,只需改变负压泵转速。

对于非平衡腔机器(UF Cell、差分流量计),一般都需要单独的流量控制泵,因为其新鲜液配制回路与透析液供液回路是串联的,因此需要有单独的流量控制泵与负压泵配合才能产生稳定的流量,当改变透析液流量时,需同时改变流量泵与负压泵的转速。如果非平衡腔机器没有独立的流量泵而只使用除气泵来控制流量,因为除气泵需要保持固定的除气压(其转速不能随意改变),并且除气泵输出流量都大于负压泵,必须要设置其他装置来实现透析液流量的稳定和可变。

(4) 压力传感器

水路压力传感器是透析装置水路中的压力测量装置,监测水路运行情况(水泵与阀门的工作状态及配合情况),一般安装在透析器连接点之后。在透析装置自检时作为正压测试、负压测试及压力保持测试的监测点,其所测压力称为透析液压,透析治疗时作为透析器出口压力参与跨膜压(TMP)计算。

水路压力传感器的原理参照本章压力传感器工作原理相关内容。

2) 流量调节

流量调节是指将透析液的供应控制在所需的流速上。透析治疗时,为了达到透析效果与透析液消耗的平衡,一般透析时标准透析液流量为 500 mL/min。很多情况下,也需要改变透析液的流量,比如提高透析液流量以适应高通量透析和 HDF 的需要或者降低透析液流量以适应诱导透析、长时透析或小儿透析的需要。此外,透析装置在运行不同程序时,也可能自动使用不同的流量(如自检、消毒)。

透析液的流量调节方式一般有两种,分为定点调节和无级调节。定点调节即机器内置了几种不同的透析液流量,用户只能在这几种流量之间选择。无级调节即在一个范围内用户可以自由设置透析液流量值(受流量控制实现方式的影响,透析液流量实际很难做到真正的无级调节,有些透析装置的最小调节精度为 20 mL/min)。现在已经有机型可以根据患者血流量,按照一定系数自动设置相匹配的透析液流量。不同机型改变透析液流量的实现方式见表 4-10。

表 4-10　不同机型改变透析液流量的实现方式

品牌型号	设置方式	透析液流量调节方式	流量监测与计算
费森尤斯 4008 系列	定点调节	系统改变流量泵的转速,流量值只能在 300、500、800 之间选择	通过流量泵上升脉冲进行监测计算
贝朗 Dialog＋系列	无级调节	系统同时改变正负压泵 FPE、FPA 的转速	通过平衡腔切换时间进行监测计算
东丽 TR-8000/ TQS-88	无级调节	用户手动调节流量调节针阀,可调节 400～700 之间的流量值或打开流量调节阀直接达到 700 的流量值	通过流量计浮子的位置进行监测,通过浮子开关信号切换的频率计算流量
尼普洛 SURDIAL 55	无级调节	用户手动调整针阀	通过浮子开关信号切换的频率计算流量
日机装 DBB 系列	无级调节	系统改变复式泵的速度	通过电极监测复式泵切换频率进行流量计算
金宝 AK95/96/98	无级调节	系统改变流量调节阀的开放程度和流量输出泵的转速	通过 UF Cell 进行流量监测与计算

3) 流向控制与阀门

透析装置不同运行状态主要体现之一就是透析液流向的不同,如自检程序的不同步骤、正常透析状态、旁路状态、消毒状态等,此外还包括水路运转异常时的应急状态。透析液的流向控制是根据系统软件设计,在 CPU 的控制下,通过改变阀门的状态实现的。

阀门是透析装置水路的主要组成部件,用于控制流体在水路中的流向。透析装置水路使用的阀门主要有机械阀和电磁阀两种。

机械阀一般供通过阀出、入口两端压差来实现阀门的开、闭转换,在阀门的一端由弹簧来提供关闭的动力,当阀门的入口压力低于弹簧提供的压力时,阀门处于关闭状态,当阀门的入口压力高于弹簧提供的压力时,阀芯被推开,阀门打开。透析装置常用的机械阀结构一般有两种(图 4-36),其中图 4-36(a)所示机械阀打开压力不可调整,其打开压力取决于内部弹簧的反向压力。图 4-36(b)所示机械阀通过转动压力调节螺母,改变弹簧的受压程度,可以调整阀门的打开压力。这两种阀门的特点:①阀门只能从一个方向打开,液体只能向固定方向流动,不能反向流动;②只有当入口处压力与出口处压差超过弹簧提供的压力时,阀门才处于开放状态,否则阀门处于常闭状态。在透析装置水路中,机械阀常用于调压、泄压、节流、单向循环、产生背压等场合。

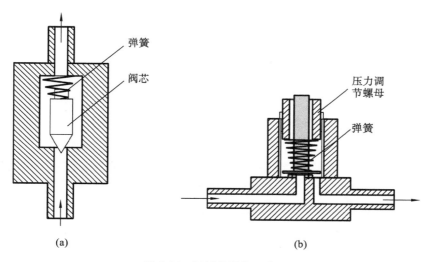

图 4-36 机械阀结构示意图

根据电磁原理,当线圈有电流经过时会产生磁场。加入电磁铁后可以对磁场进行增强,电磁铁所产生的磁场大小与电流大小、线圈圈数等有关,为了能在电流断开后快速消磁,一般使用软铁作为电磁铁材料。电磁阀就是利用线圈的电流通断来控制磁场的有无,再通过磁力来控制开闭的阀门。电磁阀一般由阀头、阀芯、弹簧、线圈组成。电磁阀按打开方式可分为直动式、分步直动式、先导式。直动式电磁阀适用于小管径、要求开闭速度快的场合。电磁阀按使用电流可分为直流式和交流式两种,按使用电压可分为 220 V、110 V、24 V 三种。透析装置常用的电磁阀一般是 24 V 直流直动式。另外根据阀芯的位置数量(称为位)和阀头通路的数量(称为通),透析装置常用的电磁阀又可分为二位二通阀及二位三通阀(图 4-37)。

对于二位二通阀,当线圈通电时,产生的磁力吸起阀芯,阀门打开;当线圈断电时失去磁力,在底部弹簧的作用下推动阀芯,阀门关闭。通过多个这种电磁阀开关状态的配合,就可以改变透析装置水路中液体的流动方向。对于二位三通阀,在线圈未通电时,在弹簧的作用下,阀芯所处的位置会让一个通道打开,此通道为常开通道,常用 NO(normally open)表示,另一个通道关闭,为常闭通道,常用 NC(normally close)表示;线圈通电时,阀芯移动到另一个位置,此时阀的通路状态与断电时相反。

对于直流电磁阀,如果线圈内没有串联其他电子元件,则连接电源线时可以不区分正负极。线圈中电磁铁的位置决定了线圈通电时阀芯动作的方向。

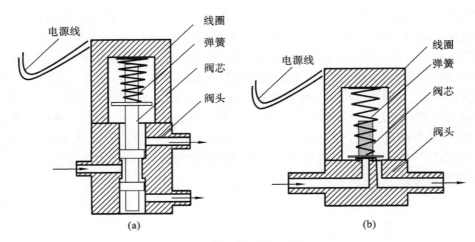

图 4-37　电磁阀结构示意图
(a)二位三通阀;(b)二位二通阀。

5.旁路模块

　　旁路模块一般由多个电磁阀(旁路阀)及监测部件组成。透析装置为了保证透析安全,设计了很多监测项目,包括透析液的温度、电导率、流量、压力以及漏血(用于监测血路部分的异常,其功能在水路部分实现)等。当透析装置发现这些监测项目有异常时,就会将透析装置水路与患者隔离,以避免可能造成的损害。透析装置中用于实现隔离功能的部件就是旁路模块。正常透析时,透析液流经透析器通过透析膜与患者血液进行物质交换,并且透析装置会提供一定的压力对患者进行超滤。当透析装置监测到水路异常时,通过切换旁路电磁阀状态,转为旁路状态。此时,透析液不再流经透析器,水路压力也不能再传递给透析器,从而保证了患者的安全。可以说,旁路模块是安全透析的"守护者"。

　　当前,透析装置旁路功能的实现主要有以下两种方案。一种是使用三个二位二通电磁阀(图 4-38(a)),正常透析时,电磁阀 V1、V2 打开,V3 关闭,透析液流过透析器与患者血液进行物质交换,当出现透析液或压力异常时,电磁阀 V1、V2 关闭,V3 打开,透析液便不再流经透析器。另一种是使用一个三位三通电磁阀和一个二位二通电磁阀(图 4-38(b)),正常透析时,三通阀 V1 的 ab 端打开,ac 端关闭,同时 V2 打开,透析液流经透析器与患者血液进行物质交换。当出现异常时,三通阀 V1 的 ab 端关闭,ac 端打开,同时 V2 关闭,透析液不再流经透析器。理论上使用两个二位二通电磁阀比使用一个三位三通电磁阀的可靠性更高,因为两个二位二通电磁阀同时出现故障的可能性很低,而三位三通电磁阀一旦出现故障,就相当于两个二位二通电磁阀同时出现故障。

　　透析旁路功能的可靠性主要依赖于旁路电磁阀的可靠性,而旁路电磁阀作为透析装置水路的一部分,其出现故障的概率并不比水路中的其他部件低。当其他部件出现故障时,透析装置可以依靠旁路电磁阀来保证患者的安全,但是旁路电磁阀出现故障时,透析装置的安全就失去了保障。如果旁路电磁阀 V2 在透析过程中出现故障,不能打开,此时由于图 4-38(a)中的 V3 和图 4-38(b)中 V1 的 ac 端是关闭状态,透析液无处可去,在供液压力的驱动下,就会透过透析膜进入患者体内,形成反超。虽然透析装置会因为出现压力或流量警报而

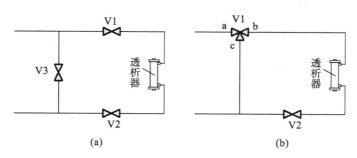

图 4-38　旁路模块结构示意图

转为旁路状态,但由于一方面透析液的流量比较大(500 mL/min),即使是很短的时间,反超量也会比较大;另一方面,从电磁阀 V2 出现故障到引发压力或流量警报之间的时间长短取决于不同机器,有的可能相对较短,有的则可能较长。尤其是对于采用非平衡腔式供液的透析装置,直到引发 TMP 警报之后,透析液才会停止供给,如果操作人员又试图强行解除警报的话,反超量就会相当大。如果图 4-38(a)中的电磁阀 V3 因为机械故障不能关闭或关闭不严,或者图 4-38(b)中的三位三通电磁阀 V1 在进入透析状态时无法由 ac 端接通切换为 ab 端接通或切换不到位,造成 ac 端和 ab 端同时处于半开状态,都会出现透析液全部或部分不经过透析器而被旁路流掉,造成透析不充分。更严重的情况是在透析治疗时,如果透析液出现高温或电导率低警报,此时机器会转为旁路模式,但如果图 4-38(a)中的 V1 不能关闭,甚至 V1、V2 都不能关闭,又或者图 4-38(b)中的 V1 不能由 ab 端打开、ac 端关闭切换为 ac 端打开、ab 端关闭,则透析液仍然会流入透析器,此时不仅存在反超的风险,患者还可能因为高温或低渗透压而溶血。

由于旁路功能的重要性,大部分透析装置在进行自检时都会检测旁路阀的状态及密封性,但仅靠自检并不能保证旁路功能在整个治疗过程中不出现故障,因此有些透析装置还采取了一些其他措施,用于在透析治疗过程中检测旁路电磁阀的状态。贝朗透析装置会全程监测旁路电磁阀的控制电压,从而判断它的状态是否与运行逻辑相符,但它仅是一种间接手段,无法发现电磁阀本身的故障;日机装在旁路电磁阀出口处装有泄漏检测电极,以监测电磁阀是否有透析液流过;东丽 TR-8000 系列及贝尔克 Formula 系列透析装置在旁路管道上装有流量监测计,以监测旁路电磁阀的开闭是否正常。当检测到旁路状态异常时,透析装置会停止运行,从而保证治疗安全。

6. 超滤系统

大部分血液透析患者都存在肾功能衰竭或完全丧失,无法排出体内水分,只能通过透析装置的超滤功能来清除体内多余水分。透析装置超滤系统的主要功能就是准确地完成超滤,帮助血液透析患者排出体内多余水分,避免水钠潴留及心力衰竭等并发症的发生。

透析装置的超滤方式从第一代 Kolff 转鼓系统使用 1800 mg/dL 浓度的葡萄糖,利用渗透压进行不可控的超滤,到之后单纯使用负压超滤,即所谓"压力控制"超滤。这种方式需要操作者手动调节超滤的压力,所以超滤的精准性一直是之前透析治疗所要解决的问题。随着中分子理论的提出以及膜技术的发展,为了更精确地控制超滤,1972 年第一台"容量控制"的透析装置面世。

目前透析装置的超滤系统都属于容量控制类型。透析装置超滤系统一般由透析液容量监测/平衡模块与超滤实施模块组成。所谓"容量控制"超滤,即使用者直接设定超滤容量,透析装置在保证透析器出入液体平衡的情况下,由超滤实施模块(如超滤泵)按设定值进行超滤,这一过程由透析装置自动完成。超滤的精度由容量监测/平衡模块的精度和超滤实施模块的精度共同决定。按实现方式不同,透析装置超滤系统可分为固定腔体类和非固定腔体类(表 4-11)。

表 4-11　常见超滤系统分类

分　　类	形　　式	应用厂家
固定腔体类	平衡腔	费森尤斯、贝朗、东丽、尼普洛
	复式泵	日机装
	硅油泵	尼普洛
非固定腔体类	差分质量流量计	贝尔克
	电磁流量计	金宝

1) 固定腔体类

(1) 平衡腔系列

平衡腔超滤控制系统主要包括以平衡腔模块为主的密闭回路和超滤泵。平衡腔模块的精度与超滤泵的精度对超滤的精确性起决定性作用。平衡腔模块一般由 2 个腔体和 8 个电磁阀组成,每个腔体都由一块膜片分隔成新鲜液区和废液区。平衡腔工作周期一般分为两步。第一步:A 腔体新鲜液侧接收透析液配制模块送来的新鲜的透析液,同时排出另一侧的废液;B 腔体的两个区域分别与透析液供给管路、透析器、透析液回流管路构成一个密闭系统,送出的新鲜液量等于回流的废液量,因此透析液进出平衡腔的量是平衡的,平衡腔的名字也由此而来。第二步,当 B 腔体内的新鲜透析液用完之后,在流量信号的控制下,通过切换 8 个平衡腔电磁阀的开闭状态,实现 A、B 两个腔体的工作状态切换,由 A 腔体向透析器供液,B 腔体接收配制的新鲜透析液(图 4-39)。

贝朗 Dialog+系列、费森尤斯 4008/5008 系列、东丽 TR 系列、尼普洛 SURDIAL 55/NCU-18 系列的超滤系统都采用了平衡腔方案。它们的超滤功能实现的原理基本相似。即在依靠平衡腔保证透析液出入平衡的前提下,使用高精度的超滤泵实现精确的超滤。

①贝朗 Dialog+系列。贝朗 Dialog+系列的超滤系统主要由平衡腔和超滤泵组成。贝朗 Dialog+系列的单个平衡腔容量是 100 mL,膜片位置的测量是由与膜片相连接的膜位移传感器完成的,为了保证膜片移动的同步,由膜位移传感器的信号来调节流量泵 FPE、FPA 的转速,单向阀 DDE、RVDA 起到稳定进出平衡腔流量的作用,使得在平衡腔切换的那一刻,透析液流量也没有中断。当两个膜达到极限位置时,位移传感器会达到一个固定数值(16000~30000),控制电路就控制平衡腔电磁阀进行切换,实现两个平衡腔体工作状态的互换。

贝朗、东丽和尼普洛等品牌透析装置所用的超滤泵都为柱塞泵,只是单个行程的吐出量不同,贝朗 Dialog+系列单个冲程量为(223±3) μL。每个泵的数值不同,在泵上标示有相应的数据。

柱塞式超滤泵的结构如图 4-40 所示,柱塞与驱动节通过销钉由一个特殊轴承相连。当

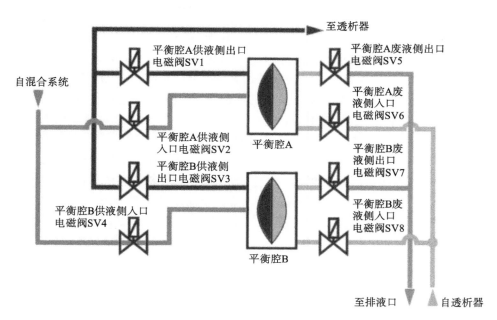

图 4-39   平衡腔工作原理示意图

驱动节旋转时,泵头安放角决定了柱塞的冲程长度(吸量)。柱塞的运动是复合运动,即柱塞在旋转的同时也在泵腔内来回地往复运动。

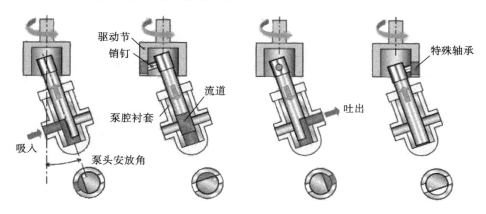

图 4-40   柱塞式超滤泵结构及原理示意图

当柱塞的流道朝向泵腔吸入口时,伴随柱塞旋转,泵腔容积逐渐增大形成局部真空,液体被吸入,柱塞继续旋转后退。当柱塞的流道错开泵腔吸入口时,吸入过程完成,柱塞变为旋转前行。随着柱塞旋转,当柱塞流道向泵腔吐出侧靠近时,泵腔容积逐渐减小,液体被压缩排出。当柱塞流道错开泵腔的吐出口时,吐出过程完成。柱塞变为旋转后退,开始下一次吸入过程。

②费森尤斯系列。费森尤斯系列的超滤系统主要由以平衡腔为主的密闭回路和超滤泵组成。费森尤斯系列单个平衡腔的容量是 30 mL。平衡腔的切换是以流量泵驱动电路上截取的电流增加脉冲为基准的。以第一周期为例,第二个腔室充满的瞬间,即该腔室的膜片到达平衡腔的腔壁时,废液侧压力增大,导致流量泵的力矩增大,进而导致流量泵驱动电流增大,机器通过在电路上截取到此电流上升脉冲,控制平衡腔电磁阀的切换,平衡腔两个腔体

153

状态互换,进入下一个周期。在两个周期的转换期间,即每当平衡腔一侧充盈,膜片紧贴腔壁时,所有阀关闭 150 ms。通过测定平衡腔切换周期,在已知平衡腔容积的条件下,即可计算出透析液流量,如当平衡腔切换间隔为 3.6 s 时,透析液流量为 500 mL。

以平衡腔为主的密闭回路保证了透析液出入的平衡,在此基础上使用超滤泵定量抽取液体,实现精确的超滤功能。费森尤斯系列透析装置超滤泵为固定容量的膜式泵。泵的传动线圈与电磁阀线圈相似,膜片与中心杆一端相连,中心杆另一端穿过弹簧放入传动线圈。线圈通电时,产生的磁力使中心杆克服弹簧力的作用向后移动,带动膜片实现吸液的动作;当线圈不通电时,中心杆在弹簧力的作用下向前移动,带动膜片实现排液的动作。通过两个安装方向相反的单向阀在膜片的吸力与推力的作用下,依次完成液体的吸入与排出(图4-41)。正常情况下超滤泵单个冲程容量为 1 mL。超滤泵的运动频率决定了超滤速度,因此机器在超滤时是通过检测超滤泵的动作次数来计算超滤量的。为了保证整个超滤系统的密闭性,机器每 12.5 min 会对水路进行压力保持测试。

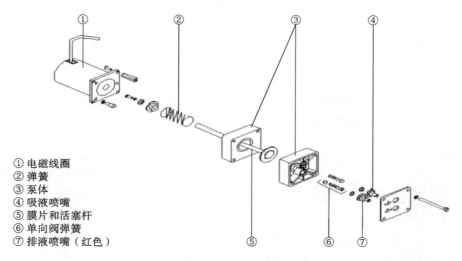

① 电磁线圈
② 弹簧
③ 泵体
④ 吸液喷嘴
⑤ 膜片和活塞杆
⑥ 单向阀弹簧
⑦ 排液喷嘴(红色)

图 4-41 费森尤斯膜式泵结构示意图

③东丽 TR-8000 系列。东丽 TR-8000 系列的超滤系统主要由以平衡腔为主的密闭回路和超滤泵组成。其单个平衡腔容量是 505 mL,透析时,两个腔体工作状态不同,分为填充和供液,共有四个时间,分别为 A、B 平衡腔的填充和供给时间。流量泵和负压泵的流量分别固定为 750 mL/min 和 700 mL/min。通过透析液流量调节阀控制透析液的流量,假设透析液的流量为 500 mL/min,A 平衡腔为配液填充状态,B 平衡腔为供液状态,平衡腔切换周期为 60 s。A 平衡腔配液填充的时间为 40 s(500/750×60),剩余 20 s 为透析液混合时间。也可以通过查看流量计两次信号切换的间隔确定填充时间。B 平衡腔供液时间为 60 s,平衡腔切换的时机由流量开关来控制,当供液腔体新鲜液供完时,流量计浮子掉下,触发平衡腔切换动作。流量开关两次信号的间隔时间就是平衡腔实际的切换时间。

在通过平衡腔保证出入液体一致的情况下,使用柱塞超滤泵进行超滤。由于超滤泵每转的吸量是已知的,东丽 TR-8000 系列的超滤泵单个冲程量为 0.5 mL。根据目标超滤量,就可以计算出超滤泵的转速。TR-8000 系列透析装置使用光耦计数器监测超滤泵的实际转速,计算出实际超滤量,当实际转速与理论转速出现偏差时,机器会发出警报。由于超滤泵本身的原因,出现实际超滤量与理论超滤量有偏差时,可以在系统设置中进行±20%范围内的补正。

④尼普洛 SURDIAL 55/NCU-18 系列。尼普洛 SURDIAL 55/NCU-18 系列超滤系统主要由平衡腔和超滤泵组成。尼普洛 SURDIAL 55 的单个平衡腔容量是 500 mL，NCU-18 为100 mL。平衡腔的切换是根据流量计的状态触发的。

在通过平衡腔保证出入液体一致的情况下，使用柱塞超滤泵进行超滤。由于超滤泵每转的吸量是已知的，根据目标超滤量，就可以计算出超滤泵的转速。尼普洛使用两个并列的光耦计数器来监测超滤泵的实际转速与转动方向。

（2）硅油泵系列

硅油泵超滤系统由硅油泵和硅油腔组成。硅油腔分为硅油房、新鲜透析液房以及废液房三个部分。硅油腔总容积为 620 mL，其中硅油房为 260 mL，剩余的为新鲜透析液房和废液房容积之和。透析装置中有两套独立的硅油泵和硅油腔，分别处于配液状态和超滤状态。当其中一个硅油腔进行透析液配比时，另一个硅油腔进行供液和超滤。当配液时，硅油泵通过从硅油房中吸出硅油，实现浓缩液的吸入。由于硅油腔容积是固定值，供水流量也为固定值，所以硅油腔填充时间也为固定值，配液完成后，压力开关状态为"开"。当流量感应开关和压力开关的状态都为"开"时，A、B 硅油腔切换供液状态。当超滤时，硅油泵在每个供液期间，通过从硅油房中吸出定量的硅油，实现超滤目标。由于硅油腔容积是固定值，透析液流量也为固定值，流量泵的流量为 700～750 mL/min，以透析液的流量为 500 mL/min 为例，单个硅油腔除水完成时间约为 42 s。完成时，透析液停止流动，流量感应开关状态为"开"。A、B 硅油腔切换供液状态。目前有尼普洛 NCU-12 机型使用该方案。

（3）复式泵系列

复式泵超滤系统主要由复式泵和超滤泵组成。复式泵是一个具有两个相同容积泵室的柱塞泵（图 4-42）。一个泵室向透析器提供透析液，另一个泵室将透析液从透析器中排出。它有两个工作状态，分别为供液和排液。供液时复式泵腔体内柱塞向左移动，左侧腔体内的压力上升，供液侧入口单向阀关闭，出口单向阀打开，向平衡系统提供透析液；右侧腔体内压力下降，废液侧入口单向阀打开，出口单向阀关闭，透析液废液进入右侧腔体。排液时复式泵腔体内柱塞向右移动，左侧腔体内的压力下降，供液侧入口单向阀打开，出口单向阀关闭，

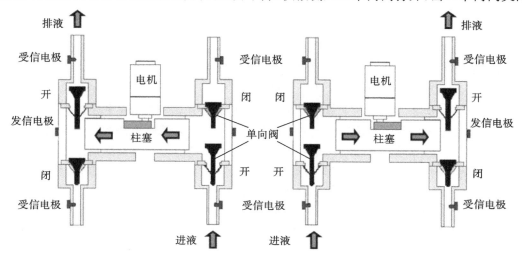

图 4-42　日机装 DBB 系列复式泵工作原理

新鲜透析液进入腔体;右侧腔体内压力上升,废液侧入口单向阀关闭,出口单向阀打开,腔体内的废液被排出。复式泵的每个泵室配置了发信电极,在其出口配置了受信电极,通过监测受信电极信号的电压值和切换频率对单向阀的开闭情况以及透析液流量进行监测。只要柱塞两侧横截面积相同,同一个柱塞左右两侧的瞬时速度一定相同,因此两侧排量一定相同。

日机装 DBB 系列透析装置使用复式泵超滤系统(图 4-43),超滤泵为陶瓷柱塞泵,单个冲程的排量约为 0.78 mL(出厂定标精确到小数点后第三位)。陶瓷柱形活塞在电机及偏心轴的带动下往复移动,腔体上、下各有一个单向阀,分别为排液阀和进液阀。当陶瓷柱形活塞向左移动时,腔体容积变大,同时进液阀打开,排液阀关闭,液体进入腔体。当陶瓷柱形活塞向右移动时,腔体容积变小,进液阀关闭,排液阀打开,液体排出腔体。与复式泵相同,脱水泵泵头有发信电极,两侧出口有受信电极。单向阀闭合/打开时,相应受信电极的电压值不应超出设定值,如果电压超出设定值,则认为单向阀闭合/打开不充分,机器会发出故障警报。

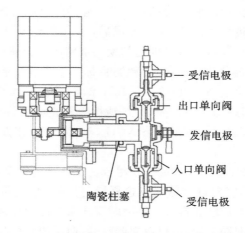

图 4-43　日机装 DBB 系列超滤泵结构示意图

2) 非固定腔体类

(1) 差分质量流量计

根据科里奥利力原理设计的差分质量流量计,管道的振动受到外加电磁场驱动,有固定的频率,因而流体在管道中受到的科里奥利力仅与其质量和运动速度有关。而质量和运动速度即流量的乘积就是需要测量的质量流量。

贝尔克 Formula 系列透析装置超滤控制模块的差分质量流量计应用的就是科里奥利力原理。流体在旋转的管道内流动时会对管壁产生一个力,但要使流体通过的管道围绕固定轴线以角速度旋转显然不实际,所以将管道的圆周运动切割下一段圆弧使管道在圆弧内反复旋转,即将单向旋转运动变成双向振动,也能使管道受到科里奥利力的作用。科里奥利力与流体质量、流体的运动速度,以及旋转体系的角速度有关。

如图 4-44 所示,差分质量流量计有两根 U 形管,新鲜透析液从一根 U 形管进入透析器,废液从透析器进入另一根 U 形管,新鲜透析液与废液的流向相反。受到线圈产生的磁场驱动,两根 U 形管进行固定频率的振动。当流体从一端流向另一端时,U 形管内的科里奥利力使管中点前后两半段产生方向相反的扭曲,进而产生相位差。测出扭曲量即偏转角的大小,通过两个传感器分别记录进出端的相对位移振荡,就可得知质量流量,通过信号处理,可以实现不间断的超滤量监测与计算。

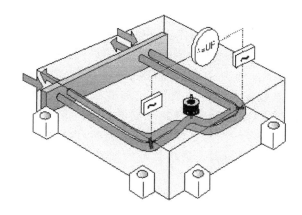

图 4-44　贝尔克 Formula 系列差分质量流量计工作原理示意图

(2)电磁流量计

以金宝 AK 系列为代表的透析装置的超滤系统由电磁流量计与流量泵及负压泵组成。金宝 AK 系列是基于法拉第定律来测量液体流速的。液体垂直于磁力线穿过电磁场,通过切割磁力线的机械运动将机械动能转化为电能,会在垂直于磁场和液体流向的方向上产生一个电压。根据法拉第定律,该电压与液体流速、磁场空间大小、液体流经区域的大小相关联。超滤单元(UF Cell)包括两个形状相同的管路(通道 1 和通道 2),各自位于固体铁氧磁芯内,周围包裹着线圈。电流经过线圈时会产生电磁场。当透析液流经磁场时,它所在的管路会产生一个低电压。每条管路内都装有铂电极来测量电压,超滤单元固定了液体通过的截面大小、磁场空间的大小,因此电压与通过超滤单元的液体流速成正比。这个原始微弱的电压经过超滤测量单元自身的预放大电路放大,得到一个与通过超滤单元液体的流量相对应的电压值,供主板监测处理计算,从而得到流过超滤单元各个通道的准确流量。

如图 4-45 所示,流量泵与负压泵配合,一方面生成设定的透析液流量,另一方面产生适当的压力进行超滤。超滤控制系统根据通道 1 检测流入透析器的透析液流量,通道 2 检测从透析器流出的透析液流量,超滤率=通道 2 流量-通道 1 流量。根据测量到的超滤率反馈控制负压泵转速,使实际超滤率达到理论超滤率。为了避免超滤单元两个通道的测量偏差导致超滤不准,机器在治疗过程中每 30 min(首次为上机后 5 min)进行一次测量偏差校正,对两个通道进行零流量(透析液不经过超滤单元)与相同流量(透析液不经过透析器,依次进入超滤单元的两个通道)检测,得到两个通道的测量偏差并进行补正。如果两个通道测量偏差过大,系统会报技术错误。

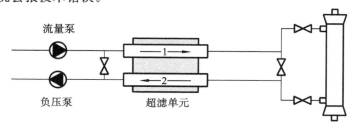

图 4-45　金宝 AK 系列电磁流量计超滤系统示意图

7. 漏血监测模块

漏血监测模块用于监测透析器是否发生了破膜、断丝或封口不严,发生这些情况时患者血液中的红细胞穿过破损的膜而进入透析液中。由于原理不同,有些透析装置的漏血监测模块只有在透析液侧检测到一定浓度的完整红细胞时,才会触发漏血警报。有些透析装置的漏血监测模块在患者血液发生溶血现象、红细胞破裂后穿过透析膜时,也能触发漏血警报。在规定最大透析液流量、超滤流量、置换液流量(若有)下,漏血速率的最大报警限值应≤0.35 mL/min(血细胞比容为32%)。发生漏血警报时,透析装置应能发出声光警报,同时关停血泵,并阻止透析液进入透析器。透析装置的漏血监测模块一般安装在透析器下游管路上。

透析装置漏血监测模块主要由光源发射/接收部分、监测管路及光-电转换电路组成。一般在透析装置废液侧管路的两端/两侧安装光电传感器,传感器的发光侧发出光源,光源经过管路中的液体到达接收侧,传感器的接收侧将接收到的光源转换为电压信号,透析装置安全监测系统根据电压的变化情况来判断从透析器中排放出来的液体中是否有血液(图4-46)。

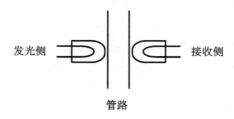

图 4-46 漏血监测模块结构示意图

漏血监测模块按光源不同分为两种。第一种是双光源装置,即同时使用红光和绿光。当接收侧的红光转换电压不变,绿光转换电压下降时,漏血警报被触发。当接收侧红、绿光转换电压同时下降时,漏血传感器污浊警报被触发,说明透析液中有大量气泡或者检测部位管路被结晶、蛋白覆盖(图 4-47)。此类型装置由于使用的是普通的红、绿光,因此当透析器中血液出现溶血或被监测管路中有红色液体时,也能触发漏血警报。

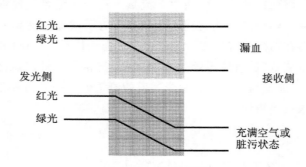

图 4-47 双光源漏血监测器工作原理示意图

第二种是单光源装置,即只使用一种光源,一般是红外线(白光)。通过接收侧接收光源转换电压的下降幅度来判断是漏血警报还是污浊警报(图4-48)。此类型装置由于用的是红外线光源,当管路液体中含有红色液体(溶血或颜料)时不会触发漏血警报。

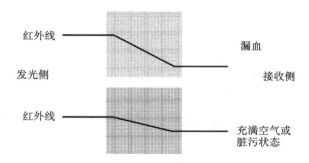

图 4-48　单光源漏血监测器工作原理示意图

各品牌透析装置漏血监测模块使用的光源类型见表 4-12。

表 4-12　各透析装置品牌漏血监测模块光源类型情况

使用双光源漏血监测器透析装置品牌	使用单光源漏血监测器透析装置品牌
费森尤斯、贝朗、日机装	金宝、贝尔克、东丽、尼普洛

8. 透析液过滤模块

从 Babb 和 Scribner 在 1971 年提出"中分子假说"以及 Henderson 提出血液滤过（HF）的概念至今,已经有 40 多年了。随着技术的不断发展,血液透析滤过（HDF）的模式也从最初的使用非在线制备的置换液、平均置换液量为每次治疗 9 L、后稀释模式,发展到现在的在线 HDF、配对 HDF 以及推拉式 HDF。在线 HDF 因其更高的中大分子清除率、更好的生物相容性、更佳的临床预后等优势,在临床得到了广泛的使用。

任何方式的 HDF、HF 都有大量的置换液注入患者血液,所以置换液必须无菌无热原。早期使用的挂袋式置换液是通过高压灭菌法来保证置换液无菌无热原。一方面由于使用挂袋式 HDF 的透析装置,其置换液和患者体内多余水分的去除都要依靠超滤泵来实现,而超滤泵的脱水能力是有限的;另一方面挂袋式 HDF 使用的成品置换液的成本远高于在线制备的置换液成本。因此挂袋式置换液的注入量受到了限制,无法满足临床的要求。而且随着血液透析中心的规模不断扩大,挂袋式置换液在储存、管理等方面出现许多问题。直至 20世纪 80 年代,Henderson 等学者第一个通过使用透析液过滤器来过滤透析液,实现了在线制备置换液,才解决了上述问题。

根据中华人民共和国医药行业标准 YY 1272—2016《透析液过滤器》定义,透析液过滤器与血液透析装置配合使用,其工作原理是利用空心纤维膜的作用,清除透析液中的内毒素、微生物和不溶性微粒。该标准规定,其过滤性能包括三个方面:①经透析液过滤器处理后的透析液,每毫升中含 10 μm 及以上的微粒不得超过 25 粒,含 25 μm 及以上的微粒不得超过 3 粒;②透析液过滤器的微生物滤除性能应符合制造商的规定,且滤过液的细菌总数应不大于 1 CFU/10 mL;③透析液过滤器的微生物滤除性能应符合制造商的规定,且滤过液细菌内毒素含量应小于 0.03 EU/mL。目前在临床上对于透析液过滤器还有一个常用称呼,为内毒素过滤器（endotoxin retentive filter,ETRF）。

一般由 ETRF 和安装支架组成模块使用。ETRF 膜的性质、使用的环境、使用的时间等都会直接影响其性能,如果使用不当反而会变成污染源,因此需要对其进行恰当的管理。国家药品监督管理局也将其列入"6845 体外循环及血液处理设备"目录,作为三类医疗器械,进行严格监管。

1) 透析液过滤器的特性

目前 ETRF 的截留分子质量为 6000~75000 Da。该截留尺寸足以去除大部分内毒素,ETRF 的膜材料基本上与市售高通量透析器的膜材料相同,都为合成膜。由于各个厂家测试 ETRF 的方法有差异,单从其截留分子质量的值来看无法直接断定该值是否越小越好。内毒素是两亲分子(参考第 7 章 1.2 内毒素),可以通过 ETRF 膜材料的疏水特性吸附清除内毒素。所以膜材料的疏水性强弱会直接影响其吸附特性。通常膜材料的疏水特性与材料中的聚乙烯吡咯烷酮(polyvinylpyrrolidone,PVP)含量有关,PVP 的含量越低,膜的吸附能力越强。因此膜的疏水性也成为判断 ETRF 性能的参数之一。

2) 透析液过滤器的过滤方式

透析液过滤器的过滤方式即内毒素过滤器在透析装置水路中的连接方式,分为两种:①错流过滤,特点是进水水流切向地(平行地)通过膜,水和极少部分的溶质透过膜作为产水流出,而绝大部分的溶质和部分水直接排出,错流过滤有一个进水流和两个出水流。②全量过滤(死端过滤)是指进水全部垂直地通过膜,留下颗粒在膜上。从防止污染物在 ETRF 膜进液一侧聚集的角度考虑,一般会采用错流过滤的方式。或者在治疗过程中对透析液进行全量过滤,在清洗消毒中通过电磁阀的开闭,使用足够流量的反渗水冲洗 ETRF 来达到防止污染物累积的目的。对于配备两支 ETRF 的透析装置来说,既有第一支 ETRF 使用全量过滤模式,第二支 ETRF 使用错流过滤模式进行过滤的方式(如费森尤斯 4008 系列、贝朗 Dialog+系列);也有两支都使用全量过滤模式进行过滤的方式(如日机装 DBB-07、东丽 TR 系列、贝尔克 Formula 系列、尼普洛 NCU-18)。部分 ETRF 品牌及参数见表 4-13。

表 4-13　部分 ETRF 品牌及参数

	Diasafe	Diacap	EF-01	EF-02	U8000s	U9000	Forclean
材料	PS/PVP	PS/PVP	PEPA	PEPA	PAES/PVP	PAES/PVP	PES
面积/m^2	2.2	1.2	1.0	1.0	2.1	2.4	1.5
膜厚/μm	45	40	30	50	50	45	30
内径/μm	190	200	210	210	215	190	200
KUF /(mL/(h·mmHg))	300	270	580	480	未知	未知	未知
消毒上限温度/℃	95	95	98	98	100	100	100
内毒素阻止性能	LRV≥3	未知	LRV≥3	LRV≥3	LRV≥3.5	LRV≥3.5	未知
细菌阻止性能	LRV≥8	未知	LRV≥8	LRV≥8	LRV≥7	LRV≥7	未知
灭菌方法	ETO	γ射线	γ射线	γ射线	流动蒸汽	流动蒸汽	ETO
更换频率	12 周	900 h	750 h	750 h	1 个月	1 个月	400 h

注:PS 为聚砜;PVP 为聚乙烯吡咯烷酮;PEPA 为聚酯多元醇;PAES 为聚芳醚砜;PES 为聚醚砜;LRV 为对数下降值;ETO 为环氧乙烷。

3）透析液过滤器完整性测试方法

为了确保 ETRF 的安全使用，一般使用以下两种方法进行透析液过滤器完整性测试。①在每次治疗前对 ETRF 进行完整性测试；②通过规定 ETRF 的更换时间防止其失效的故障排除法来保证 ETRF 的安全性（各品牌 ETRF 都同时规定了最长使用时间和最多使用次数，任何一个指标达到了使用上限，都要求进行更换）。

透析装置的 ETRF 的完整性测试一般是压力保持测试，通常在 ETRF 膜的一侧打入空气加压，然后通过开闭电磁阀观察压力变化情况。在正常情况下，空气会慢慢弥散通过半透膜，在规定时间内压力会缓慢下降。对于破损的 ETRF 膜，压力会下降得很快，当压力在一定时间内下降超过一定范围时，完整性测试失败。

当 ETRF 膜的孔径大于 0.45 μm 时，压力保持测试可以通过，但细菌内毒素可通过膜，所以通过规定 ETRF 的最长使用时间，防止由于膜孔径增大造成 ETRF 膜无法对细菌内毒素进行有效滤过的情况。

4）透析液过滤器性能实验

日本透析医学会（JSDT）出版的 ETRF 管理标准指南中提出了 ETRF 的性能实验方法。针对 ETRF 内毒素以及细菌"阻隔"能力进行实验。使用对数下降值（logarithmic reduce valve，LRV）来表达 ETRF 的性能。LRV＝$\log_{10} X$（X 为实验试剂中物质浓度/ETRF 出口试剂物质浓度）。对细菌来说，对数下降值（logarithmic reduction valve，LRV）要大于 7，内毒素的 LRV 要大于 3。且该指南规定测试时需使用缺陷短波单胞菌（*Brevundimonas diminuta*，ATCC19146/NBRC14213），同时规定了该细菌的培养条件。

需要注意的是，如果测试液中的物质浓度存在差异，会对 LRV 造成非常大的影响。仅根据 LRV 的计算数值，确定 ETRF 的性能是存在风险的。

5）消毒试剂对透析液过滤器的影响

ETRF 不仅在治疗过程中需要对透析液进行过滤处理，每次治疗结束后还会经历清洗消毒。清洗消毒使用的试剂类型、浓度、频率、温度和时间都会影响 ETRF 的使用性能。对于膜材料内含有聚乙烯吡咯烷酮（PVP）亲水剂的 ETRF，长时间使用次氯酸钠消毒液会溶解 PVP，从而导致膜的孔径变大而无法维持其性能。

有学者检测了消毒液对 ETRF 性能的影响，对使用次氯酸钠消毒液的两个不同类型（分为 A 和 B）膜材料的 ETRF 进行检测，发现对于 A 类型的 ETRF，使用次氯酸钠消毒液会造成膜的超滤系数下降，形成堵塞。相反的是，对于 B 类型的 ETRF，使用次氯酸钠消毒液会造成孔径增大，超滤系数上升。虽然文中并未详细提到 A、B 两个类型 ETRF 的膜材料，但可以根据膜材料的疏水特性进行判断得出，膜材料中不含 PVP 的 ETRF，使用次氯酸钠消毒液可能会造成超滤系数下降；对于膜材料中含有 PVP 的 ETRF（如 PS 膜），使用次氯酸钠消毒液会造成超滤系数上升。因此，几乎所有型号的 ETRF 都规定了使用次氯酸钠消毒液的最高浓度和最多次数。对于使用过氧乙酸类的消毒液，过氧乙酸会对膜两端的灌封剂造成影响，导致膜通孔的堵塞。不同型号 ETRF 材料及耐受消毒液浓度见表 4-14。

表 4-14　不同型号 ETRF 材料及耐受消毒液浓度

消毒液	Diasafe	Diacap	EF-01	EF-02	U8000s	U9000s
	PS/PVP	PS/PVP	PEPA	PEPA	PAES/PVP	PAES/PVP
次氯酸钠	<0.1%	<0.1%	<0.4%	<0.4%	<0.5%	<0.5%
柠檬酸	<0.8%	<2%	<2%	<2%	<2%	<2%

有的消毒液中添加了表面活性剂,其在 ETRF 内的残留也很令人担忧。原则上含有表面活性剂的消毒剂是不能用在 ETRF 上的。另外,当透析装置安装有 ETRF 时不建议使用除铁剂。使用这些药剂应与更换 ETRF 的时机进行配合。消毒剂的影响不仅体现在膜材料上,它还会使 ETRF 中空纤维之间的灌封剂(聚亚安酯)发生劣化。

6) 透析液过滤器的更换频率

ETRF 的更换频率一直是一个很有争议的问题。Tetsuya Kashiwagi 等学者通过比较三种不同类型 ETRF 使用 12 个月后的情况,发现虽然经过 12 个月的使用,细菌内毒素浓度均低于仪器检测的最低值,内毒素的对数下降值也都大于 3,但这与该中心进入 ETRF 的透析液的细菌浓度低于 10 CFU/mL,内毒素浓度低于 0.1 EU/mL 有关。除此之外我们不能忽视长时间使用对膜的超滤系数以及强度的影响,而且文中也没有提到长时间使用对膜吸附性的影响。

根据最新版 ISO 23500:2019 中对超纯透析液的细菌、内毒素浓度上限的规定,超纯透析液细菌浓度<0.1 CFU/mL,内毒素浓度<0.03 EU/mL。应该根据产品的使用要求定期更换 ETRF,这样才能有效地将细菌、内毒素浓度控制在安全的范围内。

7) 透析液过滤器连接点污染问题

对于所有透析装置来说,ETRF 和透析管路的接头可能是潜在的污染风险来源。传统的汉森(Hanson)接头(与常见透析器快速接头结构相同),可能会被污染而且很难对其进行有效清洗和消毒,所以目前已不推荐使用此类型接头。虽然越来越多的厂家也设计了新型的接头取代传统的汉森接头,但对于仍然使用传统汉森接头的 ETRF,如何对其进行消毒还是我们需要解决的问题。有学者定期使用超声清洗的方法对此类接头进行消毒,可以使接头上细菌、内毒素的浓度低于仪器检测的最低值。

4.8　附 加 组 件

在透析治疗开始前,需要设置一些参数,如血流量、超滤速率、透析液电导率和透析液温度。通常,在治疗中这些参数很少被调整。目前的透析装置已配置了用于控制患者血容量、体温和血压的不同反馈系统。这些系统的成功运用,起到了从血流动力学角度来对患者进行管理的效果。随着科学技术的发展,未来的透析装置会向操作更加便利、功能更加完善的方向发展,令透析治疗效率更高。

透析患者平均年龄的增长以及其他并发症(尤其是心血管疾病和糖尿病)的发生,显著影响了患者的临床状况和对血液透析治疗的耐受性。此外,血液透析是一种高效的短时治疗,增加了血流动力学不稳定的风险。

可以利用连续和无创的监测系统对透析治疗中患者的血流动力学或生物化学参数进行检测并进行反馈控制,可以减少透析治疗期间患者血流动力学不稳定情况的发生。反馈系统的基本组件是传感器、执行器和控制器。传感器是用于测量受控变量(如血容量、温度等)的装置,执行器根据控制指令进行控制(如温度、超滤速率、电导率等),控制器根据数学模型连续地将测量的输出变量与参考输入相比较并发出指令传送到执行器执行,以减少差异。

要实现反馈控制有很多难点,其中一个是通过执行器和受控变量之间的相互作用,被控制的行为可以是非线性的和随时间变化的。在这些情况下,需要更复杂的控制系统,这些控制系统必须能够识别过程的行为,并在控制开启时持续更新信息数据。这种复杂系统被称为自适应控制系统。

目前,有三种常见于临床透析装置的反馈系统,一个是血容量的反馈控制,一个是热平衡的反馈控制,再一个是血压的反馈控制。使用这三种系统的目的都是提高治疗时患者的心血管稳定性。主要通过提高患者的耐受性来提高透析质量。随着生物工程技术、传感器技术、计算机技术的发展,透析装置必定能从更多角度为透析质量的提升做出贡献。

1. 血容量监测控制

大多数肾衰患者体内过量的液体存在于组织间质中,而血管内容量通常增加很少。在透析治疗中超滤液的直接来源是血管内的液体,同时组织间质中的多余液体移动到血管内。当超滤速率高于液体从间质组织进入血管内的速率(血浆再填充速率)时,血容量就会降低,容易发生低血压。也就是说,透析期间超滤速率和血浆再填充速率之间的差异就是血容量的变化。

血容量的下降通常被认为是透析期间低血压的起始事件。肾衰患者的血容量减少程度因患者而异,同一患者不同透析治疗时的血容量变化也有差异。透析期间血容量的变化还受到透析时体位变化、透析时的运动和透析时摄食等各种其他因素的影响。

虽然血容量减少被认为是透析期间低血压发生的起始事件,但只有心血管代偿机制不能补偿血容量减少时才会发生低血压。主要的心血管代偿机制是通过静脉收缩减少静脉容量以及主动增加动脉紧张、心率和动脉收缩的方式实现的。静脉收缩促进静脉回流,有助于维持全身充盈压,而小动脉血管收缩有助于维持血压。此外,小动脉血管收缩可降低毛细血管压力,从而促进血管再充盈。一些研究者认为血浆再充盈作为心血管补偿机制并不仅仅是一种被动机制。液体从组织间质转移到血管内受斯塔林(Starling)力影响。因此,可以通过升高血浆钠浓度来提高血浆渗透压从而提高血浆再填充速率。

另外左心室功能不全和左心室肥大的患者在收缩期或舒张期容易发生透析中低血压,因为这些患者维持心输出量的能力较差。由于血容量下降或血压下降以及心血管代偿机制的激活受自主神经系统影响,患有自主神经病变的患者(通常是长期糖尿病的结果)也存在透析期间低血压风险。

血容量基本上由两个部分组成:血浆和红细胞。红细胞占据的血容量被称为血细胞比容(Hct)。由于血液的微观非均质性和两相性质,微循环中的血细胞比容低于大血管(Fahreus-Lindqvist 效应),并且由于微循环和小静脉中所占据的血容量占总血容量的很大一部分,从大血管取样的血细胞比容与静脉或动脉采样的显著不同。使用 F 细胞(F cells)

比例来测量红细胞的非均匀和可变分布,总血细胞比容与大血管血细胞比容比例的平均值为 0.85。

只有同时测量血细胞比容、红细胞中分布的化学物质的浓度(如血红蛋白),以及血浆中分布的物质的浓度,如血浆蛋白或伊文思蓝(Evans-blue dye),才能分析容量的相对变化。Van Beaumont 技术和 Dill-Costill 技术是两种使用最广泛的血容量分析技术。在 Dill-Costill 方程中,假设 F 细胞比例保持不变,虽然局部血流重新分布时可能发生相当大的红细胞偏移,但血红蛋白的量不会发生变化。

在 Van Beaumont 方程中,假设在透析中细胞体积变化,但假设红细胞的体积保持不变。这种广泛使用假设的优点是,只要测量初始(记为 0)的血细胞比容,其后只需测量之后的血细胞比容(记为 1)以估计血容量(dBV,RBV)的相对变化:

$$\Delta BV = [(Hct_0/Hct_1) - 1] \times 100 = RBV - 100 \tag{4-33}$$

通常在血液中注射指示剂的帮助下测量血容量和血容量的变化。从注射指示剂的量和稀释指示剂的浓度,可以计算出稀释因子和血容量。对于血容量变化的测量,红细胞或总蛋白(血浆蛋白+红细胞蛋白)可以用作内部标志物。

由血细胞比容变化计算血容量变化的方法如图 4-49 所示。

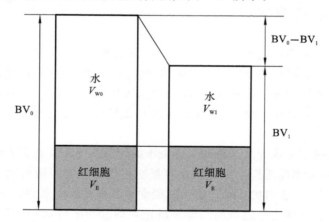

图 4-49　由血细胞比容变化计算血容量变化的方法

已知时间 0 时测量的血细胞比容 Hct_0 和时间 1 时的 Hct_1,使用下式计算血容量变化:

$$V_E = Hct_0 \times BV_0 = Hct_1 \times BV_1 \tag{4-34}$$

$$BV_1/BV_0 = Hct_0/Hct_1 \tag{4-35}$$

$$dBV = (BV_0 - BV_1)/BV_0 = 1 - Hct_0/Hct_1 \tag{4-36}$$

大多数基于血细胞比容和血红蛋白测量的血容量监测技术依赖 Van Beaumont 假设。然而,测量总蛋白的技术更依赖 Dill-Costill 假设,其中红细胞和血浆之间的液体转移对全血性质没有可测量的影响。

假设在治疗期间血管中的标志物(血红蛋白或总蛋白)的量不会改变。这个假设在一般情况下是正确的,但也有例外情况,因为红细胞可能会螯合。超滤导致血浆和组织间隙中的白蛋白浓度差异,白蛋白将从血管间隙扩散到组织间隙,这会影响血管中蛋白的总量。来自内脏和脾脏的血液汇集和(或)释放不会影响标志物在总血容量中的量,但仍将改变其在血管腔中的浓度。

透析装置的制造商采用了不同的相对血容量变化(dBV,RBV)的测量方法,这些测量可以通过 100％的恒定偏移量轻松转换(式(4-33))。

血容量变化对透析中血压变化有较大的影响,因此测量并了解透析治疗中血容量的变化有助于对血压变化进行一定程度的干预。1970 年,Kim 等学者通过放射性标记红细胞测量血容量。此后,许多研究致力于开发适用于监测血液透析治疗中血容量的方法。

1) 血容量的连续测量方法

可以使用不同方法连续监测血细胞比容或总血蛋白:电导率法、光密度法、血液黏度法和物理密度法。

(1) 电导率法测量血容量

电导率法是 19 世纪末血细胞比容测量的一种方法。在那时,全血的电导率是血清电导率、血细胞数(血细胞比容(Hct))和温度的函数。使用现代技术可以在很宽的频率范围内完善测量。学者 Gram 发表了实验和计算的数据,显示血液电导率与血清电导率的比值和血细胞比容之间的关系。学者 Visser 研究表明血液流经血管的阻抗与速度有关。这是由红细胞流动的方向和形状变化引起的。通过脉动流动,可以记录阻抗脉冲。

学者 Thomasset 描述了用体外循环回路中的电导率传感器测量血细胞比容和血细胞比容的变化。透析期间由于超滤,总蛋白、血脂含量和血细胞比容发生变化。由于电解质向透析液转移,血浆电导率也发生变化。为了分离这两种效应并校正血浆电导率变化的全血电导率,可以应用三种不同的方法。

学者 Stiller 使用了一套由两个电导率传感器、两个温度传感器和血浆过滤器组成的系统,证明了超滤和盐水输注对血容量有影响。

学者 Thomasset 提出了一种基于全血电导率测量的高频和低频系统。高频下的电导率反映了血浆电导率,而全血电导率则在低频下测量。

学者 Polaschegg 提出了通过透析液新鲜液和废液中电解质差异导致血浆电导率变化的计算方法。电导率测量通常需要电极,使用特殊的血路管形成血液的闭合电路,可使用无接触式的电导率传感器。全血电导率不仅对血容量的变化敏感,而且能反映由渗透压变化引起的红细胞体积的变化。

(2) 光密度法测量血容量

光吸收法是血红蛋白浓度测量的标准方法。溶血血液的光吸收符合朗伯-比尔定律,公式如下:

$$I = I_0 \times e^{-Ecd} \tag{4-37}$$

式中:I_0——入射光强度;

　　I——通过有色溶液后的光强度;

　　E——消光常数;

　　c——浓度;

　　d——光通过的路径长度。

对于恒定的路径长度,测得的光强度是浓度的指数函数。

因此,血红蛋白浓度变化的光学测量可用于透析中血容量变化的测量。全血中血红蛋白包含在红细胞中。在高血红蛋白浓度下,体外循环中的血红蛋白浓度在使用光学法时会受到阻碍,光密度呈非线性。光学传输函数与血细胞比容的非线性是由多次散射效应引起的。在血细胞比容非常低时,光子只被红细胞分散一次,然后被吸收到测量系统。学者

Twersky 提出的理论基础描述了实验结果,随着红细胞数量的增加,光子在到达传感器之前主要是散射而不是被吸收的可能性增加,导致光密度降低。为了克服这个问题,必须选择被红细胞强吸收的光线。当光测量被限制在窄锥角(主要是未散射光)时,在 Hct 为 0.2 和样品厚度为 0.15 mm 时,在 632 nm 波长处光密度饱和。学者 Steinke 和 Shepherd 测量 Hct 为 0.6 时的光密度,如学者 Twersky 所描述的理论,曲线是非线性的。由于血红蛋白的光吸收差异很大,通过测量两个间隔很近的波长来消除散射效应。Lipowski 等学者使用 520 nm 和 546 nm 波长的光,两个波长都是等吸收点(isobestic point),可以消除氧饱和效应。与 500~600 nm 之间的波长相比,805 nm 等吸收点处的光学吸收低。相对较厚的血液层可以被穿透,并且散射占主导地位。散射取决于红细胞的大小和形态。在透析中,红细胞大小受电解质浓度的影响,如果血浆电解质浓度改变,这可能引起红细胞膨胀或收缩。Tomita 等学者发现测量散射光的角度分布与血细胞比容的变化有关。在 Hct 为 0.5 时,135°时强度最大,说明后向散射(back scattering)占主导地位。当内径为 2.6 mm 的血路管中的流速发生变化时,尽管剪切速率变化小于 $100~s^{-1}$,作为散射角函数的光强度也发生了变化。当血流停止时,红细胞趋于聚集。聚集影响光散射,因此可以用来测量聚集时间依赖的函数,这个参数与沉淀时间相当。

血细胞比容也可以在后向散射或反射模式下进行测量,这种方法主要是为氧饱和度测量而研发的。通过与光源不同距离处测量的后向散射强度的比例计算血细胞比容。后向散射受红细胞溶胀的影响。Mendelson 等学者估计红细胞 5% 的溶胀会导致波长为 660 nm 和 805 nm 处光密度比例的 10% 的差异。

学者 Cullis 使用连贯的激光灯进行测试。Maurice 等学者描述了在 805 nm 波长处具有两个 LED 的流通传感器(flow-through sensor)和两个收集直角散射光的接收器。一个额外的 LED 接收器用于温度补偿,另一个 LED 接收器用于测量氧饱和度。采用光纤技术可以改善不稳定性的补偿,这些技术成本低。学者 Winfried 描述了一种采用两对传感器和发射器来补偿漂移的方法。

实际的血红蛋白传感器必须考虑氧饱和度、散射、流量和流量脉动,光发射变化和接收器灵敏度随时间而变化。对于全血来说,氧饱和度的问题可以通过测量等吸收点(大约 805 nm)处或附近的吸光度来解决。在等吸收点,光吸收与血红蛋白的氧饱和度无关。Wilkinson 等学者成功地将该方法用于记录血容量变化。Mancini 等学者使用了相同的方法证明,血红蛋白含量为 70~100 g/L 时光吸收的线性依赖关系。为了弥补散射效应,学者 Adamo 在光学传感器周围使用反射涂层。Paolini 等学者发表了对该传感器的评估,该传感器已成为 Hemoscan® 模块(Hospal)的一部分。学者 Krivitski 和 Starostin 采用离轴散射并解决了流量依赖问题。由于传感器和传感器形状的单次使用和公差的影响,使用单一波长不能测量绝对血细胞比容。当使用正常血路管时,血泵在转动时的脉冲也会增加测量误差。学者 Zdrojkowski 和 Pisharoty 提出了光散射理论,并提出使用反射面来抑制血细胞比容对光散射分布的影响。

通过 Crit-Line 可以测量绝对血细胞比容以及氧饱和度。使用多波长技术可以实现这一点,该技术采用等吸收点 805 nm 和 1310 nm 波长处的光,可选用 950 nm 波长和特别设计的比色杯。另外,用 660 nm 波长的光测量氧饱和度,评估算法使用常量和脉动光信号,现在主要用于感测体外循环中的血细胞比容。

（3）血液黏度法测量血容量

血液黏度随血细胞比容的变化而变化。Greenwood 等学者在体外实验中证实该效应可用于测量血容量变化。学者 Polaschegg 设计的系统通过体外循环中的泵前动脉压和静脉压计算血容量变化和内瘘压力变化。

（4）物理密度法测量血容量

全血密度与水略有不同,差异主要是由总蛋白和红细胞引起。由于红细胞蛋白占比很高,所以透析期间全血中蛋白的总量可以假定为恒定,因此可用于测量血容量的变化。

机械振荡器(mechanical oscillator)成功地将血液密度用于记录血容量的变化。由于相当复杂的机械系统需要对测量系统进行特殊的准备和消毒,所以这种方法从未被广泛接受。

声速的传播取决于介质的密度。血液密度和压缩性是总蛋白浓度(TPC)的线性函数,它是血浆蛋白浓度(c_p)加权血浆分数和平均血红蛋白浓度(MCHC)加权红细胞分数的总和。血容量计算如下:

$$TPC = c_p \times (1 - Hct) + MCHC \times Hct \tag{4-38}$$

这种效应在 Bradley、Sacerio 以及 Bakke 等学者的全血实验中得到证实,其发现血细胞比容与声速之间呈线性关系。Roob 等学者开发了一种能连续测量体外循环血液密度的装置,并成功用于临床。学者 Polaschegg 获得了此技术的相关专利。费森尤斯公司的血容量监测就是根据密度变化计算血容量变化。

2）不同血容量测量方法的比较

除光学方法外,所有其他的方法都需要测量血液温度。光学和电导率方法对由电解质引起的渗透压变化敏感,因为这些改变会改变红细胞的体积。必须通过多波长和(或)多传感器技术来补偿。密度法对全血中的总蛋白敏感。尽管在治疗时血容量变化曲线的形状可能相同,但不同的透析装置在治疗过程中的血容量值可能会有不同的结果。

3）反馈控制

生理变量的反馈控制应基于影响血液透析的三个因素,即透析液成分、透析液温度和超滤量。系统处理单个摄动(perturbation)的反馈控制(如透析液温度或超滤量),称为单输入单输出(SISO)系统;反馈控制两个摄入(如透析液成分和超滤量),称为多输入多输出(MIMO)系统。最新的透析装置已能对这三个主要参数同时进行反馈控制。

（1）相对血容量

体外血容量与血管内容量之间的关系可能会根据心血管系统的参数(如顺应性、蛋白和红细胞质量)而改变。衡量绝对血容量的金标准是基于使用放射性标记红细胞的指示剂稀释法。在透析过程中不可能连续测量绝对血容量。通过用盐水稀释法或者改变超滤速率等相对血容量监测技术可用于在选定的时间点内测量绝对血容量。

（2）临界血容量

临界血容量和阈值的概念来自 Kim 等学者在该领域早期的研究之一。作者研究了 22 次治疗,其中在 9 例低血压患者中,有 7 例的绝对血容量低于 2800 mL,这相当于特定血容量低于 50 mL/kg。低血压患者的血容量减少(24±5)%,而稳定治疗患者的血容量减少(20±9)%。值得注意的是,尽管有 1 例患者的血容量为 3800 mL(57 mL/kg),血容量仅减少了 18%,但仍出现了低血压的症状。这个"异常值"包含了重要的信息。只要血容量的下降不会导致中心静脉压和右心动脉压显著下降,那么血容量的下降对血压的影响就很小。

（3）临界血浓缩

RBV 或血细胞比容阈值的概念消除了测量绝对血容量的需要。血液透析过程中红细胞的数量基本保持不变,血细胞比容的变化与血容量的变化呈负相关关系（式（4-33））。因此,临界血容量可以通过测量临界血细胞比容或临界蛋白浓度的临界血浓缩来确定。

有研究支持相对血容量阈值,并且报道没有发现相对血容量与发生低血压之间的关系。这些差异可能是由于超滤开始时患者体内水分过多和液体分布发生变化,这将影响相对血容量变化以及相对血容量阈值的计算,但不会影响在临界血容量处测量的血细胞比容。在一项对 93 次透析治疗结果进行的研究中,16 例患者中有 12 例在血细胞比容达到患者特异性阈值时表现出复发性透析间并发症。血细胞比容阈值的概念不完全符合相对血容量阈值的概念。如果红细胞数量恒定,那么临界血容量处的血细胞比容也是恒定的。然而,血细胞比容过低和液体分布的不同程度（以及相应的血容量变化）会影响相同和恒定的血细胞比容阈值。这个概念的一个实际关注点为是否可以通过足够的一致性来确定阈值。由于使用促红细胞生成素或出血,可能会违反恒定红细胞数量的基本假设。这些阈值的另一个问题是它们可能不涉及平衡状态。无论使用血容量阈值还是血细胞比容阈值,透析开始后血细胞比容都会发生变化。

（4）相对血容量的曲线

在恒定的超滤速率下,理想的相对血容量曲线呈下抛物线形。在透析开始时,相对血容量的斜率大,随着治疗的进行,斜率变小。基于这种考虑,假设超滤持续不断,斜率突然下降表明血管再填充减少,会增加透析期间发生并发症的风险。De Vries 等学者证明了透析中血压下降的患者比血压没有下降的患者血容量下降更快。Steuer 等学者证实了这一观察结果。

（5）血容量轨迹

一般认为,在透析后 2 h 和接近治疗结束时血流动力学不稳定的风险增加。其中一个解释是在恒定的超滤速率下在治疗结束时观察到血容量的过度下降,因此建议在治疗开始时刺激血管再填充,以防止超滤结束时血容量的过度下降。使用单超是增加血管再填充的方法之一,但对于维持性肾衰患者,不建议在治疗开始时进行单超。在治疗开始时使用高超滤速率会使胶体渗透压梯度快速增加而导致血管再填充速率增加,在治疗后期降低超滤速率,防止血容量过度下降。以治疗后期稳定血容量为特征的血容量轨迹可用指数函数描述。

4）应用

在市售透析装置中,日机装、金宝、贝朗和费森尤斯等品牌透析装置都有血容量监测系统（部分具备反馈控制功能）,大部分是作为透析装置的选配存在。

（1）金宝和日机装的血容量控制系统

金宝和日机装的血容量控制系统通过调整透析液成分和超滤速率来控制 RBV 变化的轨迹。控制系统控制的参数包括超滤速率和透析液电导率。不同患者单位超滤量引起的血容量变化值需要提前输入机器。改变透析液电导率的基本原理是钠浓度对细胞外液、血管再填充和血容量的影响。通过高透析液钠浓度,血管再填充得到增加。基于体重变化和治疗时间的目标值,系统确定透析中血容量变化的轨迹。最大超滤速率通常不超过 2 L/h。根据电导率处方和设定范围控制治疗期间的电导率的变化;根据超滤目标和相关参数控制治疗期间超滤速率的变化。如果血容量不能保持在允许波动区域内,系统会出现警报。采用这种控制系统获得的超滤曲线和电导率曲线不是光滑的。通常,超滤速率在治疗开始时高于平均值,在治疗结束时逐渐降低。

对于金宝和日机装的系统,透析开始时的相对血容量为 0。在进行血容量反馈时,需要进行 6～10 次的透析治疗,计算出该患者单位脱水量对应的 ΔBV(对于金宝为 BV/TWL,相对血容量减少量除以总体减轻重量),然后在治疗开始前将该值输入透析装置,血容量反馈系统通过不断调整透析液电导率和超滤速率,控制实际血容量沿着理想血容量轨迹变化。

在治疗期间血容量反馈系统要完成 3 个目标:①将相对血容量保持在理想的血容量变化轨迹的一定范围内;②达到设定的总超滤量;③避免治疗期间钠失衡。在透析开始时,超滤速率通常超过平均超滤速率。当实际相对血容量低于理想相对血容量时,超滤速率也会降低而透析液电导率升高;当实际相对血容量高于理想相对血容量时,超滤速率也会降低而透析液电导率升高。当控制目标超出范围时,装置会发出提示,提醒操作人员目标无法达成。

(2) 费森尤斯血容量控制系统

该控制系统基于临界相对血容量的定义和超滤速率的下降。但是该系统不会跟踪预定义的血容量轨迹,也不会达到预设的血容量值。通过以下规则连续测定超滤速率来实现脱水:①必须在治疗时间内完成设定的超滤量;②初始超滤速率设定为恒定超滤速率的两倍;③如果 RBV 下降超过初始相对血容量(100%)和临界 RBV 之间距离的一半,则超滤速率线性下降。如果 RBV 下降没有低于当前和临界 RBV 之间距离的一半,该算法提供了超滤速率的线性降低,其中超滤开始于恒定超滤速率的两倍并且在超滤结束时达到零超滤速率治疗。当 RBV 低于当前和临界 RBV 之间距离的一半时,超滤速率进一步降低,超滤速率在透析结束时不再为零。该反馈系统不能对透析液电导率进行控制,但是可以与 BTM 提供的温度控制系统结合使用。

对于费森尤斯的血容量控制系统,在透析治疗开始时,默认相对血容量为 100%。在患者使用血容量监测进行透析治疗时,工作人员需要观察并记录这几次治疗的相对血容量变化以及透析治疗时的血压变化情况,在对患者血容量变化和血压变化有很好的了解之后,可以设定相对血容量的临界值,低于该值时患者在治疗期间就更容易发生低血压。血容量监测系统的目标是将实际的相对血容量保持在相对血容量的临界值的安全一侧,相对血容量的临界值可以随着时间的推移进行调整。对于费森尤斯 5008 系列的系统可以使用临界血容量 adaption 模式和 UF control 模式对临界血容量进行粗调和精调。对于新患者,首先需要使用 adaption 模式,打开 adaption 模式后,在前 2 h 的治疗时间里,机器会控制超滤速率使血容量快速下降至接近目标血容量值。在之后的几次治疗中需要使用 UF control 模式对临界血容量的设定进行精调。如果在治疗前 2 h 实际血容量低于目标血容量的话,那么系统会提示将临界血容量的设定降低 1%,同时提高超滤速率。

在透析期间,根据特定的算法,血容量监测器对超滤速率进行调整。在透析开始时,血容量监测器根据相对血容量的临界值水平将 RBV 下降分为绿色、黄色和红色区域。在绿色区域,超滤速率是平均超滤速率的两倍,超滤速率持续线性下降。当 RBV 下降到相对血容量的临界值的一半时,达到黄色区域,此时超滤速率减小。达到红色区域表示已达到相对血容量的临界值,超滤速率降至最低。一般情况下,当 RBV 上升时,超滤速率增大。如果由于达到相对血容量的临界值,设定的超滤量无法达到时,系统会发出警报。

（3）贝朗血容量控制系统

贝朗 Dialog IQ 中的血容量控制系统称为 Biologic Fusion，它与其他几款机器不同的是，它的反馈是基于血容量和血压两个数值。

Biologic Fusion 一共有四个部分：第一部分系统会评估过去 120 min 治疗时间内的收缩压，比较测得的收缩压与预设的收缩压低限，得出低血压风险值 1；第二部分系统会评估治疗最近 10 min 内血容量的实际值，得出低血压风险值 2；第三部分系统会综合评价这两个低血压风险值；第四部分系统得出相应的超滤速率。

在设定的界面里，可以选择 Fusion 模式，也可以选择 Light 模式，还可以关闭不使用。Fusion 模式根据血容量和血压两个值进行反馈，Light 模式只根据血压进行反馈。治疗时，在达到 65% 的超滤总量之前，机器每 20 min 测一次血压，在达到 65% 之后，变为每 30 min 测一次。如果收缩压下降至收缩压低限的 1.25 倍时，则每 5 min 测一次血压，同时停止超滤，只有当血压恢复后超滤才能重新开始。

为了计算超滤速率，系统每 5 min 都需要测量一次收缩压数值，当没有收缩压数据时，机器会根据特定的曲线进行超滤，这条曲线称为主要曲线。主要曲线是根据患者的历史治疗血压生成的，如果该患者没有历史记录，系统内还预存了三条主要曲线进行超滤的控制。

在治疗时只要血容量或血压值中任一数值下降超出设定范围，系统就会自动调节超滤速率。

（4）血容量控制系统的比较

金宝与费森尤斯的血容量控制系统的理论基础有所不同。由费森尤斯系统测得的 85% 的 RBV 对应于金宝、日机装系统数值为 -15% 的 RBV 变化（ΔBV）。这两个值可以用式（4-33）进行转换。金宝血容量控制系统中使用的目标超滤减少量与费森尤斯血容量控制系统中的临界血容量是不同的概念，不能混为一谈。

费森尤斯的血容量监测模块和金宝、日机装的血容量监测模块在原理上有所不同。一项研究比较了两种装置的连续 RBV 测量结果，并且发现这两种装置测量的结果都与从实验室测得的血红蛋白变化获得的 RBV 结果不同。因此，透析装置测得的相对血容量变化应该被认为是对真实实验室测得的相对血容量变化的粗略估计。此外，这项研究表明，来自不同透析装置的相对血容量结果是不可互换的；不同厂家的透析装置根据超滤和血容量之间关系的概念，采用完全不同的方法来处理个体血容量过程。金宝和日机装使用的是可变的 end-HD 相对血容量的概念，随总超滤量的变化而变化，而费森尤斯使用固定的相对血容量的临界值，与透析期间的超滤总量无关。

（5）关于相对血容量监测的讨论

监测相对血容量变化的当前技术假定血容量表现为单腔。动脉、静脉和微循环容量，不同器官系统中包含的血容量，所有容量都被集中到一个单一血容量中。因此，测得的血容量下降并不能表明这些血容量真的减少了。然而，为了防止血压下降和确保舒张期充盈，重要的是保持高的中心静脉压。这个问题由 Krivitski 等学者提出，表明用盐水稀释技术测量的中心血容量的下降在透析治疗时发生并发症的概率更大（(22±12)% 与 (14±13)%），即使绝对中心血容量在治疗结束时是可比的（(1120±500) mL 与 (1130±440) mL）。

同一患者在相同治疗条件下的相对血容量变化从一次治疗到另一次治疗，以及未能确定有用的相对血容量阈值可能与初始血容量的变化有关。这种变化的可能性可能被低估了。假定患者的临界血容量为 4.5 L。患者 A 的初始血容量为 5 L，因此治疗结束时的相对血容量为 90%(dBV＝－10%)。在治疗患者 B 时,患者的血容量为 5.25 L(与患者 A 相比仅有 5% 的差异)。为达到相同的 4.5 L 临界血容量,最终的相对血容量必须达到 85.7%(dBV＝－14.3%)。绝对血容量的测量可以帮助识别绝对血容量阈值。

当前的血容量监测在透析期间能连续测量血红蛋白、血细胞比容或总蛋白浓度。这些测量值在临床实践中的可靠性取决于其反映的总血容量(TBV)变化的准确性。相对血容量装置基于血管中血液成分的总质量是恒定的假设,并且血液成分在整个血管内均匀混合。然而,这个假设并不正确,因为全身血细胞比容低于中心血细胞比容,并且在透析期间全身与中心血细胞比容之比(F 细胞比例)升高。这表明在透析期间,可能作为心血管补偿机制,血液从微循环移位到中心循环。因此,相对血容量的测量会显著低估透析期间的总血容量的减少,血细胞比容测量不足以反映透析期间真实的血管内容量变化。

影响基于总蛋白测量的相对血容量测量装置的准确性的其他已知因素包括在治疗期间使用白蛋白或其他含蛋白的液体。对于基于血红蛋白系统测量相对血容量的系统,输注红细胞会使相对血容量下降。此外透析期间的食物摄取以及运动和身体位置的改变都会对相对血容量产生影响。

2. 置换液量自动控制

在进行 HF 或 HDF 治疗时,需要设定置换液量,置换液量的设定影响治疗的安全性和有效性。与 HD 相比,HDF 治疗的过滤分数(filtration fraction,FF)更为重要,它定义为超滤速率与血浆水流量的比例。然而,在临床实践中,通常使用血流量(Q_B)代替血浆水流量。临床使用的公式以及本文中进一步使用的公式如下:

$$FF＝Q_{conv}/Q_B×100\% \tag{4-39}$$
$$FF＝[(Q_{subs}＋Q_{UF})/Q_B]×100\% \tag{4-40}$$

Q_{conv}、Q_{subs} 和 Q_{UF} 分别为对流量、置换液流量和超滤量,单位为 mL/min(或 L/h)。对于后稀释 HDF,置换液流量越高,对流量就越高,FF 也越高。滤器内血液浓缩成比例地增加,可能导致血液凝固,透析器通透性能改变。在 EUDIAL 小组最近的一份报告中,建议 FF 为 20%~25%。对于使用具有自动置换液流量控制的装置,FF 可以达到 30%。目前,尚不清楚 FF 在日常临床实践中对最大化流量是否有帮助。如果有帮助,可以通过重新排列式(4-39)或式(4-40)找到所需的对流量:

$$Q_{conv}＝Q_{subs}＋Q_{UF}＝FF×Q_B/100 \tag{4-41}$$

最终对流体积(V_{conv})的估算如下:

$$V_{conv}＝Q_{conv}×治疗时间 \tag{4-42}$$

当设定的血流量较高时,实际血流量可能与设定血流量有较大的偏离。如果 FF 的计算基于设定值,则可能低估实际过滤分数。假设 FF 为 30%,血流量设定为 400 mL/min,置换液流量为 0.30×400＝120 mL/min。假设实际血流量与设定血流量偏差为 10%,则 FF 为 $(120/[400×0.90]×100)＝33.3\%$。其次,如上所述,实际 FF 还取决于血细胞比容(Hct)和总蛋白浓度(TP,g/dL):

$$Q_{pw}＝Q_B×(1－Hct)×(1－0.0107TP)] \tag{4-43}$$
$$Q_B＝Q_{pw}/[(1－Hct)×(1－0.0107TP) \tag{4-44}$$

由于血浆水流量与透析装置设定的血流量有差异,所以相应的过滤分数也不同。假设两例患者,他们治疗时的置换液流量为 100 mL/min,血流量为 400 mL/min。根据式 (4-39),FF 为 25%,如果患者 A 的血细胞比容为 0.35,患者 B 为 0.40,则其对应的血浆水流量分别为 260 mL/min 和 240 mL/min。

由于 HDF 治疗是一个动态过程,随着治疗时血液黏度的增加,在治疗开始时 FF 可以相对较高,但是在治疗临近结束时可能无法达到相同的 FF。

表 4-15 显示了 8 个常用不同品牌的透析装置置换液设定项的相关内容。

表 4-15　不同品牌透析装置置换液设定项

	日　机　装		金　宝		费森尤斯	贝　朗	东　丽	
型号	DBB-07	DBB-EXA	AK-200	Artis	5008	Dialog+	TR-8000	TQS-88
可设定项	①置换液比例 ②置换液总量 ③置换液流量(L/h)		置换液总量	置换液流量(mL/min)	置换液总量	①置换液总量 ②置换液流量	①置换液总量 ②置换液流量	
计算公式	置换液比例＝Q_{subs}/Q_B		FF＝(Q_{subs}＋Q_{UF})/Q_B		—	FF＝(Q_{subs}＋Q_{UF})/Q_B	—	
其他控制方法	—	根据 Hct、TP、TMP 调节置换液量	根据 TMP 自动调节置换液量		根据 Hct、TP、TMP 调节置换液量	—	—	

日机装 DBB-07 和 DBB-EXA:可以设定置换液比例、置换液总量和置换液流量。置换液比例与过滤分数相似,但不考虑治疗时的超滤量。假设患者血流量为 300 mL/min,超滤速率为 480 mL/h,置换液比例为 25%,则对应置换液流量为 75 mL/min。然而,如果将超滤速率计算在内,FF 为 27.7%。此外,由于置换液比例是基于设定的血流量而不是实际血流量,实际 FF 可能更高。DBB-EXA 具备自动调节模式,治疗时可根据 TMP 自动调节置换液量。

金宝 AK-200 ULTRA S 和 Artis 均使用压力自动控制模式和置换液量控制模式。对于置换液量控制模式,AK-200 ULTRA S 系统设定的是置换液总量,而 Artis 中设定的是置换液流量。这两个型号都根据实际血流量显示 FF 值。

费森尤斯 5008 系列有两种补液方式,置换液自动调节模式(autosub plus),在已知患者的血细胞比容和总蛋白量的情况下,治疗时根据跨膜压自动调节置换液量。预估的置换液总量显示在机器上。如果不使用自动调节功能,可以手动设置置换液比例或置换液总量。FF 会自动调节,但不会显示在屏幕上。

贝朗 Dialog＋系列可以设置置换液流量或置换液总量。计算的 FF 也可以在设定界面中看到。

3. 血温监测控制和热能平衡

Maggiore 等学者研究发现相比血液透析,血液滤过治疗时的血压更稳定,由此认为透析期间低血压的发生与透析液或置换液的温度有关,而不是与治疗方式相关。但当透析液温度降低到 34～35 ℃会导致许多患者颤抖和不适。对基本物理学的考虑表明,为了控制或稳定体温,必须控制能量平衡而不是透析温度稳定。

透析中体温的变化受热能平衡和人体热容量的控制。热能平衡受到三个因素的影响:静息能量消耗(resting energy expenditure,REE)、对环境的耗散和体外循环中的能量平衡。

24 h 静息能量消耗的平均值通常用 kcal/24 h 或 cal/min 来表达。静息能量消耗通常为年龄、体表面积和性别的函数。最近的研究表明,静息能量消耗可以表达为净体重(lean body weight)的函数。

$$REE(W) = a + b \times w_b(kg) \tag{4-45}$$

$$REE(W) = 24.7 + 1.05 \times w_b(kg) \tag{4-46}$$

Webb 测量了在 8 h 睡眠时的静态条件下的能量消耗,并证实了静息能量消耗和体重之间的线性关系,用公式(4-45)表示。然而,24 h 静息能量消耗的平均值和 8 h 睡眠的结果是不同的。他得到常数 $a = 39.6$ W(平均 24 h),$a = 27$ W(睡眠),$b = 1.08$ W/kg(平均 24 h),$b = 0.82$ W/kg(睡觉)。

肾衰患者的静息能量消耗不仅与健康人不同,而且受到透析治疗的影响。Sehneeweiss 等学者研究了肾衰患者和健康人(体表面积 1.73 m²)的 REE,健康人为 0.96 kcal/min(67 W),肾衰患者为 1.03 kcal/min(71.9 W)。肾衰患者的数据在更宽的范围内变化。Ikizler 等学者报道了非透析日 75 kg 体重患者的 REE 为 1.18 kcal/min(82.3 W),比健康人群高 10%。在透析的第一小时里,REE 增加到 1.37 kcal/min(95.6 W)。Lange 等学者也报道了与透析前结合体温增加相比,透析后能量消耗的增加(82.3 W)。Lange 和 Garibotto 等学者研究了营养不良的患者使用生长激素对静息能量消耗的影响,平均体重约为 48 kg 的患者为 1256 kcal/d(60.9 W)。在使用生长激素期间,REE 增加了 5%。Avesani 等学者报道,未透析的糖尿病肾病患者的 REE 增加了 12%。

(1)通过血管收缩节约能量

环境的平均耗散能量等于静息能量消耗。可以估计血管收缩对能量耗散的贡献:在静息状态,能量通过蒸发(19%)、对流(15%)和辐射(66%)从皮肤耗散到环境中。能量通过血液从身体核心输送到皮肤。体温控制的一个重要机制是与外周阻力有关的皮肤灌注。在透析期间的体温控制,外周阻力受到超滤的影响。最大和最小皮肤灌注之间能量耗散的差异可以通过核心-皮肤热阻的数据、皮肤-环境热阻的数据(衣服),以及风速和环境影响进行预估。Kawashima 根据环境温度测量了皮肤、核心温度和静息能量消耗。对于由皮肤灌注控制的范围,我们可以计算热阻核心皮肤和皮肤环境。从 Kawashima 研究中,我们可以得到皮肤血流可控范围的数据:

REE = 65 kcal/h = 75.6 W

$T_{core} = 36.5$ ℃

$T_{emin} = 22.8$ ℃(最低环境温度下,最强的血管收缩)

$T_{smin} = 30.5$ ℃(在最低环境温度下的皮肤温度)

$T_{emax} = 34.8$ ℃(最高环境温度下,最弱的血管收缩)

$T_{smax} = 31.0$ ℃(在最高环境温度下的皮肤温度)

皮肤灌注的热阻(thermal resistance)用式(4-47)计算:

$$R_{csmin} = (T_{core} - T_{smin})/REE \tag{4-47}$$

式中:R_{csmin}——在最低环境温度下的核心-皮肤热阻。

为了计算由非热量导致的血管收缩引起的能量守恒,我们假设患者在 22.8 ℃的环境温度下最舒适并且在透析开始时血管完全舒张。总热阻则如式(4-48)所示:

$$R_{tot} = (T_{core} - T_{env})/REE \tag{4-48}$$

衣服的热阻(皮肤-环境的总热阻)通过 R_{tot} 与 R_{csmax} 的差值计算得出:

$$R_{cloth} = R_{tot} - R_{csmax} \tag{4-49}$$

假设由于超滤患者血管完全收缩。新的总热阻为最强的血管收缩 R_{csmin} 时衣服热阻与核心-皮肤热阻的总和:

$$R_{totUF} = R_{cloth} + R_{csmin} \tag{4-50}$$

消耗至环境的能量等于平衡时的静息能量消耗,由于血管收缩而减少:

$$E_{De} = (T_{core} - T_{env})/R_{totUF} \tag{4-51}$$

由于血管收缩导致的累积能量是通过静息能量消耗和环境中的能量耗散来计算的:

$$\Delta E = REE - E_{De} \tag{4-52}$$

对于上面提到的例子,我们得到以下结果:

$R_{csmin} = 0.079$ ℃/W

$R_{csmax} = 0.022$ ℃/W

$R_{tot} = 0.192$ ℃/W

$R_{cloth} = 0.169$ ℃/W

$R_{totUF} = 0.248$ ℃/W

$E_{De} = 58.3$ W

$\Delta E = 17.3$ W

这意味着超滤引起的血管收缩可以导致每秒最大 17.3 J(=17.3 W)的热积聚。如果患者在透析开始时血管没有充分舒张,热积累将会减少。

根据学者 Aschoff 的数据可以做出类似的估计。从他研究的图中可以获得关于核心-皮肤温差和热导的数据。采用与之前相同的方法,并假设体表面积为 1.75 m²,并具有相同的衣服热阻,我们得到最低和最高热阻之间的差异 $\Delta E = 16.7$ W,这与之前计算的数据非常吻合。

(2)体外热能平衡

透析器是一个完美的热交换器,血液在透析器内与透析液进行热交换。透析器中的能量平衡是动脉血温度 T_a 与透析液温度 T_{di}、血流量 Q_B、比热容 c 和血液密度 ρ 之间差值的函数。图 4-50 定性地显示了体外循环回路中的温度随透析液温度变化而变化。

在 37 ℃时,全血的比热容 $c = 3.64$ J/(g·℃),密度 $\rho = 1.052$ g/mL。体积热容量 $c_w = c \times \rho$;$c_w = 3.87$ J/(mL·℃)。透析器的能量平衡由式(4-53)计算:

$$\Delta E = (T_{bi} - T_{di}) \times Q_B \times c_w \tag{4-53}$$

在 400 mL/min 的血流量下,1 ℃温差导致每秒约 25 J 的能量交换。另一个是来自静脉血管中的能量损失。对于 20 ℃环境温度,内径和外径分别为 4.5 mm 和 6.5 mm,长度为 2.8 m 的标准 PVC 材料的血路管,能量损失 P_v 大约为 10 W。能量损失与血流量无关,仅与血液-环境温度差异以及血路管的长度和类型有关:

$$\Delta T = 60 \times P_v/(Q_B \times c_w) \tag{4-54}$$

将 P_v 和 c_w 的值代入,得

$$\Delta T = 155/Q_B \tag{4-55}$$

对于血流量为 200 mL/min,温度下降约为 0.78 ℃;对于血流量为 500 mL/min,温度下

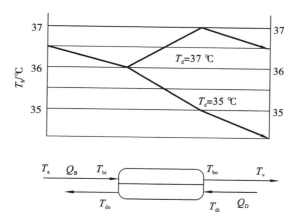

图 4-50　体外循环回路中的温度随透析液温度变化曲线

降约为 0.31 ℃。在没有再循环的情况下,患者相关的能量平衡可以根据动静脉温度差和血流量来计算:

$$\text{dEEC} = (T_a - T_v) \times Q_B \times c_w \tag{4-56}$$

由于透析器是一个完美的热交换器,$T_{bo} = T_{di}$,我们可以用 $T_{di} - \Delta T$ 代替 T_v 并得到

$$\text{dEEC} = (T_a - T_{di} + \Delta T) \times Q_B \times c_w \tag{4-57}$$

由于身体内的温度梯度,身体核心温度没有很好的定义。经典方法只允许在身体某一点进行测量,血液温度测量反映了身体核心的加权平均温度。权重因子与器官灌注有关。为了测量体外循环中的温度,必须根据再循环的影响校正动脉温度,T_b 为体温。

$$T_b = T_a + (T_a - T_v) \times R / (1 - R) \tag{4-58}$$

(3) 能量平衡和体温变化

不同患者的透析前体温(平均值)相差约 1.5 ℃,不同治疗之间的体温相差约 2 ℃。恒定的透析液温度会产生 ±80 W 的能量通量,大约等于静息能量消耗,远远超过皮肤血流量的生理控制范围。如果透析液温度未调整到患者体温,患者体温会受到透析液温度的影响。

式(4-53)和式(4-57)表明,向患者传递的热能与体外血流量和体温差值成正比。在没有任何生理反馈调节的情况下,这种能量会上升或下降,与患者体重的热容量成正比。身体的热容量是 $c_b = 3.11$ kJ/(℃ · kg)。设体重为 BW,身体的总热容量 $= c_b \times$ BW。

使用式(4-57)和身体的总热容量,可以计算单位时间的温差增量:

$$\mathrm{d}T_b / \mathrm{d}t = (T_v - T_a) \times (c_w \times Q_B) / (c_b \times \text{BW}) \tag{4-59}$$

在式(4-58)的帮助下用 T_b 表示 T_a,并得到

$$T_a = T_b \times (1 - R) + T_v \times R \tag{4-60}$$

将式(4-60)代入式(4-59)得到

$$\mathrm{d}T_b / \mathrm{d}t = (T_v - T_b) \times (1 - R) \times A \tag{4-61}$$

式中:$A = c_w \times Q_B / (c_b \times \text{BW})$。

T_{b0} 为透析开始时的体温指数:

$$T_b = T_v - (T_v - T_{b0}) \times e^{-(1-R) \times A \times t} \tag{4-62}$$

考虑到血管收缩(ΔE),在式(4-59)中增加了一个线性项,得到

$$\mathrm{d}T_b / \mathrm{d}t = [(T_v - T_a) \times (c_w \times Q_B) / (c_b \times \text{BW})] + \Delta E / (c_b \times \text{BW}) \tag{4-63}$$

合并得到

$$T_b = T_v + \Delta E / [(1-R) \times c_w \times Q_B] - \{(T_v - T_{b0}) + \Delta E / [(1-R) \times c_w \times Q_B]\} \times e^{-(1-R) \times A \times t}$$

$$(4-64)$$

图 4-51 显示了式(4-59)和式(4-64)的模型计算。上述推导表明,这些效应的大小与血流量成正比,与体重成反比。

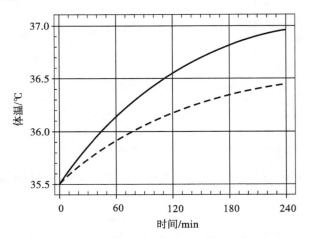

图 4-51　体温随透析治疗时间的改变

图 4-51 中实线为透析液加温和血管收缩,虚线为透析液加温;体重为 60 kg,血流量为 400 mL/min,T_d 为 37 ℃,ΔT 为 0.39 ℃,$T_{b0}=35.5$ ℃,$\Delta E=15$ W,$R=0.05$。

（4）热调节的生理学

生理学热调节通过血管收缩改变热量损失来保持体温接近个体设定温度和血管舒张。温度传感器位于皮肤和深部身体组织中。如果身体无法将中心温度保持在设定值附近的狭窄范围内,位于下丘脑的温度调节中心开始指导效应器出汗（正偏差）或发抖（负偏差）。Benzinger 研究表明出汗开始时的核心温度不仅取决于设定温度,还取决于皮肤温度。在透析过程中,压力感受器反射与温度反射相抗衡。压力感受器反射对皮肤小动脉起作用,但对皮肤小静脉不起作用,而热反射作用于两者。升温至少部分地消除了压力感受器反射引起的小动脉收缩,增加的皮肤血液引起血量转移到皮肤。因此,透析期间体温升高会引起血管不稳定。Maggiare 等学者讨论了热平衡与透析低血压之间的关系。

血液温度监测仪（blood temperature monitor,BTM）允许连续监测热能平衡和反馈控制体温。该装置无创地测量动脉和静脉血路管中的血液温度。血路管的表面温度由铂传感器测量。该传感器位于有源屏蔽外壳内,可最大限度减少对环境的热量损失。测量的动静脉温度（T_a,T_v)针对传感器和血管通路之间的温度下降进行校正。能量损失与血流量无关。因此,温度下降可以通过能量损失常数、内瘘与传感器之间的血路管长度用式(4-54)来计算。根据动静脉的温度（T_a,T_v)、血流量和血液热容量之间的差异,计算热能平衡。

为了监控体温,该设备能够测量再循环,并对此效果进行修正。该装置显示热能平衡和体温,作为控制装置,能控制热能平衡和体温。出于安全原因,该装置不能将透析液温度升高到设定值以上。

使用 BTM 可以定量测量患者相关的热效应。在热能平衡模式中,体外循环中的零热能平衡下记录 0.5 ℃ 的体温升高,而在体温控制模式中,为了保持体温,在 2.5 h 透析期间必须除去 100 kJ。这相当于每秒约 11 W 的平均能量移除,接近于通过血管收缩减少能量消耗的值。Keijman 等学者报道,使用单超治疗时,体温下降 0.25 ℃,能量去除率约为 31 W。当同样的能量去除程序用于常规透析时,体温下降 0.17 ℃,与单超降低体温无显著差异。Maggiore 等学者在一项多中心研究中报道了 0.9 kJ/(kg·h) 的体外热能去除以稳定体温。这与通过血管收缩进行能量保持是一致的。

4. 清除率监测

1) 光学法

通过光学方法监测血液透析剂量大约出现在 30 年前。最早使用高效液相色谱(high performance liquid chromatography,HPLC)技术,该技术利用紫外/可见(UV/Vis)光谱的数据进行分析。HPLC 用于分析血浆、尿液以及透析液中的物质。这也促进了对尿毒症不同致病分子的研究。

Boda 等学者利用标准的实验室光度计作为透析过程中溶质清除的测量方法。他们表明在透析液废液中使用 210 nm 波长的紫外光吸收呈指数下降。随着 20 世纪 80 年代中期光纤光学的引入以及 20 世纪 90 年代早期的单色器探测器的发展,近红外光谱(NIRS)在科学研究中变得更加强大。紫外和近红外光谱技术作为透析剂量监测工具的应用也前进了一步。

朗伯-比尔定律是指吸光度与物质的浓度成正比。当透析液废液通过比色皿(由紫外线透明材料如石英制造)时吸收的紫外线强度取决于透析液中溶质的浓度 c(mol/L),光程长度 l(m)和消光系数 ε(m^{-1}·(mol/L)$^{-1}$),消光系数为某一波长下的摩尔吸光系数。如果 I_0 是入射光的强度,并且 I 是穿过介质的透射光的强度,则吸光度(A)为

$$A=\log_{10}(I_0/I)=\varepsilon \times c \times l \tag{4-65}$$

如果 ε 对于一种物质是已知的,并且吸光度 A 是从测量中获得,则浓度为

$$c=A/(\varepsilon \times l) \tag{4-66}$$

当透析液废液中含有几种不同的吸光物质时,总消光系数是每种物质贡献的线性总和。然而,所有废液中物质并未被全部识别,并且在不同物质之间可能存在干扰,这使得很难确定每种溶质的浓度。通过双光束分光光度计获得的溶液的吸光度由朗伯-比尔定律给出:

$$A=\log_{10}(I_0/I_{r+s})-\log_{10}(I_0/I_r)=\log_{10}(I_r/I_{r+s}) \tag{4-67}$$

式中:I_0——来自光源的入射光的强度;

I_r——通过参比溶液(例如新鲜透析液)的透射光的强度;

I_{r+s}——通过与溶液混合的参比溶液的透射光的总强度(例如新鲜透析液+血液中的代谢产物)。

利用根据朗伯-比尔定律计算的吸光度来确定浓度的常见假设如下:①入射光是单色光;②光束在样品中平行(准直)分布;③给定物种的光吸收与其他物种无关;④从介质中只能检测到非散射和未被吸收的光子;⑤入射光强度和发色团的浓度不是非常高。

只要溶液中各组分之间不发生化学或干扰物理反应,而且溶质浓度不是非常高,则溶液中各组分之间的吸收是相加的。在这种情况下,在含有浓度为 $c_1,c_2,\cdots,c_n$(mol/L)和消光系数为 $\varepsilon_1,\varepsilon_2,\cdots,\varepsilon_n$[m^{-1}(mol/L)$^{-1}$]的 n 种不同吸光化合物的介质中,整体消光系数仅是每种化合物贡献的线性总和:

$$A = \log_{10}(I_0/I) = (\varepsilon_1 c_1 + \varepsilon_2 c_2 + \cdots + \varepsilon_n c_n) \times l \tag{4-68}$$

（1）紫外吸收与尿毒症毒素

从 HPLC 研究中已知，紫外吸收不能测量单一溶质。吸光度信号反映了透析液废液中几种紫外吸收溶质的浓度，最强的影响来自低分子量水溶性非蛋白结合溶质。如果溶质浓度与溶质的总 UV 吸光度相关，则可以为溶质构建功能校准（转化）模型。已经证明在280～320 nm 波长处的紫外吸光度和透析液废液中一些溶质浓度之间的高度相关性，如尿素、肌酐和尿酸。实验表明在治疗中相关性接近 1.0，甚至在同一患者的几次治疗中也是如此。不同溶质的斜率不同，单一溶质与 UV 信号所代表的紫外吸收溶质具有不同的关系。

（2）基于光学原理的尿素动力学模型

尿素动力学（UKM）建模，主要用于透析充分性和营养的定量评估。尿素浓度与紫外吸光度测量值之间的高度相关性使得同样可以利用 UKM 方程进行紫外吸光度测量。在紫外吸光度的在线测量过程中，新鲜透析液用作参考，并且波长在整个治疗中是固定的。在透析液温度和电导率稳定之后，新鲜透析液在治疗开始前通过比色杯进行基线校正，吸光度基线水平为零。

Kt/V 中，K 为透析器尿素清除率（mL/min），V 为尿素分布容积（mL），t 为治疗时间（min），以相同的方式，可以使用透析液（SD）中的尿素浓度替代血液尿素浓度。因此：

$$Kt/V \approx -\text{SBT} \approx \text{SDT} \tag{4-69}$$

如果尿素是固定体积且符合单室模型，为了使用在线紫外吸光度计算 Kt/V，将血液和透析液尿素浓度的斜率替换为紫外吸光度的对数斜率 Sa。并且在透析期间 K/V 值保持恒定，那么以下等式成立：

$$Kt/V = -\ln(C_t/C_0) \tag{4-70}$$

C_t、C_0 分别为透析前、透析后尿素浓度。根据式（4-69）和式（4-70）得出

$$C_t/C_0 \approx e^{-Kt/V} \approx e^{\text{SBT}} \approx e^{\text{SDT}} \approx e^{\text{SaT}} \tag{4-71}$$

如果使用斜率而不是血液尿素浓度，近似等同于使用两个点测量的等式，并满足前面提到的假设。使用吸光度对数斜率值（Sa），根据式（4-71），基于 Daugirdas 的单室 Kt/V 等式：

$$\text{Sp}(Kt/V) = -\ln[C_t/C_0 - 0.008(t/60)] + [4 - 3.5 \times (C_t/C_0)] \times (\text{UF/BW}) \tag{4-72}$$

式（4-72）可写成：

$$\text{Sp}(Kt/V) = -\ln[e^{\text{SaT}} - 0.008 \times (t/60)] + [4 - 3.5 \times e^{\text{SaT}}] \times (\text{UF/BW}) \tag{4-73}$$

式中：UF——超滤量，单位为 L；

BW——患者的干体重，单位为 kg。

用于光学透析剂量监测的商业系统现已在临床开始使用。目前模块只能估算基于尿素的透析剂量 Kt/V 和 URR。使用紫外透析剂量监测的透析装置有贝朗 Dialog＋的 Adimea 系统和日机装 DBB-07/EXA 的 DDM 系统。Adimea 系统的核心是光学传感器 DiaSens，在治疗中提供实时 Kt/V 或 URR 值。

迄今为止，通过曲线下面积和多个波长对紫外吸光度进行了研究。紫外吸光度曲线下面积（area under the UV absorbance curve，AUCa）作为可能的补充参数，用于评估透析过程中总溶质的清除。结果表明 AUCa 与在给定时段内几种众所周知的低分子量溶质（尿素、肌酐、尿酸盐和磷酸盐）的总清除率相关，$r = 0.967 \sim 1.000$。与基于斜率的参数（例如 Kt/V）相比，AUCa 是治疗期间偏差的较不敏感的参数。在评估透析治疗时，AUCa 可与其他参数结合增加有价值的信息。

多波长是一种可以提高紫外光吸收准确性的方法。使用两个或三个波长紫外吸光度代替一个波长可以显著提高紫外光的估计值。当使用导数光谱技术时,测量结果更可靠。

使用基于光学技术透析剂量监测方法可为透析团队提供评估透析充分性的更多的选择。帮助透析团队制订更好的透析方案,满足每位患者的个体需求。

2）电导率法

20 世纪 90 年代初出现了用电导率测量透析剂量的概念。1993 年的两项研究表明可以在不需要从任何血液或透析液取样的情况下测量瞬时离子透析率。通过在透析器入口和出口处放置两个电导率传感器就可以测量治疗时的离子透析率。

由于透析液中钠离子占了较大的部分,所以透析液电导率与其钠离子浓度之间有非常密切的相关性,并且由于氯化钠和尿素的分子量相近,它们特定的弥散系数相似（Na^+ 为 1.94×10^{-5} cm^2/s,尿素为 2.2×10^{-5} cm^2/s）。因此可以使用离子透析率来常规监测透析剂量。离子透析率定义为离子通量,患者血液和透析液之间相应的弥散梯度之间的比例。

Polaschegg 和 Petitclerc 等学者阐述的数学模型通过两离子通量之间的差异和相应的弥散梯度之间的差异来计算离子透析率。模型的基本假设是患者体内钠离子的电导率在进行测量所需的时间内不会改变。Petitclerc 等学者的公式与学者 Polaschegg 的区别在于透析液流量中包括超滤值。

之后的主要问题在于没有就离子透析率与尿素清除率之间的关系达成共识。使用费森尤斯 OCM 模块,运用高通量聚砜膜透析器进行治疗发现,进入再循环校正的离子透析率和尿素清除率之比为 1.00 ± 0.007,但 Manzoni 等使用 Hospal-France 生物反馈模块和醋酸纤维素膜透析器发现,离子透析率明显低于尿素清除率（两者的比值为 0.89 ± 0.04）。一些体外实验结果表明,离子透析率和尿素清除率之间的相关性可能取决于透析器的类型。当使用不带电荷的透析膜时,尿素清除率等于离子透析率,而当使用带负电荷的膜（醋酸纤维素膜）时,尿素清除率高于离子透析率。

治疗时从基线电导率开始（步骤 0）,C_{di} 增加 8%（步骤 1）。在 C_{di} 达到目标值后,由于反馈调节需要 8~10 min,它降低到低于基线值的 8%（步骤 2）。在 8~10 min 之后,当它达到新目标时,它返回到初始设定值（步骤 3）。所有测量均以设定的超滤速率进行。在透析液电导率变化的每个循环完成之后立即收集血液和透析液样品,以便根据方程式确定血液侧（K_b）和透析液侧（K_d）的尿素清除率:

$$K_b = [Q_B(C_{bi} - C_{bo})/C_{bi}] + [Q_f \times C_{bo}/C_{bi}] \tag{4-74}$$

$$K_d = Q_{do}(C_{do} - C_{di})/C_{bi} \tag{4-75}$$

使用在每个步骤获得的 C_{di} 和 C_{do} 值,根据 Polaschegg 的公式计算离子透析率（D）:

$$D = Q_{do} \times [(\Delta C_{di} - \Delta C_{do})/\Delta C_{di}] = (Q_{di} + Q_F) \times [(\Delta C_{di} - \Delta C_{do})/\Delta C_{di}] \tag{4-76}$$

式中:ΔC_d——两个步骤的透析液电导率的差值;

i、o——透析器入口值和出口值。

式（4-76）可以用另一种形式表示:

$$D = (Q_{di} + Q_F) \times [1 - (C_{do1} - C_{do0})/(C_{di1} - C_{di0})] \tag{4-77}$$

式中:Q_{di}——透析器入口处的透析液流量,单位为 mL/min;

Q_F——超滤速率,单位为 mL/min;

C_{di1}——步骤 1 中透析器入口透析液电导率,单位为 mS/cm;

C_{do1}——步骤 1 中透析器出口透析液电导率，单位为 mS/cm；

C_{di0}——步骤 0 期间的入口透析液电导率，单位为 mS/cm；

C_{do0}——步骤 0 期间的出口透析液电导率，单位为 mS/cm。

对于每个循环获得四个透析率值：D_1 从步骤 0 到步骤 1，D_2 从步骤 1 到步骤 2，D_3 从步骤 2 到步骤 3，D_4 从步骤 0 到步骤 2。得到的平均值如下：$D_1 = (171 \pm 21)$ mL/min；$D_2 = (181 \pm 21)$ mL/min；$D_3 = (189 \pm 23)$ mL/min；$D_4 = (190 \pm 23)$ mL/min。结果表明，离子透析率依赖于测定方法。D_1 低于 D_2，并且 D_2 几乎总是低于 D_3 和 D_4 的事实表明离子通量之间的比例（$\Delta C_{di}/\Delta C_{do}$）和扩散梯度（$\Delta C_{di}$）不是恒定的。

据推测，由于心肺再循环对入口血浆水电导率（C_{pwi}）的影响，入口透析液电导率的变化可以改变离子通量。由 C_{di1} 值增加引起的 C_{do1} 增加将导致 C_{pwi1} 增加，这将降低透析器内的电导率梯度，降低离子通量值并导致较低的 D 值。入口血浆水电导率（C_{pwi0}）根据以下公式估算，使用四个透析率值的平均值：

$$C_{pwi0} = C_{di0} - [Q_{do0} \times (C_{di0} - C_{do0})/D_m] \tag{4-78}$$

其中 D_m 是四个离子透析率 D_1、D_2、D_3 和 D_4 的平均值；0 代表步骤 0（基线）。

从 C_{pwi0} 开始，考虑到心肺再循环（R_{cp}）的影响，根据以下等式计算步骤 1 中的出口 C_{pwo1} 和入口 C_{pwi1} 血浆水电导率值：

$$C_{pwo1} = \{(Q_{ei} \times C_{pwi0}) + [Q_{do} \times (C_{di1} - C_{do1})]\}/Q_{eo} \tag{4-79}$$

其中，$Q_{eo} = Q_{ei} - Q_F$，$Q_{ei} = Q_B$。

$$C_{pwi1} = \{[Q_{ei} \times R_{cp} \times C_{pwo1}] + [Q_{ei} \times (1 - R_{cp}) \times C_{pwi0}]\}/Q_{ei} \tag{4-80}$$

从 C_{pwi1} 开始，使用相同的公式来计算 C_{pwo2} 和 C_{pwi2}。假设步骤 3 的入口血浆水电导率（C_{pwi3}）等于 C_{pwi0}。

全身尿素浓度 C_s 可以计算为

$$C_s = C_a/F_{cp} \tag{4-81}$$

式中：C_s——全身尿素浓度（mg/dL）；

C_a——动脉尿素浓度（mg/dL）；

C_v——静脉尿素浓度（mg/dL）。

$$F_{cp} = 1/[1 + D_m/(3000 \times BSA - 800)] \tag{4-82}$$

式中：F_{cp}——心肺再循环的调整因子。

F_{cp} 计算方法如下：

BSA 是体表面积（m^2），根据 Dubois 的研究计算：

$$BSA = 0.007184 \times 透析后体重^{0.425} (kg) \times 身高^{0.725} (cm) \tag{4-83}$$

研究结果表明，在步骤 0 到步骤 1 和步骤 1 到步骤 2 中，常规弥散梯度总是高于实际弥散梯度。因此，由于数学原因，传统的透析率值低于实际值。正如预期的那样，使用心肺再循环校正的弥散梯度重新计算的四个离子透析率在四个步骤中是相似的。就离子透析率与尿素清除率之间的关系而言，由于透析器透析液入口侧透析液电导率的变化，没有理由假设透析器入口血液侧血浆水尿素浓度有所改变，因此离子透析率与尿素清除率之间的差异似乎很可能是因为透析器内的电导率和尿素浓度梯度在不同的步骤中不成比例。在该研究中，D_3 和 D_4 值与尿素清除率的值相似，因此与 Gotch 等学者（1995）的研究结果一致。这些结果可能意味着这些作者使用的方法导致透析器血液侧入口血浆水电导率保持恒定的条件。另一方面，D_1 和 D_2 值低于有效尿素清除率并且与 Manzoni 等学者（1996）研究的结果一致,其中生物反馈模块增加透析器入口透析液电导率以确定透析值。

Gotch 等学者在 2004 年进行了一项重要研究,来确定电导率清除率与尿素清除率的机制。由于之前没认识到在测量期间血液电导率与钠电导率比值(ΔC_{sNa} 或 ΔC_{ns})的急剧变化导致电导率清除率与有效尿素清除率之间的低比例。透析器内 ΔC_{sNa} 或 ΔC_{ns} 的急剧变化会导致测量期间钠弥散梯度减小和计算清除率的误差。

该方法使用透析液电导率(主要由透析液中钠离子表示)瞬时增加至 15.5 mS/cm,以测量其在透析器内的弥散。由于这种透析液中钠浓度高,钠向血液弥散,透析液电导率在透析器出口处下降。与基线电导率相比,电导率的变化用于计算电导率清除率。

由于透析液电导率主要由其钠离子浓度决定,因此电导率清除率与钠离子清除率近似。有两种用于测量有效离子透析率的方法。这些方法的不同之处在于如何应用电导率脉冲来测量有效电导率清除率。对于费森尤斯系列的 OCM(online clearance monitor,联机清除率监测器)(美国销售的 2008 除外),在治疗期间,电导率会提升至 15.5 mS/cm,时长为 90 s,治疗期间默认测量 6 次来计算离子透析率。对于金宝系列的 Diascan,治疗时电导率提高 0.5 mS/cm,时长约为 2 min,一般 30 min 测量一次。

Steil 等学者的研究表明钠离子有效透析率与尿素清除率成正比,实验中 6 例维持性透析患者的血液侧尿素清除率和电导率法清除率(K_{ecnt})之间的相关性系数为 0.998。Kuhlmann 等学者将 20 例肾衰患者的尿素清除率结果与在线清除率的数据进行对比,发现在校正了再循环后,两者相关性很高(血液侧 r 为 50.87,透析液侧 r 为 50.82,$p < 0.001$)。K_{ecnt}/V 与 spKt/V_{urea}(r 为 50.940,$p < 0.001$)、eKt/V_{urea}(r 为 50.982,$p < 0.001$)、Daugirdas 公式(r 为 50.951,$p < 0.001$)的相关性良好。通过使用短期单动态电导率脉冲,Goldau 等学者认为,短持续时间的单电导率脉冲可以纠正通路再循环和心肺再循环。其他研究人员也报道了钠离子有效透析率与尿素清除率之间的极好相关性。Lindsay 等学者研究报道,在较高的清除率下,在线清除率测量与血液侧尿素清除率之间的相关性减小。他们将此归因于心肺再循环对尿素清除的影响。通过调整心肺再循环校正尿素清除率后,在线清除率与尿素清除率之间的差异显著降低。

4.9　透析装置清洗消毒

1. 清洗消毒的目的

在透析装置治疗后的水路配管分别使用苏丹黑 B、丽春红 3R 与 PAS 染色,配管均发生变色,说明配管内表面附着了脂类、蛋白和糖链。除此以外,透析液中存在钙离子、镁离子和碳酸氢根,如果 pH 过高,可能会生成沉淀。配管内表面的脂类、蛋白以及结晶等附着物使配管内表面变得粗糙,透析用水和透析液中存在的细菌也因此更容易附着在水路配管内。所以需要在透析治疗结束后对水路配管进行清洗消毒。清洗主要是指去除水路中的钙沉淀、脂类有机物等。消毒是指用化学、物理、生物的方法杀灭或消除环境中的病原微生物的过程。透析装置消毒主要是指杀灭水路中的细菌。

2．清洗消毒的方式

透析装置有很多清洗消毒程序可以进行选择，根据不同的目的选择相应的程序，包括清洗程序、脱钙程序、消毒程序以及相应程序的组合。表 4-16 总结了不同消毒方式和消毒剂的优势和不足。

表 4-16　不同消毒方式的优缺点对比

消 毒 方 式	消毒液主要成分	优 势	不 足
冷化学消毒（含氯消毒剂）	次氯酸钠	除脂类、蛋白能力强，成本低	金属腐蚀，环境污染，除钙能力、生物膜去除能力低
	次氯酸钠＋表面活性剂	除有机物能力强，抑制生物膜	金属腐蚀，环境污染，除钙能力低
冷化学消毒（复合型过氧化物消毒剂）	过氧化氢 过氧乙酸 冰醋酸	抑制生物膜，环境污染小，有除铁能力，能除钙	过氧化氢达到一定浓度时有毒性，除有机物能力一般
热力消毒	热水 A_0 值＞600	无残留，环境污染小	除钙、有机物能力低，部分设备不支持
	热水柠檬酸	易水洗，稳定性较高，除钙能力强，环境污染小	除有机物能力一般，部分设备不支持

1）冷化学消毒

含氯消毒剂和过氧乙酸类消毒剂是最常用的冷化学消毒液。需要根据消毒液原液浓度和透析装置要求的稀释后浓度，进行稀释比例的设定或消毒液吸入量的设定。消毒液稀释后的浓度必须在透析装置厂家要求的范围内，浓度过高会腐蚀水路零件、造成水路故障率升高；浓度过低则达不到所需的清洗消毒效果。在消毒循环程序结束后需要进行充分冲洗，保证消毒液残留低于允许值。

2）热力消毒

透析装置的消毒方式从最初的冷化学消毒发展到现在的各种消毒模式。热水消毒是消毒方法之一，最新发布的 ISO 23500:2019 列出了热水消毒的相关要求。

对于热力消毒，可以使用 A_0 值来对热水消毒效力进行评价。A_0 是 1996 年 9 月 David Hurrel 在都柏林 CEN/T102 WG8 的会议时提出的概念。温度和时间是评价热力消毒效力的重要参数。

A_0 定义为 80 ℃时产生特定热力消毒效果的等效时间，此处"A"是保持 80 ℃一定时间对于 Z 值已定的微生物产生的杀灭作用。A_0 值为

$$A_0 = \sum 10^{(T-80)/Z} \times \Delta t \tag{4-84}$$

式中：T——消毒温度，单位为℃；

　　　Z——一般为 10 ℃；

Δt——消毒持续时间。

Z 值是在杀灭微生物过程中,温度和杀菌效果之间关系的衡量标准,以℃为单位,在此基础上,Z 值与特定微生物的 D 值减少 90％所需升高温度值相对应。Z 值越低,表明温度的杀菌效果影响越大。Z 值为

$$Z=(T_2-T_1)/(\lg D_1-\lg D_2) \tag{4-85}$$

式中:T_1——最低温度;

　　　T_2——最高温度;

　　　D_1——在 T_1 时得到的 D 值;

　　　D_2——在 T_2 时得到的 D 值;

　　　D——将微生物杀灭 90％所需要的时间。

在 ISO 23500:2019 中提到了热水消毒温度为 80 ℃,循环时间 10 min,A_0 为 600。血液透析和相关治疗用水处理设备技术要求 YY 0793-1 中规定水处理采用热力消毒时,要保证被消毒区域内水温高于 80 ℃,如果是管道热消毒,则要求管道末端温度达到 80 ℃以上,并维持 20 min 以上,此时 $A_0 > 1200$。

3) 热力化学消毒

热力化学消毒是指既有化学消毒又有热力消毒的消毒方式。一般使用柠檬酸加高温的方式进行透析装置水路的清洗与消毒,这种方式包含了热力和化学消毒液两方面的消毒效力,并且化学消毒液在热力的作用下可以发挥出最大的消毒效力。有的透析装置说明书认为该方法在清除有机物方面不能完全达到化学消毒相同的效果,建议将冷化学消毒方式与热力化学消毒方式结合使用。需要特别注意的是,柠檬酸成分消毒液在低温时没有消毒效果。

3. 消毒液

1) 对消毒液的要求

根据透析装置消毒的目的,用于透析装置消毒的消毒液必须具有以下能力:①有效除菌;②有机物、细菌等微生物的除去、脱离效果好;③碳酸盐的溶解作用强,抑制固化黏着;④对设备零件腐蚀、老化等损害很少;⑤化学稳定;⑥对人体无害;⑦易水洗;⑧不起泡;⑨废水不造成环境污染(图 4-52)。

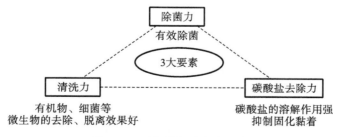

图 4-52　透析装置消毒液要求

消毒液根据消毒水平可分为高水平、中水平、低水平,各消毒液分类如表 4-17 所示。

表 4-17　不同消毒液消毒水平

消毒水平	消毒液
高水平	过氧乙酸、戊二醛、邻苯二甲醛
中水平	次氯酸钠、聚维酮碘、碘酊、无水乙醇、异丙醇等
低水平	葡萄糖酸洗必泰、苯扎氯铵、苄索氯铵等

由于不同微生物种类对消毒液的耐受力不同,因此不同消毒液对不同类型微生物的杀灭能力也不同。表 4-18 显示了不同类型微生物对消毒液的杀菌耐受能力。

表 4-18　不同类型微生物对消毒液的杀菌耐受能力

耐药性	微生物种类	微生物实例
小 ↓ 大	脂溶性病毒(病菌)	单纯疱疹病毒、乙肝病毒、丙肝病毒、人类免疫缺陷病毒、汉坦病毒、埃博拉病毒
	营养细菌	铜绿假单胞菌、金黄色葡萄球菌、霍乱弧菌
	真菌、孢子	念珠菌
	非脂溶性病毒	脊髓灰质炎病毒、柯萨奇病毒、鼻病毒
	分枝杆菌	结核分枝杆菌、非结核分枝杆菌
	细菌芽孢	枯草芽孢杆菌、梭状芽孢杆菌

2）含氯消毒液

次氯酸钠(sodium hypochlorite)溶液为微黄色液体,分子式为 NaClO,分子量为 74.442,是一种强碱弱酸盐,有似氯气的气味,具有强腐蚀性、强氧化性、强刺激性。次氯酸钠溶液的化学性质不稳定,受光受热均易分解。在 15 ℃以下时,次氯酸钠溶液较稳定,温度稍高即发生分解。当温度升高到 70 ℃以上时,次氯酸钠溶液分解强烈,甚至可能发生爆炸。

次氯酸钠是一种强氧化剂,溶入水中会迅速发生水解反应,生成次氯酸和氢氧化钠,其易于扩散到带电荷的菌体表面,并通过细胞壁穿透到菌体内部,作用于微生物核酸。次氯酸分子可以将细胞质内—SH 氧化为二硫键。次氯酸可进一步分解形成新生态氧 $[O]$,新生态氧可以将蛋白质氧化,从而改变细胞膜的通透性,使细胞内容物向外渗漏。

$$NaClO + H_2O \longrightarrow HClO + NaOH$$
$$HClO \longrightarrow HCl + [O]$$
$$R-NH-R + HClO \longrightarrow R_2NCl + H_2O$$

由于次氯酸根(ClO^-)的结构决定了次氯酸钠化学性质极不稳定。次氯酸根的价层电子对排布方式为四面体结构,氯原子以 sp^3 杂化轨道和氧原子成键,酸根中存在 3 个未成键的孤对电子。由于酸根价层电子对空间构型的高度不对称性和中心原子氯有较大的离子势(Z/r),酸根具有较强的获得电子、转化为更稳定的氯分子(Cl_2)或氯离子(Cl^-)的能力,即表现出(ClO^-)较强的氧化能力,也决定了次氯酸盐的不稳定性。影响次氯酸钠稳定性的因素包括次氯酸钠溶液中重金属的含量、溶液的 pH、存放环境的温度以及光照。所以存放次氯酸钠需要适当的温度,一定要选用透光度低的容器进行存放。

次氯酸钠除有机物能力较强,无脱钙能力,所以通常需要使用酸性消毒液(如冰醋酸)进行脱钙,在添加消毒液时需要注意两者不能混合,否则会产生有毒的氯气。

现在市场上的次氯酸钠原液浓度为 5%～12%,一般透析装置消毒的稀释后浓度为 0.1%,有些原液浓度较高的次氯酸钠在被稀释之前,可能会腐蚀透析装置的水路零件,如消毒液电磁阀和密封圈等,影响设备的使用寿命,所以应尽可能选择原液浓度较低的次氯酸钠。

3) 过氧化物消毒液

常用的有过氧乙酸与过氧化氢,过氧乙酸(peracetic acid)是无色透明液体,分子式为 $C_2H_4O_3$(CH$_3$COOOH),分子量为 76.0518,具有酸性,易挥发,有强烈的刺激性气味。过氧乙酸分解后产生氧气和水,无残留毒性。过氧乙酸作为一种酸性强氧化剂,对金属、软木、橡胶等具有腐蚀性,对织物、纸张等纤维具有漂白作用,其腐蚀性和漂白作用随过氧乙酸浓度升高而增强。

过氧乙酸性质不稳定,在储存过程中会自然分解,其分解速度受温度、浓度、纯度和剂型的影响。过氧乙酸在高浓度和高温度条件下可急剧分解而发生爆炸,但浓度在 20% 以下的过氧乙酸消毒剂,于常温下避光储存,不接触金属或其他杂质,不发生猛烈撞击,一般不会爆炸。因此,过氧乙酸应放在塑料容器内密闭,置阴凉处保存,严禁放在太阳下暴晒,并避免剧烈晃动。

过氧乙酸消毒液有效期短,双元包装的过氧乙酸消毒液应运而生,即把合成过氧乙酸的成分制成 A 液、B 液分别包装,在临用前才按照使用说明将 A 液、B 液按一定比例混合,静置 24～48 h,待过氧乙酸达到有效浓度后才能使用。

过氧乙酸的杀微生物能力,主要是它本身所具有的强氧化作用以及过氧化氢和乙酸的协同作用。过氧乙酸可以和酶、氨基酸、核酸等发生广泛的反应,不但可以分解 DNA 的碱基,而且还可以使 DNA 双链解开和断裂。过氧乙酸对细菌芽孢的杀菌机制研究表明,过氧乙酸先破坏芽孢的通透性屏障,进而破坏和溶解核心,使内容物漏出,引起芽孢死亡。其中活性氧起主导作用,酸起协同作用。

过氧化氢(hydrogen peroxide)俗称双氧水,是无色透明液体,分子式为 H_2O_2,分子量为 34.015,具弱酸性。过氧化氢分解后产生氧气和水,无残留毒性。过氧化氢作为一种强氧化剂,对金属、软木、橡胶等具有腐蚀性,对织物、纸张等纤维具有漂白作用,其腐蚀性和漂白作用随过氧化氢浓度升高而增强。

纯的过氧化氢稳定性好,只要无杂质污染,储存条件良好,可以长期保存而很少分解。但过氧化氢受到高温会发生爆炸性分解,有微量杂质存在也会导致剧烈分解而放出氧和热量。

过氧化氢的杀微生物机制是通过改变微生物的通透屏障,破坏微生物的蛋白质、酶、氨基酸和核酸,最终导致微生物死亡。过氧化氢是强氧化剂,可使细菌细胞的分子或原子发生电离,引起细胞壁上的脂链断裂,从而破坏细胞壁,造成细胞膜的渗透压和通透性改变,内容物漏出,引起细胞死亡。过氧化氢进入菌体后可与核酸中金属离子或大分子上转换型金属离子反应,产生毒性羟基(—OH),作用于脱氧核糖核酸(DNA)的磷酸二酯键而使其断裂,并对 DNA 的四种碱基成分有破坏作用。

现在透析装置消毒用过氧化物消毒液一般为复合型,乙酸与过氧化氢的平衡反应中生成过氧乙酸溶液,该平衡混合液中除过氧乙酸成分外,还含有乙酸、过氧化氢、水和催化剂。

消毒时的分解反应如下：

$$CH_3COOOH \longrightarrow CH_3COOH + O_2$$
$$H_2O_2 \longrightarrow H_2O + O_2$$
$$CH_3COOH + O_2 \longrightarrow CO_2 + H_2O$$

次氯酸钠与过氧乙酸杀灭不同细菌的效果对比见表 4-19。

表 4-19 次氯酸钠与过氧乙酸杀灭不同细菌效果对比

实 验 菌	次氯酸钠（5×10^{-4} g/L）	过氧乙酸（3×10^{-4} g/L）
蜡样芽孢杆菌	>5.0	>5.0
大肠杆菌	6.2	>6.9
单核细胞增生李斯特菌	>6.1	>6.1
铜绿假单胞菌	1.3	5.0
美国沙门菌	4.1	>6.4
索氏志贺菌	>6.3	>6.3
金黄色葡萄球菌	4.8	6.6
霍乱弧菌	>6.4	>6.4
副溶血性弧菌	>6.2	>6.2
小肠结肠炎耶尔森菌	>6.8	>6.8

注：表中数值为 20 ℃下，灭菌 30 min 时的对数减少值。

4）柠檬酸成分消毒液

常温下的柠檬酸成分并无灭菌能力，加热后，有机酸的活性因温度升高而破坏细胞膜中的磷脂层，干扰细胞内 pH 平衡。

图 4-53 是同一品牌的柠檬酸在不同温度、不同浓度下，对枯草芽孢杆菌的灭活曲线。可以看到温度对柠檬酸的灭活效果有很大影响，当温度过低（50 ℃）时，柠檬酸浓度的增高对枯草芽孢杆菌的灭活几乎没有影响；在高温（80 ℃）时，随着柠檬酸浓度的升高，灭菌效果快速增强，柠檬酸浓度达到 1% 时，已达到最大效果。

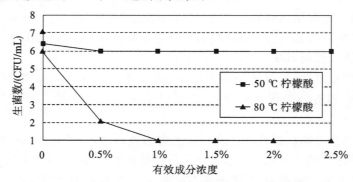

图 4-53 不同温度、不同浓度柠檬酸灭活芽孢杆菌曲线图

4. 透析装置的清洗消毒程序

透析装置的清洗消毒程序涉及三个方面的内容：方式、时间、水路动作。不同的清洗消

毒程序,其方式、时间和水路动作都会不同。一般有水洗(rinse)、脱钙/酸洗(decalcification)、化学消毒(chemical disinfection)、热力消毒(heat disinfection)、热化学消毒(heat chemical disinfection)。

单纯的水洗程序没有清洁管路的效果,仅用于排空管路、管路升温/降温、冲洗管路中的透析液或消毒液等场景。

由于透析装置加热温度的限制(热力消毒时最高只能达到82～94 ℃,无法达到100 ℃以上),使用单纯的热力消毒需要很长的消毒时间才能达到与化学消毒或热化学消毒相同的效果。同时,由于透析装置在进行热力消毒时一般需要进行水路循环(为了节省热量、加快升温过程),此时供液侧管道和废液侧管道相互连通,如果不能达到彻底的消毒效果,则供液侧管道有被污染的可能。因此,热力消毒仅适用于对未进行治疗的透析装置清洁管路。对于进行治疗后的透析装置,建议选择冷化学消毒或热化学消毒作为透析装置完整消毒的方式。

为了避免误操作对患者造成危害,透析装置需要满足以下条件才能启动清洗消毒程序:①快速接头已装回机器对应位置;②A 液、B 液吸管已插入冲洗腔;③血液探测器(如果有)未检测到血液的存在。如果在清洗消毒程序运行过程中,以上条件发生变化,透析装置会发出声光警报,并暂停或终止清洗消毒程序的运行。

1)化学清洗/消毒

透析装置化学清洗/消毒程序包括使用醋酸进行水路清洗,使用含氯消毒剂、过氧乙酸消毒剂、复合型过氧化物消毒剂进行水路消毒,一般流程包括冲洗、清洗液/消毒液吸入与混合、清洗液/消毒液驻留接触、清洗液/消毒液排空冲洗。

冲洗:清洗/消毒前的冲洗是为了将透析装置水路中的透析液冲洗干净,避免透析液中的碱性物质与酸性的清洗剂或消毒剂发生反应,影响清洗/消毒效果。为了保证冲洗效果,冲洗时的流量一般都会大于透析时的流量。

清洗液/消毒液吸入与混合。在消毒液的吸入阶段,不管何种机型,都需要解决以下几个问题:如何吸入消毒液、如何控制消毒液的吸入量、如何检测消毒的吸入过程是否正确完成、消毒液吸入后如何混合(不同机型消毒液吸入过程参见表 4-20)。

表 4-20　不同透析装置消毒液吸入控制对比

机器型号	吸入装置	吸入量控制	吸入监测	稀释混合	浓度计算
费森尤斯 4008	超滤泵	定量	电极监测消毒液电导,水箱液位开关监测吸入量	吸液时水路封闭,吸入至水箱再进行循环混合、接触	总吸入量/水路总容积
东丽 TR-8000	浓缩液泵	定时	使用电导率监测浓度	吸液时排放,吸液的同时混合,冷化学消毒静止驻留,热化学消毒循环接触	每分钟吸入量/每分钟流量

机器型号	吸入装置	吸入量控制	吸入监测	稀释混合	浓度计算
贝朗 Dialog+	超滤泵	定量	水箱液位开关、除气室（LA）液位电极监测吸入量，电导率监测浓度	吸入时水路封闭，吸入至水箱再循环混合、接触	总吸入量/水路总容积
金宝 AK 96/98/200	B泵	定量	使用电导率监测浓度	吸入时水路封闭，吸入至水路再循环混合、接触	总吸入量/水路总容积
日机装 DBB-27/07	超滤泵	定量	B浓缩液浓度电极监测电导率	吸液时排放，吸入结束后循环混合、接触	总吸入量/水路总容积
尼普洛 NCU-18	超滤泵	定量	使用电导率监测浓度	—	—

对于吸液时排放的机器，由于消毒液吸入的同时也在排放，因此无限延长消毒液的吸入时间并不能增加稀释后消毒液的浓度，对于吸液时水路封闭的机器则可以。

清洗液/消毒液驻留接触：在水路中充满设定浓度的清洗液/消毒液之后，需要让清洗液/消毒液与管道中的物质充分接触、反应，达到清洗/消毒的效果。驻留接触的时间与方式对清洗/消毒效果有极大影响。透析装置操作手册与消毒液标签都标明了最短接触时间。如果驻留接触时间过短，则清洗/消毒效果无法保证；如果驻留时间过长，则可能造成对机器零部件的损害。有两种不同的驻留接触方式：一种是静止驻留，即水路停止运行一段时间，清洗液/消毒液在静止状态与管道中的物质发生反应；另一种是循环接触，即清洗液/消毒液在水路中循环流动指定时间，清洗液/消毒液在流动的过程中与管道中的物质发生反应。对于静止驻留的机器，在消毒液吸入的过程中，就需要使消毒液充满水路中的各个支路，为此需要定时开放各支路阀门，使消毒液进入（如旁路，空气排放支路，A液、B液吸管冲洗腔等）；对于循环接触的机器，一般在循环的过程中才使消毒液充满各个支路。不管采用何种驻留接触方式，对于所有透析装置都会有一段管路是无法进行消毒的，对于静止驻留的机器，其不能消毒的管道部分取决于消毒液的吸入位置，消毒液吸入位置之后的管道可以被消毒，吸入位置之前的管道无法被消毒；对于循环接触的机器，其不能消毒的管道部分取决于循环点，循环点之后的管道可以被消毒，循环点之前的管道不能被消毒。

清洗液/消毒液排空冲洗：这一步的目的是将水路中的清洗液/消毒液冲洗干净，避免残留的清洗液/消毒液对患者造成损害。冲洗的时间、流量及方式都会影响冲洗的效果。冲洗的时间不能过短，很多机器都设置了最短冲洗时间（比如 25 min）；冲洗过程中的流量也会大于透析时的流量，在此过程中冲洗和稀释都发挥了作用；透析装置水路有很多分支，冲洗程序要确保所有分支都能被冲洗干净。

复合型过氧化物消毒剂里面含有大量醋酸成分，因此一般不再需要单独的脱钙程序，可以有效节省消毒时间和消毒成本。

2) 热化学消毒

热化学消毒流程一般包括冲洗、消毒液吸入、加热、循环、消毒液排空冲洗。

冲洗：消毒前的冲洗是为了将透析装置水路中的透析液冲洗干净，避免透析液中的碱性物质与消毒液发生反应，从而避免消毒效果受到影响。为了保证冲洗效果，冲洗时的流量一般都会大于透析时的流量。

消毒液吸入：与化学消毒相同（表 4-20）。

加热：将透析装置水路中的消毒液加热至 82 ℃以上，加热器全功率运行（有的机器加热器分为两组，在透析时只使用一组，在热化学消毒时两组都使用），为了节省热量、加快升温过程，水路在此过程中进入循环状态（打开循环阀，关闭进水和排水电磁阀，为了保持水路压力平稳，必要时会短暂打开进水或排水电磁阀）。此过程的持续时间一般由水路温度控制，当温度达到指定值时，加热过程结束。

循环：高温消毒液在透析装置水路中循环流动，同时进行清洗和消毒。循环的温度和时间对清洗消毒效果有很大影响。

消毒液排空冲洗：目的是将水路中的消毒液冲洗干净，避免残留的消毒液对患者造成损害，同时将水路温度降低到正常值（41 ℃以下）。其冲洗效果的影响因素与化学消毒相同。

好的消毒应该既安全高效，又经济环保；既能高效清洁水路、杀灭细菌，又尽可能避免对透析装置零部件造成损伤；尽可能低的消毒液残余、尽可能少的消毒液消耗、尽可能短的消毒时间、尽可能少的水电消耗。这些目标之间有时是相互冲突的，比如要提高有效性，就需要更高的温度与更高的消毒液浓度，这就有可能对机器的零部件造成更大的损坏，同时也会消耗更多的电力与消毒液；要减少消毒液残余，就需要进行更长时间的冲洗，这就与尽量短的消毒时间和尽量少的水电消耗相冲突。

为了实现好的消毒，一方面需要透析装置厂家设计科学合理的消毒程序，另一方面需要消毒液厂家研发出更高效安全的消毒产品，而透析装置使用者选择合适的消毒液、消毒程序以及消毒频率也是同样重要的。

4.10　透析装置工作异常处理

1. 透析装置工作异常的处理策略

随着行业对透析治疗质量认识的提高，血透室工程师负责的工作内容越来越多，院内感染、质量控制相关工作内容所占比重也越来越高，这部分工作是十分重要的，但是对各种透析装置工作异常的处理仍是血透室工程师主要的工作内容之一。一方面，对于大部分中小城市的血透室，厂家工程师无法做到及时服务，尤其是治疗过程中出现的异常，如果不能马上解决，就会影响患者治疗；另一方面，很多透析装置工作异常并不是由机器故障引起的，而是由操作或其他原因引起的。因此，血透室工程师做好透析装置工作异常的处理，对于保证血透室的正常运行和提高自己在科室的认可度都有重要意义。血透室工程师要很好地处理透析装置的工作异常，除了需要具有透析治疗及透析装置相关的理论知识之外，还要制订并实施科学的透析装置工作异常处理策略,这对于提高处理过程的安全性和效率具有重要的意义。

1）透析装置工作异常及策略的定义

透析装置工作异常是指出现了由于某种原因导致透析装置不能正常工作,需要工程师介入解决的事件。按照引发异常的原因,可以分为三种类型:①透析装置故障,即透析装置由于本身零部件有问题或者程序运行错误导致的工作异常,如漏血传感器故障导致的假漏血警报,水路电磁阀故障导致的透析装置假流量警报。②操作问题,即由于操作者不正确的操作导致的透析装置工作异常,如管路安装不正确导致血路压力异常,或者治疗参数设置不恰当导致的脱水异常。③其他原因,如浓缩液配制错误导致机器电导率不正常或者出现凝血导致静脉压升高等。这些情况都可能需要血透室工程师介入解决。

所谓策略就是为了达到一个目的而制订的行动方案,方案的内容包括要采取的行动以及它们之间的先后顺序。实际上人们进行任何具有一定复杂度的活动时,都需要制订策略。透析装置工作异常的处理策略,就是为了解除透析装置的异常状态,使治疗安全、顺利地进行而制订并实施的方案,其内容包括需要采取的一系列行动及这些行动的实施顺序,既包括应该做什么,也包括不应该做什么。它更多的是一个方法学的问题,与透析装置的具体品牌、型号无关。

2）透析装置工作异常的发现

及时发现透析装置工作异常,是保证透析治疗安全的第一道防线,因为发现异常后,即使透析装置异常不能解除,至少可以停止使用,从而保证患者安全。

（1）透析装置工作异常发生的时机

透析装置工作异常的出现,可以是在治疗开始之前,或者治疗过程中,或者治疗结束后,其中治疗过程中出现异常最麻烦,因为此时患者已经上机了,一方面肯定会影响患者的治疗,另一方面工程师处理起来有很多顾忌。如果说异常的出现无可避免,那么最好在治疗前发现,要在治疗前发现透析装置异常,最有效的手段就是进行机器自检,所以每次治疗前进行透析装置自检是必不可少的。

（2）透析装置异常现象发现的途径

治疗前进行透析装置自检是发现异常的一个重要途径,但不是唯一的途径,很多时候机器自检通过了,在使用过程中还是会出现各种异常,有时机器会发出警报,有时机器没有发出警报,需要靠护士、工程师通过现场巡视发现。很多血透室可能还是采用等到机器发出警报再呼叫工程师的模式。血透室工程师不应该被动地等待机器发出警报或者护士呼叫,而应该在一些关键节点进行主动巡视,比如在每班治疗前对机器进行巡视,可以尽早地发现并解决机器自检失败的问题;在每班上完机之后巡视可以发现绝大部分操作方面的问题。

3）透析装置工作异常的处理

（1）异常处理的目的

策略是为了实现某个目的而制订的,透析装置工作异常处理的目的不是简单地保证透析治疗能够进行,而是保证透析治疗能够安全进行,患者安全是第一位的,如果不能保证安全,宁愿停止治疗。

（2）异常处理流程/方案

处理任何问题都需要有一个流程,有流程就显得有条不紊,没流程或者流程不合理就手忙脚乱,有流程就不容易遗漏出错,没流程就相反,所谓专业性也体现在这个方面。每个有经验的或者专业的人做事,都有一定的流程,无论其本人是否意识到这一点。对于透析装置异常处理,以下流程可供参考。

①异常确认:在透析装置工作异常被发现后,血透室工程师对异常事实进行确认,并对异常现象进行了解的过程。在发现透析装置工作异常后,如果机器有警报,要重视透析装置警报显示的信息,不要随意解除警报。如果是护士发现警报后呼叫工程师,尽量在重现异常现象后再处理,如果不能重现,也要认真听取和分析护士对警报的描述,在向护士了解故障的过程中,提出合适的问题很重要,这样可以收集更全面、准确的信息。在充分了解异常情况之前不要盲目处理。如果是工程师巡视发现的异常,不要自行处理,尤其是治疗过程中的透析装置工作异常,除非是出现了像穿刺针脱落这样的紧急事件,否则工程师最好与当班护士(最好是上机护士)一起确认异常。

②异常评估:确认异常发生后,首先要评估该异常的危害程度,是否有可能对患者的安全造成威胁,这是要考虑的首要问题,如果异常情况有可能影响患者安全,就需要马上进行下机,暂时停止透析装置的使用;然后判断异常类型,要考虑引发异常的原因是操作不当、外部因素影响或机器本身故障等;最后评估异常严重程度,自己能否处理,解除异常大概要多久等。

③确定处理方案:具体处理方案与异常类型有关。如果是操作问题,避免在患者面前指出操作者的错误,这样不仅容易影响同事之间的合作,也容易引起患者与血透室的纠纷。当然,默默地纠正操作错误也不是最恰当的方式,这样引起异常的错误操作方式就不会得到应有的关注,从而导致同样的错误再次出现。应该结合科室的实际情况,以适当的方式与操作者进行沟通,避免同样的问题反复出现。如果是透析装置本身的故障,要考虑是否有备用机以及治疗是否临近结束。如果有备用机,优先考虑更换机器。如果没有,但是患者治疗就快结束了,可以向患者做好解释工作,遵医嘱提前结束治疗。如果没有透析装置可换,而患者的治疗又必须继续进行,那么就要进行透析装置的维修。

④进入方案实施:对于操作问题和其他原因引起的透析装置工作异常,在找到原因后,解决起来并没有很大难度,所以方案实施的内容主要是指采取行动解决透析装置故障引起的异常。

在开始具体行动前,首先要关注一些更具通用性的问题,包括处理原则、注意事项等方面。

（3）处理原则

透析装置是用于治疗的设备,要保证它不能对患者的安全造成损害,同时透析装置也是医院的资产,在处理透析装置工作异常的时候不能对设备造成损坏。因此要遵循以下原则。

安全第一的原则:做任何处理之前,都要想好是否会影响患者安全,是否会损坏设备。比如机器出现静脉压低警报,不能把静脉压警报下限调到 10 mmHg 以下,因为这会导致即使患者穿刺处渗血甚至脱针,机器也不会发出静脉压低警报,患者的安全就失去了保障。比如处理机器电路板烧坏导致的异常,不能盲目进行电路板的替换,因为有可能把新替换的电路板烧掉。

自我保护的原则：以保证治疗安全为第一目标，这就是血透室最大的自我保护，不能为了保证治疗的进行而忽视治疗的安全，否则会给患者及血透室自身带来极大的风险。

（4）注意事项

①重视沟通。血透室工程师不是独自工作的，他的工作会对其他人尤其是护士产生很大的影响，因此要重视与护士的沟通，内容包括判断异常的类型、准备怎么处理、大概要多长时间才能解决、是否需要配合等。如果是在治疗过程中出现的异常，还要让护士对患者做解释安抚工作。当透析装置出现工作异常时，护士既要面对患者的抱怨，又有增加解释工作和治疗操作工作量的烦恼，所以护士对于工程师快速解决透析装置工作异常会有很大的期盼，但是血透室工程师要注意，不要做出过于乐观的估计或者给出不切实际的承诺，特别是解决异常需要的时间。对于透析装置故障，准确地估计解决异常的时间难度较大，需要工程师具有丰富的理论知识与实践经验。但是时间估计也不能过于保守，这样会让患者错过治疗的时间，并且会降低同事的信任。在结合自己维修经验尽量准确估计的情况下，稍微保守一点是恰当的。对于血透室工程师来说，做好沟通工作非常重要，有时甚至比解决异常本身还重要。

②勿在设备使用中进行维修。理论上只要是透析装置故障导致的异常，在进行故障处理前，都应该让患者先脱离机器，然后再进行检修工作。这样工程师会面临一定的压力。首先，部分患者会抱怨机器（"这台烂机器"或者"又给我做烂机器"是常见的抱怨用语，这对于工程师的心理承受能力是一种考验）。即便如此，在患者还未下机就开始修机器，是一种高风险的行为，如果此时患者出现了不良反应，即使和维修行为没有相关性，工程师也很难摆脱质疑和指责。正确的做法是克服压力和荣誉感的"怂恿"，配合医生和护士做好解释工作，按照医嘱结束或换机治疗。

③勿带电维修。除需带电测试机器零件的动作外，应避免带电操作。尤其在拆装零件时，切不可带电操作，否则一旦操作者的工具或者身体意外触碰到机器带电部位，轻则造成血透室电路跳闸，重则造成人员的伤亡或设备的损坏。

④不要对可能导致安全风险的零部件进行维修。对于血透室来说，维修成本是科室成本的一部分。血液透析装置的零部件价格通常较高，如果可以修复，则可省下购买的费用。但是，维修也存在一定风险，因为无法保证或者证明零件维修后的可靠性，而工程师也需要为此承担风险。对于那些具有安全监测功能的零件，如电导率探测器、温度传感器、漏血探测器等，应避免进行维修，要从风险控制的角度考虑这个问题。

⑤维修后的性能验证。对于透析装置故障导致的工作异常，只能通过设备维修来解决，维修完成之后不能直接给患者治疗，需要重新进行并通过机器自检，这样做除可以确认之前的故障已经解除外，还可以确认在修理的过程中没有引入或者发生新的故障。

⑥再次治疗前消毒的问题。如果维修过程中拆动了机器水路，就必须对机器水路进行完整消毒后才能重新使用。不能为了尽快开始治疗，而违反院内感染规范的要求。

4）透析装置工作异常处理的总结善后

（1）使用和维护改进

血透室工程师每次解决透析装置工作异常后，要对此次异常的解决过程和结果进行回顾总结，异常评估是否到位、处理流程是否合理、沟通是否到位等。

要分析异常现象与异常原因之间的对应关系，从而提高对透析装置运行原理的理解，为以后的工作积累理论经验。如果异常点与异常现象之间没有合理的对应关系,但是处理完之后,异常现象却解除了,就要考虑是否对机器的运行原理理解有误,所以找不到它们之间的对应关系,或者处理的故障点是错的,异常不是因为处理行为而消除的,此时要警惕,异常可能并没有真正解决,会再次出现。

如果是透析装置零件故障,要分析故障出现的原因,到底是零件的可靠性问题,还是由于维护不到位导致的,例如电磁阀故障,如果电磁阀外表很干净,一般是零件本身的问题;如果是阀体生锈导致的故障,那么肯定是透析装置水路有漏液没有及时处理的结果。此时要找到漏液点进行处理,否则新换的电磁阀也会遭到损坏。故障树分析法可以在维修总结的基础上建立透析机的风险故障模型,为之后的透析机维护维修提供指导与参考。

如果是因为不正确的操作导致的透析装置工作异常,要及时进行纠正,并且及时进行原因分析,给予相关人员正确操作的指导。

如果每次处理完透析装置工作异常之后都能对故障产生的原因进行分析,对维修的过程进行总结,血透室工程师对透析装置的结构、功能的认识会有更全面的提高。维修能力不断提高,维修经验更加丰富,透析装置的使用就会逐步进入一个良性区间,血透装置的完好率、装置的使用率、装置的安全性都会有较大程度的提高。否则血透室工程师的能力不能得到提高,机器使用维护又不规范,血透室的工作就会陷入焦头烂额、疲于奔命的境地。

（2）透析装置内部的检查和清洁保养

很多血透室的透析装置处于饱和运转状态,几乎没有空余时间让工程师进行保养。如果透析装置工作异常是机器故障导致的,那么可以在该装置停止使用期间,借着修理故障的机会对装置内部进行目视检查,查看是否有滴液、结晶、异响、异味等问题,有问题可以及时发现。同时对透析装置内部做一次清洁保养。这样做花费时间不多,但是效果很好,当然如果能定期做保养是最好的。

（3）做好维修记录工作

透析装置的维修记录并不是为了应付检查而做的。把故障原因、维修过程、维修的结果、零部件更换记录、是否还有没有解决的问题以及是否属于医疗器械不良事件等记录下来。这不但是透析装置档案的重要组成部分,还能够在以后追溯到透析装置历次的故障及处理情况,就像患者的病历一样,是很珍贵的技术资料。尤其是使用信息系统管理维修记录的情况下,通过对相关数据进行统计与分析,可以分析装置故障的发生趋势,制订合理的维修计划,从而提高设备的使用率,并且对透析装置维修成本的核算提供很大的帮助。

透析装置工作异常处理的整体流程如图 4-54 所示。

总之,透析装置工作异常的发现、处理、善后是血透室工程师日常工作的重要内容,无论是几分钟就解决的简单透析装置工作异常,还是花费几天才能解决的复杂透析装置工作异常,三个环节都一样重要,不能存在重视异常的处理而轻视异常的发现和善后的心理。血透室工程师要提高自己解决透析装置工作异常的能力,除了尽可能多地参加厂家的技术培训、认真学习透析装置的技术资料、将理论知识与异常处理的实践经验相结合之外,熟悉并坚持良好的异常处理策略也是非常重要的。有好的策略,即使对设备不熟悉,也不会出现大的失误,而没有好的处理策略,那么即使对机器很熟悉,或者技术水平很高,也有可能造成重大失误。

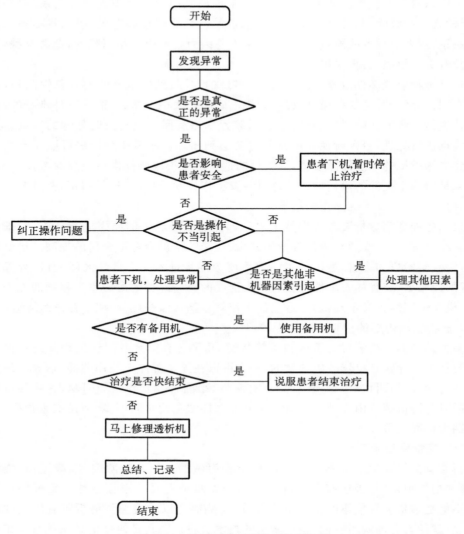

图 4-54 透析装置工作异常处理流程

2. 透析装置常见警报分析及处理

1）透析装置警报的产生及目的

保证透析治疗安全是透析装置警报的主要目标之一，根据安全设计原则，在透析装置的运行过程中发生异常时，透析装置必须能发出警报，让操作者及时处理，并在必要时自动做出相应的处理，将设备切换到安全模式，以保证患者、操作者及设备的安全。警报一般通过声光信号引起操作人员关注，然后通过进一步的灯光或文字提示，帮助操作人员确定具体问题。另外，为了能提早发现透析装置可能出现的故障，现代透析装置都设计了使用前的自检程序，这是透析装置安全性检测不可或缺的一个关键步骤。大部分透析装置故障都能在自检过程中被发现。取消或跳过自检程序，会给血液透析治疗造成极大风险。

透析装置警报主要分为三类：①当使用过程中有不安全事件即将发生时，发出声光警报，如设备自身故障引起的警报、患者血管通路问题引起的警报或其他原因引起的警报等。②当使用者的操作不规范，可能对治疗造成影响时，机器会发出提示性警示。③当使用者设定的某些操作程序完成时，机器会按照设定的内容，对操作者进行多种形式的提示。透析装置的警报主要包括声、光、电三种形式。

声：透析装置根据不同的紧急程度，会发出不同的警报声。连续尖锐的警报声，表示情况紧急，必须立即进行处理；急促的警报声表示透析装置发生异常情况，需要立即确认或处理；单纯的信息提示，则使用平缓轻快的声音。根据规定，透析装置的警报器声响不得小于65 dB。警报声可以有效地引起操作者的注意，但是当透析装置数量较多时，就不能快速、准确地定位警报来源。

光：透析装置使用不同颜色的灯光表示机器的运行状态，红灯闪亮表示异常状态，需立即处理；黄灯表示有需要引起注意的情况发生，需及时处理；绿灯、蓝灯常亮，一般表示治疗或消毒程序正在进行中，运行过程中未出现异常情况。使用警报灯可以方便操作者快速、准确地定位警报来源。

电：当发现工作异常时，透析装置在产生警报的同时也会做出相应的保护动作，以确保患者和设备的安全，比如停止血泵、关闭静脉夹、透析装置水路转入旁路状态等。当出现不安全情况时，透析装置的自动保护动作，可以在操作者做出反应之前，保护患者安全。

按照正确的处理策略，及时有效地处理透析装置在使用过程中出现的各种异常警报，保证透析治疗安全、顺利地开展，是血透室工程师的主要任务之一。

透析装置常见警报大体上可分为血路部分警报、水路部分相关警报及其他部分。血路部分警报一般是指从血液引出开始，主要分为动脉侧压力监测、血泵、透析器、静脉侧压力检测、空气探测装置，最后回到患者体内这一部分出现的警报。血液侧连接及压力变化如图4-55和图4-56所示。水路部分警报一般是指透析装置水路部分发生的流量、压力、电导率、温度警报及相关电路引起的警报。

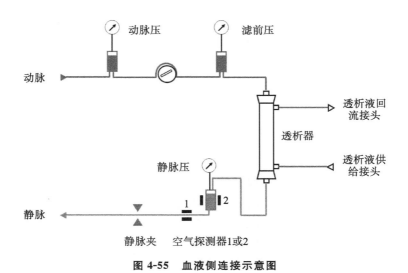

图 4-55 血液侧连接示意图

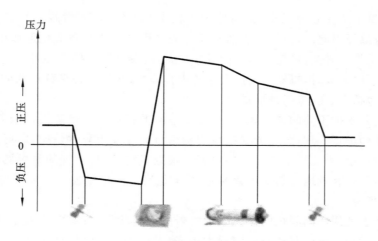

图 4-56　血液测压力变化示意图

2）动脉压警报

原因：动脉压测量值超出动脉压监测上/下限值。

出现时机：自检、治疗中。

机器动作：透析装置发出声音警报，红色警报灯亮，出现文字提示或动脉压监测窗口闪动，停止血泵运转、关闭静脉夹、超滤停止，有些机型还会停止肝素泵或将透析液转入旁路。

紧急程度：紧急。在治疗时，由于血泵已经停止，为避免透析器凝血，该警报需要尽快解决。

分析：动脉压监测用于保证血泵前供血流量的充足性以及管道的连接安全性。动脉压反映了从患者血管通路动脉端到血泵前的压力，数值一般为负值。动脉压监测上/下限值一般由透析装置根据进入透析状态时的动脉压监测值自动设定，其范围为监测值±××mmHg。当监测值超出上/下限范围时，就会触发动脉压警报。要注意的是，触发动脉压警报并不一定表示动脉压很高或很低，只表示监测值的变化超出了上/下限的范围。合理地设置动脉压警报界限很重要，如果没有足够理由，不要手动调宽警报界限范围。

处理：根据动脉压的变化情况进行针对性的检查。如果是动脉压高警报，则可能出现以下情况：①血泵后管路堵塞或管路弯折；②透析器堵塞；③动脉压传感器保护罩被浸湿；④动脉压传感器特性曲线漂移或故障。如果是动脉压低警报，则可能出现以下情况：①动脉侧血流量不足；②动脉管路与血液侧动脉端脱开或者不密封；③血泵前管路弯折；④动脉压传感器保护罩被浸湿；⑤动脉压传感器特性曲线漂移或故障；⑥患者自身的整体状态异常（如血压低等）。在排除或解决以上可能出现的情况之后，可以重新启动血泵，如果动脉压监测值可以恢复到之前的警报范围之内，则警报解决。如果动脉压监测值不能回到之前的警报范围之内，但仍在一个合理的范围之内的话，可以根据当前动脉压监测值重新设置动脉压警报界限。如果不做任何检查即重新启动血泵，尤其是当启动血泵后动脉压不能回到之前的警报范围内时，就轻率地重新设定警报界限，是一种十分危险的做法。如果此时存在血流量不足的现象，则会由于持续的超滤导致血液过分浓缩从而产生严重凝血；如果动脉端连接头脱开或漏气，则会从动脉端引入大量空气。

3）静脉压警报

原因：静脉压测量值超出压力监测警报界限。

出现时机：自检、治疗中。

机器动作：透析装置发出声音警报，红色警报灯亮，出现文字提示或静脉压监测窗口闪动，停止血泵运转、关闭静脉夹、超滤停止，有些机型还会停止肝素泵或将透析液转入旁路。

紧急程度：紧急。在治疗时，由于血泵停止，为避免透析器凝血，该警报需要尽快解决。

分析：静脉压监测被设计用于发现血管通路供血或回血不畅，以及发现血液管路出现凝血堵塞、折管、渗血、穿刺针脱落等严重影响透析安全的问题。静脉压是指从透析器血液侧出口至静脉回血入口之间的压力，数值一般为正值。静脉压监测的是压力测量值是否在设定的数值范围（警报范围）内，监测只对静脉压测量值的较大变化有反应，而静脉压测量值变化所反映的问题，透析装置是无法判断的。仅靠透析装置提供的静脉压监测不能保证血管通路或透析管路出现问题时能被及时发现，原因如下：①静脉压测量值有时并不准确。静脉压传感器保护罩如果进水或被污染、静脉壶上端管路弯折等都会导致静脉压测量值不准确。②静脉压监测警报界限设置不恰当。因为只有当静脉压监测值超出警报界限时，透析装置才会发出警报。不恰当的警报界限设置会使这一警报延迟或失效。如果警报界限的低限设置过低，那么当发生渗血、穿刺针脱落等问题时，静脉压会下降，但却可能仍然高于警报低限，机器就不会发出警报。尤其是有的透析装置静脉压警报低限可以设置到 0 mmHg 以下，这就相当于可以屏蔽静脉压低警报，因为即使是穿刺针或静脉端管路完全脱落了，静脉压也不会低于 0 mmHg。如果透析管路或穿刺点只是发生了缓慢的渗血，则更难以发觉。如果警报上限设置过高，当透析管路发生折管（静脉压监测位置之后）、凝血等问题时，静脉压会上升，但可能仍然在警报界限之内，透析装置也不会发出警报。③不规范的操作。由于患者的个体差异，固定的静脉压数值并不能反映透析血路管是否存在问题，但是静脉压的变化则表示透析血路管有出现问题的可能。例如，某个患者静脉压为 200 mmHg，并不表示血路管一定有问题，但静脉压由 70 mmHg 突然上升到 200 mmHg，则反映存在凝血、折管的可能；同样地，静脉压为 70 mmHg 时，也不表示血路管有问题，但静脉压从 200 mmHg 突然降到 70 mmHg，则提示有血流量不足、管路弯折（静脉压监测位置之前）、渗血甚至是脱针的可能。静脉压受血泵与静脉压测量点的相对位置影响，对于不同型号的透析装置，即使是同一患者的相同血流量，静脉压测量值也会有不同。

处理：应该根据静脉压的变化情况进行针对性的检查。如果是静脉压高警报，则可能出现以下情况：①静脉壶出口至患者静脉端之间管路弯折；②穿刺针位置或患者血管通路问题引起压力升高；③静脉壶至患者静脉端之间管路出现凝血；④ 静脉压传感器保护罩被浸湿；⑤静脉压传感器故障；⑥透析液反超导致的静脉压增高。如果是静脉压低警报，则可能出现以下情况：①动脉侧血流量不足或血流量设置过低；② 血路管静脉壶出口至患者静脉端之间管路有泄露或静脉穿刺点渗血甚至脱针；③透析膜堵塞；④血泵后到静脉壶前血路管弯折；⑤静脉压传感器保护罩被浸湿；⑥静脉压传感器发生故障。在排除或解决上述问题之后，尝试再次启动血泵，如果静脉压监测值可以恢复到之前的警报范围之内，则警报解决。如果静脉压不能回到之前的警报范围之内，但仍在一个合理的范围之内，可以根据当前静脉压监测值重新设置静脉压警报界限。如果不做任何检查就重新启动血泵，尤其是当启动血泵后静脉压不能回到之前的警报范围内时，就轻率地重新设定警报范围，是一种十分危险的做法。如果此时存在血流量不足的现象,则会由于持续的超滤导致血液过分浓缩从而严重凝血;如果此时存在脱针、渗血现象则会导致患者持续失血;如果存在凝血或血路管弯折,由于血泵持续加压,则有可能导致透析器破膜漏血。

4）滤器前压警报(如有)

原因:滤器前压测量值超出滤器前压监测警报界限。

出现时机:治疗中。

机器动作:透析装置发出声音警报,红色警报灯亮,出现文字提示或滤器前压监测窗口闪动,停止血泵运转、关闭静脉夹,超滤停止。

紧急程度:紧急。在治疗时,由于血泵运转停止,为避免透析器凝血,该警报需要尽快解决。

分析:滤器前压反映了血泵后至静脉壶前的压力,读数为正值。目前只有少数品牌的透析装置有滤器前压监测装置,但是滤器前压监测很有意义,通过对比滤器前压和静脉压,可以很容易地发现透析器堵塞或出现凝血,也容易确定滤器前压监测点到静脉压监测点之间管路弯折的问题。

处理:应该根据滤器前压的变化情况进行针对性的检查。如果是滤器前压高警报,则可能出现以下情况:①透析器凝血或膜纤维管入口通透性下降;②透析器后血路管弯折;③滤器前压传感器保护罩被浸湿;④滤器前压传感器发生故障。如果是滤器前压低警报,则可能出现以下情况:①滤器前压监测点前血路管弯折;②血泵至透析器前血路管泄漏(几乎不可能,那会喷血);③滤器前压传感器保护罩被浸湿;④滤器前压传感器发生故障。在排除或解决上述问题之后,尝试再次启动血泵,如果滤器前压监测值可以恢复到之前的警报范围之内,则警报解决。如果滤器前压不能回到之前的警报范围之内,但仍在一个合理的范围之内的话,可以根据当前滤器前压值重新设置滤器前压警报界限。如果不做任何检查即重新启动血泵,尤其是当启动血泵后滤器前压不能回到之前的警报范围内时就轻率地重新设定警报范围,则是一种十分危险的做法。如果此时存在透析器凝血,则会由于持续的超滤导致透析器内血液过分浓缩从而加重凝血;如果存在凝血或血路管弯折,由于血泵的持续加压,则会导致透析器破膜漏血。

5）血路气泡警报

原因:透析装置空气监测器探测到静脉壶或血路管内有气泡。

出现时机:自检、治疗中。

机器动作:透析装置发出声音警报,红色警报灯亮,停止血泵运转、关闭静脉夹,停止超滤。

紧急程度:紧急。在治疗时,由于血泵停止,为避免透析器凝血,该警报需要尽快解决。

分析:透析装置使用超声检测血路管中的空气。在自检过程中,系统主要测试空气探测器及监测电路是否正常,一般包括两部分内容:一是有空气时,探测器要能探测到空气存在,并且安全保护机制动作正常(血泵停止、关闭静脉夹);二是没空气时,探测器不能探测到有空气。在治疗过程中,超声信号在传输过程中衰减不能超过允许值,否则系统就认为静脉壶或血路管中存在气泡。有些透析装置可以设置血路气泡警报的灵敏度。目前有两种方式的气泡监测,一种是超声传感器在静脉壶位置进行检测,另一种是超声传感器在静脉管路处进行检测。透析装置气泡监测详情请参见本章 4.6 节。

处理:排除并处理以下可能出现的问题。①静脉血管路安装位置不正确或静脉壶液面设置不当,或静脉壶表面变形、有划痕;②透析器内部气泡排除不到位,检查气泡是否在透析器之后才出现,拍打透析器会有新的气泡出现;③透析装置除气效果不好,透析液中有微小气泡。通过用手电筒照看透析液管路,查看是否有微小气泡;④血流量提高较快或流速设置过高,可以尝试降低血流速度;⑤动脉针穿刺位置不当或连接不紧密,导致气泡进入;⑥静脉过滤器中出现轻微凝血;⑦透析装置空气超声探头污染或损坏,可以尝试用酒精棉签擦拭探测器的发射端和接收端。血路中的气泡严重影响患者安全和透析效果,只有在确认血路管中已没有气泡的情况下,才能解除警报,再次启动血泵。如果确认是问题③、⑦,则只能给患者更换透析装置;如果气泡警报反复出现不能消除,为了防止出现凝血,患者可能需要先下机。绝对禁止使用替代物,比如使用动脉壶或其他物品代替静脉壶,或使用其他管路替代静脉管路安装在透析装置的空气探测器中。

6) 跨膜压(TMP)警报

原因:跨膜压(TMP)超出了监测警报界限。

出现时机:治疗中。

机器动作:透析装置发出声音警报,红色警报灯亮,出现文字提示或 TMP 监测窗口闪动,血泵停止、水路转向旁路状态,停止超滤。

紧急程度:紧急。在治疗时,由于血泵停止,为避免透析器出现凝血,该警报需要尽快解决。

分析:TMP 计算方法参考本章 4.6 节。根据计算公式可以得知,TMP 主要取决于静脉压与透析液压。出现 TMP 警报表示 TMP 的变化超出了警报界限。如果警报是在治疗中途出现,则表示静脉压与透析液压之一发生了变化,或者两者都发生了变化。对于现代容量控制超滤透析装置,TMP 不直接影响超滤,但是 TMP 的变化趋势可以反映超滤的状态:TMP 的持续升高,表示血液有过于浓缩并出现凝血的可能;TMP 突然大幅度变化,则很可能是透析装置水路运行出现异常,尤其是突然大幅度下降(降至 0 mmHg 以下),则要警惕透析装置水路异常出现了反超。

处理:排除并解决以下可能引起 TMP 警报的原因。①静脉压有较大变化,排除方法参考"静脉压警报";②透析器型号选择不当,过大或过小的超滤系数;③超滤率及时间设置不当或改变设置;④HDF/HF 治疗时置换液量过大,表现为 TMP 持续升高;⑤抗凝剂剂量不足,表现为 TMP 升高,怀疑有凝血迹象;⑥透析装置水路运行异常,可能伴随电导率及温度警报;⑦透析液压传感器故障或 A/D 转换电路出现故障。

7) 供水警报

原因:透析装置检测到供水不足。

出现时机:自检、准备、治疗中、消毒。

机器动作:透析装置发出声音警报,红色警报灯亮,出现文字提示,水路停止运行,加热器停止加热,超滤停止。

紧急程度:一般。由于水路转为停止状态且超滤停止,不会对患者造成危害,但是如果处理时间较长,患者会由于热量丢失而感觉冷。

分析：不同品牌透析装置检测供水的方式不同。第一种方式是使用水位开关来检测供水情况，当水位开关处于高位时，关闭进水电磁阀，当水位开关处于低位时，打开进水电磁阀，如果水位开关处于低位超过一定时间，则会触发供水警报。使用这种方式的机器一般有水箱，水位开关安装在水箱内，并且进水电磁阀间断工作。第二种方式是使用压力传感器来检测供水情况，当压力传感器检测到进水压力低于设定值后，触发供水警报。使用这种方式的机器一般没有水箱，进水电磁阀在运行期间一直处于打开状态。第三种方式是使用流量开关检测供水情况，流量开关可以检测到是否有水流过，当流量开关超过一定时间而没有检测到有水流过，则会触发供水警报，使用这种方式的机器一般没有水箱，进水电磁阀在运行期间一直处于打开状态。透析装置在供水检测装置和进水阀之前，有一个机械减压阀，用于将供水压力（一般为 $1 \sim 3$ bar）调整为透析装置内部需要的压力（一般小于 1 bar）。

处理：根据上述供水警报的触发方式可知，引起供水警报的原因一般如下。①水位开关出现故障（如果有），可以通过改变水位开关浮子的位置，同时测量其对应的信号线电阻来判断；②进水压力传感器出现故障（如果有），可通过在水路中串接一个压力表来判断；③流量开关信号出现异常（如果有），包括流量开关浮子卡住及接触不良；④减压阀故障或压力设置错误；⑤进水电磁阀故障或进水电磁阀控制电路出现故障；⑥水处理供水不足；⑦供水管道阀门未打开或透析装置进水管弯折。应首先检查⑥、⑦，如果还不能解除警报，就只能让患者下机，再进行透析装置的检修。机器维修完成后必须进行完整消毒再使用。

8）电导率警报

原因：透析液电导率未达到要求的值或者超出了警报界限。

出现时机：自检、治疗中。

机器动作：透析装置发出声音警报，红色警报灯亮，出现文字提示或电导率监测窗口闪动，水路转向旁路状态，停止超滤。

紧急程度：一般。由于水路转为旁路状态且超滤停止，不会对患者造成危害，但是如果处理时间较长，患者会由于热量丢失而感觉冷。

分析：不同品牌及型号透析装置浓缩液混合原理请参见本章4.7节。透析装置在进行电导率自检时，一般分三个步骤进行：①在未吸入浓缩液时，电导率检测值要低于指定值，这能检查电导率传感器的零点偏差；②透析装置以正常比例吸入浓缩液，电导率检测值要升高到指定范围内，这样能检查透析装置浓缩液、透析装置浓缩液吸入装置、电导率传感器是否有异常；③透析装置提高浓缩液吸入量，电导率检测值要进一步升高到指定值以上，这能检查电导率传感器检测值是否发生线性变化。并非所有型号透析装置都有这三个步骤，有些只有其中一到两步。在治疗过程中，透析装置检查电导率检测值是否在指定范围内，有的机型还会检查浓缩液泵转速的反馈控制偏差是否在允许范围内。电导率警报分为两种情况：一种是透析液实际电导率异常，另一种是电导率测量异常。对于透析液实际电导率异常，其本质是浓缩液进行混合时，A液、B液、水三者之中至少有一种容量异常或者A、B浓缩液至少有一种浓度异常。对于电导率测量异常，一般是从电导率传感器与透析液接触点到A/D转换电路之间某一部分故障。显示的电导率都是经过温度补偿之后的值，所以也与补偿温度传感器有关。

处理：出现电导率警报时，首先要排除实际电导率异常。如果是电导率高警报，可能的原因有以下几种：①A、B浓缩液连接错误（接反）；②A、B浓缩液配制错误，可以通过更换进行排除;③反渗水配比流量过低,一般同时会有流量异常警报。如果是电导率低警报,可能的原因有以下几种:①浓缩液配制错误,可以通过更换进行排除;②A、B 浓缩液不吸入或吸入过少,可以通过提起 A、B 浓缩液吸管,观察吸管液面的变化和电导率正常时是否一致进行排除,如果不一致,则可能是从 A、B 浓缩液吸管到 A、B 浓缩液泵之间的管路有堵塞(尤其是吸管过滤器)或漏气;③A、B 浓缩液泵吸液故障。使用电导率表测量透析液电导率,可以明确实际电导率是否正常。如果是透析液电导率测量值异常,可能的原因有以下几种:①电导率传感器被污染,可重新对水路进行清洗、消毒,必要时将电导率传感器拆下清洁;②电导率传感器特性曲线漂移,需要重新定标;③电导率传感器出现故障,一般会表现为测量值固定不变;④两个电导率传感器(如果有)之间测量值偏差超出允许范围;⑤补偿温度传感器出现故障;⑥A/D 转换电路出现故障。

9)温度警报

原因:透析装置水路温度超出允许范围或不能达到指定值。

出现时机:自检、治疗、消毒中。

机器动作:透析装置发出声音警报,红色警报灯亮,出现文字提示或温度监测窗口闪动,水路转向旁路状态,停止超滤。自检或消毒程序终止运行。

紧急程度:一般。在治疗过程中,由于水路转为旁路状态且超滤停止,不会对患者造成危害,但是如果处理时间较长,患者会由于热量丢失而感觉冷。

分析:透析装置一般使用多个温度传感器(一般不少于 3 个),在水路不同的位置(一般 1 个在加热器位置,2 个在透析液出口之前)检测透析液温度,温度自检过程与电导率自检过程相似,首先在不加热的情况下,温度要低于一个指定值,然后系统控制温度达到一个指定范围(比如:34~41 ℃),最后控制温度升高,温度传感器要检测到该变化。治疗与热消毒时要求测量温度与设定值偏差在一定范围之内,不同机型允许的偏差范围不同,治疗时透析液温度不能超过 40 ℃,热消毒时不能超过 94 ℃。为了保证安全,监控系统还要求透析液出口处两个温度传感器测量值偏差不能超出允许范围(比如±0.5 ℃)。透析装置温度控制细节请参见本章 4.7 节。

处理:根据不同情况进行针对性检查。对于温度低警报,可能的原因有以下几种。①增加微粒子过滤后未进行温度补偿;②脱气泵流量不足或者除气压过低;③温度传感器需要定标或发生故障;④加热器发生故障;⑤加热控制电路出现故障;⑥供电电压不稳定;⑦加热器过热保护启动;⑧进水温度过高导致加热器停止加热。对于高温警报,可能的原因有以下几种:①温度传感器需要定标或出现故障;②加热控制电路出现故障;③两个温度传感器之间测量值偏差超出允许范围。

10)流量警报

原因:透析装置检测流量与控制流量之间偏差超出允许范围。

出现时机:自检、准备、治疗、消毒中。

机器动作:透析装置发出声音警报,红色警报灯亮,发出文字提示,当前程序停止。治疗过程中会转为旁路状态,超滤停止。

紧急程度:一般。治疗过程中水路会转为旁路状态,不会对患者造成损害,但是治疗可能无法继续。

分析：透析装置在不同运行阶段，可能使用不同的流量。流量警报一般都由流量监测装置检测到异常信号触发。透析装置流量控制原理请参见本章 4.7 节。

处理：出现流量警报时，可能的原因有以下几种：①供水不足或供、排水管弯折或受压；②透析液侧管路内部有结晶或蛋白质或其他异物而造成堵塞；③水路中电磁阀出现故障；④除气泵、流量泵、负压泵由于电机老化或泵头齿轮磨损造成功率下降或者出现故障；⑤流量检测装置出现故障；⑥电路出现故障。

11）水路压力警报

原因：透析装置压力传感器检测压力值不满足要求。

出现时机：自检中。

机器动作：透析装置发出声音警报，红色警报灯亮，发出文字提示，自检失败，机器恢复到压力自检前状态。

紧急程度：不紧急，仅影响透析装置使用。

分析：透析装置通过进行水路压力自检来检测水路各部件的运行状态，尤其是密闭系统的密闭性（这是实现精确超滤的前提）。所谓密闭系统，是指对于超滤系统为固定腔体类的透析装置（请参见本章 4.7 节）透析液从供液腔体出发经过透析器再回到透析液接收腔体的这一回路中的所有管道、阀门、传感器、泵等部件组成的系统（图 4-57）。水路压力自检是透析装置所有自检项目中步骤最多的一项，不同型号透析装置的具体步骤有所差别，但是都是由水泵和电磁阀配合，产生不同的压力，由透析液压传感器对水路压力进行测量，一般包括以下步骤。

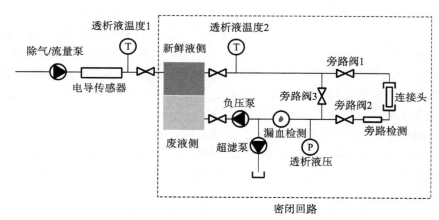

图 4-57 透析装置密闭回路示意图

（1）正压测试前的准备阶段：这个阶段的目的是让液体充满透析装置水路中各段管道，除去水路中的气泡，让水路压力处于 0 mmHg 附近。

（2）正压升高阶段：正压一般由流量泵或除气泵（对于没有流量泵的机型）与电磁阀和负压泵配合产生，对于有平衡腔的机器，此时平衡腔处于连通状态，即平衡腔配液侧与供液侧连通，这样产生的压力才能被透析液压传感器检测到。流量泵或除气泵不断加压，直至压力传感器检测到一个指定值（此时压力非常高，有的机型达到 700 mmHg 以上）。如果在指定时间内压力不能达到指定值，正压升高测试失败。

（3）正压保持阶段：系统通过关闭电磁阀（具体关闭哪个阀，取决于该步骤测试的是哪个阀门),断开流量泵或除气泵对压力传感器的影响,断开后水路处于加压密闭状态,压力传感器检测水路中压力下降,如果在指定时间内,压力下降幅度超过允许值,压力保持测试失败。

(4)正压下降阶段:系统打开相关电磁阀释放压力,有的机型还会启动超滤泵,快速降低压力。

在正压测试中会分步测试密闭系统中平衡腔及各个阀门的密闭性,包括平衡腔膜片、平衡腔电磁阀、透析液流出阀、透析液流入阀、旁路阀等,因此以上 4 个步骤会重复进行多次。

(5)负压测试前的准备阶段:这个阶段的目的是让液体充满透析装置水路中各段管道,除去水路中的气泡,让水路压力处于 0 mmHg 附近。

(6)负压建立阶段:用于测试密闭系统在负压下的密闭性,负压一般由负压泵或超滤泵产生,要求在指定时间内达到要求的负压值,否则测试失败。

(7)负压保持阶段:负压在指定时间内下降值不能超出允许范围。

处理:水路压力警报是比较难处理的一种情况,透析装置具有很长的水路,并且水路中有很多分支,整个水路中的任何一点出现异常,都有可能影响水路压力,因此影响因素很多。可能的原因有以下几种:①透析液侧管路不密封(包括透析器旁路接口未安装妥当);②相关电磁阀出现故障,包括不能打开、不能关闭、泄漏;③流量泵或除气泵由于电机老化或泵头齿轮磨损造成功率减小,无法将压力提升至要求值;④平衡腔、硅油泵等装置发生泄漏;⑤压力传感器出现故障;⑥水路管道破损或连接不紧,可以通过检查管道中是否有漏液来排除;⑦电路出现故障。

12) 超滤警报

原因:透析装置检测到超滤泵出现故障或超滤量检测值与控制值之差超出允许范围。

出现时机:自检、治疗中。

机器动作:透析装置发出声音警报,红色警报灯亮,发出文字提示,超滤停止。

紧急程度:紧急,可能导致患者脱水不准。

分析:在透析装置自检过程中,对超滤功能的检测,除了通过水路压力自检来检测系统的密闭性外,还要对超滤泵及超滤计量装置进行测试,一般方法是控制系统控制超滤泵动作数次,监测系统必须检测到超滤泵动作(使用计数器计数或压力变化检测的方式),有的透析装置还会测试超滤功能是否能够被停止。在透析治疗过程中,监测系统对控制超滤量与检测超滤量进行比较。如果两者误差超出允许范围,则触发超滤警报。各机型超滤系统工作原理请参见本章 4.7 节。

处理:在自检时出现超滤警报,一般都是机器本身有问题。可能出现以下情况:①超滤泵故障,泵头卡住或电机故障或超滤泵本身泄漏导致;②超滤泵前面过滤器堵塞;③水路漏气或压力传感器出现故障,如果水路压力自检通过,则一般可以排除,否则极有可能为该情况;④超滤泵计数装置出现故障(霍尔传感器、光耦计数器、流量计)。在治疗过程中出现超滤警报,除了上述原因外,还有可能出现以下几种状况:①快速接头到超滤泵之间管路漏气或弯折、堵塞;②超滤泵排量需要校准。有些透析装置有单独的超滤泵校正功能,可以方便地测试超滤泵动作和排量,但该功能也只能排除超滤泵本身的问题,无法排除其他原因导致的超滤异常。使用透析器、血路管、生理盐水进行模拟超滤,可以为排查故障原因提供环境,该方法对于患者出现超滤异常但没有超滤警报的情况也适用。在维修之后,也需要进行模拟超滤,以确认超滤系统工作正常。

13) 旁路警报

原因:透析装置检测到实际旁路状态与控制状态不一致。

出现时机:治疗中。

机器动作:透析装置发出声音警报,红色警报灯亮,发出文字提示,水路停止运行。

紧急程度:紧急。透析装置不能保证患者安全。

分析:旁路作用及重要性请参见本章4.7节。当透析装置检测到旁路实际状态与控制状态不一致时,触发该警报。不同型号的透析装置,检测旁路状态的方法不同,主要有以下三种:①透析装置监测旁路电磁阀的控制电压;②在旁路电磁阀装有泄漏检测电极;③在旁路管道上安装监测流量计来监测旁路电磁阀的开闭是否正常。

处理:如果是透析装置因为电导、温度、压力、漏血等异常转入旁路状态,机器检测到无法转入旁路状态,必须马上将快速接头从透析器上取下,以避免对患者造成损害。造成旁路警报的可能原因有以下几种:①旁路电磁阀出现故障;②旁路状态检测装置出现故障。如果警报无法解除,患者必须下机。机器维修之后,必须完整消毒才能再次使用。

14) 漏血警报

原因:透析装置漏血传感器检测到超过允许值的血液。

出现时机:自检、治疗中。

机器动作:透析装置发出声音警报,红色警报灯亮,停止血泵运转、关闭静脉夹,水路转向旁路状态,停止超滤。

紧急程度:紧急。由于血泵停止,透析器可能出现凝血,并且透析器有持续失血及透析器内血液被透析液污染的可能。

分析:在透析装置自检过程中,漏血自检一般分为两步,首先是正常状态,漏血传感器必须检测到没有血液(即光信号的衰减少于要求值),这一步是验证传感器不会误报,其次监测系统给一个模拟的信号,监测系统必须触发漏血警报,并且水路动作要有响应,这一步是验证传感器不会漏报。治疗过程中漏血警报的触发详情请参见本章4.7节。在治疗过程中出现漏血警报有三种可能:①透析器出现破膜,红细胞进入透析液中,触发漏血警报;②透析器出现溶血现象,深色的液体进入透析液,触发漏血警报;③漏血传感器发生故障,出现假漏血警报。

处理:根据分析,依次排除以下可能情况。①漏血或溶血:首先通过观察透析器透析液出口处液体的颜色,如果有鲜红的血丝,则是透析器破膜,如果液体呈茶色,则是溶血,此时只能让患者下机。对于漏血,在回血下机时要考虑透析液对血液的污染;对于溶血,要考虑溶血造成的细胞内钾离子释放导致的高钾问题。具体操作应该按血液净化操作规范(SOP)和护理操作规范的要求进行,并在下机后对透析装置进行彻底消毒。②漏血传感器出现故障:如果透析器透析液出口处液体清澈,则可能是漏血传感器被污染或出现故障。少数机器当透析液中有气泡时也会触发漏血警报,但大部分机器都能区分。可以尝试解除警报,如果警报无法消除,则很可能是漏血传感器出现问题。可以在患者下机后,检查漏血传感器是否有污染,可运行水路除钙和消毒程序,必要时可拆下漏血检测管路进行清洁;可在维修状态检查漏血传感器电压,必要时可调整、校正漏血传感器电压(校正前需要进行水路清洁消毒);如果漏血传感器已经损坏,可进行更换。机器在更换漏血传感器后必须进行彻底消毒才能使用。

15）消毒液吸入警报

原因:透析装置检测到消毒液吸入量不足。

机器动作:机器发出声音警报,红灯或黄灯闪烁,消毒程序停止并产生消毒失败标记(该标记使得透析装置必须重新消毒或进行强制冲洗才能使用)。

出现时机:透析装置消毒程序的消毒液吸入阶段。

紧急程度:不紧急,仅影响透析装置下一班使用。

分析:透析装置消毒时,在冲洗阶段之后,进入消毒液吸入阶段,不同型号的透析装置使用不同的方法来检查消毒液的吸入情况,具体情况参见本章4.9节。此时有两种可能情况:一是消毒液没有吸入或吸入量过少;二是消毒液吸入正常,但是消毒液吸入监测装置发出了错误的信号。

处理:首先确认消毒液的吸入情况,可以提起机器消毒液吸管查看或观察吸消毒液时吸管是否抖动来确认机器是否有吸液动作,必要时可以用量杯检查消毒液的吸入量。如果消毒液吸入正常,则可确定是消毒液吸入监测装置信号错误。对于消毒液吸入问题,有以下可能原因:①消毒液桶空或液位偏低;②透析装置消毒液吸管破裂漏气或吸管堵塞;③消毒液电磁阀未打开;④负责消毒液吸入的泵出现故障。对于消毒液吸入监测装置问题,有以下可能原因:①消毒液成分或浓度不正确;②消毒液监测电极出现故障;③液位开关出现故障;④监测电导率设置不当;⑤电路板出现故障。消毒液吸入警报解决后,机器必须重新进行彻底消毒才能使用,不能使用冲洗程序代替。

16）供电警报

原因:透析装置电源模块缺少供电。

出现时机:任何时候。

机器动作:如果机器处于关闭状态,则电源模块蜂鸣器会发出蜂鸣声;如果机器处于非治疗状态,则机器关闭并发出连续尖锐的警报声;如果机器处于治疗状态,则机器发出异常警报声,并启动备用电池供电,除了显示屏、血泵、肝素泵,其他执行部件全部停止运行,安全监测功能仍然有效。

紧急程度:在治疗情况下,很紧急。

分析:在治疗情况下,启用备用电池后,用户有一定的时间(一般是 15 min)可以等待警报解决。

处理:如果所有机器都出现该警报,则可确定为血透室配电箱或更上一级电路出现问题,应该马上呼叫医院电工来处理并确认大概解决时间。如果是治疗过程中且处理所需时间超出透析装置备用电池的供电时间,则需要让患者下机。如果单台透析装置出现该警报,则应该依次检查供电插座空开、插座、透析装置电源线插头、透析装置电源开关,如果以上原因都排除,则可以确定是透析装置电源模块出现故障,此时应该给患者更换机器,然后进行电源模块的维修或更换。

4.11 透析装置的维护与保养

透析装置被列入国家三类医疗器械,它的正常运行直接关系到临床治疗的安全及效果。2014 年国家颁布的国务院令第 650 号《医疗器械监督管理条例》规定:医疗器械使用单位对需要定期检查、检验、校准、保养、维护的医疗器械,应当按照产品说明书的要求进行检查、检验、校准、保养、维护并予以记录,及时进行分析、评估,确保医疗器械处于良好状态,保障使用质量。

根据《医疗器械监督管理条例》,三类医疗器械必须有国家药监局颁发的注册证,每台血液透析装置均需建立独立的档案并编号,档案中应有出厂信息、操作运转和维护记录,以便于查询管理。

因此,为了保证透析装置的可靠性,及时发现并消除可能导致透析装置出现故障的隐患,延长透析装置的使用寿命,降低透析装置的维修成本,保证透析装置的使用过程符合法律法规的要求,必须按时对透析装置进行维护保养。透析装置保养分为日常保养和年度保养,以及年度安全性检测。血透室工程师应该与厂家工程师密切配合,做好日常维护、检测和维修工作。

1. 每日保养内容

透析装置的每日保养包括装置使用前、使用中的检查以及使用后的检查及保养。

1)装置使用前的检查
- 透析装置与专用插座保持连接。
- 电源线、电源插头等没有损坏并且连接正确。
- 供液/排液软管没有弯折及松脱。
- 中央供液接头及阀门(如果有)位置正确。
- 装置没有漏液。
- 每次治疗前必须实施透析装置自检。

2)装置使用中的检查
- 透析装置工作中设置、运行参数无异常。
- 治疗时无漏液、无异常声音、无异味。
- 透析装置没有警报提示。

3)装置使用后的检查及保养
- 透析装置无漏液、无异常声音、无异味。
- 装置已进行正常消毒。
- 已对机器外表进行擦拭。

2. 年度保养内容

1)体外循环支持功能
- 血泵转速传感器正常、泵盖传感器灵敏、泵盖磁铁无松动。

- 血泵流速准确。
- 肝素泵的动作状态及推注量正常。
- 血路压力传感器零值和线性值在厂家要求的范围内。
- 气泡探测功能正常,气泡探测灵敏度以及静脉夹开闭正常。

2）供水减压加热除气功能
- 各过滤器的使用状况,按厂家的要求定时清洗、更换。
- 除气室浮子以及密封圈使用情况,定期更换。
- 热交换器、加热器无泄漏。

3）透析液配比功能
- 浓缩液泵吸液量正常,需要时进行定标或更换。
- 浓缩液过滤器定期清洗、更换。
- 相应电磁阀、背压阀、泄压阀工作正常。

4）密闭回路超滤功能
- 电磁阀工作正常。
- 零部件密封圈定期更换。
- 超滤泵超滤精度在厂家要求的范围内,需要时进行检测和校准。
- 超滤平衡装置电磁阀膜片、密封圈定期更换。
- 相应背压阀、泄压阀膜片定期更换。

5）消毒液供给
- 电磁阀工作正常。
- 消毒液过滤器定期清洗、更换。

6）其他
- 漏血传感器电压正常,需要时进行定标。
- 装置运行时无异常声音、无异味。
- 主板电池(如果有)定期更换。
- 电路板除尘,必要时更换灰尘过滤网。

3.　透析装置周期性技术安全检测

1）目视检查
- 水路连接管的状态,无漏液,无异常曲折。
- 水路零件无漏液,无结晶,无变形。
- 电路连接紧固,没有腐蚀。
- 接地线的状态正常。
- 警报提示灯正常显示。

2）设备安全性的功能确认
- 进行模拟报警,确认报警时的设备响应动作是否正确(表 4-21)。

表 4-21　模拟报警项目表

相 关 项 目	透析液供给	加 热 器	血 泵	静 脉 回 路	警 报 声
旁路警报	停止	停止	停止	—	鸣
浓度警报	停止	—	—	—	鸣
供液警报	停止	停止	—	—	鸣
透析液压警报	旁路	停止	停止	—	鸣
跨膜压警报	旁路	—	停止	—	鸣
静脉压警报	旁路	—	停止	静脉夹关闭	鸣
漏血警报	停止	停止	停止	静脉夹关闭	鸣
气泡警报	—	—	停止	静脉夹关闭	鸣
断电警报及蓄电供电	停止	停止	确认后运行	—	长鸣

3）运行参数确认

（1）体外循环模块运行参数

· 血泵设定流量和实际流量在厂家规定的范围内。

· 肝素泵设定注入量和实际注入量在厂家规定的范围内。

· 动脉压、滤器前压、静脉压零值和线性压力测量校正。

（2）供水减压除气

· 减压阀的动作状态，进水减压后进水压在正常范围内。

· 除气压为 $-600 \sim -500$ mmHg（按厂家说明书）。

· 进水电磁阀处于正常开关状态。

· 温度传感器检查定标。

（3）透析液配比模块运行参数

· 电导率传感器与校准仪器测得值在厂家要求的范围内，超出时定标。

· 内毒素过滤器在使用寿命内，过期更换。

（4）超滤模块运行参数

· 相应的流量计显示。

· 相应超滤平衡装置（平衡腔、复式泵、超滤流量计等）的状态正常。

· 透析液压传感器的零值和线性值在厂家要求的范围内，需要时进行定标。

· 相关背压阀、泄压阀压力在厂家要求的范围内，需要时进行压力调整。

（5）消毒液供给参数

· 吸液量在厂家要求的范围内。

（6）电气实验参数

· 设备漏电流。

· 患者漏电流。

· 接地状态确认。

· 备用电池确认。

4）设备重要参数的检查

虽然不同厂家透析装置的设计不同，在某些参数上可能有不同的要求，但由于透析装置实现的目的是一致的,所以主要参数要求相同。国家计量技术规范《血液透析装置校准规范》(JJF 1353—2012),对透析装置的部分运行参数做了相关要求(表 4-22)。

表 4-22　校准参数项目表

校 准 项 目	技 术 要 求
透析液电导率	最大允许误差:±5%
透析液温度	最大允许误差:±0.5 ℃ 超温报警最大允许误差:±0.5 ℃
静(动)脉压监控	最大允许误差:±1.3 kPa 压力监控报警最大允许误差:±1.3 kPa
透析液压力监控	最大允许误差:±2.7 kPa 压力监控报警最大允许误差:±2.7 kPa
透析液流量监控	最大允许误差:标称流量的 -5%～10%
抗凝泵注入流量监控	最大允许误差:读数的 ±5%
透析液 pH 监控(若有此功能)	最大允许误差:±0.1 pH
称重计(若有此功能)	最大允许误差:±5.0 g
脱水量	最大允许误差:±100 mL/h
外壳漏电流	不大于 100 μA

4. 透析装置重要参数的检测和校正方法

为了保证治疗安全和效果,透析装置对一些重要参数进行监测,为了保证这些参数值的准确性,需要定期对其进行检测,检测方法可参照各透析装置维修手册及《血液透析装置校准规范》(JJF 1353—2012)进行。当参数检测值偏差超出允许范围时,需要进行校准,校准方法请参照各透析装置维修资料或联系厂家工程师进行校准。

1)血泵流量示值

血泵运行 30 min,连接透析管路,并使用 37 ℃的液体(例如水)充满,将血泵流量设定为 400 mL/min(或者设为最高血泵流量),使血泵前动脉压为 -200 mmHg,用精度优于 1 g 的电子天平称量,秒表计时,测量 3 次,每次 3 min,测定实际流量,测定值应在厂家规定的范围内。

2)动脉(静脉)压力示值

动脉(静脉)压力示值最大允许误差为 ±1.3 kPa,压力监控报警最大允许误差为 ±1.3 kPa。

零值确认:将传感器压力测定端口与大气连通,确认传感器显示值为(0±1.3) kPa。

线性确认:将标准压力计与注射器连接到传感器压力测定端口,用注射器将标准压力机的显示值变为一定压力(按厂家说明书),确认设备的显示值在标准压力计上为 ±1.3 kPa(10 mmHg)的范围内。

3)透析液温度示值

透析液温度示值最大允许误差为 ±0.5 ℃。

①室温为 20～25 ℃,将透析液温度设定为 37 ℃,透析液流量设为最大,测量透析液入口处透析液温度,记录连续 30 min 透析液温度;②将透析液流量设为最小,测量透析液入口处透析液温度,记录连续 30 min 透析液温度;③比较设定温度与实际测量温度。

4）透析液电导率示值

透析液电导率示值最大允许误差为±5%。

电导率控制功能实验:设置血流量为 200 mL/min,透析液流量为 500 mL/min 或者最大流量,超滤速率为 1000 mL/h,使设备在血液透析模式运行,电导率设定为默认值。待设备稳定后,外接精度优于 0.1 mS/cm 的电导率测试仪测量透析液浓度,比较电导率测量值与设定值。

继续实验:人为使透析液浓缩液浓度偏离+10%或-10%,待电导率稳定后,外接精度优于 0.1 mS/cm 的电导率测试仪测量透析液浓度,比较电导率测量值与设置值。

电导率监测功能实验:设置血流量为 200 mL/min,透析液流量为 500 mL/min 或者最大流量,超滤速率为 1000 mL/h,使设备在血液透析模式运行,电导率高警报限设定为14×(1+5%) mS/cm,电导率低警报限设定为 14×(1-5%) mS/cm。待设备运行稳定后,外接精度优于 0.1 mS/cm 的电导率测试仪。在 10 min 内,以 2 min 的时间间隔在血液透析器的透析液入口处测量透析液电导率并计算平均值。分别模拟 5 次透析液浓度的警报状态,在警报的同时,从与电导率传感器的监控系统相邻的位置上获取的 5 个样品变化不应超出之前计算的电导率平均值的±5%。

5）透析液流量示值

透析液流量示值最大允许误差为标称流量的-5%～10%。

透析液流量确认:①进入模拟透析模式,将透析液流量设定为最高值,测定透析液实际流量;②将透析液流量设定为最低值,测定透析液实际流量;③比较实际透析液流量值与设定透析液流量值。

6）超滤显示值

超滤示值最大允许误差为±100 mL/h。

超滤量显示误差确认:将配套的透析器和体外循环管路按透析工作模式连接好,并将血路的动、静脉端浸入盛水的容器中,进入模拟透析模式。①将透析液流量设为最高,透析液温度设为 37 ℃,将超滤速率设为 0(或最小超滤量),血流量设为 200 mL/min,血液出口处压力设置为低于最高规定 50 mmHg,用精度优于 1 g 的电子天平测量,测量 30 min 的累积超滤量,比较实际超滤值与设定超滤值;②将超滤速率设为最大,测量 30 min 内的累积超滤量,比较实际超滤值与设定超滤值;③将血液出口处压力设置为高于最低规定 20 mmHg,将超滤速率设为最大,测量 30 min 内的累积超滤量,比较实际超滤值与设定超滤值。

在血液透析滤过模式下(若有),将置换液流量分别设为标称最大值和最小值,再次进行上述实验,测量 30 min 内的累积超滤量,比较实际超滤值与设定超滤值。

5. 电气安全

医用电气设备的定义:与某一专门供电网有不多于一个的连接,对在医疗监视下的患者进行诊断、治疗或监护,与患者有身体或电气的接触,和(或)向患者传送或从患者处取得能量,和(或)检测这些所传送或取得的能力的电气设备。

目前与血液透析装置相关的国内外医用电气标准有国际电工委员会(IEC)发布的国际通用标准 IEC 60601-1:2018、IEC 61010-1:2010、IEC 62353:2014 和透析装置专用的 IEC 60601-2-16:2018;与之相对应的国家标准分别为《医用电气设备　第 1 部分:安全通用要求》(GB 9706.1—2007),《测量、控制和实验室用电气设备的安全要求　第 1 部分:通用要求》(GB 4793.1—2007),《医用电气设备周期性测试和修理后测试》(YY/T 0841—2011),《医用电气设备　第 2~16 部分:血液透析、血液透析滤过和血液滤过设备的安全专用要求》(GB 9706.2—2003)。

医用电气设备按电击防护模式可分为 3 大类:Ⅰ类、Ⅱ类和内部电源设备。Ⅰ类设备是指对电击的防护不仅要求基本绝缘,而且还提供了与固定布线的保护接地导线连接的附加安全预防措施,使可触及金属部分即使在基本绝缘失效时也不会带电的设备。Ⅱ类设备是指对电击的防护不仅要求基本绝缘,而且还有如双重绝缘或加强绝缘等附加安全预防措施,但没有保护接地措施,也不依赖于安全条件的设备。内部电源设备是能以内部电源进行运行,不需要外部电源的医用电气设备。内部电源和交流电源都可以工作的设备或是用交流电源向内部电源充电的设备都不能称为内部电源设备。这种设备属于用外部电源工作的设备,必须按附加保护措施满足Ⅰ类、Ⅱ类设备的安全要求。血液透析装置属于Ⅰ类设备。

医用电气设备按电击防护程度分类可分为 B 型、BF 型和 CF 型。B 代表躯体(body),C 代表心脏(cardiac),F 代表浮置隔离。F 型设备隔离应用部分是同设备其他各部分相隔离的应用部分,其绝缘应达到在应用部分与地之间加 1.1 倍最高额定网电压时,其患者漏电流在单一故障状态时不超过允许值。B 型设备应用部分是对电击有特定防护程度的设备。特别要注意容许漏电流以及保护接地连接(若有)的可靠性。B 型设备应用部分不适合直接用于心脏。BF 型设备应用部分是有 F 型应用部分的 B 型设备。其容许漏电流规定值增加了对应用部分加电压的电流测量。B 型、BF 型设备适用于患者体外或体内,不包括直接用于心脏。BF 型设备应用部分不适合直接用于心脏。CF 型设备应用部分对电击的防护程度特别是在容许漏电流值方面高于 BF 型设备,并具有 F 型设备应用部分的设备,CF 型设备主要是预期直接用于心脏。血液透析装置的透析液管路部分属于 B 型设备应用部分,血压计袖带部分属于 BF 型设备应用部分。

对于防电击危险部分,相关检测项目包括漏电流、接地电阻和绝缘阻抗。IEC 60601-1:2018 和 GB 9706.1—2007 对每个项目的测试方法、测试设备、测量电路的连接都做了明确的规定。

1) 漏电流

医用设备漏电是指医用电气设备的工作电源(或其他电源)通过绝缘或分布参数阻抗产生的与工作无关的非功能性电流。漏电流作为安全性测试中最重要的测试项目,包括对地漏电流、外壳漏电流、患者漏电流和患者辅助电流。

对地漏电流是指由网电源部分穿过或跨过绝缘流入保护接地导线的电流。在保护接地导线断开的单一故障条件下,如果有接地的人体接触到与该保护接地导线相连的可触及导体(如外壳),则这个对地漏电流将通过人体流导电,当这个电流大于一定值时,就有电击的危险。根据 IEC 60601-1,对地漏电流的限值见表 4-23。

外壳漏电流是指在正常使用时,从操作者或患者可触及的外壳或外壳部件(应用部分除外),经外部导电连接而不是保护接地导线流入大地或外壳其他部分的电流。如果是Ⅱ类设备,由于它们不配备保护接地线,则要考虑其全部外壳的漏电流;如果是Ⅰ类设备,而它又有一部分外壳没有和地连接,则要考虑这部分的外壳漏电流;另外,在外壳与外壳之间,若有未保护接地线,则还要考虑两部分外壳之间的外壳漏电流。

患者漏电流是指从应用部分经患者流入地的电流,或是由于在患者身上出现一个来自外部电源的非预期电压而从患者经 F 型设备应用部分流入地的电流。由于应用部分一定要接到患者身上,而患者又接地,如果应用部分对地存在一个电位差,则必然有电流从应用部分经患者到地,这便是患者漏电流。根据 IEC 60601-1,患者漏电流的限值见表 4-23。

患者辅助电流是指正常使用时,流经应用部分部件之间的患者的电流,此电流预期不产生生理效应,例如放大器的偏置电流、用于阻抗容积描记器的电流。这里是指设备有多个部件的应用部分,当这些部件同时接入一个患者身上时,在部件与部件之间若存在电位差,则有电流流过患者。而这个电流又不是设备生理治疗功能上需要的电流,这就是患者辅助电流。

接地漏电流测试/患者漏电流测试的目的是验证机器的保护接地部件是否正确连接到保护接地,以便在绝缘损失的情况下为这些部件提供安全的低电位。

表 4-23　漏电流的限值表(透析装置 230 V)

漏电流	正 常 情 况	单一故障情况
地漏电流	最大为 500 μA	最大为 1000 μA
患者漏电流的限值(非中心静脉导管)	最大为 10 μA a.c. 最大为 10 μA d.c.	最大为 500 μA a.c. 最大为 50 μA d.c.
患者漏电流的限值(中心静脉导管)	最大为 10 μA a.c. 最大为 10 μA d.c.	最大为 50 μA d.c. 最大为 50 μA a.c.

2) 绝缘阻抗

绝缘阻抗用于测量绝缘材料的击穿程度,即电导线和交流插座接地连接线之间、应用部分和电源地线之间的电气绝缘性。绝缘阻抗分为主电源到外壳的绝缘阻抗和应用部分到外壳的绝缘阻抗、检测被检设备的电源线(火线和零线连接在一起)到外壳接地保护端的绝缘阻抗、检测被检设备的应用部分到外壳接地保护端的绝缘阻抗。

3) 保护接地电阻

一般的医用电气设备,都是靠仪器的接地端通过导线和大地相连,俗称接地,从而旁路漏电流,以防止患者、操作者遭受电击。所以,接地线、接地端是否良好是保证电气设备安全的重要因素。根据 IEC 60601-1,透析装置的保护性接地的电阻值要小于 300 $m\Omega$。

GB 9706.1—2007 规定不用电源软电线的设备,保护接地端子与保护接地的所有可触及金属部件之间的阻抗,不得超过 0.1 Ω。带有电源输入插口的设备,在插口中的保护接地点与已保护接地的所有可触及金属部件之间的阻抗,不得超过 0.1 Ω。带有不可拆卸电源软电线的设备,网电源插头中的保护接地脚和已保护接地的所有可触及金属部件之间的阻抗不得超过0.2 Ω。

欲测量接地线的导通与否,用最小刻度为 1 Ω 左右的仪表即可,但若要知道接地线的精确电阻值,则需要最小刻度为 10 $m\Omega$ 左右的低阻测量仪器,以便能准确地测量 0.1~0.2 Ω 的电阻值。但是,测量如此小的电阻值时,被测点和表笔间的接触电阻也属同一数量级,所以一般应采用如下测量方法:用 50 Hz 或 60 Hz 空载电压不超过 6 V 的电流源产生 25 A 或 1.5倍于设备额定电流,两者取较大的一个,在 5~10 s 的时间里,在保护接地端或设备电源输入插口,保护接地连接点或网电源插头的保护接地脚和在基本绝缘失效情况下可能带电的每一个可触及金属部件之间流通。测量上述有关部分之间的电压降,根据电流和电压降确定阻抗,不得超过上述规定的值。

本章参考文献

［1］　Abel J. On the removal of diffusible substances from the circulating blood of living animals by means of dialysis[J]. J Pharmacol Exp Ther,1914,31(5):51-54.

［2］　Haas G. Die methodik der blutauswaschung(dialysis in vivo)[J]. Handbuch der Biologischen Arbeit-smethoden,1935,12(5):717-754.

［3］　Babb A L. Design and construction of a portable, single patient, dialysate proportioning machine at the University of Washington 1964-65[J]. ASAIOJ,1995,41(1):1-10.

［4］　Grimsrud L,Cole J J,Eschbach J W,et al. Safety aspects of hemodialysis[J]. ASAIO Trans,1967,13(1):1-4.

［5］　Kolff W J. The beginning of the artificial kidney[J]. Artif Organs,1993(17):293-299.

［6］　Kramer P,Wigger W,Rieger J,et al. Artero-venous hemofiltration:a new simple method for treatment of overhydrated patients resistant to diuretics[J]. Klin Wochenschr,1977,14(55):1121-1122.

［7］　Bernstein E F,Gleason L R. Factors influencing hemolysis with roller pumps[J]. Surgery,1967,61(3):432-442.

［8］　王道臣,陈志军,韩玉明,等. 蠕动泵流量的理论计算与试验验证[J]. 化工自动化及仪表,2015,8(2):186-187.

［9］　Schmidt D F,Schiepp B J,Kurtz S B,et al. Inaccurate blood flow rate during rapid hemodialysis[J]. Am J Kidney Dis,1991,17(1):34-37.

［10］　Polaschegg H. The extracorporeal circuit[J]. Semin Dial,1995,8(15):299-304.

［11］　Depner T A,Rizwan S,Stasi T A. Pressure effect on roller pump blood flow during hemodialysis[J]. ASAIO J,1990,36(3):456-459.

［12］　Sands J,Glidden D,Jacavage W,et al. Difference between delivered and prescribed blood flow in hemodialysis[J]. ASAIO J,1996,42(5):717-719.

［13］　Stragier A. The role of the technician in a dialysis unit[J]. Proc EDTNA,1985,14(1):231-240.

［14］　Stragier A,Wenderickx D,Jadoul M. Blood flow displayed by dialysis machines:is it accurate? [J]. EDTNA-ERCA,1996,22(1):3-6.

［15］　Leong A S,Disney A P,Gove D W. Spallation and migration of silicone from blood-pump tubing in patients on hemodialysis[J]. N Engl J Med,1982,306(3):135-140.

［16］　Morales J M,Colina F,Arteaga L,et al. Clinical implications of the presence of refractile particles in the liver of haemodialysis patients[J]. Proc EDTA,1982,19(19):265-269.

［17］　Kozeny G A,Barbato A L,Bansai V K,et al. Hypercalcemia associated with

血液透析技术理论与应用

silicone-induced granulomas[J]. N Engl J Med,1984,311(17):1103-1105.

[18] Bommer J,Waldherr R,Ritz E. Silicone filings in macrophages of viscera. An iatrogenic complication of haemodialysis[J]. Proc EDTA,1981,18(5):731-735.

[19] Bommer J, Gemsa D, Waldherr R, et al. Plastic filing from dialysis tubing induces prostanoid release from macrophages[J]. Kidney Int,1984,26(3):331-337.

[20] Altmann P, Dodd S, Williams A, et al. Silicone-induced hypercalcaemia in haemodialysis patients[J]. Nephrol Dial Transplant,1987,2(1):26-29.

[21] Barron D,Harbottle S,Hoenich N A,et al. Particle spallation induced by blood pumps in hemodialysis tubing sets[J]. Artif Organs,1986,10(3):226-235.

[22] Bommer J. Silikonablagerungen in den organen von dialysepatienten-derzeitiger stand der untersuchungen[J]. Hochdruckkrankheiten,1983,12(10):250-254.

[23] Bommer J, Pemicka E, Kessler J, et al. Reduction of silicone particle release during haemodialysis[J]. Proc EDTA,1984,21(21):287-290.

[24] Hyde S E,Sadler J H. Red blood cell destruction in hemodialysis[J]. ASAIO Trans,1969,15(4):50-54.

[25] Schultheis R,Angelkort B,Mann H,et al. Pumpen spezifische bluttraumatisierung in extrakorporalen systemen[J]. Biomed Tech,1976,21(1):247-248.

[26] Fahraeus R. Die Strömungsverhältnisse und die Verteilung der BlutzeHen im Gefäßsystem[J]. Klin Wochenschr,1928,7(3):100-106.

[27] Fahraeus R,Lindqvist T. The viscosity of the blood in narrow capillary tubes [J]. Am J Physiol,1931,96(3):562-568.

[28] Canaud B,Donadieu P,Polito C, et al. Erythropoietin associated hypertension: what role for blood viscosity changes? [J]. Nephron,1989,51(3):430-431.

[29] Vaziri N D,Ritchie C,Brown P, et al. Effect of erythropoietin administration on blood and plasma viscosity in hemodialysis patients[J]. ASAIO Trans, 1989, 35 (3): 505-508.

[30] Fahraeus R,Lindqvist T. The viscosity of the blood in narrow capillary tubes [J]. Am J Physiol,1931,96(3):562-568.

[31] Feriani M, Kimmel P L, Kurantsin-MiHs J, et al. Effect of renal replacement therapy on viscosity in end-stage renal disease patients[J]. Am J Kidney Dis,1992,19(2): 131-139.

[32] Wink J,Vaziri N D,Barker S,et al. The effect of hemodialysis on whole blood, plasma and erythrocyte viscosity[J]. Int J Artif Organs,1988,11(5):340-342.

[33] Polaschegg H D, Techert F, Wizemann V. On-line dynamic measurement of fistula pressure during haemodialysis for detection of access stenosis and bad needle placement[J]. EDTNA-ERCA J,1998(24):39-44.

[34] 张根宝. 工业自动化仪表与过程控制[M]. 西安:西北工业大学出版社,2008.

[35] Grau E,Siguenza F,Maduell F, et al. Low molecular weight heparin(CY-216) versus unfractionated heparin in chronic hemodialysis[J]. Nephron,1992,62(1):13-17.

[36] Hafner G, Klingel R, Wandel E, et al. Laboratory control of minimal

214

heparinization during haemodialysis in patients with a risk of haemorrhage[J]. Blood Coagul Fibrinolysis,1994,5(2):221-226.

[37]　Sperschneider H,Deppisch R,Beck W,et al. Impact of membrane choice and blood flow pattern on coagulation and heparin requirement-potential consequences on lipid concentrations[J]. Nephrol Dial Transplant,1997,12(1):2638-2646.

[38]　Teraoka S,Takahashi K,Suzuki T,et al. Non-heparin hemodialysis with oral administration of newly developed antiplatelet agent[J]. ASAIO Trans,1990,36(3):212-215.

[39]　Kjellstrand C M,Buselmeier T J. A simple method for anticoagulation during pre- and postoperative hemodialysis,avoiding rebound phenomenon[J]. Surgery,1972,72(4):630-633.

[40]　Keller F,Seemann J,Preuschof L,et al. Risk factors of system clotting in heparin-free haemodialysis[J]. Nephrol Dial Transplant,1990,5(9):802-807.

[41]　Petersen J,Kang M S,Yeh I. The site of injection affects erythropoietin levels during dialysis[J]. ASAIO J,1996,42(4):263-265.

[42]　Von Hartitzsch B,Medlock T R. New devices to prevent air foam emboli[J]. Artif Organs,1978,2(1):355-357.

[43]　Eschbach J W,Wilson W E,Peoples R W,et al. Unattended overnight home hemodialysis[J]. ASAIO Trans,1966,12(1):346-356.

[44]　Sam R,Rariman A,Kjellstrand C M,et al. Hemolysis during hemodialysis. Dialysis therapy[M]. Philadelphia:Hanley Belfus,2002.

[45]　Ward R A. Single-patient hemodialysis machines. Dialysis therapy[M]. Philadelphia:Hanley Belfus,2002.

[46]　Pittard J D. Safety monitors in hemodialysis. Dialysis therapy[M]. Philadelphia:Hanley Belfus,2002.

[47]　Daugirdas J T,Van Stone J C,Boag J T. Hemodialysis apparatus. Handbook of dialysis[M]. Philadelphia:Lippincott Williams & Williams,2001.

[48]　Wolf A V,Brown M G,Prentiss P G. Concentrative properties of aqueous solutions:conversion table. CRC handbook of chemistry and physics[M]. Boca Raton:CRC Press,1987.

[49]　Walden P. Handbuch der allgemeinen chemie[M]. Leipzig:Akademische Verlagsgesellschaft,1924.

[50]　张姚昕,张飞鸿,应滋栋.各类型血液透析机透析液混合系统的研究[J]. 中国医学装备,2014,11(12):32-36.

[51]　应滋栋,张飞鸿,赵丽萍.不同类型血液透析机的超滤系统原理及其应用[J]. 中国医学装备,2014,11(3):54-57.

[52]　Babb A L,Popovich R P,Scribner B H,et al. The genesis of the square meter-hour hypothesis[J]. Trans Am Soc Artif Intern Organs,1971,17(17):81-91.

[53]　Henderson L W,Besarab A,Michaels A,et al. Blood purification by ultrafiltration and fluid replacement(diafiltration)[J]. Trans Am Soc Organs,1967,13

(1):216.

[54]   Hamilton R,Ford C,Colton C, et al. Blood cleansing by diafiltration in uremic dog and man[J]. Trans Am Soc Artif Intern Organs,1971,17(1):259-265.

[55]   Henderson L W, Sanfelippo M L, Beans E. On line preparation of sterile pyrogen-free electrolyte solution[J]. Trans Am Soc Artif Intern Organs, 1978, 24 (1): 465-467.

[56]   Takemoto Y,Nakatani T,Sugimura K,et al. Endotoxin adsorption of various dialysis membranes:in vitro study[J]. Artif Organs,2003,27(12):1134-1142.

[57]   Tetsuya K,Kazuto S,Seiko K,et al. The performance evaluation of endotoxin retentive filters in haemodialysis[J]. J Nippon Med Sch,2011,78(4):214-223.

[58]   应滋栋,赵丽萍. 内毒素过滤器的特性及临床应用[J]. 中国血液净化,2016,15(7):369-371.

[59]   Tetsuya K,Miyuki E,Kazuto S,et al. Use of ultrasonic cleansing in managing the couples of dialyzer systems[J]. J Nippon Med Sch,2011,78(5):293-304.

[60]   Santoro A,Mambelli E,Canova C,et al. Biofeedback in dialysis[J]. J Nephrol, 2003,16(7):48-56.

[61]   Locatelli F, Buoncristiani U, Canaud B, et al. Haemodialysis with online monitoring equipment:tools or toys? [J]. Nephrol Dial Transplant,2005,20(1):22-33.

[62]   Azar T. Biofeedback systems and adaptive control hemodialysis treatment[J]. Saudi J Kidney Dis Transpl,2008,19(6):895-903.

[63]   Daugirdas J. Pathophysiology of dialysis hypotension: an update [J]. Am J Kidney Dis,2001,38(4):11-17.

[64]   Krepel H,Nette R,Akcahuseyin E,et al. Variability of relative blood volume during haemodialysis[J]. Nephrol Dial Transplant,2000,15(5):673-679.

[65]   Ookawara S,Suzuki M,Yahagi T. Effect of postural change on blood volume in long-term hemodialysis patients[J]. Nephron,2001,87(1):27-34.

[66]   Banerjee A,Kong C,Farrington K. The haemodynamic response to submaximal exercise during isovolaemic haemodialysis [J]. Nephrol Dial Transplant, 2004, 19 (6): 1528-1532.

[67]   Shibagaki Y,Takaichi,K. Significant reduction of the large-vessel blood volume by food intake during hemodialysis[J]. Clin Nephrol,1998,49(1):49-54.

[68]   Ligtenberg G,Barnas M,Koomans H. Intradialytic hypotension: new insights into the mechanism of vasovagal syncope[J]. Nephrol Dial Transplant, 1998, 13 (11): 2745-2747.

[69]   Ruffmann K, Mandelbaum A, Bommer J, et al. Doppler echocardiographic findings in dialysis patients[J]. Nephrol Dial Transplant,1990,5(6):426-431.

[70]   Reeve E B,Gregersen M I,Allen T H,et al. Distribution of cells and plasma in the normal and splenectomized dog and its influence on blood volume estimates with p32 and T-1824[J]. Am J Physiol,1953,175:195-203.

[71]   Vandewalle J,Donckerwolcke R,Boer P,et al. Blood volume, colloid osmotic

pressure and F-cell ratio in children with the nephrotic syndrome[J]. Kidney Int,1996,49
(5):1471-1477.

[72]　Graveney M J. Gravimetric density analysis of blood:a means of investigating
compartmental blood volume changes [M]. Farnborough Hampshire: Royal Air Force
Institute of Aviation Medicine,1981.

[73]　Van Beaumont W. Evaluation of hemoconcentration from hematocrit
measurements[J]. J Appl Physiol,1972,32(5):712-713.

[74]　Dill D B,Costill D L. Calculation of percentage changes in volumes of blood,
plasma,and red cells in dehydration[J]. J Appl Physiol,1974,37:247-248.

[75]　Rowell L B. Human circulation during physical stress[M]. New York:Oxford
University Press,1986.

[76]　Haller M, Brechteisbauer H, Finsterer U, et al. Bestimmung des
plasmavolumens mit indocyaningrün beim menschen[J]. Anaesthesist,1992,41:115-120.

[77]　Rasmussen K C,Hausen R,Fugleberg S,et al. Van Beaumont's formula is valid
during haemodialysis. Spectrophotometric determination of body circulating haemoglobin
[J]. Scand J Clin Lab luvest,1993,53(3):211-214.

[78]　Sherman P H, Krumhaar D, Tanaka T, et al. Measurement of intravascular
erythrocyte sequestration by Cr51: effect of endotoxin in dogs and clinical status,
extracorporeal circulation and rapid sampling in man[J]. Ann Surg,1966,164:23-33.

[79]　Yu A W, Nawab Z M, Barnes W E, et al. Splanchnic erythrocyte content
decreases during hemodialysis:a new compensatory mechanism for hypovolemia[J]. Kidney
Int,1997,5(1):1986-1990.

[80]　Kim K E,Neff M,Cohen B,et al. Blood volume changes and hypotension during
hemodialysis[J]. Trans Am Soc Artif Intern Organs,1970,16(1):508-514.

[81]　Fleming S J, Wilkinson J S, Aldridge C, et al. Dialysis-induced change in
erythrocyte volume:effect on change in blood volume calculated from packed cell volume
[J]. Clin Nephrol,1988,29(2):63-68.

[82]　Bugarsky S, Tangl F. Physikalisch-chemische untersuchungen über die
molecularen concentrationsverhältnisse des blutserums[J]. Arch Ges Physiol,1898,72:531-
565.

[83]　Stewart G N. The relative volume or weight of corpuscles and plasma in blood
[J]. J Physiol,1899,24(5):356-373.

[84]　Geddes L A,Sadler C. The specific resistance of blood at body temperature[J].
Med Biol Eng,1973,11(3):336-339.

[85]　Geddes L A,Kidder H. Specific resistance of blood at body temperature Ⅱ[J].
Med Biol Eng,1976,14(2):180-185.

[86]　Gram H C. Cell volume and electrical conductivity of blood[J]. J Biol Chem,
1924,59(1):33-40.

[87]　Visser K R. Electrical conductivity of stationary and flowing human blood at
low frequencies[J]. Med Biol Eng Comput,1992,30(6):636-640.

[88] Visser K R,Lambert R,Korsten R,et al. Observation on blood flow related electrical impedance changes in rigid tubes[J]. Pflugers Archiv,1976,366(2-3):289-291.

[89] Thomasset A L,Lenoir J,Roullet C, et al. The physiological surveillance of hemodialysis sessions by the continuous measurement of L. F. impedance of the circulating blood[J]. Clin Exp Dialy Apher,1983,7:235-250.

[90] Stiller S,Mann H,Byrne T. Continuous monitaring of blood volume during hemodialysis[J]. Proc Eur Soc Artif Organs,1980,7:167-171.

[91] Bonnie E,Lee W G,Stiller S,et al. Influence of fluid overload on vascular refilling rate in hemodialysis:continuous measurements with the conductivity method[J]. Artificial Organs,1986,1:136-137.

[92] Ishihara T,Igarashi I,Kitano T,et al. Continuous hematocrit monitaring method in an extracorporeal circulation system and its application for automatic control of blood volume during artificial kidney treatment[J]. Artif Organs,1993,17:708-716.

[93] Schallenberg U,Stiller S,Mann H. A new method of continuous haemoglobinometric measurement of blood volume during haemodialysis[J]. Life Support Syst,1987,5(4):293-305.

[94] Twersky V. Absorption and multiple scattering by biological suspensions[J]. J Opt Soc Am,1970,60(8):1084-1093.

[95] Anderson N M. Light-absorbing and scattering properties of non-haemolysed blood[J]. Phys Med Biol,1967,12(2):173-184.

[96] Lee V S,Tarassenko L. Absorption and multiple scattering by suspensions of aligned red blood cells[J]. J Opt Soc Am,1991,8(1):135-141.

[97] Steinke J M,Shepherd A P. Role of light scattering in spectrophotometric measurements of arteriovenous oxygen difference[J]. IEEE Trans Biomed Eng,1986,33(8):294-301.

[98] Lipowsky H H,Usami S,Chien S,et al. Hematocrit determination in small bore tubes by differential spectrophotometry[J]. Microvasc Res,1982,24(1):42-55.

[99] Tomita M,Gotoh F,Yamamoto M,et al. Effects of hemolysis,hematocrit,RBC swelling,and flow rate on light scattering by blood in a 0. 26 cm I. D. transparent tube[J]. Biorheology,1983,20:485-494.

[100] Donner M,Siadat M,Stoltz J F. Erythrocyte aggregation:approach by light scattering determination[J]. Biorheology,1988,25:367-375.

[101] Takatani S,Noda H,Takano H,et al. A miniature hybrid reflection type optical sensor for measurement of hemoglobin content and oxygen saturation of whole blood[J]. IEEE Trans Biomed Eng,1988,35(3):187-198.

[102] Schmitt J M,Mihm F G,Meindl J D. New methods for whole blood oximetry [J]. Ann Biomed Eng,1986,14(1):35-52.

[103] Mendelson Y,Galvin J J,Wang Y. In-vitro evaluation of a dual oxygen saturation hematocrit intravascular fiberoptic catheter[J]. Biomed Inst Technol,1990,24(3):199-206.

[104]　Wilkinson J S,Fleming S J,Greenwood R N,et al. Continuous measurement of blood hydration during ultrafiltration using optical methods[J]. Med Biol Eng Comput, 1987,25(3):317-323.

[105]　Mancini E, Santoro A, Spongano M, et al. Continuous on-line optical absorbance recording of blood volume changes during hemodialysis[J]. Artif Organs,1993, 17(69):1-4.

[106]　Paolini F,Mancini E,Bosetto A,et al. Hemoscan:a dialysis machine-integrated blood volume monitor[J]. Int J Artif Organs,1995,18(9):487-494.

[107]　Zdrojkowski R J,Pisharoty N R. Optical transmission and reflection by blood [J]. IEEE Trans Biomed Eng,1970,17(2):122-128.

[108]　Greenwood R N,Aldridge C,Catell W R. Serial blood water estimations and in-line blood viscometry: the continuous measurement of blood volume during dialysis procedures[J]. Clin Sei,1984,66(5):575-583.

[109]　Kenner T, Hinghofer-Szalkay H,Leopold H,et al. The relation between the density of blood and the arterial pressure in animal experiments and in patients during hemodialysis[J]. Z Kardial,1977,66(7):399-401.

[110]　Holzer H, Pogglitsch H, Hinghofer-Szalkay H, et al. Die kontinuierliche messung der blutdichte waehrend der haemodialyse[J]. Wiener Klin Wochenschr,1979,91: 762-765.

[111]　Bradley E L, Sacerio J. The velocity of ultrasound in human blood under varying physiologic parameters[J]. J Surg Res,1972,12(4):290-297.

[112]　Bakke T, Gytre T, Raagensen A, et al. Ultrasonic measurement of sound velocity in whole blood. A comparison between an ultrasonic method and the conventional packed-cell-volume test for hematocrit determination[J]. Scand J Clin Lab Invest,1975,35: 473-478.

[113]　Roob J M, Schneditz D, Haas G M, et al. Kontinuierliche messung von blutvolumenaenderungen waehrend der haemodialyse mit einer ultraschallmethode[J]. Wiener Klin Wochenschr,1990,102:131-136.

[114]　Kraemer M. New strategies for reducing intradialytic symptoms[J]. Semin Dial,1999,12:389-395.

[115]　Johner C,Chamney P W,Schneditz D,et al. Evaluation of an ultrasonic blood volume monitor[J]. Nephrol Dial Transplant,1998,8(8):2098-2103.

[116]　Fairbanks V F,Klee G G,Wiseman G A,et al. Measurement of blood volume and red cell mass: re-examination of Cr-51 and 1-125 methods[J]. Blood Cells Mol Dis, 1996,22:169-186.

[117]　Schneditz D,Probst W,Kubista H,et al. Kontinuierliche blutvolumenmessung im extrakorporellen kreislauf mit ultraschall[J]. Nieren-und Hochdruckkrankheiten,1991, 20:649-652.

[118]　Schallenberg U, Stiller S, Mann H. A new continuous haemoglobinometric measurement of blood volume during haemodialysis[J]. Life Support Systems,1987,5(4):

293-305.

[119] Leypoldt J K, Cheung A K, Steuer R R, et al. Determination of circulating blood volume by continuously monitoring hematocrit during hemodialysis[J]. J Am Soc Nephrol,1995,6:214-219.

[120] Schneditz D, Roob J M, Vaclavik M, et al. Non-invasive measurement of blood volume in hemodialysis patients[J]. J Am Soc Nephrol,1996,7(8):1241-1244.

[121] Kim K E, Neff M, Cohen B, et al. Blood volume changes and hypotension during hemodialysis[J]. ASAIO Trans,1970,16(1):508-514.

[122] Maeda K, Morita H, Shinzato T, et al. Role of hypovolemia in dialysis-induced hypotension[J]. Artif Organs,1988,12(2):116-121.

[123] Krepel H P, Nette R W, Akcahuseyin E, et al. Variability of relative blood volume during haemodialysis[J]. Nephrol Dial Transplant,2000,15:673-679.

[124] Steuer R R, Leypoldt J K, Cheung A K, et al. Hematocrit as an indicator of blood volume and a predictor of intradialytic morbid events[J]. ASAIO J,1994,40(3):691.

[125] Stiller S, Wirtz D, Waterbar F, et al. Less symptomatic hypotension using blood volume controlled ultrafiltration[J]. ASAIO Trans,1991,37(3):139-141.

[126] Schneditz D. Fisiopatologia del 'Refilling'[J]. Attualita Nefrologiche & Dialitiche,1995,41:205-213.

[127] Fleming S J, Wilkinson J S, Greenwood R N, et al. Effect of dialysate composition on intercompartmental fluid shift[J]. Kidney Int,1987,32(2):267-273.

[128] Mann H, Stefanidis I, Reinhardt B, et al. Prevention of haemodynamic risk by continuous blood volume measurement and control[J]. Nephrol Dial Transplant,1996,11(2):48-51.

[129] Kramer M. New strategies for reducing intradialytic symptoms[J]. Semin Dial,1999,12(5):389-395.

[130] Dasselaar J, Lub-de Hooge M, Pruim J, et al. Relative blood volume changes underestimate total blood volume changes during hemodialysis[J]. Clin J Am Soc Nephrol,2007,2(4):669-674.

[131] Krivitski N M, Depner T A. Cardiac output and central blood volume during hemodialysis:methodology[J]. Adv Renal Replace Ther,1999,6(3):225-232.

[132] Tattersall J E, Ward R A. Online haemodiafiltration: definition, dose quantification and safety revisited[J]. Nephrol Dial Transplant,2013,28(3):542-550.

[133] Pedrini L A, De Cristofaro V, Pagliari B, et al. Mixed predilution and postdilution online hemodiafiltration compared with the traditional infusion modes[J]. Kidney Int,2000,58(5):2155-2165.

[134] Albalate R M, Perez G R, de Sequera O P, et al. Clinical application of ultracontrol(R):infusion volume and use with different dialyzers[J]. Nefrologia,2011,31(6):683-689.

[135] Teatini U, Steckiph D, Romei L G. Evaluation of a new online hemodiafiltration mode with automated pressure control of convection[J]. Blood Purif,

2011,31(4):259-267.

[136]　Maggiare Q,Pizzarelli F,Zoccali C,et al. Effect of extracorporeal blood cooling on dialytic arterial hypotension[J]. Proc EDTA,1981,28:597-602.

[137]　Guyton A C. Energetics and metabolic rate. [M]. 8th ed. Philadelphia:W. B. Saunders,1991.

[138]　Cunningham J J. A reanalysis of the factors influencing basal metabolic rate in normal adults[J]. Am J Clin Nutr,1980,11(33):2372-2374.

[139]　Webb P. Energy expenditure and fat free mass in men and women[J]. Am J Clinl Nutr,1981,34(9):1816-1826.

[140]　Sehneeweiss B,Graninger W,Stockenhuber F,et al. Energy metabolism in acute and chronic renal failure[J]. Am J Clin Nutr,1990,52(4):596-601.

[141]　Ikizler T A,Wingard R L,Sun M,et al. Increased energy expenditure in hemodialysis patients[J]. J Am Soc Nephrol,1996,7(12):2646-2653.

[142]　Lange H,Krautwald E,Krautwald G,et al. The effect of extracorporeal haemodialysis on energy turnover[J]. Proc EDTA,1985,22:106-110.

[143]　Garibotto G,Barreca A,Sofia A,et al. Effects of growth horrnone on leptin metabolism and energy expenditure in hemodialysis patients with protein-calorie malnutrition[J]. J Am Soc Nephrol,2000,11(11):2106-2113.

[144]　Avesani C M,Cuppari L,Silva A C,et al. Resting energy expenditure in pre-dialysis diabetic patients[J]. Nephrol Dial Transplant,2001,16(3):556-560.

[145]　Kawashima Y. Thermal physiology:characteristics of the temperature regulation system in the human body[J]. J Therrn Biol,1993,18:307-323.

[146]　Aschoff J. Hauttemperatur und hautdurchblutung im dienst der temperaturregulation[J]. Klin Wochenschr,1958,36:139-202.

[147]　Werner J. Regelung der menschlichen Körpertemperatur[M]. Berlin:Walter de Gruyter,1984.

[148]　Benzinger T H. Heat regulation:homeostasis of central temperature in man [J]. Physiol Rev,1969,49(4):671-759.

[149]　Rowell L B. Human circulation regulation during physical stress[M]. Oxford:Oxford University Press,1986.

[150]　Johnson J M,Niederberger M,Rowell L B,et al. Competition between cutaneous vasodilator and vasoconstrictor reflexes in man[J]. J Appl Phys,1973,35(6):798-803.

[151]　Maggiare Q,Dattolo P,Piacenti M,et al. Thermal balance and dialysis hypotension[J]. Int J Artif Organs,1995,18(9):518-525.

[152]　Keijman J M,van der Sande F M,Kooman J P,et al. Thermal energy balance and body temperature:comparison between isolated ultrafiltration and haemodialysis at different dialysate temperatures[J]. Nephrol Dial Trans plant,1999,14:2196-2200.

[153]　Maggiare Q. Multicentre randomized study on the effect of thermal balance on vascular stability in hemodialysis (HD) patients[J]. J Am Soc Nephrol,1999,10(1):291.

[154]　Gordon A,Berström J,Fürst P,et al. Separation and characterization of uremic metabolites in biologic fluids:a screening approach to the definition of uremic toxins[J]. Kidney Int,1975,7(2):45-51.

[155]　Asaba H,Fürst P,Oules R,et al. The effect of hemodialysis on endogenous middle molecules in uremic patients[J]. Clin Nephrol,1979,11(5):257-266.

[156]　Grof J, Menyhart J. Molecular weight distribution, diffusibility and comparability of middle molecular fractions prepared from normal and uremic sera by different fractionation procedures[J]. Nephron,1982,30(1):60-67.

[157]　Schoots A,Homan H,Gladdines M,et al. Screening of UV absorbing solutes in uremic serum by reversed phase HPLC-change of blood levels in different therapies[J]. Clin Chim Acta,1985,146(1):37-51.

[158]　Brunner H,Mann H. Combination of conventional and high performance liquid chromatographic techniques for the isolation of so called "uraemic toxins"[J]. Chromatogr, 1984,297:405-416.

[159]　Mabuchi H, Nakahashi H. Determination of 3-carboxy-4-methyl-5-propyl-2-furanpropanoic acid, a major endogenous ligand substance in uremic serum, by high-performance liquid chromatography with ultraviolet detection[J]. Chromatogr, 1987, 415(1):110-117.

[160]　Vanholder R, De Smet R, Ringoir S. Assessment of urea and other uremic markers for quantification of dialysis efficacy[J]. Clin Chem,1992,38:1429-1436.

[161]　Vanholder R, De Smet R, Jacobs V, et al. Uraemic toxic retention solutes depress polymorphonuclear response to phagocytosis[J]. Nephrol Dial Transplant,1994,9(9):1271-1278.

[162]　Boda D,Gál G,Eck E,et al. Ultraviolet spectrophotomerty studies of serum dialysate from patients with long term intermittent artificial kidney treatment[J]. Z Urol Nephrol,1977,70(5):345-349.

[163]　Glasser O. Medical physics[M]. Chicago:The Year Book Inc,1961.

[164]　Hahn B,Vlastelica D,Snyder L,et al. Polychromatic analysis:new applications of an old technique[J]. Clin Chem,1979,25(6):951-959.

[165]　Zwart A, Buursma A, van Kampen E, et al. Multicomponent analysis of hemoglobin derivatives with reversed-optics spectrophotometer[J]. Clin Chem, 1984, 30(3):373-379.

[166]　Regan J, Parrish J. The science of photomedicine[M]. New York:Plenum Press,1982.

[167]　Togawa T,Tamura T,Öberg P. Biomedical transducers and instruments[M]. Boca Raton:CRC Press,1997.

[168]　Lauri K,Tanner R,Jerotskaja J,et al. A HPLC study of uremic fluids related to optical dialysis adequacy monitoring[J]. Int J Art Org,2010,33(2):96-104.

[169]　Fridolin I, Magnusson M, Lindberg L. On-line monitoring of solutes in dialysate using absorption of ultraviolet radiation:technique description[J]. Int J Artif

Organs,2002,25(8):748-761.

[170]　Uhlin F,Fridolin I,Lindberg L,et al. Estimation of delivered dialysis dose by on-line monitoring of the UV absorbance in the spent dialysate[J]. Am J Kidney Dis,2003, 41(5):1026-1036.

[171]　Uhlin F, Pettersson J, Fernström A, et al. Complementary parameter for dialysis monitoring based on UV absorbance[J]. Hemodial Int,2009,13(4):492-497.

[172]　Jerotskaja J,Uhlin F,Lauri K,et al. Concentration of uric acid removed during dialysis estimated by multi wavelength and processed ultra violet absorbance spectra[J]. IEEE Eng Med Biol Soc,2010,2010:5791-5794.

[173]　Jerotskaja J, Uhlin F, Lauri K, et al. A multicentre study of an enhanced optical method for measuring concentration of uric acid removed during dialysis[J]. IEEE Eng Med Biol Soc,2009,2009:1477-1480.

[174]　彭亮. 医疗器械软件常见认识误区解析[J]. 中国医疗器械信息,2015,21(9):4-7+11.

[175]　朱定化,戴汝平. 单片微机原理与应用[M]. 北京:北方交通大学出版社,2003.

[176]　李江全,汤智辉,朱东芹,等. Visual Basic 数据采集与串口通讯测控应用实战[M]. 北京:人民邮电出版社,2010.

[177]　Steil H,Kaufman A M,Morris A T,et al. In vivo verification of an automatic noninvasive system for real time Kt evaluation[J]. ASAIO J,1993,39(3):348-352.

[178]　Kuhlmann U, Goldau R, Samadi N, et al. Accuracy and safety of online clearance monitoring based on conductivity variation[J]. Nephrol Dial Transplant,2001,16 (5):1053-1058.

[179]　Lindsay R M, Bene B, Goux N, et al. Relationship between effective ionic dialysance and in vivo urea clearance during hemodialysis[J]. Am J Kidney Dis,2001,38 (1):565-574.

[180]　Mercadal L,Montcel S T,Jaudon M C,et al. Ionic dialysance vs urea clearance in the absence of cardiopulmonary recirculation[J]. Nephrol Dial Transplant,2002,17(1): 106-111.

[181]　潘卫文,应培琪,杨珍,等. 次氯酸钠消毒在闸北水厂的应用及其有效成分衰减实验[J]. 上海水务,2007,32(1):19-20.

[182]　Hawkins C L, Davies M J. Hypochlorite-induces damage to DNA,RNA and polynucleotides:formation of chloramines and nitrogen-centered radicals[J]. Chem Res Toxicol,2002,15(1):83-92.

[183]　Raflery M J, Yang Z, Valenzuela S M, et al. Novel intra- and intermolecular sulfinamide bonds in S100A8 produced by hypochloriteoxidation[J]. J Biol Chem,2001,276 (36):33393-33401.

[184]　刘曾宁,王光建. 消毒剂生产与应用[M]. 北京:化学工业出版社,2003.

[185]　北京师范大学,华中师范大学,南京师范大学无机化学教研室. 无机化学[M]. 4 版. 北京:高等教育出版社,1993.

[186]　武汉大学,吉林大学. 无机化学[M]. 3 版. 北京:高等教育出版社,1994.

［187］ 董斌,姜春生,吴丹.次氯酸钠对血液透析装置进行消毒的原理及其应用［J］.中国血液净化,2016,15(1):49-50.

［188］ 沈伟,朱仁义.过氧乙酸与过氧化氢消毒剂及其研究进展［J］.中国消毒学杂志,2010,27(4):456-457.

［189］ 张飞鸿,宓现强,王聪.故障树分析法在血液透析机水路系统风险分析中的应用［J］.中国医学装备,2012,9(3):13-16.

第5章 水处理系统

5.1 水处理发展历程与相关标准

20 世纪 60 年代,动静脉内瘘的出现使维持性血液透析成为可能。早期由于患者的生存率很低,透析用水未受到重视,当时并没有意识到患者治疗过程中的一系列急、慢性反应与使用没经处理的城市饮用水(自来水)作为透析用水有关。直到 20 世纪 60 年代末期,爆发的一系列群体事件才使当时的医生意识到是与使用城市饮用水配制透析液有关。

透析用水的原水是城市饮用水,主要源自地表水(湖、河)和地下水(井水,泉水)。在被自来水厂处理前,水中含有许多金属元素、有机物、微生物以及各种颗粒等。这些物质的含量与水源所处的地理位置以及季节有关。自来水厂会采用各种工艺,加入许多化学物质如铝、硫、氟、氯胺等使其成为饮用水。

世界卫生组织(World Health Organization,WHO)发布了饮用水标准,规定了饮用水中污染物的含量。我国也在 2006 年 12 月 29 日,发布了最新的《生活饮用水卫生标准》(GB 5749—2006),新标准中总共包括了 106 项检验项目(表 5-1),其中常规检验项目为 42 项(表 5-2),非常规的为 64 项。对普通人来说,每周的饮用水量为 12~14 L,饮用水在进入血液之前要经过肠道等一系列屏障,而且可以通过肾脏将有害物质排出。但对肾衰患者来说,每周要通过透析器接触 360~576 L 的透析用水,饮用水中的许多物质能通过透析器半透膜进入患者的血液,造成各种并发症的出现。为了确保患者的安全以及透析设备的正常运转,需要对透析治疗使用的水进行处理。

表 5-1 饮用水标准部分项目

项目	WHO	日本	美国 NPDWRs	中国 GB 5749—2006	ISO 23500:2019
铝/(mg/L)	0.2	0.2	0.05~0.2	0.2	0.01
总氯/(mg/L)	3.0	游离氯小于 1	4.0	3.0	0.1
氟化物/(mg/L)	1.5	0.8	4.0	1.0	0.2
铅/(mg/L)	0.01	0.01	0.015	0.01	0.005
硝酸盐/(mg/L)	50	10	10	10	2
硫酸盐/(mg/L)	—	—	250	250	100
锌/(mg/L)	—	1	5	1	0.1
铜/(mg/L)	2	1	1.3	1	0.1
钾/(mg/L)	—	—	—	—	8

项目	WHO	日本	美国 NPDWRs	中国 GB 5749—2006	ISO 23500:2019
钠/(mg/L)	—	200	—	200	70
钙/(mg/L)	—	—	—	—	2
镁/(mg/L)	—	—	—	—	4
锑/(mg/L)	0.02	0.02	0.006	0.005	0.006
砷/(mg/L)	0.01	0.01	0.01	0.01	0.005
钡/(mg/L)	0.7	0.7	2	0.7	0.1
铍/(mg/L)	—	—	0.004	0.002	0.0004
镉/(mg/L)	0.003	0.003	0.005	0.005	0.001
铬/(mg/L)	0.05	0.05	0.1	0.05	0.014
汞/(mg/L)	0.006	0.0005	—	0.001	0.0002
硒/(mg/L)	0.04	0.01	0.05	0.01	0.09
银/(mg/L)	—	—	0.1	0.05	0.005
铊/(mg/L)	—	—	0.002	0.0001	0.002

表 5-2 饮用水部分常规检测项目

项目	限值	项目	限值	项目	限值
色度	≤15	浑浊度/NTU	≤1	臭味	无
菌落数	≤100 CFU/mL	游离氯	0.3～4.0 mg/L	一氯胺	0.5～3.0 mg/L
耗氧量	≤3 mg/L	肉眼可见物	无	氯化物	≤250 mg/L
铝	≤0.2 mg/L	铜	≤1.0 mg/L	总硬度	≤450 mg/L
铁	≤0.3 mg/L	锰	≤0.1 mg/L	pH	6.5～8.5
硫酸盐	≤250 mg/L	溶解性固体	≤1000 mg/L	锌	≤1.0 mg/L
挥发酚类	≤0.002 mg/L	阴离子合成洗涤剂	≤0.3 mg/L	氟化物	≤1.0 mg/L
氰化物	≤0.05 mg/L	砷	≤0.01 mg/L	硒	≤0.01 mg/L
汞	≤0.001 mg/L	镉	≤0.005 mg/L	铬	≤0.05 mg/L
铅	≤0.01 mg/L	硝酸盐	≤10 mg/L	三氯甲烷	≤0.06 mg/L
四氯化碳	≤0.002 mg/L	总α放射性	≤0.5 Bq/L	总β放射性	≤1 Bq/L
耐热大肠菌群	不得检出	大肠杆菌	不得检出	大肠菌群/(CFU/100 mL)	不得检出
甲醛	≤0.09 mg/L	氯酸盐	≤0.7 mg/L	亚氯酸盐	≤0.7 mg/L
溴酸盐	≤0.01 mg/L	臭氧	≤0.3 mg/L	二氧化氯	0.1～0.8 mg/L

透析用水处理系统经历了50多年的发展,Bernard等将水处理的发展分为4个时期。第一期(1960—1970年)为开拓期,重点是水处理系统的建立,当时主要使用软化器制备软

化水来防止透析患者出现硬水综合征。第二期(1970—1980 年),将有些物质(氯胺,硫酸铝)加到城市饮用水中来控制水的生物学污染和浊度,当时对水处理系统进行改进,使用活性炭清除原水中的游离氯和氯胺,使用去离子装置以及反渗透膜进一步提高透析用水的质量。第三期(1980—1990 年),由于透析器膜材料以及透析模式的发展,需要保证透析用水微生物指标和减少内毒素的污染,在此时期提出了一个新的生物相容性问题。第四期(1990年至今),随着对细胞因子的研究以及高剂量在线 HDF 的推广,要求使用超纯水和超纯透析液。

对饮用水中毒性物质的认识也促进了透析用水标准的发展,第一版《欧洲药典》(1977)就对透析用水做了相关的要求。美国医疗器械促进协会(AAMI)和美国人工脏器协会(ASAIO)在 20 世纪 70 年代末期也开始起草透析设备的标准,于 1979 年 3 月通过了标准草案,至 1982 年正式发布标准 AAMI RD5:1981,其中对水处理设备的要求进行了详细的描述。至 1986 年,第二版《欧洲药典》中已经详细规定了透析用水的标准以及检验分析方法。

1992 年 AAMI 发布了重新修订的 AAMI RD5:1992 后,1996 年决定将 RD5 分为三大部分:浓缩液部分 RD61:2000、水处理部分 RD62:2001,以及血液透析装置部分 RD5:2003。这些标准主要用于规范相关生产厂家的生产质量控制。为了更好地指导医疗机构,2004 年AAMI 发布了透析液净化相关的标准 RD52:2004。

除了 AAMI 标准,各国也相继制定了符合自己国情的指南和标准,包括欧洲最佳血液透析实践指南(EBPG)及我国的透析用水标准 YY 0572—2015 等。随着各国对血液透析水处理设备规范的迫切需要,国际标准化组织(ISO)和 AAMI 于 2004 年开始着手进行水处理相关国际标准起草工作。在 2004 年 9 月的国际会议上,美国提案的透析液相关标准案作为议题被采纳。2005 年韩国庆州召开的会议上开始了标准案的讨论。2006 年 9 月,奥地利维也纳召开的会议中,因有必要与其他标准案进行关联,ISO 23500 被从国际标准案(Draft for International Standard,DIS)退回到委员会案(Committee Draft,CD)重审,并且被分割为ISO 11663 和 ISO 23500 两个标准案。另外,ISO 13958、ISO 13959、ISO 26722 三个标准草案因涉及事项过多而需要足够的讨论时间,因此被安排在委员会案的第二版。除 ISO 23500以外的 4 项标准案,在 2007 年召开的中国天津会议上被纳入国际标准案,在 2008 年 9 月的德国柏林会议上进入最终国际标准案,最终于 2009 年 4 月正式发布。一直被搁置的 ISO23500 草案也在同年 9 月召开的京都会议上经充分讨论后,被纳入国际标准案,在 2010 年 9月召开的美国奥兰多会议上正式被移交给最终国际标准案(Final Draft for International Standard,FDIS),之后在 2011 年 5 月作为 ISO 23500 被确立及发布。至 2014 年发布了新版的 ISO 23500、ISO 26722、ISO 13959、ISO 13958、ISO 11663,分别对透析用水、透析用浓缩物、水处理设备等做了详细的规定。2019 年国际标准化组织又对这些标准进行修改并将它们作为 ISO/DIS 23500(血液透析及相关治疗液体的制备和质量管理指南)的一部分,相对应地将其重命名为 ISO 23500-1(一般要求)、ISO 23500-2(水处理设备标准)、ISO 23500-3(透析用水标准)、ISO 23500-4(浓缩液标准)、ISO 23500-5(透析液标准)。

5.2　化学污染物

透析用水是用于溶解透析用粉末和稀释透析浓缩液以及清洗、消毒透析装置使用的水。

通过过滤、离子交换、活性炭吸附、反渗透等方式处理后，透析用水的化学污染物与微生物指标应达到基准值以内。国际透析用水标准 ISO 23500-3：2019 以及我国的透析用水标准 YY 0572—2015 将透析用水中化学污染物分为三个部分：①血液透析中被证明有毒性的污染物；②透析液中的电解质；③透析用水中的微量元素，一共 22 项（表 5-3、表 5-4）。

表 5-3　透析用水中有毒化学物和透析液中电解质的最大允许量

化学污染物名称	最高允许浓度/(mg/L)
血液透析中已证明有毒性的污染物	
铝	0.01
总氯	0.1
铜	0.1
氟化物	0.2
铅	0.005
硝酸盐（氮）	2
硫酸盐	100
锌	0.1
透析液中的电解质	
钙	2(0.05 mmol/L)
镁	4(0.15 mmol/L)
钾	8(0.2 mmol/L)
钠	70(3.0 mmol/L)

表 5-4　透析用水中的微量元素

微量元素	最大允许浓度/(mg/L)
锑	0.006
砷	0.005
钡	0.1
铍	0.0004
镉	0.001
铬	0.014
汞	0.0002
硒	0.09
银	0.005
铊	0.002

（1）铝

铝是地壳中含量最高的金属元素，约占地壳组成的 8%。铝是一种两性金属元素，酸性时为 Al^{3+}，碱性时为 AlO_2^-，通常情况下，pH 为 5.5~7.5，铝化合物的溶解度较低。铝盐通常作为絮凝剂用于减少饮用水中的有机物，降低其浊度以及微生物水平。

血清中的铝是通过肾脏清除的，铝的摄入是利用转铁蛋白的内吞作用，进入肝细胞、造血祖细胞、成骨细胞和脑细胞,造成骨软化以及相关脑病。当血清中铝水平大于 500 $\mu g/L$ 时,会引发急性铝中毒,铝的神经病综合征包括躁动、精神错乱、肌肉痉挛、癫痫发作、迟钝、昏迷和死亡。现今急性铝中毒非常少见,一般与使用含磷化铝的杀虫剂有关。对于透析患者,大部分慢性铝中毒发生在 1965—1980 年,主要是与当时透析用水中高浓度的铝以及使用含铝的磷结合剂有关。慢性铝中毒的症状为间歇性语言障碍、性格改变、定向障碍、癫痫发作、幻听和幻视、肌阵挛,甚至在症状出现 7～9 个月后死亡。实验室检查结果通常为脑电图(EEG)发生病理性改变,计算机断层扫描可正常或表现为轻度脑皮质萎缩,脑脊液无异常。

KDOQI 指南推荐血清铝水平应低于 20 $\mu g/L$,使用反渗透装置一般可以脱除饮用水中 96%～98% 的铝。一项回顾性分析中,收集在透析用水中铝含量小于 0.1 $\mu mol/L$ 条件下,755 位患者共 2058 次血清铝测试数据,显示在不使用含铝磷结合剂的患者中,有 97.1% 的患者血清铝含量小于 20 $\mu g/L$,在使用 $Al(OH)_3$ 作为磷结合剂的患者中有 78.7% 的患者血清铝含量小于 20 $\mu g/L$。使用反渗透装置对于即使使用含铝磷结合剂的患者,也能将慢性铝中毒的发生率降到最低,但是不正确地使用反渗透装置(如使用错误浓度的消毒剂)会使反渗透膜对铝通过率上升,造成透析用水中铝含量超标。

(2) 总氯

总氯是游离氯和氯胺的总和。氯胺作为饮用水的消毒剂,在饮用水供水系统中通常检出浓度为 0.5～2 mg/L。氯胺超标会造成患者溶血性贫血,使用活性炭可以有效清除饮用水中的氯胺。游离氯对人体造成的影响目前还不清楚,但它的强氧化性可以破坏水处理系统的反渗透膜,使其脱盐率严重下降,造成其他化学污染物的通透率上升。

(3) 铜

铜既是基本营养元素,也是构成血红蛋白的必需微量元素,是许多酶的组成成分,参与造血、铁代谢、氧化磷酸化、单胺类神经递质降解、黑色素合成、维生素 C 代谢等过程。此外,铜还是超氧化物歧化酶的组成成分之一,超氧化物歧化酶是人体内超氧化物的主要清除者。

铜是饮用水的污染物。饮用水中铜的来源范围很广,大多数情况下,主要来自铜质水管内部的腐蚀。在饮用水输送过程中,特别是输水系统中处理过的显酸性的水中或者含高浓度碳酸盐而显碱性的水中,往往会使溶解的铜含量增加,浓度升高。软化树脂和反渗透装置可以清除原水中的铜,反渗透装置对铜的脱除率为 97%～98%,但在反渗透膜后使用含铜的输水管会使透析用水中铜的含量超标。当透析用水中铜的浓度超标时,患者会感觉恶心、头痛,发生肝损伤,当红细胞与浓度为 400～500 $\mu g/L$ 的游离铜离子接触时会发生严重的溶血。

(4) 氟

氟是一种常见元素,广泛分布于地壳中,以氟化物的形式存在于许多矿物质中,如萤石、冰晶石、氟磷灰石。氟在地下水中的浓度较高,中国处于高氟地区,饮用水中的氟化物以氟离子的形式存在。反渗透膜对氟化物的脱除与 pH 有关,通常碱性条件下,反渗透膜的氟化物脱除率为 94%～96%。如果氟化物为酸性,反渗透膜对其的清除率将低于 50%。

肾衰患者的氟中毒与透析用水中氟含量大于 1 mg/L 有关,氟化物本身具有氧化性和结合有机化合物的能力,可以直接干扰多种细胞代谢过程,还会与钙离子、镁离子等阳离子结合,从而降低血清钙和镁的水平。氟中毒的临床症状从恶心、呕吐、心脏兴奋性增高开始,继而出现缓慢性心律失常。钙被氟结合后会干扰凝血系统,可能导致出血性淤斑以及穿刺部位出血过多。一般认为长期氟超标会导致患者骨软化,引发肾性骨病等。有报道称,有 3 位患者由于急性氟中毒死于心室颤动。

（5）硝酸盐和亚硝酸盐

在多数国家,以地表水为水源的饮用水中硝酸盐浓度不超过 10 mg/L,井水中的硝酸盐浓度通常超过 50 mg/L,亚硝酸盐浓度通常低于数毫克每升。采用氯胺消毒时,输水系统中可产生高浓度的亚硝酸盐。原水中的硝酸盐可能来自以下两个方面:农业活动(过量使用无机氮肥和粪肥)以及人类与动物排泄物中含氮废物的氧化。硝酸盐是细菌污染和养分流失的标志。亚硝酸盐会使红细胞血红蛋白中的二价铁氧化为三价铁,生成高铁血红蛋白,造成高铁血红蛋白血症,其他症状包括低血压、恶心以及呕吐。反渗透装置对硝酸盐的脱除率为 93%～96%。

（6）硫酸盐

硫酸盐在自然条件下存在于多种矿物中,硫酸盐以工业废弃物或者通过大气沉降的形式排入水中,硫酸盐最高浓度通常出现在地下水中。当透析用水中硫酸盐的浓度大于 200 mg/L 时,患者会出现恶心、呕吐和代谢性酸中毒。反渗透膜对硫酸盐的脱除率为 99%。

（7）锌

锌以盐类或者有机配合物的形式存在于几乎所有饮用水中,一般地表水和地下水中锌的浓度分别不超过 0.01 mg/L 和 0.05 mg/L。但有些输水管的材料是镀锌铁(白铁),容易造成水管中的锌溶出,造成饮用水锌浓度升高。透析用水锌超标,血浆锌水平达到 7000 μg/L时,会使患者发生恶心、呕吐以及溶血。与血液透析相关的锌的急、慢性中毒主要发生在 20 世纪 60 年代至 70 年代。最近 10 年的研究发现,与肾功能正常的人群相比,肾衰患者的血锌水平较低。锌的缺乏与免疫系统损伤、味觉以及嗅觉不正常有关。反渗透膜对锌的脱除率为 97%～98%。

（8）铅

饮用水中很少有从各种天然物中溶出的铅。相反,铅主要来自含铅的水管、焊接材料、配件。从管道中溶出铅的量与环境 pH、温度、水的硬度和水在管道中停留时间有关。

透析用水中,铅浓度达到 52～65 μg/L 时会发生腹部疼痛和肌无力。由于铅可与血液中的蛋白质结合,故血液透析不能降低铅的含量。有数据表明,铅能够在肾衰患者体内蓄积。

（9）锑

锑在自然界中主要存在于硫化物矿物(Sb_2S_3)中,从金属管道和设备中溶解出来的锑是饮用水中锑最常见的来源。锑在化合物中主要显＋3 价和＋5 价,根据锑元素的化合价不同,无机锑化合物的毒性为 0 价锑＞＋3 价锑＞＋5 价锑。＋3 价锑会与血红蛋白中的巯基相结合,其毒性是＋5 价锑的 10 倍。锑的毒性机制类似于砷,会使患者发生呕吐、腹泻、意识错乱、记忆丧失、心脏毒性反应和胰腺炎。研究发现不通过肠道吸收的锑主要蓄积在肾脏、肝脏、甲状腺以及肾上腺。大部分被吸收的锑主要通过尿液以及粪便被排出体外。

（10）砷

砷在地壳中一般以－3、0、＋3、＋5 价的形式存在,经常以砷化物或砷酸盐的形式出现,在水中主要以砷酸盐(As^{5+})的形式存在,在厌氧的情况下以亚砷酸盐(As^{3+})的形式存在。

砷中毒包括皮肤病变、周围神经病变、皮肤癌、膀胱癌、肺癌和周围血管疾病。有研究发现,肾衰患者体内砷浓度升高达 10 倍,但是目前为止,还没有经由透析液砷超标引起砷中毒的报道。有学者研究发现,反渗透膜对+3、+5价砷的清除率受溶液的 pH 影响较大,对+5价砷反渗透膜的清除率为 96%～99%,而对+3价砷的清除率仅为 46%～84%。

（11）钡

钡作为一种微量元素存在于火成岩、水成岩中,其化合物有多种工业用途。水中的钡多来自自然界。钡是引起高血压的潜在可能元素,可以使用强酸性阳离子交换树脂和反渗透装置清除。

（12）铍

水中的铍化合物主要来源于煤矿燃烧和其他使用铍的工业释放。地表水中铍的其他来源包括大气中铍的沉积和含有铍的岩石和土壤的风化作用。铍是一种致癌剂,主要影响肺和骨骼。它也会与镁竞争形成干扰 ATP 连接的酶复合物,影响皮肤和黏膜。

（13）镉

环境中的镉来自污染排放,饮用水镉的污染可能来自镀锌管中锌和焊料及某些金属配件的杂质。

肾脏是镉毒性的主要靶器官,有学者发现高钙尿症与慢性镉中毒有关,体内镉的蓄积,会导致肾结石、肾小管坏死以及软骨病。镉与铅进入血液后,只有很少部分的镉与铅会与血浆中的蛋白质结合,主要是在红细胞中累积。使用血细胞比容（Hct）相关的公式纠正后,研究发现无论是未进行透析的肾病患者还是已经进行透析治疗的患者,与肾功能正常的人相比,血镉、血铅的水平明显上升。饮用水中的镉可以通过强酸性阳离子交换树脂和反渗透装置清除。强酸性阳离子树脂对镉的选择性比钙离子、镁离子高,可以有效清除镉离子,反渗透膜对镉的清除率为 92%～98%。

（14）铬

铬广泛分布于地壳中,以+2～+6价的形式存在,其中+6价铬毒性最强,+2价铬毒性最小,+3价铬是体内重要的微量元素,参与调节糖的代谢,饮用水中的铬主要以+6价(CrO_4^{2-},$Cr_2O_7^{2-}$)的形式存在,饮用水中的铬主要来自工业废水排放。一般反渗透膜对铬酸盐(CrO_4^{2-})的脱除率为 90%～99%。

已有研究证明饮用水中的+6价铬超标与胃肠道癌、皮肤和鼻腔溃疡有关。肾衰患者血液和组织中铬水平可以升高或降低。但是,补充铬并不会明显改善铬缺乏导致的脂质和糖耐量异常。铬水平升高与肾衰患者特殊的临床表现之间并无关联。目前的数据提示肾衰患者体内有铬蓄积的可能。

（15）汞

地表水和地下水中以无机汞形式存在的汞通常低于 $0.5\ \mu g/L$,有些地方矿物沉积会使地下水中有较高浓度的汞。无机汞化合物的毒性作用主要见于对肾脏的影响。其他包括口腔炎、脑神经损伤、震颤、失眠、语言障碍症等。反渗透膜对汞的脱除率通常为 96%～97%。

（16）硒

硒存在于地壳中,常与含硫矿物质伴生。多数饮用水中硒的浓度远低于 $10\ \mu g/L$。用离子交换和反渗透装置可有效去除水中的硒。高硒水平的患者会出现包括胃肠道失调、皮肤变色、蛀牙、头发和指甲脱落以及外周神经在内的变化。反渗透膜对硒的清除率大于 90%。最新的研究发现,透析患者的血清硒水平低于普通正常人群,血清硒水平较低与免疫功能下降、心血管发病率增高有关,应适当补硒。

（17）银

天然存在的银的主要形式是不溶性的稳定氧化物、硫化物和一些盐类。银摄入的唯一明显体征是患者银质沉着病，组织中的银使皮肤和毛发发生严重变色。反渗透膜对银的脱除率为 $94\%\sim97\%$。

（18）铊

铊是一种天然存在的微量元素，以非常低的浓度广泛分布于地壳中，被认为是毒性较强的重金属之一，并非生命的必需元素。铊毒性的确切机制仍然不明，谷胱甘肽代谢受损、氧化应激和钾调节体内稳态的破坏可能发挥了一定作用。

（19）有机化合物

有机化合物如多环芳烃（PAH）、农药和新近关注的其他化学品（如内分泌干扰物和药品），对肾衰患者产生的相关危害很难界定。可能因为危害是一个长期的效应。此外，测量这些物质在技术上比较困难，且费用昂贵。已经证实，尿毒症患者存在农药蓄积，并且可能发生毒副作用如多发性神经病变。

三氯乙烯（trichloroethylene，TCE）是一种挥发性有机化合物，主要用于为金属零件脱脂及一些纺织品的生产。对某些血液透析中心的水质常规监测显示，透析水处理系统中存在高浓度 TCE。已有关于透析水处理系统的各种设备中 TCE 蓄积的研究。三氯乙烯已被列为对人类可能致癌的物质，还被认为可引起肝损伤、多发性神经病、三叉神经痛和皮炎。

（20）农药

农药常用于农业及非农业环境，也可用于公共卫生。源于农业和非农业活动的饮用水污染可能是由于降雨后使用雨水及雨水流动或处置方法不当引起的。

大多数透析相关的标准中，对于透析用水中农药含量没有明确的规定，也没有制定最高允许水平。

在供水系统中很容易测量到微量浓度的农药。流行病学和毒理学研究显示，农药导致的潜在健康风险包括癌症、遗传畸形、神经发育障碍和免疫系统的损害。体外研究结果表明 2,4-二氯苯氧乙酸能穿过纤维素膜透析器，并且由于能与蛋白质结合，可以在透析器血液侧积聚。

（21）内分泌干扰物和药品

内分泌干扰物（endocrine disrupter，EDC）是指能够扰乱激素及稳态系统的闭合反馈回路的化学物质。

药物和内分泌干扰物已在世界各地的许多水体中被检测到，并被认为是目前无处不在的废水污染物。污染范围如此广泛的主要原因是城市废水排放。饮用水中存在这些化合物与饮用水处理厂使用地表水作为水源有关。因此，地表水或饮用水的污染将继续随着人口增长和更多的废水产生而加重。

当前数据表明，内分泌干扰物的环境水平可能影响两性生殖系统的发育和功能，尤其对于胎儿，将导致发育和生殖系统疾病，包括不孕症。据文献报告，内分泌干扰物导致人类生殖系统疾病的发病率上升。

在人类血清、精浆和卵泡液中检测到工业化学物质，这使得科学界推测这些化合物可能会破坏激素稳态，从而导致各种生理损伤。许多合成和天然的物质可以通过多种机制扰乱内分泌。接触这些化学物质的主要途径是摄入了被污染的食物和水。它们可能会干扰宫内发育，导致不可逆的影响，也可能引发跨代效应。

使用纳滤和反渗透技术能够有效清除许多化合物。颗粒活性炭在去除大多数化学物方面的效果非常显著。通过周期性反冲洗可以减少有机污染物的穿透。关于活性炭的使用需要注意的是,在水处理系统中其主要用于去除氯和氯胺。如果用活性炭去除有机化合物,则需要加大活性炭容积。

5.3　预处理系统

为了保证反渗透系统可以长期、稳定运行,需要对其进水进行预处理。预处理的目的是去除进水中会对反渗透膜产生污染、结垢或导致劣化的物质,使得反渗透系统进水符合反渗透膜使用的要求,保护反渗透膜。一旦预处理失效,这些物质进入反渗透系统,就有可能在膜表面堆积,造成膜性能下降,若水中含有过量的余氯或类似氧化物,则会对反渗透膜性能造成不可逆的损坏。此外,进水中的微生物如果大量繁殖,会造成反渗透膜表面微生物淤积。因此,根据原水的特性,设计并选择合适的预处理工艺是非常重要的。

预处理可以分为传统预处理和膜法预处理。传统预处理是指絮凝、沉淀、多介质过滤、活性炭过滤、离子交换等处理工艺的总称。膜法预处理是指使用微滤膜和超滤膜代替传统处理工艺作为反渗透预处理的一种方法。

血透室水处理系统一般采用传统预处理方法,其预处理系统主要由原水加压装置、多介质过滤罐、锰砂过滤罐、活性炭罐、阳离子交换树脂罐及其他一些辅助装置组成。图 5-1 所示为预处理整体组成示意图,预处理的最前端是原水加压装置,用于为预处理提供足够的流速,一般多介质过滤罐作为第一个过滤器,用于去掉原水中较大的悬浮颗粒和杂质;由于树脂具有很强的过滤能力,为了保护树脂不被过多的有机物或小颗粒悬浮颗粒和杂质包裹、堵塞,导致其不能充分与水接触、软化,同时为了避免树脂材料的聚合链被水中的余氯破坏,一般将活性炭罐放在树脂罐之前。由于原水中的余氯被活性炭去除后,其会失去抑制细菌滋生的能力,因此原水细菌含量在活性炭罐之后(树脂罐中)会有很大的增加。为了消除这种情况,也有方案将树脂罐置于活性炭罐之前,但这需要使用能耐受余氯的树脂。

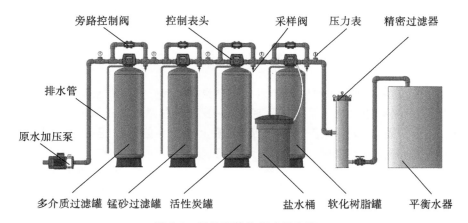

图 5-1　预处理整体组成示意图

1. 原水加压装置

1）原水增压泵

泵是把电机的机械能转化成液体能量的设备。泵用来增加液体的位能、压能、动能（高速液流）。电机通过泵轴带动叶轮旋转，对液体做功，使其能量增加，从而使一定量的液体经过泵的过流部件输送到要求压力的地方。

增压泵中起主导作用的是叶轮，叶轮中的叶片强迫液体旋转，液体在离心力的作用下向四周甩出。泵内的液体甩出去后，新的液体在大气压或水压下进到泵内，如此连续不断地从低压处向高压处供水。

增压泵是水处理系统的重要组成部分，不管是预处理部分还是反渗透部分都需要使用增压泵提供平稳、不间断的流量和合适的压力。

对于血透室使用的水处理系统，通常选用离心泵，需要根据所用的系统选择合适的流量和扬程（压力）。扬程是指泵能够扬水的高度。扬程为

$$H = (p_2 - p_1)/\rho g + (v_2^2 - v_1^2)/2g + z_2 - z_1 \tag{5-1}$$

式中：p_1，p_2——泵进出口处液体的压力，单位为 Pa；

v_1，v_2——流体在泵进出口处的流速，单位为 m/s；

z_1，z_2——进出口高度，单位为 m；

ρ——液体密度，单位为 kg/m³；

g——重力加速度，单位为 m/s²。

一般 1 bar 的压力为 10 m 的扬程。

预处理部分的增压泵选择流量应满足反渗透系统的最低进水量要求，以及预处理反冲洗需要的流量，扬程需要根据反渗透装置的最低、最高入口压以及预处理的罐体能承受的压力进行选择。

增压泵一般有两种连接方式。当两个泵并联时，出口的流量会增加，对于两个相同型号的泵，最大流量会增加两倍。而最大扬程保持不变，与使用一个泵时相同。当两个泵串联时，泵的扬程会增加，对于两个相同型号的泵，最大扬程会增加两倍，最大流量保持不变，与使用一个泵时相同。

2）压力控制开关

压力控制开关是一种原水加压泵的启停控制装置，用于控制原水加压泵运行在一定的压力范围内，避免损坏原水加压泵和预处理罐，一般串联在原水加压泵的电源线上。当原水压力大于设定上限时，压力控制开关触点断开，原水加压泵停止加压；当原水压力小于设定下限时，压力控制开关触点接通，原水加压泵启动。

基于材料安全性以及运行稳定性，新的水处理设备都选择不使用压力储存气囊与压力控制开关，使用变频增压泵可以根据设置的压力范围自动调节运行功率，在没有压力储存气囊与压力控制开关的情况下保持稳定的原水供应压力。

3）压力罐

水是非压缩性流体，水量的变化会引起压力的变化。预处理系统中，水需要以一定的流

速流过滤料,当自来水压力不足时,需要使用原水加压泵加压,当原水加压泵的输出流量大于消耗流量(取决于原水加压泵的功率大小)时,就会在预处理系统中出现压力上升,当上升到一定水平时,为了避免压力过高,在压力控制开关的控制下,原水加压泵停止运行,此时压力会逐步降低,当下降到一定水平时,又需要启动原水加压泵,以保证足够的流量和压力。在此过程中,原水加压泵会反复启停,整个预处理系统中的压力也会反复波动,这会对原水加压泵、控制阀及管道等造成冲击,从而影响设备的整体性能及寿命。为了避免原水加压泵的频繁启停,尽可能保持供水压力平稳,需要使用压力罐作为压力变化缓冲装置。

压力罐可分为隔膜式压力罐与气囊式压力罐,由于隔膜式压力罐有易泄漏、易腐蚀的缺点,血透水处理系统多使用气囊式压力罐。气囊式压力罐由罐体、气囊等组成,罐体与气囊之间充满气体。当水在压力作用下进入气囊时,就会压缩气体。根据玻意耳定律(Boyle's law),气体的体积与压强成反比,即对于一定量的气体,体积变小时,其压强会相应增大,反之亦然。

原水加压泵启动后,会给压力罐气囊充水,此时气体体积被压缩,压力上升,随着压力增大到设定上限时,水泵停止运行。水泵停止运行后,当水路压力小于气囊压力时,压力罐开始向管道供水,起到稳压的作用。当罐内压力持续降低到下限时,水泵又启动运行开始增压。此过程循环往复,压力罐可以减少原水加压泵启停时的压力冲击,并减少水泵的启停频率。

压力罐的容积决定了其吸收和释放压力的能力,根据玻意耳定律(Boyle's law),可以确定在给定压力下罐体内水的容量。已知泵的功率、泵的流量以及泵的启动和停止压力就能计算出压力罐的容积大小。与泵功率对应的系数见表 5-5。

表 5-5　与泵功率对应的系数表

P/kW	1	2	3	4	5	6	8	10
K/min	0.25	0.33	0.42	0.5	0.58	0.66	0.83	1.0

$$V = Q \times K \times \frac{P_1 + P_r}{P_1 - P_2} \tag{5-2}$$

式中:V——压力罐容积(L);

　　　Q——使用的最大流量(L/min);

　　　K——泵功率对应的系数(min);

　　　P_1——泵的停止压力点(最高工作压力,bar);

　　　P_2——泵的启动压力点(最低工作压力,bar);

　　　P_r——压力罐的预载压力,默认为一个大气压(1 bar)。

有的品牌压力罐可以根据运行参数从厂家提供的表格中选择合适容积的压力罐型号。

2. 预处理罐结构及组成

1) 控制阀

控制阀是预处理罐的控制装置,作用是控制水流方向,执行预定程序。控制阀主要由控制器和多路阀及其他部件组成。常用的控制阀品牌有阿图祖(Autotrol)和弗莱克(Fleck)。

这两个品牌都属于美国滨特尔水集团(Pentair Water),国内的控制阀品牌"润新"也有较多使用。

(1) 控制器

控制器是控制阀的"大脑",是一种可以存储设置数据(当前时间、再生启动时间、再生启动方式等)并根据设定好的流程控制多路阀工作的电子机械器件。控制器一般带有显示屏和设置按钮。显示屏在正常工作状态一般会显示当前时间及其他信息,进入数据设置状态后,可以通过显示屏查看各个设置项;设置按钮用于更改控制器工作状态、选择/更改设置项数据(如当前时间、再生启动方式、再生启动时间等),有些品牌的控制器还可以设置类型,从而用于不同场合,比如用于过滤和软化。具体操作方式可参考各品牌控制器操作手册。

不同的品牌有多个型号的控制器产品。Autotrol 的控制器按再生启动方式可分为时间型、脉冲型和流量型三大类。一般情况下,控制器三位数型号编号中,中间数字为 4 的控制器为时间型,中间数字为 5 的控制器为脉冲型,其他为流量型。对于 Autotrol 流量型,用户需要输入进水总硬度、软水器交换能力等资料,一般控制器在每天凌晨 2:00 计算过去 7 天的用水量而得到一个平均值作为接下来一天的用水量,然后比较剩余的产水能力是不是足够供应一天的需要,如果设备剩余的产水量不够,便会自动进行反冲洗和再生。

Fleck 控制器按再生启动方式分为时间型和流量型,其中流量型又分为流量即时型和流量延时型。Fleck 时间型是机械式过程控制器,其反冲再生的日期由设置决定,再生启动的时间是固定不变的,当控制器到了预先设定的时间,反冲洗、再生程序就会自动启动。Fleck流量即时型带有流量计,当软水器产水量达到设定值时,控制器会立即启动再生程序。这种模式容易出现水处理过程中预处理罐启动再生的情况,这可能会由于预处理不能给反渗透装置供水,造成反渗透装置出现缺水警报而停机。Fleck 流量延时型是流量即时型和时间型的结合,当软水器运行达到设定流量时,并不是马上启动再生程序,而是需要等到当天设定的再生时间再启动再生程序。

不管哪种型号控制器,其再生启动时间都以当前时间为基准进行计算,因此,为了保证在正确的时间进行再生,需要经常检查控制器的当前时间是否正确,如有偏差应及时进行调整。

(2) 多路阀

多路阀是控制阀中水流方向的执行机械装置,多路阀的主要结构形式有阀板式和活塞式。活塞式结构简单,在同等口径下水通量较大;阀板式结构的多路阀对含泥沙较多的水有更好的适应性、耐受性。

Fleck 系列:主要有单活塞多路阀和双活塞多路阀。单活塞系统主要用于单罐,包括2510、2750、2850、3150 等型号;双活塞主要用于双罐,主要有 2900、2930、3900 等型号。

Fleck 的多路阀阀体主要由阀体主体、活塞、射流器和盐阀系统组成,2850 的阀体如图5-2 所示。

Autotrol 系列:主要有 268、278 和 Magnum;其中 268 和 278 是阀板式结构。Magnum系统是融合了凸轮轴控制杆、隔膜式驱动元件和活塞式密封原理的多路阀。Magnum 多路阀利用一排导向阀(凸轮轴)的转动来改变隔膜芯的位置,从而提供运行和再生所需的通道。多路阀的组成结构和位置切换如图 5-3、图 5-4 所示。

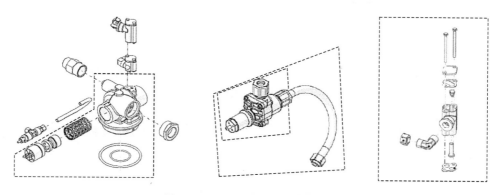

图 5-2   Fleck 多路阀结构示意图

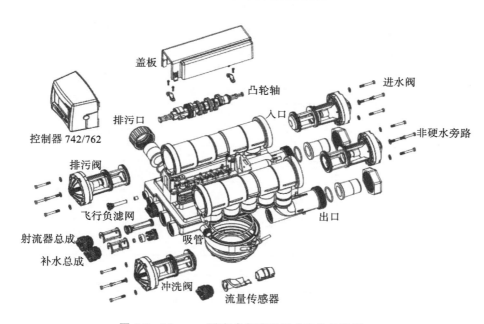

图 5-3   Magnum 活塞式多路阀组成结构示意图

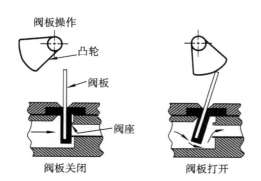

图 5-4   Magnum 多路阀位置切换示意图

（3）射流器

射流器的作用是再生时将盐箱里的盐溶液吸入树脂罐内。射流器是根据伯努利方程来设计的。进水压不同,则所产生的流量也不同,根据控制阀制造厂商的推荐,不同型号的控

237

制阀所用的射流器大小不同,Fleck 射流器的射流比约为 38∶62。Autotrol Magnum 系列射流器是根据罐体大小选择的,射流比为 28∶72。

(4) 注盐水限流孔板

为了控制向盐箱内注盐水的流量,在射流器上还安装有注盐水限流孔板(brine line flow control,简称 BLFC),注盐水限流孔板应与射流器配套选用。

(5) 反冲洗流量控制板

玻璃纳滤料罐都是利用排污限流孔板(drain line flow control,DLFC)来实现对反冲洗流量的控制。

反冲洗流量(gpm)=压力罐截面积(ft^2)×单位面积反冲洗流量(gpm/ft^2),对于不同的滤料单位面积反冲洗流量不同,一般对于多介质滤料单位面积反冲洗流量为 15 gpm/ft^2,活性炭滤料为 10 gpm/ft^2,软化树脂为 5 gpm/ft^2。

例如 24×72 的罐体,罐体的截面积为 3.31 ft^2,对于软化树脂,反冲洗流量为 3.31×5=16.55 gpm。对于 Fleck 和 Autotrol 的多路阀利用上述公式就可以计算出反冲洗流量,Fleck 根据表 5-6 选择相应的 DLFC,Autotrol 的 Magnum 系列根据表 5-7 进行选择。

表 5-6 Fleck 排污限流孔板规格表

孔板数	尺寸	DLFC 孔板规格/gpm
1	1/2"	0.6、0.8、1.0、1.2、1.3、1.5、1.7、2.0、2.4、3.0、3.5、4.0、5.0、6.0、7.0
1	3/4"	0.6、0.8、1.0、1.2、1.3、1.5、1.7、2.0、2.4、3.0、3.5、4.0、5.0、6.0、7.0
1	1"	0.6、0.8、1.0、1.2、1.3、1.5、1.7、2.0、2.4、3.0、3.5、4.0、5.0、6.0、7.0
1	1"	10.0、12.0、15.0、20.0、25.0
4	2"	30、35、40、45、50、55、60、65、70、75、80、85、90、100
16	3"	最大至 100

表 5-7 Magnum 排污限流孔板规格表

流量控制盘		孔 1	孔 2	孔 3	孔 4	流量控制盘		孔 1	孔 2	孔 3	孔 4
gpm	m³/h					gpm	m³/h				
5	1.135	蓝	黑	黑	黑	17	3.859	白	绿	黑	黑
6	1.362	红	黑	黑	黑	18	4.086	白	白	黑	黑
7	1.589	棕	黑	黑	黑	19	4.313	白	橙	黑	黑
8	1.816	绿	黑	黑	黑	20	4.54	蓝	蓝	蓝	蓝
9	2.043	白	黑	黑	黑	21	4.767	棕	棕	棕	黑
10	2.27	蓝	蓝	黑	黑	22	4.994	绿	绿	红	黑
11	2.497	红	蓝	黑	黑	23	5.221	绿	绿	棕	黑
12	2.724	红	红	黑	黑	24	5.448	红	红	红	红
13	2.951	棕	红	黑	黑	25	5.675	绿	绿	白	黑
14	3.178	棕	棕	黑	黑	26	5.902	白	白	绿	黑
15	3.405	蓝	蓝	蓝	黑	27	6.129	白	白	白	黑
16	3.632	绿	绿	黑	黑	28	6.356	棕	棕	棕	棕

流量控制盘		孔 1	孔 2	孔 3	孔 4	流量控制盘		孔 1	孔 2	孔 3	孔 4
gpm	m³/h					gpm	m³/h				
29	6.583	棕	棕	棕	绿	35	7.945	白	绿	绿	绿
30	6.81	橙	橙	橙	黑	36	8.172	白	白	白	白
31	7.037	绿	绿	绿	棕	37	8.399	白	白	白	橙
32	7.264	绿	绿	绿	绿	38	8.653	橙	橙	橙	绿
33	7.491	绿	绿	绿	白	39	8.853	橙	橙	橙	白
34	7.718	绿	绿	绿	橙	40	9.08	橙	橙	橙	橙

（6）控制阀工作原理

控制器根据再生控制信号源（时间或流量）来启动再生程序，并向多路阀驱动器发出动作指令，通过阀定位器来控制活塞的动作位置，从而改变水流方向，完成不同的工作过程。

2）预处理罐体

预处理罐体是填充预处理滤料的容器，一般外部采用高性能树脂和玻璃纤维缠绕而成，所以称为玻璃钢（FRP），内部使用塑胶材料（PE、ABS）内衬。预处理罐体具有耐腐蚀、强度高、质量轻、可设计性好的优点，广泛应用于纯水领域的预处理及后处理。

（1）形状与规格

罐体规格表示方法中后两位数字表示罐体的净高度，前两位数字表示罐体的直径，单位为英寸。如规格 1465 理论上表示高度 1651 mm（65×25.4）、直径 355.6 mm（14×25.4）的圆柱罐，由于工艺和设计的不同，不同品牌产品的实际尺寸与理论尺寸有微小偏差（表 5-8）。罐体上下端为半球面状，上端有开口，用于填入滤料并连接控制阀。开口有内螺纹，分为 NPSM（美制非密封圆柱管螺纹）、UN（英制统一螺纹）两种。罐体底部需要底座支撑，常见的有三角底座、圆底座及标准底座等类型（图 5-5）。

表 5-8 某品牌玻璃钢罐体规格表

罐体规格	罐体体积/L	罐体高度/mm	罐体直径/mm
1465	148.5	1674	363
1665	192	1671	413
1865	266.7	1722	491
2162	341	1721	555
2472	488.6	1918	626
3072	685	1836	780

（2）罐体规格选择

罐体规格取决于填充滤料的体积，滤料在反冲时会膨胀与翻动，所以罐体的选择要考虑反冲时的膨胀与翻动所需空间。由于不同滤料所需要的流速不同，因此根据不同滤料流速计算得到的罐体规格可能是不一样的，但是为了连接的方便以及美观，实际中往往会选择同样大小的罐体（选用计算值最大的那个）。首先用需处理的水流量除以具体滤料的流速得到

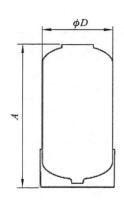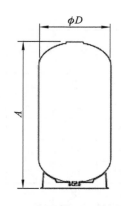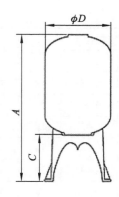

图 5-5　玻璃钢罐体外形示意图

罐体最小横截面积,然后根据此面积计算出罐体直径。如果选择罐体的横截面积小于该计算值,则会出现供水不足的问题;如果选择的罐体横截面积过大,在滤料体积不变的情况下,会导致滤料高度不足、滤速过低。在确定罐体直径后,罐体的高度取决于滤料高度(活性炭体积除以罐体横截面积或树脂的体积除以罐体横截面积,选数值较大者),一般按照罐体高度要比滤料高度高 1/3 左右的经验值(留出反冲空间)确定罐体高度。最后从罐体规格表中查找符合要求的罐体型号。

（3）工作条件

玻璃钢罐体一般最大工作压力为 100 psi(7 kgf/cm²),玻璃钢罐体不能耐受负压,因此最大真空度小于 127 mmHg。当超出最大耐受负压时,罐体会被吸扁破裂,最大工作温度范围为 1～49 ℃,能耐受酸、碱等腐蚀性液体。

3）中心管与布水器

玻璃钢罐体的内部还需要安装中心管和上、下布水器。正常制水时,中心管用于收集过滤后的水,水通过中心管流出控制阀,进入下一个处理环节。中心管上端与控制阀相连,并通过 O 形圈进行密封,因此,它的外径取决于控制阀产水收集口的直径,一般都由控制阀厂家提供,与一般的供水管道并不通用。

中心管上下都有布水器,其中下布水器与中心管通过胶水固定连接,作用是防止罐体内的砂、炭等滤料进入中心管,如果下布水器破裂,这些滤料会随着过滤水进入控制阀的多路阀中,可能导致多路阀的开闭异常,或进入反渗透膜之前的精密过滤器,甚至还有可能进入反渗透膜(图 5-6(d))。上布水器与控制阀连接,中心管穿过上布水器与控制阀的多路阀连接。上布水器可以防止罐体内的滤料进入多路阀内堵塞水道或者使阀芯无法关闭而导致控制阀工作异常。布水器还可以使软化和再生过程中的水流分布更均匀。

4）滤料

滤料是预处理中对进水进行处理的材料。根据处理目的不同使用不同的滤料,用于血透水处理系统预处理的滤料有多介质滤料、活性炭、锰铁砂、阳离子交换树脂。填装有不同滤料的预处理罐按一定顺序连接(图 5-6)。

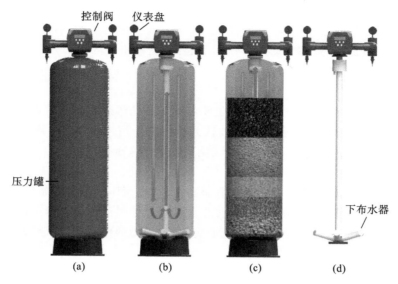

控制阀　仪表盘

压力罐

下布水器

(a)　　　　　(b)　　　　　(c)　　　　　(d)

图 5-6　预处理罐结构及组成示意图

3. 多介质滤料

水中含有的泥土、粉砂、细小有机物、浮游生物等都可以使水质变得浑浊,浑浊是由悬浮颗粒或胶体阻碍了光在水中的传递而造成的。世界卫生组织在 2011 年出版的《饮用水水质准则》(第四版)以及我国《生活饮用水卫生标准》(GB 5749—2006)中都规定了饮用水的浑浊度应不大于 1 浊度单位(nephelometric turbidity units,NTU)。

根据上海市 2018 年饮用水出厂水的报告,出厂水浑浊度平均值为 0.12 NTU,最大值为 0.2 NTU,最小值为 0.09 NTU。但在输水系统中,由于沉淀物和生物膜的干扰,浑浊度会有所上升。

单介质(主要为石英砂)过滤器和多介质过滤器(multi-media filter,MMF)的主要作用是清除进水中的悬浮杂质,降低水的浑浊度,保证其下游设备(如活性炭、树脂、反渗透膜等)安全有效地工作,它清除悬浮杂质颗粒大小为 $10\sim500~\mu m$。

1) 过滤机理

单介质过滤器和多介质过滤器的过滤原理有两种,悬浮杂质颗粒必须经过迁移和附着两个过程才能从水中去除(图 5-7)。

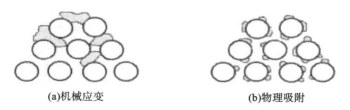

(a)机械应变　　　　　　　　(b)物理吸附

图 5-7　过滤原理示意图

迁移机理认为在过滤过程中,滤料层空隙中水流一般处于层流状态,被水流挟带的悬浮杂质颗粒沿着水流流线运动,悬浮杂质颗粒在层流状态下之所以脱离流线到滤料表面,完全是由拦截、惯性、沉淀、扩散和水动力等作用引起的,迁移机理的实质是一种物理力学作用,分述如下。

（1）拦截作用

当水流流线在滤料周围发生弯曲时,位于流线上的悬浮杂质颗粒沿着流线运动,与滤料表面接触、碰撞,从而被滤料俘获的作用被认为是拦截作用。悬浮杂质颗粒的直径越大,拦截作用就越强,而滤料直径越小,孔隙率就越小,这样就越容易拦截。

（2）惯性作用

过滤过程中,悬浮杂质颗粒的密度比流体密度大,在流体中运动的悬浮杂质颗粒由于惯性作用而保持原来直线运动的趋势,当流体以曲线绕过滤料流经滤料缝隙时,位于流线上的悬浮杂质颗粒由于水流改变方向而产生离心力,在离心力的作用下,悬浮杂质颗粒就脱离流线靠惯性作用接近滤料表面。

（3）沉淀作用

滤料间的孔隙可以看作一个微型沉淀池,滤料颗粒具有很大的沉淀表面积,当悬浮杂质颗粒接近滤料表面时,由于水流速度很小而悬浮杂质颗粒沉速较大,悬浮杂质颗粒主要靠重力作用穿过流线而靠近滤料表面来完成沉淀去除的作用。

（4）扩散作用

当滤料层孔隙内存在悬浮杂质颗粒的浓度梯度时,位于流线上的悬浮杂质颗粒受水分子热运动的影响做布朗运动,从而使有的粒子向滤料表面扩散而被去除。

（5）水动力作用

滤料层中的孔隙和悬浮杂质颗粒的形状不规则,形成不均匀的剪切流场,这样水流在滤料层的流动过程中就会产生速度梯度,使非球状杂质由于剪切力作用而发生转动并跨越流线做横向运动,结果使非球状杂质颗粒到达滤料表面而被去除,该过程被认为是水动力作用。

在实际过程中,以上哪种作用更为重要,主要取决于水流状况、滤料层的孔隙形状及悬浮杂质颗粒本身的性质。

黏附机理认为悬浮杂质颗粒和滤料表面之间存在范德华力、静电作用力以及某些化学吸附力的作用。在这些力的共同作用下,悬浮杂质颗粒被黏附在滤料表面或滤料表面的悬浮杂质颗粒上,从而将悬浮杂质颗粒从水中去除。黏附在滤料表面的悬浮杂质颗粒不但具有化学吸附力,同时也具有吸附架桥作用,具体作用如下所述。

①静电作用:由于有些滤料表面带有较弱的负电荷,根据电荷同性相斥、异性相吸的作用原理,在滤料表面能吸附一些带正电荷的杂质颗粒。

②接触絮凝作用:停留在滤料表面的悬浮杂质颗粒能够吸附水中其他的悬浮杂质颗粒,该吸附的动力目前认为主要依靠某些化学键、氢键和某些特殊的化学吸附作用。

③范德华力作用:水中某些悬浮杂质颗粒接近滤料表面时,在分子间范德华力的作用下被黏附在滤料表面。

黏附机理主要取决于滤料表面和水中悬浮杂质颗粒表面的物理化学性质,物理方面包括滤料粒径、滤速、悬浮杂质颗粒粒径、水温等;化学方面包括水的 pH、离子类型、离子强度、悬浮杂质颗粒与滤料表面的电荷及电位等。

2）脱落机理

Moran M C 首先用实验证实了脱落机理,悬浮杂质颗粒在迁移和附着的同时,小颗粒和大颗粒都有可能从滤料上脱离下来,脱落机理主要是研究悬浮杂质颗粒在滤料表面的存在状态。在实际过滤过程中发现,悬浮杂质颗粒并不是一旦被黏附就牢固地附着在滤料表面,而是要受到其他因素的干扰,使其从滤料表面脱落下来再进入下层滤料被截留,处于一种动态平衡状态,即附着—脱落—再附着的过程。目前认为脱落机理主要有以下三方面的作用。

（1）水流的剪切力作用

水流的剪切力作用是指随着过滤过程的进行,滤料表面被吸附颗粒包围,造成滤料层的孔隙率降低,相应滤料层中的孔隙流速增大,即水流剪切力增大,这样产生冲刷,可能使得部分吸附杂质颗粒从滤料表面脱落而进入下层,滤料被截留。

（2）悬浮杂质颗粒的剪切力作用

悬浮杂质颗粒的剪切力作用是指进水中的悬浮杂质颗粒对停留在滤料表面的悬浮杂质颗粒产生撞击作用,使原来附着在滤料表面上的悬浮杂质颗粒脱落。

（3）水流的穿透作用

水流的穿透作用指水流中的悬浮杂质颗粒有可能对滤料表面的悬浮杂质颗粒既不产生撞击也没有附着到滤料表面,而是直接穿过滤料层。

脱落机理可以提高滤料层的含污能力,通过动态平衡使滤料层中的悬浮杂质颗粒分布趋于均匀,不至于造成滤料表面悬浮杂质颗粒含量太多而使表层滤料的孔隙堵死,下层滤料未发挥作用就结束过滤周期的结果。

3）影响滤料截留杂质颗粒的因素

（1）过滤速度

过滤速度越大,杂质穿透深度越大。杂质穿透深度越大,说明杂质颗粒在滤料层中的分布越均匀,滤料层含污能力越高。但过滤速度不宜太大,因为过滤速度太大容易引起杂质穿透滤层,使出水水质恶化。

（2）滤料粒径

杂质穿透深度和滤料粒径成正比。滤料粒径越大,则滤料孔隙率越大,滤料含污能力越大。但实际应用过程中选用较大粒径的滤料时,其比表面积会随之下降。过滤过程中单位体积滤料层所提供的比表面积必须满足某一最低限值的要求,否则就会引起滤后水质下降速度加快,因此滤料粒径增大,其相应滤料层高度也需增加。

滤料粒径以及外形影响其清除悬浮杂质的能力,滤料性能指标主要包括有效直径（effective size）、不均匀系数（uniformity coefficient）、球形度以及孔隙率。

有效直径是指能使 10% 滤料通过的筛孔直径,以 D_{10} 表示,它能反映滤料中细颗粒的尺寸。D_{80} 是指能使 80% 滤料通过的筛孔直径,它能反映粗颗粒的尺寸。在我国,D_{80} 与 D_{10} 的比值 K_{80} 就是滤料的不均匀系数。K_{80} 越小,滤料粒径越均匀,滤料截留效率越高。K_{80} 越大表示粗细颗粒尺寸相差越大,滤料粒径越不均匀。滤料粒径不均匀对过滤及反冲洗均不利,尤其是反冲洗时,为了满足滤料粗颗粒的膨胀要求就会使细颗粒因过大的反冲强度而被冲走;反之,若为满足细颗粒不被冲走而减小反冲强度,粗颗粒可能因冲不起来而得不到充分清洗。不均匀系数 K_{80} 一般要求在 1.5～2.0 之间。

滤料颗粒的形状和粗糙度可以用球形度表示。球形度是指相同体积的球体的表面积与滤料颗粒的表面积之比。它影响滤料的反冲要求、孔隙率、过滤效果。球形度越高,滤料的孔隙率就越低,一般石英砂的球形度较高,其他滤料的球形度较低。

4)污染指数测定

可以通过测定污染指数(silting density index,SDI)来检验预处理系统出水是否达到反渗透膜进水要求。污染指数代表水中颗粒胶体和其他各种能阻塞水处理设备的物体含量。

SDI 值根据标准测定方法(ASTM D4189-95)测定。它是基于阻塞系数(PI,%)测定的。测试是在直径为 47 mm、过滤孔径为 0.45 μm 的微孔滤膜上连续加入一定压力(30 psi,2.1 kgf/cm)的被测定水,记录过滤得到第一个 500 mL 水所需的时间 T_i 和 15 min 后再次滤得 500 mL 水所需的时间 T_f。按公式(5-3)求得 SDI_{15}:

$$SDI_{15} = [(1-T_i/T_f) \times 100]/15 \tag{5-3}$$

SDI 值越低,水对反渗透膜的污染阻塞趋势越小,一般反渗透膜厂家推荐进水 SDI_{15} 值小于 5。

5)多层级滤料

传统的单层级滤料因反冲洗时水力分级的影响,其粒径分布呈现上小下大的排列,过滤过程中就会出现滤料表层水头损失增长迅速和滤后水中杂质颗粒提前穿透的两种不利后果,其中任何一种都会缩短过滤周期、减少周期产水量。为了克服传统单层级滤料层水力分级的缺陷,开发了双层滤料和多层滤料。多介质过滤器的滤料主要由石英砂、无烟煤、锰砂和起支撑作用的布水砂组成。布水砂不仅可在过滤时防止其他滤料被冲出罐体,而且在反冲洗时保证了水流的均匀分布。滤器中的滤料一般根据其相对密度(或称为比重)在罐内有序分布。一般相对密度较大的滤料要求更高的反冲流量。

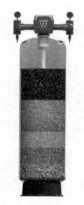

图 5-8 多介质滤料罐结构示意图

相对密度较小、粒径较大的无烟煤放在滤床的最上层。相对密度较大、粒径较小的石英砂、锰砂放在滤床的中层。布水砂则放在最下层。这样的分布可以使进水中较大的悬浮杂质在滤床最上层被阻流清除,较小的悬浮杂质在中层被阻流,吸附清除。而且这样的分布保证了滤料在进行反冲洗时不会产生乱层现象,保证了其截留能力(图 5-8)。

4. 锰砂滤料

在以地下水为水源的饮用水中,通常可以发现水中铁与锰的含量较高。在水中无氧的情况下,铁和锰分别主要是以 Fe^{2+}($Fe(HCO_3)_2$)、Mn^{2+}($Mn(HCO_3)_2$)的溶解形式存在的。WHO 的饮用水标准规定饮用水出厂水中铁与锰的限值分别为 0.3 mg/L 和 0.1 mg/L。虽然出厂水中铁、锰已在一个较低的范围,但由于其他各种原因,如铁絮凝剂的使用或钢和铸铁配水管的腐蚀而存在于饮用水中。有学者测得水中铁、锰的实际含量仍在一个较高的范围,在上海地区饮用水中铁的含量为 0.016~0.24 mg/L,锰的含量为 1.8~8.8 mg/L。虽然饮用水中铁和锰的含量不足以对患者引起毒性,它们不属于血液透析化学污染物,但铁与锰可以污染离子交换树脂以及反渗透膜,所以在树脂罐及反渗透膜前清除水中的铁和锰是非常必要的。

一般使用锰砂滤料对原水进行除铁、除锰。锰砂滤料以天然锰矿石为原料,主要成分是二氧化锰、铁和二氧化硅等,产地不同每种物质的含量不同。锰砂的除铁机理是利用锰砂中二氧化锰的氧化作用,将溶解性的 Fe^{2+} 和 Mn^{2+} 氧化为非溶解性的 Fe^{3+} 和 Mn^{4+},之后被其截留。在除铁过程中,滤料表面逐渐形成了铁质活性滤膜,新鲜铁质活性滤膜的催化活性最强,随着时间的延长,铁质滤膜逐渐老化,其催化活性也逐渐减退,因此,滤料表面铁质活性滤膜必须在连续的除铁过程中得到新的补充,在原来的滤膜上不断覆盖新的滤膜,使滤膜始终保持很高的催化活性。

5. 活性炭滤料

水处理系统中使用活性炭去除原水中的游离氯、氯胺和有机物。饮用水中的游离氯与氯胺可以抑制细菌滋生,保证饮用水在经过供水管道传输的过程中微生物指标不超出许可范围。但是这些具有很强氧化能力的含氯成分会对反渗透装置的反渗透膜造成不可逆的损伤,使其产水、过滤能力下降。同时它们还有可能造成透析患者溶血。因此必须予以去除。

1) 游离氯、氯胺

为了确保饮用水的安全,控制水中的微生物污染物在一定范围内,通常加入的消毒剂是液氯、次氯酸钠或次氯酸钙颗粒,以达到消毒的目的。无论是使用液氯、次氯酸钠,还是次氯酸钙,它们的作用均是在水中溶解形成次氯酸和次氯酸根离子。次氯酸是不带电荷的中性小分子,很容易扩散到带负电荷的细菌表面,并通过细菌的细胞膜穿透到细胞内部,起到氧化作用,破坏细菌的酶系统而使细菌死亡。形成次氯酸的化学反应方程式如下:

$$Cl_2 + H_2O \longrightarrow HClO + H^+ + Cl^-$$
$$NaClO + H_2O \longrightarrow HClO + NaOH$$
$$Ca(ClO)_2 + 2H_2O \longrightarrow 2HClO + Ca(OH)_2$$
$$HClO \longrightarrow H^+ + ClO^-$$

国外研究发现使用液氯、次氯酸钠或次氯酸钙消毒会造成问题,游离氯会与水中的有机物发生反应产生致癌物质总三卤甲烷(total trihalomethanes,TTHMs)和卤乙酸(haloacetic acids,HAAs)。为了减少 TTHMs 和 HAAs 的形成,最常用的方法是往水中加入氨气与次氯酸反应生成氯胺,氯胺在酸性或中性环境中水解生成次氯酸对饮用水进行消毒,化学反应方程式如下:

$$HClO + NH_3 \Longrightarrow NH_2Cl + H_2O$$
$$NH_2Cl + NH_3 \longrightarrow NHCl_2 + H_2O$$
$$NHCl_2 + NH_3 \longrightarrow NCl_3 + H_2O$$

不同种类氯胺的形成与水的 pH 以及氯气/氨气的值有关。pH 小于 4.4 时,反应产生的是三氯胺;pH 为 4.4～7.0 时,主要产物是二氯胺;pH 大于 7 时,生成的是一氯胺。城市用水的 pH 介于 7～9,所以一氯胺占了最大的比例。除了 pH 对氯胺的影响,氯气/氨气的值也直接影响了水中游离氯、氨水和氯胺的比例。此外,原水中铵盐也会与氯化物反应生成氯胺。世界卫生组织（World Health Organization，WHO）在 2011 年出版的《饮用水水质准则》（第四版）中提到饮用水中一氯胺的基于健康的准则值为 3 mg/L，在饮用水供水系统中一氯胺检出浓度通常为 0.5～2 mg/L。同时考虑到我国的具体情况，由中华人民共和国国家卫生健康委员会及国家标准化管理委员会共同发布的《生活饮用水卫生标准》（GB 5749—2006）规定一氯胺出厂水限值为 3 mg/L，出厂水余量≥0.5 mg/L，管网末梢水中余量≥0.05 mg/L，游离氯出厂水限值为 4 mg/L，出厂水余量≥0.5 mg/L，管网末梢水中余量≥0.05 mg/L。根据上海市水务局供水水质报告，2018 年饮用水供水系统中监测出的一氯胺浓度最大值均小于 1.5 mg/L。

Yanate 等学者首次发现氯胺会造成溶血性贫血。Richardson 和 Fluck 等研究发现，透析用水中氯胺浓度大于 0.25 mg/L 会对促红细胞生成素（EPO）进行抵抗。所以控制透析用水中总氯浓度低于 0.1 mg/L 对保证透析安全尤为重要。

2）游离氯、氯胺对反渗透膜的影响

饮用水供水系统中游离氯检出浓度通常为 2.5～3 mg/L。醋酸纤维素膜（cellulose acetate membrane）材料的反渗透膜可以在不被氧化的情况下，连续清除浓度为 1 mg/L 的游离氯。聚酰胺复合材料和薄层复合膜（thin film composite）材料的反渗透膜则会被游离氯等强氧化剂破坏。研究发现当聚酰胺（PA）材料的反渗透膜连续暴露在浓度为 1 mg/L 的游离氯下 200～1000 h，反渗透膜脱盐率明显下降。虽然氯胺的氧化性没有游离氯强，但仍然可以破坏反渗透膜，所以原水中的游离氯和氯胺必须在进入反渗透膜前被清除。

3）清除游离氯、氯胺的方法

使用活性炭来清除游离氯以及氯胺主要涉及四个反应，化学反应方程式如下：

$$C + HClO \longrightarrow CO^* + H^+ + Cl^-$$
$$C + ClO \longrightarrow CO^* + Cl^-$$
$$C + NH_2Cl + H_2O \longrightarrow NH_3 + H^+ + Cl^- + CO^*$$
$$CO^* + 2NH_2Cl \longrightarrow N_2 + H_2O + 2H^+ + 2Cl^- + C$$

C 代表活性炭具有活性的表面，CO^* 表示与游离氯进行反应后的活性炭。本方法与活性炭物理吸附有机物的原理不同，活性炭物理吸附过程涉及弱的范德华力。活性炭的表面积是有限的，当活性炭饱和时，活性炭无法再物理吸附任何物质。活性炭清除游离氯以及氯胺的原理是基于催化还原反应，一般称为化学吸附。这个化学反应涉及活性炭表面的电子转移至游离氯以及氯胺，使具有强氧化性的游离氯、氯胺变为无氧化性的氯离子。反应产物 NH_3、Cl^- 和 N_2 可以被炭罐后的反渗透膜清除。当第一次使用新的活性炭时，化学吸附是以生成 NH_3 的反应为主，随着 CO^* 的增加，生成 N_2 的反应开始发生。在理想情况下，随着生成 N_2 的反应的进行，活性炭表面的氧化物与一氯胺反应使活性炭"再生"。当活性炭物理吸附达到饱和时，催化还原反应还在继续进行，但由于水中其他的有机物会附着于活性炭，活性炭有效面积大大下降，阻止了"再生"的进行。

与除游离氯相比，活性炭除氯胺的速率更慢，所以需要更长的空床接触时间（empty bed contact time，EBCT）来有效清除氯胺。在最新版的国际标准 ISO 23500-2:2019 中也提到当饮用水中的氯胺浓度大于 1 mg/L 时，应使用两个串联的活性炭罐，而且每个炭罐的空床接触时间至少为 5 min（总空床接触时间至少为 10 min）。除此之外各种活性炭原材料不同，制

造工艺不同,活性炭的物理、化学性质以及其他各种性能参数都会直接影响活性炭的除氯效率。

4)活性炭物理和化学性质对除氯的影响

活性炭几乎可以用含有碳的任何物质作为原料来制造,包括木材、煤、泥炭、果壳、蔗渣、骨、石油焦等。按外形粒度划分,活性炭一般分为粉状活性炭、颗粒活性炭、圆柱状活性炭等。水处理设备标准中提到的活性炭一般是指颗粒活性炭(granular activated carbon,GAC)。

活性炭的物理性质通常包括孔径分布(pore size distribution)、活性炭比表面积(specific surface area)、孔容积(pore volume)。一般活性炭的比表面积为 $500\sim1500$ m²/g。活性炭的孔径分布直接影响被吸附物质与活性炭接触的效率。根据国际纯粹与应用化学联合会(IUPAC)提供的分析标准,通常认为孔径 r 小于 2 nm 为微孔(micropore),$2\sim50$ nm 为中孔(mesopore),大于 50 nm 为大孔(macropore)。不同孔径的孔在吸附过程中发挥的作用不同。大孔在比表面积中所占比例很小,在活性炭中常常成为吸附质分子的通道。中孔既是吸附质分子的通道,又对吸附大分子起着重要作用。微孔的吸附作用最大,在很大程度上决定了活性炭的吸附能力。Fairey 等学者使用 BET 比表面积测试法比较了 3 种品牌 5 种不同型号活性炭的比表面积、孔容积、微孔容积和中孔容积,确认活性炭孔径分布与活性炭清除氯化物能力的关系:微孔数量与除氯效率呈正相关。通常使用碘值来评价活性炭的吸附能力,碘值越高,活性炭吸附小分子的能力越强。

活性炭的吸附特性不但取决于它的孔径分布(孔隙结构),而且取决于其表面化学性质。活性炭的化学性质主要由活性炭表面官能团决定。在活性炭生产过程中,活性炭中形成了复杂的孔状结构,同时还在活性炭表面形成了复杂的官能团,一般分为含氧官能团、含氮官团能以及碳氢化合物。Sontheimer 等学者证实活性炭的催化还原能力与其结构中的非碳元素的类型和数量有关。一般把活性炭表面氧化物分成酸性和碱性两大类。Chou 的研究发现减少活性炭表面的酸性基团可以增强活性炭的还原能力,然而一些学者的研究发现与之相反。

活性炭清除游离氯以及氯胺的原理是基于催化还原反应,不同类型活性炭的催化能力不同,传统类型的活性炭并不能很好地清除氯胺。为了提高活性炭清除氯胺的能力,需要在制造时将原材料暴露于含氮化合物中,加热至 $700\sim900$ ℃,使活性炭的石墨层变松,在这种情况下形成催化表面,提高活性炭的催化还原能力。这类活性炭一般被称为催化炭(catalytic carbon),通常使用过氧化氢值(peroxide number,PN)来评价其催化能力,PN 越低说明催化性能越好。

通常可以在活性炭的产品说明上看到粒度(particle size)、视密度(apparent density)、强度(hardness)、磨损值(abrasion number)等数值。这些数值表示活性炭的机械性质。活性炭的粒度一般有 8×30 目(颗粒最大)、12×40 目、20×50 目(颗粒最小)。活性炭的颗粒越小,除氯效果越好,但是其压力损失越大。强度和磨损值是活性炭耐磨损、抗摩擦的指标,由于活性炭需要定期进行反冲洗,因此其强度越大,使用寿命越长。

5)饮用水的 pH、温度对除氯效果的影响

Fairey 等的研究还证实了饮用水 pH 对活性炭除氯效果的影响,当 pH 从 8 上升至 9

时,活性炭除氯胺的效率从 51.4% 下降至 48.5%。由于氯胺的形成与 pH 密切相关,在更高 pH 下氯胺更稳定,但该环境会导致活性炭化学吸附能力下降,从而除氯效率下降。研究发现当 pH 大于 9 时,除氯胺反应产生的氨气会使一些聚酰胺复合材料的反渗透膜膨胀,导致脱盐率从 98% 下降至 85%,当 pH 下降到 7 后,脱盐率才恢复正常。

研究发现饮用水的温度越高,活性炭的除氯速率越快。当饮用水的温度从 31 ℃ 下降至 2 ℃ 时,要达到相同除氯效果,需要活性炭的量上升了 1 倍。这也可能是部分血透室冬季游离氯和氯胺超标的原因之一。

6）其他

在选择活性炭时,要使用经过酸洗的活性炭,特别是原材料为木材、煤、骨的活性炭。不能使用蒸汽活性炭,未经酸洗的活性炭和蒸汽活性炭含有金属污染物和炭粉末,在使用初期金属污染物会从活性炭中萃取出来,破坏反渗透膜。需要定时对活性炭进行反冲洗,因为大颗粒悬浮物会堵住活性炭的大孔,增加压力损失。选择不合适的活性炭,会直接影响清除游离氯、氯胺的效果,造成严重的群体事件。

7）余氯、总氯的检测

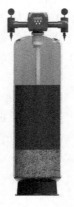

图 5-9 活性炭罐结构示意图

余氯的测量方法发展迅速,从最开始的化学测定法慢慢发展成为现在国标所要求的分光光度法,再到后来的离子色谱测量法,以及现在市场上最常用的电化学测量法。

化学测定法是一种较为精确的余氯测量法,因测量时所使用的药剂不同可以细分为多种,其中常用的有邻联甲苯胺-亚砷酸盐法(OTA 法)、邻联甲苯胺比色法(OT 法)、碘量法等。碘量法是一种氧化还原滴定法,使用碘量法进行余氯测量时,碘作为氧化剂被还原剂还原。余氯测量中,余氯与碘化钾中的碘在酸性条件下发生化学反应,将碘化钾中的碘置换出来,然后用硫代硫酸钠标准溶液进行滴定,通过硫代硫酸钠标准溶液的用量来确定溶液中余氯的含量。邻联甲苯胺比色法的测量原理为邻联甲苯胺可在酸性条件下被氯氧化成为黄色的化合物,当 pH 小于 1.3 时,其颜色深度与氧化剂即余氯的量成正比。

化学测定法是早期人们用来测量水中余氯的方法,随着测试仪器的不断发展,DPD 光度法逐渐代替了误差相对较大的化学测定法,而被广泛用于余氯的离线测量。我国的余氯测量国家标准就是使用光度法来测量余氯含量的,光度法也称为吸收光谱法,是一种通过测定物质吸光度从而得到物质浓度的定量与定性分析法。分光光度法的原理主要是利用两种或多种化学试剂间的显色反应,被测物质与相关试剂反应后产生有色化合物,得到与不同波长相对应的吸收强度,然后在分光光度计里进行被测物质的吸光度测量,通过吸光度得到被测物质的浓度。

分光光度法分为三大类别:显色法、褪色法与间接法。余氯的分光光度法测量,是利用余氯在一定条件下能与显色剂发生显色反应,而所生成的有色化合物的吸光度与余氯的浓度存在一定的关系,因此可以通过分光光度法来测量水中余氯的含量,常用的显色剂有 N,N-二乙基-1,4-苯二胺(DPD 法)。分光光度法测量水中余氯,其精度等级可达微克量级,测量余氯在 553 nm 波长处的吸收峰时,其相对标准偏差大约为 10%。

分光光度法的工作原理为通过溶液吸光度,对溶液进行定量分析,在余氯测量中,因余氯会与 DPD 发生显色反应,在 pH 6.3 左右,于波长 515 nm 处用光度计测量显色溶液的吸光度,可得浓度与吸光度曲线,此后,可通过该曲线计算得到任意余氯浓度。

因为用氯水配制的标准溶液很不稳定,且配制起来极不方便,这很不利于我们进行余氯吸光度标准曲线的绘制。高锰酸钾溶液与 DPD 试剂反应后,所生成的颜色跟 DPD、余氯发生显色反应后产生的红色极其相似,故本法可用高锰酸钾溶液配制永久性标准液作为余氯标准代替溶液。

离子色谱法测量余氯含量仍处于研究的初级阶段,2012 年,石允生通过离子色谱仪分析亚硝酸还原物质对溶液中余氯的含量进行了定量测定,该测定方法的理论基础是通过亚硝酸盐跟余氯反应生成硝酸盐,而硝酸根在色谱柱中能够很容易被分离出来,只需要通过离子色谱仪计算出生成物中[N]的峰面积,就能得到溶液中余氯的含量。用离子色谱法测定余氯含量准确且安全,精度也高,缺点就是使用该方法测定时,需要现场配制反应所需药剂,且要将离子色谱仪带到测量现场由专人操作,这给余氯的测量带来了很大的不便。

早在 20 世纪中叶,国外便开始有人研究用电化学传感器对水体各参数指标进行测量,20 世纪 90 年代初期,Albert van den Berg 研制出了测量范围为 0.1~5 mol/L 的微型余氯传感器;2003 年,一种制造价格低廉,测量范围广(1.5~8 mol/L)的便携式余氯传感器面世。2008 年得益于各种新型电极材料的出现与微机电系统技术的蓬勃发展,日本科学家研制出了一种可测量高达 100 mol/L 的超高测量上限余氯传感器,这种传感器的电极采用的是高掺硼金刚材料,其除了有超高的测量上限以外,在低浓度区域也具有良好的线性。到 2014 年,基于电化学传感器的测量系统到达了研究发展的黄金时期,各种电化学传感器相继问世,其中科学家 Krishnan Senthilkumar 和 Jyh-Myng Zen 提出的一种新的余氯测量方法更是极大地促进了余氯传感器的发展,该方法极大地提升了余氯传感器在测量时的稳定性,同时其对余氯的测量精度达到了 0.01 mol/L。

电化学测量法是现在最常用的余氯在线测量方法。这种测量方法的原理主要是建立在余氯在溶液中发生氧化还原反应的基础上,工作电极(阴极)与对电极(阳极)组成了余氯传感器,传感器在溶液中与余氯发生氧化还原反应,氧化还原反应会伴随电子的移动,从而在两根电极之间的回路上产生一个微弱的电流信号,将这个信号进行放大与转换,即可得到溶液中余氯的含量。这种测量方法具有很多优点,其中最主要的优点就是它操作简单,测量速度快,能够实时对水中余氯进行监测。

余氯传感器发展至今,根据传感器测量原理可分为恒电压型传感器(裸电极)和隔膜式极谱型传感器(膜电极)。

恒电压型余氯传感器是由两个铂电极与一个参比电极组成的微电池测量系统,两个铂电极分别为测量电极与辅助电极,测量时参比电极保持一个稳定的电位,被测成分在测量电极相对于参比电极的电位差下产生电流,仪表通过对电流信号的采集和分析计算出余氯浓度。

不同于恒电压型余氯传感器,隔膜式极谱型余氯传感器只有两根电极(阴极和阳极),但是其传感器上比恒电压型多了一层选择性透过膜与电解液。在测量时,余氯经过选择性透过膜扩散至传感器阴极电极上,通过在阴极与阳极之间施加一个极化电压,可将余氯还原,而余氯在阴极上所发生的氧化还原反应产生的电流值,与余氯的含量成正比。

6. 阳离子交换树脂滤料

1）软化方法

地面和地下水会有一些被溶解盐类,常以阴离子或阳离子形式存在。水中钙、镁离子的总浓度称为总硬度。其中包括碳酸盐硬度(通过加热能以碳酸盐形式沉淀下来的钙、镁离子称为暂时硬度)和非碳酸盐硬度(加热后不能沉淀下来的钙、镁离子称为永久硬度)。根据中国国家标准化管理委员会发布的《生活饮用水卫生标准》(GB 5749—2006),出厂水总硬度(CaCO$_3$计)限值为 450 mg/L。根据上海水务局提供的水质报告,上海饮用水的总硬度平均值为 120 mg/L。

一般将除去水中钙、镁离子的过程称为水的软化。硬水软化的方法有很多种,经常使用的方法如下:①离子交换法:使用特定的树脂,将水中的钙、镁离子置换出来。②石灰法:向水中加入石灰,达到降低硬度的目的。③加药法:向水中加入专用的阻垢剂,改变钙、镁离子与碳酸根离子结合的特性,从而使其不能析出、沉积。④电磁法:采用在水中加上一定的电场或磁场来改变离子的特性,从而改变碳酸钙(碳酸镁)沉积的速度及沉积时的物理特性来阻止硬水垢的形成。⑤膜分离法:纳滤膜以及反渗透膜拦截水中的钙、镁离子,从而从根本上降低水的硬度。

2）软化树脂的工作原理及特性

血透室水处理系统一般使用强酸性苯乙烯系阳离子交换树脂(styrene-divinylbenzene resin,SDVB)基于离子交换的原理对原水进行软化。离子交换是液相中的离子和固相中离子间所进行的一种可逆性化学反应,当液相中的某些离子被离子交换固体吸附时,为维持水溶液的电中性,离子交换固体必须释放出等价离子回溶液中。软化过程中,99%的钙、镁离子交换发生在树脂的内部,离子交换不是表面现象,过程分为以下 5 个步骤:①钙、镁离子从溶液中扩散(弥散)到树脂颗粒表面;②钙、镁离子在树脂颗粒内部扩散;③钙、镁离子与结合在树脂活性基团上的可交换离子(钠离子)发生交换反应;④被交换下来的离子在树脂内部扩散(弥散);⑤被交换下来的离子在溶液中扩散。化学反应方程式如下:

$$2R-Na+Ca^{2+}=\!=\!=R_2-Ca+2Na^+$$
$$2R-Na+Mg^{2+}=\!=\!=R_2-Mg+2Na^+$$

强酸性 SDVB 是一种聚合物,是由苯乙烯(styrene)与二乙烯苯(divinylbenzene)聚合而成的。化学反应方程式见图 5-10。

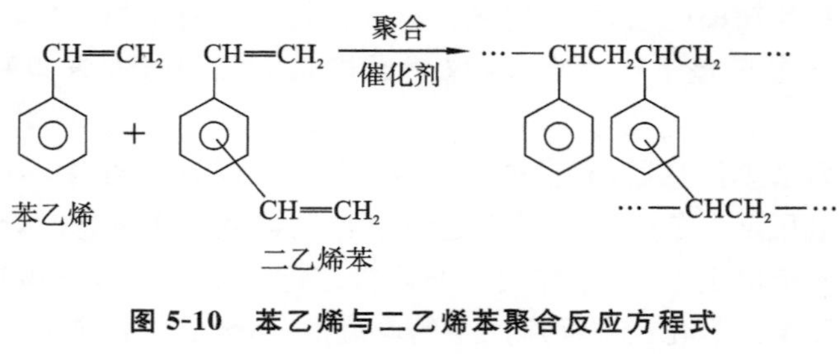

图 5-10 苯乙烯与二乙烯苯聚合反应方程式

其中苯乙烯称为单体,起框架作用;二乙烯苯称为交联剂(crosslink),起架桥作用。交联剂在树脂中的百分含量称为交联度,强酸性 SDVB 的交联度为 2~16。交联度在树脂中扮演了重要的角色。交联度影响树脂的含水率,抗氧化、污染能力,抗机械压能力以及离子选择性。交联度越高,树脂的含水率则越低,抗氧化、抗机械压能力越强,离子的选择性也越强。

聚合后的聚苯乙烯没有吸附能力,而且没有可供离子交换的基团,所以需要使用浓硫酸处理,引入活性基团磺酸基(—SO$_3$H)。化学反应方程式见图 5-11。

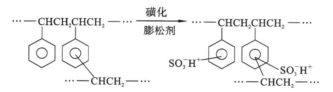

图 5-11　聚苯乙烯与活性基团反应方程式

活性基团由两部分组成,固定部分和活动部分。—SO$_3^-$ 为固定部分,不能自由移动,称为固定离子(fixed cation);H$^+$ 为活动部分,称为反离子(counter cation)(图 5-12)。当引入的活性基团与水接触后,活性基团中固定离子、反离子的水合反应使树脂具有吸附能力。用作软化的树脂,通常使用氢氧化钠将树脂转化为钠型,为了存储和运输的安全,也会把强酸性阳离子树脂转化为钠型阳离子树脂。

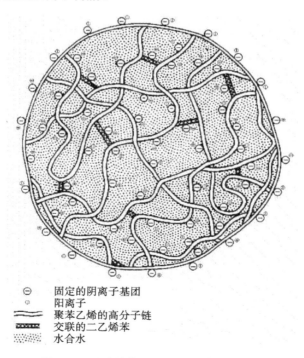

- ⊖　固定的阴离子基团
- ⊕　阳离子
- ～～　聚苯乙烯的高分子链
- ▧▧▧　交联的二乙烯苯
- ░░░　水合水

图 5-12　强酸性苯乙烯系阳离子交换树脂

由于聚合时的工艺和使用的添加剂不同,树脂合成后按孔隙结构分类可分为凝胶型和大孔型。两者的区别见表 5-9,软化所使用的一般为凝胶型树脂。

表 5-9　凝胶型与大孔型树脂的区别

类型	凝胶型	大孔型
外观	透明	不透明
孔隙率	与交联度有关,无毛细孔	与交联度有关,有毛细孔
交联度	低	高
树脂容量改变	交联度低时,容量变化大	容量变化小
抗污染能力	易被氧化剂破坏,各种压力影响	抗氧化、抗压能力强
离子交换能力	较易进行离子交换和再生	不易进行离子交换和再生

3）软化树脂的物理、化学和水力学性质

（1）物理性质

树脂的物理性质主要包括树脂的粒度、密度、含水率以及转型膨胀率。树脂粒度通常可用有效粒径和均一系数表示。树脂的粒度一般为 $16\sim50$ 目（$1.2\sim0.3$ mm）。树脂粒度对离子交换有很大的影响。粒度大,交换速度慢;粒度小,交换速度快,但水通过树脂层的压力损失就大。此外,树脂粒度相差大,小颗粒树脂会堵塞大颗粒树脂的空隙,造成水流不匀,水流阻力增大。

干燥时单位体积树脂的质量称为真密度。树脂都是在湿态下使用的,故采用湿态密度。湿态密度包括湿真密度和湿视密度。湿真密度是指单位真体积（不包括树脂颗粒间空隙的体积）内湿态树脂的质量。湿视密度指单位视体积内紧密无规律排列的湿态树脂的质量。

树脂的含水率指在水中充分膨胀的湿态树脂中所含水分的百分数,它可以反映树脂的交联度和孔隙率。含水率越大,树脂的孔隙率越大,其交联度越小。

转型膨胀率是指树脂从一种单一离子型转为另一种单一离子型时体积变化的百分数。树脂在离子交换状态和再生时,体积都会发生变化。如 Na^+ 转化为 Ca^{2+} 时,因离子直径增大而发生膨胀,树脂的体积增大。经长时间不断的胀缩,树脂老化,影响使用寿命。

（2）化学性质

树脂的化学性质通常包括酸碱性、选择性以及交换容量。树脂是一种不溶性的高分子电解质。在水溶液中能发生电离,在电离过程中,使水溶液呈酸性或碱性就是树脂的酸碱性。软化所用的树脂为强酸性阳离子交换树脂,其电离能力大。离子交换能力不受溶液 pH 影响,有效 pH 范围为 $0\sim14$。

树脂对水中各种离子的交换能力不同。一般情况下优先交换那些化合价数高的离子,在同价离子中优先交换原子序数大的离子。在常温下,低浓度水溶液中,强酸性 SDVB 的选择顺序为 $Fe^{3+}>Al^{3+}>Pb^{2+}>Sr^{2+}>Ca^{2+}>Co^{2+}>Ni^{2+}>Cu^{2+}>Zn^{2+}>Mg^{2+}>Mn^{2+}>K^+>Na^+>H^+>Li^+>Hg^{2+}$。

交换容量表示树脂的交换能力,即可交换离子量的多少,包括全交换容量和工作交换容量。全交换容量是树脂中活性基团的总数;工作交换容量是指在给定工作条件下,实际发挥作用的交换容量。实际应用中由于树脂粒度、流速、再生方式等因素的影响,交换容量一般只有总交换容量的 $60\%\sim70\%$。

（3）水力学性质

以一定流速通过树脂层的硬水，其进出口的压差即为树脂层的水流阻力。其与树脂层水流阻力的高度、树脂颗粒分布、树脂颗粒破碎状况、流速以及水温有关。相同流速下，温度越高，压力损失越小；相同温度下，流速越快，压力损失越大。

反冲膨胀率是指反冲时水流以一定流速自下而上通过树脂层时，单位高度的树脂展开的程度。反冲时，相同流速下，温度越高，膨胀率越低；相同温度下，流速越高，膨胀率越高。

4）影响离子交换速度的因素

影响离子交换速度的因素包括原水中离子性质、树脂的交联度、树脂半径、水中离子的浓度、水的流速以及水温。第一，原水中离子水合半径越大或所带电荷越多，液膜扩散速度就越慢。第二，树脂的交联度越高，离子交换速度越慢。原因是其网孔变小，树脂内扩散速度降低。第三，树脂的粒径越小，离子交换速度越快。第四，水中钙、镁离子等其他离子的浓度越高，离子交换速度越快，因为扩散过程是依靠离子的浓度梯度实现的。第五，原水流速越高，交换速度越快。通常流速越高，所需要的树脂量越大，树脂的有效利用率会下降。反之流速越低所需的树脂量越小，但过低的流速会造成原水只与树脂表面离子进行交换，原水不能进入树脂层内部。如果流量过低，原水会流向树脂层中压力最低处形成隧道效应，造成出水硬度超标。第六，水温越高，交换速度越快。这也是部分血透室预处理系统在原水水温较低时，出水硬度超标的原因。

5）影响树脂使用寿命的因素

树脂在使用过程中由于各种因素的影响，其本身的结构遭到破坏，造成性能以及使用寿命降低。其主要包括水力学因素的影响、氧化剂的影响以及铁离子和各种有机物的影响。

原水在输送过程中，原水加压泵的突然启动、停止，使流速发生突然的变化，这时压强产生大幅度波动形成水锤效应。形成的波动会从输送管道传递至树脂，对树脂结构造成损害，使其破裂成小颗粒。部分小颗粒会堵塞其他树脂的通道而影响树脂正常工作时的性能。其余的小颗粒在反冲洗时被冲出软化罐，使树脂的总量减少。

在树脂失效时需要使用氯化钠溶液进行再生，再生时由于树脂内外钠离子浓度存在浓度差，会产生渗透现象，钠离子浓度越大，树脂表面受到的渗透压越高。树脂会发生再水化，自身收缩。在再生后进行的快速冲洗过程中，树脂内的钠离子浓度远大于树脂外的钠离子浓度，这时树脂会膨胀，最终导致树脂破裂成小颗粒，这就是渗透压冲击（osmotic shock）。一般通过降低再生时氯化钠溶液的浓度来减少渗透压冲击对树脂的影响。通常通过射流器后的氯化钠溶液的浓度为 8％～12％。在再生后进行慢速冲洗也可以降低渗透压冲击对树脂的破坏。

为了确保饮用水的安全，控制水中的微生物、污染物在一定范围内，通常使用氯气、次氯酸钠、次氯酸钙达到消毒的目的。由于游离氯会与水中的有机物反应产生致癌物质，越来越多的城市用水使用氯胺替代游离氯进行消毒。但是无论是游离氯还是氯胺或者水中的其他氧化剂都会氧化树脂的交联部分，使树脂膨胀，强度下降，以及造成树脂内的小孔和活性基团的通道被堵塞而导致树脂性能下降。树脂的膨胀通常意味着有部分树脂已经被冲出软化罐，如果通过测量软化罐中树脂的高度来判断树脂的容量，那么会严重高估树脂的实际容量。水中游离氯的含量大于 1 mg/L，可以使树脂的寿命减半。使用活性炭清除水中的游离氯和氯胺防止其对树脂的损伤,或使用交联度比较高的树脂减少游离氯及氧化剂对树脂的影响。还可以通过简单的方法来判断,如果使用两根手指能轻松地将树脂捏碎,说明树脂氧化的情况非常严重。

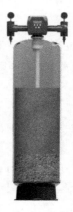

图 5-13 阳离子交换树脂罐结构示意图

通常原水中的铁以 Fe^{2+} 的形式存在,和钙、镁离子一样可以与树脂进行离子交换,而且在树脂失效时可用氯化钠溶液进行再生。但是由于水中存在游离氯等氧化剂使 Fe^{2+} 转化为 Fe^{3+},Fe^{3+} 会吸附于树脂的表面及内部,堵塞树脂小孔,降低树脂交换容量。而且 Fe^{3+} 会加速氧化反应,造成树脂的实际寿命比预期寿命更低。被 Fe^{3+} 污染的树脂颜色变深,仅使用氯化钠溶液再生也无法清除 Fe^{3+}。可以在树脂罐前加装锰砂除铁,防止 Fe^{3+} 对树脂的污染,当发生铁污染时可使用浓度为 10% 的盐酸、磷酸、柠檬酸等作为清洗剂对树脂进行复苏。

有机物对强酸性阳离子交换树脂的污染很少发生,只可能发现阳离子交换树脂表面有沉积物,这些沉积物在进行反冲洗时就可以除去(图 5-13)。

6)硬度的检测

(1)EDTA 络合滴定法

以铬黑 T 为指示剂,NH_3-NH_4Cl 为缓冲溶液,EDTA 与钙、镁离子形成稳定的配合物,从而测定水中钙、镁的总量。但是该方法易产生指示剂加入量、指示终点与计量点、人工操作对终点颜色的判断等误差。

宋健男等用将液体试剂改为固体试剂的快速测定法测定生活饮用水总硬度,检测 10 种不同水样,与国标法结果之间的相对误差为 0.40%～1.65%,精密度范围为 0.76%～1.36%,达到了滴定分析的要求,且精密度随着水样中总硬度的增高而降低。该法使用干粉试剂,总硬度越高,所用水样量越少,固体溶解性降低,造成其精密度降低。因此,当水样硬度过大时,可取少量水样用纯水稀释后测定。

(2)光学分析法

分光光度法是基于朗伯-比耳定律对元素进行定性定量分析的一种方法。通过吸光度定量地确定元素离子的浓度。该法应用于水硬度的测定,具有灵敏度较高、操作简便快速的优点,但是选择合适的显色剂成为该方法的关键。用酸性铬蓝 K(ACBK)与钙、镁离子同时作用的显色体系,以 NH_3-NH_4Cl 缓冲溶液(pH=10.0)作为介质,Ca^{2+} 和 Mg^{2+} 均与酸性铬蓝 K 显色剂形成 1:1 的稳定配合物,在 468 nm 波长处,两种配合物存在一个等物质的量吸收点,对应于该点的等摩尔吸光系数 $E=7.6 \times 10^3 \, L \cdot mol^{-1} \cdot cm^{-1}$,在此波长及最佳操作条件下,$Ca^{2+}$ 和 Mg^{2+} 的总含量在 $0 \sim 3 \times 10^{-5}$ mol/L 浓度范围内符合朗伯-比耳定律。

(3)自动电位滴定法

电位滴定法是一种依据待测离子的活度与其电极电位之间的关系遵守能斯特方程,通过测量滴定过程中电池电位的变化确定终点的滴定分析方法。利用微电脑程序自动控制滴定过程、处理数据及计算结果。

7. 预处理滤料用量的计算

预处理滤料的用量取决于进水水质、进水流量以及进水流速。还要考虑水质的变化及用水量的变化,一般还要在计算值的基础上加上一定余量。

1) 多介质滤料及锰砂用量计算

对于反渗透装置而言,进水流量除以滤速就可以得出多介质滤料罐体的底面积。根据原水的水质,多介质滤料的滤速为 $8\sim30$ m/h。在正常运行时不建议使用过高的滤速,因为过高的滤速会导致出水 SDI 过高,还可能形成隧道效应,使有效滤料体积下降。

$$S = \frac{Q_w}{v} \tag{5-4}$$

$$D = \sqrt{\frac{S}{\pi}} \times 2 \tag{5-5}$$

式中:S——砂滤罐横截面积;

$\quad$ Q_w——进水流量;

$\quad$ v——滤速;

$\quad$ D——罐体最小直径。

多介质滤料的高度由所选玻璃钢滤料罐体高度决定,一般为罐体高度的 2/3 左右。锰砂用量的计算方法与多介质滤料相同。

2) 活性炭用量的计算

计算活性炭体积前需要先确定反渗透产水的流量,再根据反渗透装置进水流量以及空床接触时间计算活性炭的用量,活性炭体积计算如下:

$$V = EBCT \times Q \tag{5-16}$$

式中:EBCT——空床接触时间,即活性炭有效清除游离氯(6 min)和氯胺(10 min)的最短时间,在计算滤料用量时,应该选用最大值;

$\quad$ Q——活性炭每分钟要处理的水流量,单位为 L/min。

如果反渗透装置没有进水流量传感器,可以使用反渗透装置产水量以及反渗透装置回收率估算反渗透装置进水流量。由于反渗透装置的产水量受温度影响较大,而血透室透析用水的耗水量相对稳定。建议以耗水量结合反渗透装置的回收率来计算活性炭罐的进水流量。

3) 树脂用量的计算

关于树脂用量的计算,第一步,搜集原水的资料,了解原水的硬度,确定出水硬度的要求。第二步,确定需要处理的水量,包括每小时最大处理水量、设备一天连续运行的时间以及一天的总处理量。第三步,确定启动再生的方式是时间控制型还是流量控制型。第四步,根据原水水质及出水要求查树脂资料来确定再生盐耗,根据再生盐耗来确定树脂交换能力。第五步,确定树脂罐直径、树脂罐高度、反洗流量孔板、射流器、盐箱注水量、盐箱注水孔板以及再生各阶段时间。软化器应遵循 GB/T 50109—2014 的标准。正常运行时滤速为 $20\sim30$

m/h;反冲洗的流速为 15 m/h(以反冲洗膨胀率 50%为准);再生时流速为 4～6 m/h;慢冲洗流速与再生时流速相同,水耗为树脂量的 0.5～1 倍;快冲洗流速为 12～20 m/h,水耗为树脂量的 3～6 倍。

树脂用量与原水的总硬度、反渗透装置的进水流量、所用树脂的工作交换量有关。以上海的自来水为例,上海自来水的平均硬度为 125 mg/L(1.25 mol/m³),假设反渗透装置的进水流量为 6 m³/h,每天使用 13 h,选用的树脂为 Purolite C100E,该树脂的理论全交换量为 1.9 eq/L,树脂的工作交换量受工作条件因素影响很大,所以不是一个常数,它与再生情况有关,根据使用的盐剂量(salt dosage),树脂的工作交换量不同,如图 5-14 所示。

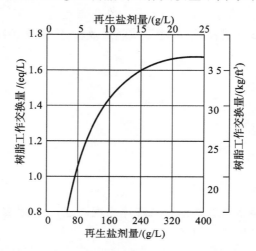

图 5-14 再生盐剂量与树脂工作交换量关系图

如选用 150 g/L 的盐剂量,该树脂的工作交换量约为 1.4 eq/L,考虑到其他因素,需要乘以 0.7～0.9 的系数,那么工作交换量:1.4×0.8 eq/L=1.12 eq/L=1.12 mol/L,最少的树脂装置量:1.25×6×13×3 mol/1.12 mol/L=261.1 L。

8. 预处理滤料的反冲洗与再生

随着过滤的进行,预处理罐内滤料之间的孔隙逐渐被悬浮杂质颗粒堵塞而使水头损失达到极限,或者使滤料层的容量减小,杂质颗粒穿透滤料层而导致出水质量下降,滤料层失去过滤能力,此时需进行反冲洗。

1)反冲洗的机理

单层滤料反冲洗的机理即反冲洗时悬浮杂质颗粒从滤料表面脱落的机理,主要有以下三种不同的解释。一种观点认为主要是悬浮滤层中水流的剪切应力使悬浮杂质颗粒脱落,即水流剪切力理论。另一种观点认为主要靠滤料颗粒在流态化物料中的相互碰撞与摩擦去除悬浮杂质颗粒,即碰撞理论。第三种观点认为滤料上有两种杂质颗粒:一种是滤料直接吸附杂质颗粒,称为一次杂质颗粒,必须靠颗粒碰撞或其他作用才能去除;另一种是积聚在滤料间孔隙中的杂质颗粒,称为二次杂质颗粒,靠水流的剪切力较易去除。这就是剪切与碰撞综合作用理论。

反冲洗就是用水对滤料层进行清洗,清洗在过滤过程中所截留的悬浮杂质颗粒。反冲洗时水的流向和过滤方向相反,是从滤料最下层朝上层冲洗。这样利用流速较大的反向水流冲洗滤料,使整个滤料层处于流态化状态,且具有一定的膨胀率。截留在滤料层中的悬浮物在水流剪切力和滤料颗粒碰撞的双重作用下,从滤料表面脱落下来,然后被冲洗水排出。反冲洗的效果一般是通过冲洗强度、滤料层的膨胀率和冲洗时间来控制的。冲洗强度是指反冲洗流速。膨胀率是指反冲洗滤料层膨胀后所增加的厚度与膨胀前厚度之比。

当冲洗强度或滤层膨胀率符合要求但冲洗时间不足时,也不能充分清洗掉包裹在滤料表面上的污泥,同时会因冲洗废水排不尽而导致污泥重返滤层,这样滤料层表面将形成泥膜,所以必须达到一定的反冲洗时间以保证滤料层的反冲洗效果。

2) 多介质滤料反冲洗

多介质滤料的过滤能力实际上随着时间的推移而增加,反冲洗后滤料的过滤能力相对较低。在滤料"成熟"的过程中,滤料截留的颗粒物质将积聚在过滤器中。在一段时间内,被截留的物质实际上被用作过滤介质,增加颗粒去除效率,减小最终产水中溢出颗粒的尺寸。实际上,胶体颗粒和大分子的颗粒都在"成熟"后的滤料中被截留,尽管它们的粒径远小于 10 μm。所以多介质滤料不应根据操作时间进行反冲洗,而应根据压差进行反冲洗。实际压降由滤料的特性决定。一般而言,反冲洗后滤料的压降为 7~10 psi,产水就不会发生颗粒物质的穿透。

多介质滤料反冲洗分为反洗与正洗(快洗)。反洗时,在控制阀的控制下,多路阀切换位置,进水从中心管进入,从下布水器流出,从滤料底部向上流动,从下往上对滤料进行冲洗,使用滤料翻滚、松动,并将滤料截留的悬浮颗粒冲出从废水管排出;正洗时,在控制阀的控制下,多路阀切换位置,水从滤料侧进入,向下通过滤料后从下布水器进入中心管,再到废水管排出(图 5-15)。为了保证反冲洗的效果,进水需要达到一定的流速和压力。

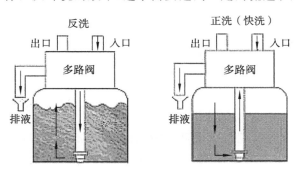

图 5-15　多介质滤料反冲洗水流图

3) 活性炭反冲洗

活性炭反冲洗过程与多介质滤料相同。对于活性炭而言,虽然其对氯胺和游离氯的去除是一种化学吸附,但是活性炭的微孔表面与水中氯胺和游离氯的接触是这种吸附现象发生的基础,决定了吸附效率,同时活性炭对有机物的物理吸附也依赖于活性炭表面微孔。因此,活性炭的反冲洗目的主要在于松动制水过程中逐渐压实的滤料,同时冲洗掉包围活性炭表面及表面微孔的有机物,恢复活性炭与水中物质的接触面积和表面微孔的吸附能力。要注意的是,这种恢复是不完全的。除了化学吸附消耗的活性炭,反冲洗会使部分活性炭颗粒破碎并被冲走,从而导致活性炭的吸附能力不可逆地降低,需要定期进行更换才能恢复处理能力。

4）阳离子交换树脂的再生

树脂在使用一段时间之后,其颗粒内部的空间会被吸附的钙、镁等离子占满,从而失去软化能力。为了恢复树脂的软化能力,需要定期对树脂进行反冲洗并使用高浓度氯化钠溶液进行再生。

（1）树脂再生的原理

当树脂软化能力耗尽时,可以利用离子交换的可逆性,使用一定浓度的氯化钠溶液使树脂恢复其交换能力,因为再生时氯化钠的浓度远大于树脂内钙、镁离子的浓度,一定的钠离子浓度克服了树脂对钙、镁离子的吸引力,重新与树脂的活性基团结合,这个过程称为再生。化学反应方程式如下:

$$R_2Ca + 2NaCl \xlongequal{\quad} 2RNa + CaCl_2$$
$$R_2Mg + 2NaCl \xlongequal{\quad} 2RNa + MgCl_2$$

由于钙、镁离子的化合价高于钠离子,一般情况下,树脂对钙、镁离子的吸引力要强于对钠离子的吸引力,因此可以用钙、镁离子从树脂中替换出钠离子,这是软化的基本原理。在再生过程中要达到用钠离子替换出钙、镁离子的目的,需要增加树脂对钠离子的吸引强度。树脂对离子的吸引强度不仅取决于化合价的高低,还会随其他条件的变化而变化,如浓度、温度以及其他离子浓度等。因此氯化钠溶液的浓度对于达到再生的效果至关重要。

（2）顺流再生与逆流再生

根据再生时盐水的流动方向,再生可以分为顺流再生与逆流再生。顺流再生是指盐水与制水时流动方向一致,从滤料顶部流入,从上至下经过树脂滤料后,从下布水器进入中心管再排出。逆流再生则相反,盐水从中心管进入,从下布水器流出,从下至上经过树脂滤料后排出。

顺流再生时,由于盐水首先接触的是几乎已经饱和失效的顶层树脂,会消耗大量的钠离子,而释放出大量的钙、镁离子,当盐水流至树脂滤料底层时,钠离子浓度已经很低了,底部的树脂层反而可以被再生交换下来的大量钙、镁离子污染。所以为了提高顺流再生的效果,需要增加盐水的用量,耗盐量也会相应增加。

逆流再生时,盐水首先接触的是底部的树脂滤料,钠离子的消耗较少,沿着再生水流方向,交换出来的钙、镁离子数量逐渐增多,但由于马上就被排出,所以不会再次污染树脂,这种再生方式再生效果好,再生盐消耗量较少。但是由于再生水流从下往上流动,当进水水质较差时,会造成对底部树脂的污染,同时可能造成树脂的乱层。因此在工业领域多使用逆流再生方式,以降低再生盐消耗量。透析水处理系统的树脂罐多使用顺流再生方式。

（3）再生过程

树脂的再生过程较多介质滤料的反冲洗过程要更复杂,除了对树脂滤料进行反冲洗之外,还需要使用氯化钠溶液恢复树脂的软化能力。具体再生步骤如图5-16所示。

①反洗。

在进行树脂再生过程之前先用水自下而上进行反洗,反洗的目的有两个:一是通过反洗,使运行中压紧的树脂层松动,有利于树脂颗粒与再生液充分接触;二是清除运行中在树

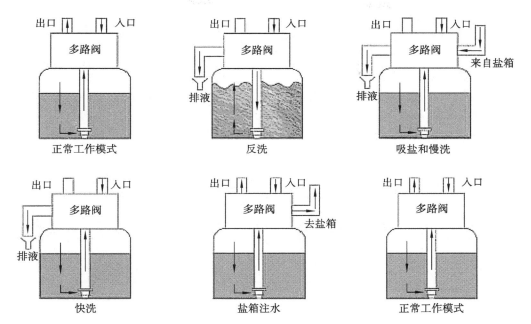

图 5-16　树脂罐再生流程示意图

脂表面积累的悬浮物,同时,一些破碎树脂颗粒也可随反洗水排出,这样交换器的水流阻力不会越来越大。为了保证反洗时完整树脂不会被冲走,在选择树脂罐规格时,应保证在树脂层上留有一定的反洗空间。

②吸盐。

将氯化钠用作树脂回到钠形式的再生剂。由于钙、镁离子的电荷数高于钠离子,在同样浓度下,树脂会优先使用钙、镁离子交换钠离子。为了能用钠离子从树脂中替换出钙、镁离子,再生液需要一定的浓度,浓度越高,树脂再生恢复效果越好。一般射流后的浓度为 8％～12％。氯化钠溶液流经饱和失效的树脂层,将树脂中吸附的钙、镁离子替换排出,使其恢复原有的交换能力。吸盐时间与用盐量、饱和盐水耗水量、选用的射流器型号以及在再生时的压力有关。通常 1 m³ 水溶解 360 kg 盐(浓度为 26.5％)。为了保证盐箱中的盐液浓度达到饱和,首先应保证溶解时间不小于 6 h,其次要保证盐箱里有足够的盐和水。

③慢洗。

吸盐完成后的慢洗(置换)使树脂罐内还未参与氯化钠溶液交换的树脂充分接触,为了充分利用这部分再生液,采用小于或等于再生液流速的清水进行清洗,目的是不让清水与再生液发生混合。慢洗的水量为 0.5～2.5 倍的树脂量。

④快洗。

最后一步是快速冲洗(正洗),目的是清除树脂层中残留的再生废液,有助于冲走可能存在于罐内的任何盐水,正洗水量为树脂量的 3～6 倍,正洗流量与反洗流量相等。如果正洗时间过短,盐水会残留在树脂罐内,导致反渗透膜进水电导率大幅升高,从而产水电导率也会升高。

⑤盐箱注水。

为了补充吸盐步骤从盐桶吸走的盐水,在慢洗后或快洗后,树脂罐在控制阀的控制下会向盐箱注水。

（4）再生准备与设置

要使树脂再生过程有效，一方面需要准备足够浓度、足够体积的再生用氯化钠溶液（盐水），另一方面对重要的参数要进行正确设置。

①用盐量计算。

根据树脂量和盐剂量就可以计算出用盐量，假设树脂量为 250 L，盐剂量为 150 g/L，用盐量为 250 L×150 g/L＝37500 g＝37.5 kg。

②配制饱和盐水耗水量。

饱和盐水的浓度约为 26％，耗水量为（37.5/0.26－37.5）L＝107 L。

③吸入盐水、慢洗时间设置。

吸入盐水时间与用盐量、饱和盐水耗水量、选用的射流器型号以及在再生时的压力有关。对于 Fleck 2850 的控制阀，射流器的型号为 4C，在约 4 bar 压力下，射流器的总流量为14.21 L/min，吸盐与冲洗的流量关系如图 5-17 所示，吸盐流量为 5.401 L/min，冲洗流量为8.812 L/min。

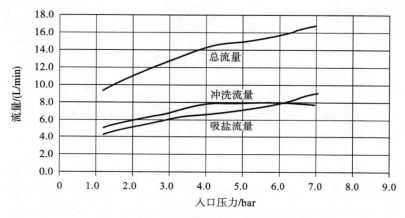

图 5-17　再生进水压力与流量关系图

吸入盐水量：（37.5＋107/1.14）L＝126.75 L（33.5 加仑），其中 1.14 为饱和盐水的相对密度值，（33.5/1.425）min＝23.5 min。慢洗水量为树脂量的 0.5～2.5 倍，假设树脂量为262 L（69.2 加仑），慢洗水量等于树脂量 69.2 加仑，慢冲时间为（69.2/2.325）min＝29.8 min。总吸盐慢洗时间为（23.5＋29.8）min＝53.3 min。

④正洗时间设置。

正洗水量为树脂量的 3～6 倍，正洗流量与反洗流量相等。假设树脂量为 262 L（69.2 加仑），正洗水量为树脂量的 3 倍，正洗流量为 15 gpm，正洗时间为（69.2×3/15）min＝13.8 min。

⑤盐箱注水时间设置。

盐箱注水时间与 BLFC 和配制饱和盐水耗水量有关，假设配制饱和盐水耗水量为 107 L（28.3 加仑），对于 Fleck 2850 的控制阀，射流器的型号为 4C，BLFC 为 2 gpm，注水时间为（28.3/2）min＝14.15 min。盐箱实际注水量由注水时间与注水流速决定，对于固定进水压力的情况下，注水量主要由注水时间决定。设置时要注意注水量与吸入盐水量的匹配，如果注水量多于吸入盐水量，则盐水桶会溢出，如果注水量少于盐水吸入量，则盐水桶会被吸空。

9. 预处理系统其他装置

在各个预处理罐之间出、入水口安装压力表（也可只在每个预处理罐的出水口安装），可以观察水流经过罐体后的压力下降情况。用户可以据此判断预处理罐滤料的水流通畅情况，以及是否需要调整冲洗、再生频率。在精密过滤器的出、入水口安装压力表，用于观察过滤器的堵塞情况，为更换精密过滤器提供参考。

为了能够在预处理罐出现故障时应急使用，可以在预处理罐的入水管与出水管之间安装旁路管并用阀门控制。正常情况下阀门关闭，当应急使用时，将故障预处理罐的进、出水口关闭，将旁路控制阀打开，使得水可以不经过发生故障的预处理罐到达下一个处理环节。但是活性炭罐出现故障时不得打开旁路控制阀，以避免余氯等强氧化剂进入反渗透系统破坏反渗透膜、危害患者安全。

为了便于日常监测硬度和总氯，还应在活性炭罐之后以及树脂罐之后的位置安装取样阀门。

10. 精密过滤器

精密过滤器又称为保安过滤器，可用于过滤各种细小悬浮物质。水处理系统一般在预处理末端、反渗透膜之前安装精密过滤器，可以防止预处理罐内的滤料（如石英砂、活性炭颗粒等）或其他杂质进入反渗透系统，损坏高压泵和反渗透膜。过滤器内安装一个或多个精密过滤芯 。为了防止发生光合作用，过滤器应为避光材质。过滤芯需要根据过滤器出入口压差定期更换，因此过滤器的外形设计应该便于过滤芯的更换，同时设计有排气装置，在更换过滤芯后可以用水排出里面的空气。

血透水处理系统滤芯一般使用聚乙烯（PE）、聚丙烯（PP）熔喷滤芯，这是以无味无毒的聚乙烯、聚丙烯为原料，经过熔融、喷射、牵引、接收成型而制成的管状滤芯。由于是利用滤芯的微孔进行机械过滤，因此过滤芯过滤精度越高，过滤效率越高，同时水流压力损失也越大。

熔喷滤芯过滤精度为 $1\sim50\ \mu m$，水处理用精密过滤器推荐使用过滤精度为 $5\ \mu m$ 的过滤芯。常用滤芯长度有 $10''$、$20''$、$30''$、$40''$ 几种。

11. 平衡水器

平衡水器是在预处理和反渗透系统之间的一个水箱。预处理的产水不直接供给反渗透系统，而是流入这个水箱，反渗透系统的高压泵从水箱中吸入处理过的软水，同时为了保证系统回收率，二级反渗透系统的浓水也会全部流入平衡水器，重新用作一级反渗透系统的进水。平衡水器一般带有高、中、低三个液位传感器，低水位开关用于保护反渗透系统，当检测到低水位信号时，反渗透系统会停止运行，避免高压泵吸入空气；当检测到液位低于中水位时，预处理开始向平衡水器供水；当检测到高水位信号时，预处理停止向平衡水器供水。

平衡水器的使用，隔离了预处理系统与反渗透系统，预处理的工作压力不会影响到反渗透系统的工作压力（预处理供水压力叠加到高压泵出口压力），也能避免反渗透系统高压泵对预处理的影响(如由于预处理供水不足,高压泵可能会将预处理罐吸扁);解决反渗透系统产水量与消耗水量不一致的问题,没有用完的反渗水也会流入平衡水器;收集二级浓水,保证系统回收率;在反渗透装置进行化学消毒时,平衡水器可用作消毒液的投入与配制容器。

虽然有资料将精密过滤器与平衡水器归为反渗透系统的组成部分,但是根据预处理的定义,所有对反渗透系统进水进行处理的装置都可以算作预处理的组成部分,所以将精密过滤器与平衡水器在预处理部分进行叙述。

5.4 反渗透系统

反渗透系统是指使用反渗透膜,利用反渗透原理清除进水中各种溶质成分,得到高纯度的反渗透水的一种装置。反渗透系统一般由以下部件组成:反渗透膜组件、高压泵、机架、电路控制组件、传感器(压力、温度、电导、pH)、阀门、管道等(图 5-18)。

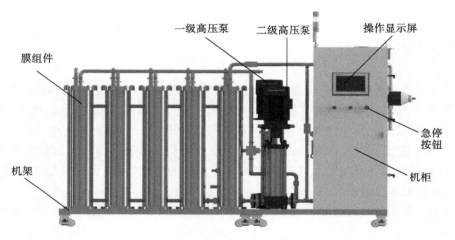

一级高压泵　二级高压泵　操作显示屏

膜组件

急停按钮

机柜

机架

图 5-18　反渗透系统组成示意图

1. 反渗透膜

1) 反渗透原理

(1) 渗透与渗透压

渗透是一种自然现象,当两种含有不同浓度的溶液被一张半透膜隔开时就会发生渗透现象。在此过程中,稀溶液侧的水分子自发地穿过半透膜进入浓溶液侧(图 5-19(a))。

将溶液和纯水置于 U 形管中,中间由理想半透膜隔开,在半透膜的两侧会出现渗透现象,水通过半透膜流向溶液侧,溶液侧液面不断升高,纯水侧的液面则相应降低,当渗透过程进行到溶液与水之间的液面差产生的压力足以抵消水向溶液侧流动的趋势时,即达到平衡,该压力称为溶液的渗透压(Π),渗透原理如图 5-19(b)所示。渗透压的大小取决于溶液的种类、浓度和温度,而与溶质性质与半透膜本身无关,渗透压根据范特霍夫公式计算:

$$\Pi = cRT \tag{5-17}$$

式中：Π——渗透压，单位为 Pa；

c——溶液浓度，单位为 mol/L；

R——摩尔气体常数，当 Π 的单位为 Pa，容积单位为 L 时，R 值为 $8.314\ \text{J} \cdot \text{mol}^{-1} \cdot \text{K}^{-1}$；

T——温度，单位为开尔文（K），与摄氏温度（T_{C}）的换算关系是 $T=273+T_{C}$，当摄氏温度为 25 ℃时，$T=298\ \text{K}$

（2）反渗透

反渗透是渗透的逆过程。溶液与纯水由半透膜隔开，如果在溶液侧加上一个大于溶液渗透压的压力，溶液中的水分子就会在压力作用下以与渗透相反的方向穿过半透膜，进入纯水侧，而留下溶质（离子和悬浮固体物质）（图 5-19(c)）。

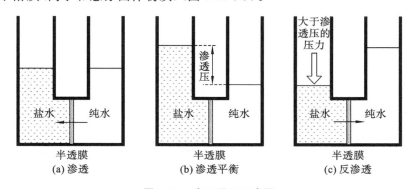

图 5-19　渗透原理示意图

2）反渗透膜分类及结构

反渗透膜是一种允许溶剂分子透过而不允许溶质分子透过的半透膜，它可以利用反渗透方法分离溶剂与溶质。反渗透膜按材料可分为醋酸纤维素膜、芳香聚酰胺膜（PA）、无机质膜。在反渗透膜发展的早期，主要的膜材料为三醋酸纤维素（CA）。这种膜材料对进水 pH 值的要求比较严格（一般在 4～6 之间），且工作压力相对较高，脱盐率较低，但是其具有耐生物污染和抗氧化的优点。随着高分子材料科学的不断发展，芳香聚酰胺（PA）被用来制备反渗透膜，这种材料制成的膜具有脱盐率更高、水通量更大、工作压力更低的优点。但是这种膜不具有抗氧化的功能。

反渗透膜按物理结构可分为非对称膜、均质膜以及复合膜。醋酸纤维素膜有致密层与支撑层，分离溶剂与溶质主要依靠致密层，支撑层的作用是增强膜的结构强度，两层都使用同一种材料，所以称为非对称膜。复合膜也有致密层与支撑层，但是致密层与支撑层使用不同的材料，两者通过界面聚合交联在一起。非对称膜与复合膜的区别如图 5-20 所示。

一般血透室水处理所使用的反渗透膜为复合芳香聚酰胺膜，由三层结构组成，第一层为聚酰胺材料的超薄分离层，厚度约为 $0.2\ \mu\text{m}$，是反渗透过程中真正起到分离作用的功能层。第二层是聚砜材料的多孔支撑层，厚度约为 $40\ \mu\text{m}$，它的作用是防止超薄分离层直接复合在无纺布上时表面太不规则、孔隙太大。第三层是聚酯材料增强无纺布，厚度约为 $120\ \mu\text{m}$，复合膜的主要结构强度是由无纺布提供的，它具有坚硬、无松散纤维的光滑表面。

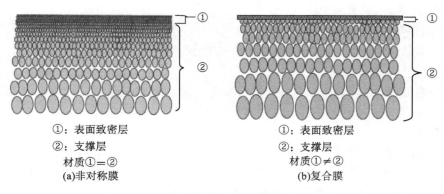

①：表面致密层　　　　　　　　①：表面致密层
②：支撑层　　　　　　　　　　②：支撑层
材质①＝②　　　　　　　　　　材质①≠②
(a)非对称膜　　　　　　　　　　(b)复合膜

图 5-20　非对称膜与复合膜结构比较示意图

3) 反渗透膜分离理论

反渗透膜的分离机理除了与膜表面孔的大小有关外,极大程度上取决于透过组分在膜中的溶解、吸附和扩散过程,因此与膜的化学、物理性质以及透过组分与膜之间的相互作用有密切关系,该过程的理论模型研究较多,主要分为以下几种。

（1）非可逆热力学模型(irreversible thermodynamics model)

当不可逆热力学用于描述膜传递过程时,膜被看作黑箱。这种方法不提供也无须提供有关膜结构的任何信息,因此对于分子或颗粒是如何通过膜进行渗透的问题,该法不能从物理、化学的角度上予以分析。

（2）Kedem-Katchalsky 模型

这是最早的基于 Kedem 和 Katchalsky 提出的不可逆热力学的模型之一。该模型包括熵产生、能量耗散函数和通量方程中的交叉系数。在反渗透过程中,跨膜压和渗透压是使溶剂和溶质通过膜的压力。根据热力学的基本定律,这两种力决定了溶剂和溶质的通过量。

（3）溶解-扩散模型（无孔学说）

在假设膜是无缺陷的理想膜基础上,提出了溶解-扩散模型来描述反渗透过程。该模型假设溶剂和溶质首先都吸附溶解在均质无孔膜的表面上,然后各组分在非耦合形式的化学梯度作用下,从膜上游侧向膜下游侧扩散,再从下游侧解吸。

（4）溶解-扩散不完全模型

Sherwood 等认为膜内存在微孔,有一部分组分不是以溶解-扩散渗透通过膜,而是通过微孔透过膜。

（5）优先吸附-毛细孔流动模型（有孔学说）

1963 年由 S. Souriragan 提出,由于膜的化学性质对溶质具有排斥作用,根据 Gibbs 吸附方程,溶质是负吸附,水是优先吸附。因此,在膜与溶液界面附近,溶液浓度急速下降,在膜的表面形成一层极薄的纯水层,纯水层的厚度与膜的表面性质密切相关。压力使优先吸附的流体通过膜,形成了脱盐过程。他认为在反渗透膜表面存在毛细小孔,当毛细小孔的直径为纯水层厚度 t 的 2 倍时（称临界孔径）,可以得到最大的透水率和脱盐率。不同材料的膜有不同的临界孔径。这个模型不是为了解释反渗透的原理而出现的,反渗透恰是根据这一预先提出的机理发展起来的。

除此之外还有 Spiegler-Kedem 模型、摩擦模型、孔道扩散模型等,没有一个模型可以完全解释反渗透膜的分离机理,需要将多种模型进行组合才可以较好地解释反渗透膜分离的过程。

4)反渗透膜相关参数

（1）水通量

水通量是指单位时间内通过单位膜面积的水体积流量,可以由公式(5-18)确定:

$$J = A \times \text{TCF}_A \times (\Delta p - \Delta \Pi) \tag{5-18}$$

式中:J——水通量;

A——膜的水渗透系数(water transport coefficient),单位为加仑每天每平方英尺(gfd)或升每小时每平方米($L/(m^2 \cdot h)$),其表示特性水通量,表示在单位压力下,单位膜面积单位时间的产水量(这个参数使得不同的膜元件可以在同一条件下比较),单位为 gfd/psi 或 LMH/MPa;

TCF_A——A 的温度校正系数;

Δp 是膜两侧的压差(进水压－产水压);

$\Delta \Pi$——膜两侧的渗透压差(进水渗透压－产水渗透压)。

其中 $\Delta p - \Delta \Pi$ 被定义为净推动力,在其他条件一定时,净推动力与水通量成正比。由上式可见,某一特定膜的水通量通常受温度、净推动力的影响。

（2）透盐率

透盐率是指产水的溶质浓度与进水溶质浓度的百分比。透盐量的计算公式如下:

$$Q_S = B \times \text{TCF}_B \times (C_m - C_p) \tag{5-19}$$

透盐率计算式如下:

$$\text{SP} = \frac{C_p}{C_m} \times 100\% \tag{5-20}$$

式中:B——盐渗透系数;

TCF_B——B 的温度校正系数;

C_m——进水的平均溶质浓度;

C_p——产水的溶质浓度。

$$C_p = \frac{Q_s}{Q_w} \tag{5-21}$$

式中:Q_w——产水流量。

将 C_p 的计算公式代入透盐率公式,得到

$$\text{SP} = \frac{Q_s}{Q_w \times C_m} \times 100\% \tag{5-22}$$

由公式(5-19)可知,透盐量主要与反渗透膜两侧的溶质浓度差有关,和压力几乎无关。但是透盐率同时受透盐量和产水量的影响,在透盐量不变的情况下,产水量越大,透盐率越小,而产水量与压力成正比,这就是随着产水量升高,透盐率会降低的原因。

（3）脱盐率

脱盐率作为评价反渗透膜的最常用指标,表示通过反渗透膜从进水中去除可溶解性离子浓度的百分率,反映了反渗透膜限制可溶解性离子通过的能力。脱盐率的计算公式如下:

$$R = 100\% - \text{SP} \tag{5-23}$$

如反渗透系统的进水溶质浓度为 100 mg/L,产品水的溶质浓度为 2 mg/L,则相应的脱

盐率为98%。

（4）回收率

反渗透系统运行过程中，大多数可溶解性离子和有机物被膜元件截留，并随浓水一同排放，排放的浓水必须有足够大的流量以带走这些杂质，并防止膜的进水侧发生机械性的堵塞或沉淀。产水流量和进水流量的比例通常作为一个重要的运行参数使用，这个比例称为回收率，通常以百分比表示。一般反渗透系统的总回收率为50%～80%，单支卷式膜的回收率一般为10%～18%，建议值为15%，不能超过18%。回收率在数学上定义如下：

$$回收率 = \frac{产水流量}{进水流量} \times 100\%$$ (5-24)

例如反渗透系统的进水流量为200 m³/h，产水流量为150 m³/h，则回收率为75%。此时，浓水的流量为进水流量的1/4。假设反渗透膜截留了所有可溶解性离子，那么浓水所含所有可溶解性离子是进水的4倍，这称为浓缩系数。理想情况下是希望能回收全部进水，但是如果所有进水都转化为出水，就没有水可以用来冲走膜表面上截留的悬浮固体物质，这样悬浮固体物质将在膜的表面累积，逐渐阻止产水透过膜，直至无法产水。

（5）浓差极化

反渗透系统在运行过程中，当水分子透过反渗透膜之后，靠近膜表面水的含盐量逐渐增大形成高浓水层，此层会与产水侧形成很大的浓度梯度，这就是浓差极化。浓差极化现象增大了膜两侧的渗透压差，在相同工作压力下，系统的净推动力减小，与净推动力成正比的透水率将下降。与此同时，浓差极化现象增大了膜两侧的浓度差，与盐浓度差成正比的透盐率将上升。因此浓差极化现象将使反渗透膜的透水率下降、透盐率上升。

5）影响反渗透膜性能的因素

水通量和脱盐率是反渗透膜性能的关键参数。受到压力、给水流量、温度、回收率、进水含盐量、pH等因素的影响（表5-10）。

表5-10　各因素对反渗透膜性能的影响

因素	水通量	脱盐率
净驱动力增加	上升	上升
温度上升	上升	下降
回收率增加	下降	下降
进水含盐量增加	下降	下降

（1）压力

从水通量方程可得：

$$J = A \times TCF_A \times (\Delta p - \Delta \Pi)$$ (5-25)

当净驱动力增加的时候，水通量成正比例地增长，同时盐的透过速度并不显著增加，这就相当于将产水稀释了，因此膜的脱盐率上升。值得注意的是，当净驱动力达到一定限度时，脱盐率将不再增加。

（2）给水流量

给水流量也会影响产水量和脱盐率。随着给水流量的增加，膜表面的流速也会增大，这使得压力随之上升，从而提高了产水量。此外，流速的提高，降低了膜表面的浓差极化，从而提高了脱盐率。

（3）温度

温度升高时，水的黏度降低，水的扩散性增加，产水量也随着温度上升而增加。理论上在同等压力下，温度上升 1 ℃，产水量可增大 3%～4%。另一方面对于不同类型的膜，温度对于脱盐率的影响差别较大。一般来说，温度升高，脱盐率降低。这是因为温度上升，盐的扩散速度增大。

（4）回收率

在压力一定的情况下，回收率增高，膜表面的浓差极化比也会增大，净驱动力则减小，最终产水量减小。同时脱盐率也降低。膜系统回收率的限制来自两个方面，一个是渗透压的影响，另一个是原水水质。回收率增加时，溶解于溶液中的盐呈过饱和状态，会有盐及其他溶质析出，从而导致膜面沉淀、结垢，会对膜性能带来很大的危害。

（5）进水含盐量

一定压力下当进水含盐量增高时，产水量会减少。这是因为原水的渗透压变高，净驱动力降低。脱盐率受浓度影响非常大。通常进水含盐浓度增加，反渗透膜产水量就会降低，同时脱盐率也会降低。但是在非常低的浓度下，起始浓度增加，脱盐率会稍许增加。随后，随着浓度的不断增加，脱盐率就会下降。

（6）进水 pH

进水 pH 在正常运行时会影响反渗透膜的脱盐率。根据反渗透膜的特性，反渗透膜只有在一个适合的 pH 范围内运行，才能达到良好的脱盐率，实际 pH 高于或低于这个范围都会导致脱盐率下降。此外，受碳酸盐体系平衡关系的影响，当 pH 小于 8 时，CO_3^{2-} 和 HCO_3^- 开始部分地转换为 CO_2，当 pH 小于 4 时，水中 CO_3^{2-} 和 HCO_3^- 全部转换为 CO_2，而反渗透膜对 CO_2 没有去除能力，这些 CO_2 在透过反渗透膜后会重新转换为 HCO_3^-，使得产水电导率升高。

2. 膜元件与膜组件

1）膜元件

膜元件是指将反渗透膜按一定结构进行组装，形成可单独使用的元件。反渗透膜元件根据结构可分为 4 种，包括平板膜、管式膜、中空纤维膜以及卷式膜，各类膜元件结构的性质对比见表 5-11。

表 5-11　4 种膜元件结构特点对比

性质	平板膜	管式膜	中空纤维膜	卷式膜
填充密度/(ft^2/ft^3)	45～150	6～120	150～1500	150～380
污染程度	中等	低	非常高	高
易清洗程度	好	极好	低	低
造价	高	高	低	中等

（1）卷式膜元件结构

卷式膜由平板膜片制成，首先将平板膜片折叠，然后用胶黏剂密封成一个三面密封、一端开口的膜封套。在膜封套内有多孔支撑材料,将反渗透膜片隔开,构成产水流道。膜封套的开口端与塑料中心管连接并密封,产水从膜封套的开口端汇入中心管。卷式膜一般有多个膜封套螺旋卷缠中心管,膜封套之间用塑料滤网隔开,该滤网在膜的表面形成进水流道(进水通过这个流道进入膜元件,浓水沿流道排出膜元件)。之后在外缠绕保护层,维持膜的形状(图 5-21)。最后在两端用环氧树脂将端盖在两端黏接,就形成了膜元件。

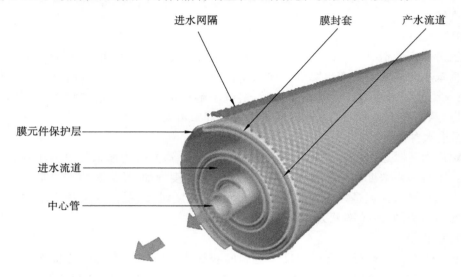

图 5-21　膜元件结构示意图

卷式膜元件的组成部分除膜封套之外,还包括进水网隔、中心管、膜元件保护层、抗应力器(端盖)、进水密封圈。

①进水网隔:一种立体塑料滤网,置于两个膜套之间,形成进水流道。水从流道进入并透过反渗透膜,形成产水。

②中心管:用于收集反渗透膜的产水,管子外布满小孔,产水沿膜套缠绕形成的螺旋形产水通道从小孔进入中心管。

③膜元件保护层:膜元件按缠绕保护层不同,有胶带缠绕、玻璃钢缠绕(FRP)两种,其中胶带缠绕较为经济,但允许的运行压降相对较低,每个压力容器只能串联 1~2 支膜元件;玻璃钢缠绕的膜成本较高,可承受更高的运行压降,每个压力容器可串联 3 支以上的膜元件。

④抗应力器:膜元件浓水端的端盖,为膜元件末端提供支撑。它可以防止膜元件沿中心管缠绕的膜套部分在过大的进水压降作用下发生移动,即出现所谓的"望远镜"现象。

⑤进水密封圈:通常安装在膜元件的进水端,用于隔离膜元件的进水与浓水,引导进水进入膜元件的进水流道。

卷式膜元件按大小可分为多种型号,一般用四位数字表示,如:8040、4040、2540、2521、3812(家用)、3012(家用)、1812(家用)等。血透室常用的有 8040、4040 两种型号,其中前两位数字等于膜元件直径的 10 倍,后两位数字表示膜元件长度,单位都为英寸。图 5-22 为膜元件结构、尺寸示意图,一支 8040 膜元件,膜长度(A)为 40 英寸,膜直径(C)为 8 英寸(实际为 7.9 英寸)。

(2)膜元件结构对性能的影响

①有效面积:膜元件用于分离的膜面积总和。对于某一确定的反渗透膜,膜元件的有效

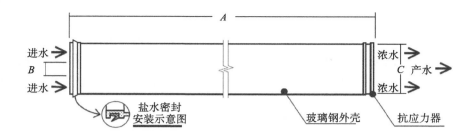

图 5-22　膜元件结构、尺寸示意图

面积越大,其产水量就越高。增加膜元件的有效面积,是提高膜元件产水量的主要方法之一。

进水流道:膜元件用进水网隔将两张膜隔开,形成进水流道,网隔的厚度(单位为毫英寸,mil)决定了进水流道的厚度。进水流道厚度越大,进水通过膜元件的压力损失就越小,膜元件的纳污能力越强。但是过高的进水流道厚度会导致流道内水流速度降低,加强膜表面的浓差极化现象,同时降低对膜表面的冲刷力,使得污染物容易在膜表面被吸附,因此进水流道厚度不是越大越好,根据膜元件的应用领域,存在一个最优范围(一般为 28~34 mil)。

②膜长度:膜套绕中心管缠绕方向的长度。膜长度越长,由于产水的汇集,在产水侧靠近中心管的位置形成的压力就越大,形成背压,该压力会减弱两侧的净驱动力,使产水量降低。

③Full-fit 结构:一种膜元件的无滞留区的完全填充设计。普通的卷式反渗透膜元件外部有一层胶带或玻璃钢材料(FRP)的保护层,在膜元件的进水端有一个进水密封圈,这种结构会在膜元件和膜压力容器(膜壳)之间形成死水区,死水区的存在为微生物的滋生提供条件,在膜消毒后此部位的消毒液也难以冲洗干净,容易形成残留。Full-fit 结构去掉了玻璃钠保护层和进水密封圈,将膜元件外部的保护层改为类似进水隔网(聚丙烯网隔)的通透性材料,这样膜组件中所有间隙里的液体都处于流动状态,膜元件与膜壳之间的空间也会有水流动,从而减小死水区。由于这种结构不是所有的进水流量都会流经膜表面(膜元件四周的旁路会分走一部分流量),采用这种设计的膜元件时,为了降低膜表面的浓差极化,进水流量要比普通卷式膜元件大一些。

与其他膜元件结构相比,卷式膜结构具有水流分布均匀、耐污染程度高、更换费用低、外部管路简单、易于清洗保养、设计自由度大等优点,成为目前主要的膜元件结构形式。透析用水处理所用反渗透膜元件都是卷式膜。

2) 膜组件

一支或多支膜元件安装在受压力的压力容器(膜壳)内构成膜组件。在工业上一个压力容器最多可以串联 8 支膜元件,膜元件之间通过带密封圈连接管连接(也有厂家设计了不需要使用连接管就可以互连的膜元件)。

3) 膜组件的排列与组合

对于产水量需求大的水处理,通常需要使用多个膜组件。要使反渗透系统达到给定的回收率,同时使给水在装置内的每个元件处于大致相同的流动状态,重点是保证第一段膜元件的进水流量和最后一段膜元件的浓水流量符合膜元件的要求,因此,需要将膜元件按一定方式进行排列。

一组压力容器的浓水作为下一组压力容器的进水,就形成了两段。每一段都由一定数量的压力容器并联组成,段间串联。相邻段压力容器的数量之比称为排列比,例如第一段有6支压力容器,第二段有3支压力容器,排列比为2∶1;而对于一个三段系统,第一、第二和第三段分别为4支、3支和2支压力容器时,其排列比为4∶3∶2。

为了提高产水质量,有时需要对反渗透产水进行多次处理。当一个或多个膜组件的产水作为另一个或多个膜组件的进水时,就组成了双级反渗透系统。

4）膜组件常见故障

①脱盐率和产水量的下降是反渗透系统中最常见的故障。如果脱盐率和产水量平缓地下降,这就表明系统存在正常的污堵,可通过定期清洗来处理,而快速或突然的性能下降表明系统有缺陷或存在错误操作,应尽早采取相应的纠正措施。

②微生物污染:压降(进水与浓水的压差称为压降)增大,所有段都可能发生。打开膜壳,用手触摸膜壳内壁和受污染的膜时有一种滑腻的感觉,并常伴随恶臭。一般通过清洗并消毒整个系统可以清除微生物的污染,但如果清洗消毒不彻底会出现迅速的重新污染。

③胶体污染:压降增大或正常,主要发生在第一段。打开膜壳,观察第一段第一支膜元件表面和附近膜壳内表面,会看到沉积物,可通过检测进水 SDI 值来判断。出现胶体污染说明介质过滤器故障,当产生胶体污染时,应根据其污染类型清洗膜元件。

④金属氧化物污染:压降正常或增加,主要发生在第一段。打开膜壳,观察第一支膜的膜壳内壁,可以看到黄色、棕色或黑色的污垢,可以检测进水中的铁、锰和铝的含量。水中铁、锰含量过高说明介质过滤器中的锰砂失效。

⑤结垢:压降上升,主要发生在最后一段。打开膜壳,观察最后一支膜,可以看到白色的垢物,用手触摸垢物时有一种粗糙的感觉。可通过检测反渗透膜进水钙、镁、硫酸盐以及二氧化硅等进行判断,一般出现结垢与树脂失效、树脂再生不充分、反渗透系统回收率过高有关。针对不同的垢类,可采用柠檬酸、磷酸或者碱性 EDTA 对膜进行清洗。

⑥有机物污染:压降正常,所有段都有可能。打开膜壳,用手触摸有机污垢时有一种滑腻的感觉。有机物污染往往伴随着微生物污染。可以通过检测反渗透膜进水的 TOC 值来做进一步的判断。有机物污染可能与活性炭的运行状态有关。

⑦密封圈泄漏:压降正常。一般密封圈泄漏主要是由于安装不正确(膜元件之间或膜元件与适配器之间留有间隙)或者存在机械应力(水锤导致)。在安装时禁止使用油性物质润滑密封圈,以免对密封圈造成损坏,只允许使用甘油作为润滑剂。

⑧望远镜现象:产生望远镜现象是因为进水与浓水之间的压差过大。单支膜元件承受的最大压降为 0.69 bar,玻璃钢缠绕的元件压降上限为 1 bar。发生望远镜现象时,膜元件的外包皮与膜元件错开,并移向下流,甚至套到下一支膜元件上。严重时可能会造成黏接线和膜片的破裂。在使用时要避免产生压力冲击,高压泵刚启动时要控制进水压力缓慢增加到工作压力,并将膜壳内的空气排出,避免出现很大的压力波动。

⑨膜表面磨损:通常前段的膜元件最容易受到进水中结晶或有尖锐外缘的金属悬浮物磨损。一旦发生这类故障,唯一的方法就是改进预处理,增加多介质预处理罐以过滤悬浮物。

⑩产水背压过高:反渗透膜纯水侧与进水侧的压差称为背压,任何时刻,产水压力高于

进水或浓水 0.3 bar,复合膜就可能发生复合层间的剥离。可通过产水探测法来确定这类损坏。膜的破裂最有可能出现在进水测、最外侧和浓水侧这三处黏接密封线附近。其他位置受到进水网隔的支撑,很多网隔的小格内会出现很多气泡状剥离,使膜脱盐层受到强烈拉伸。在使用过程中要注意绝对避免出现背压。

⑪膜氧化:压降正常,主要发生在第一段。中性或碱性条件下氧化对膜的伤害更大。进水中的余氯超标会将膜氧化。纠正措施只能是将被氧化的膜元件更换,并增加活性炭罐数量以有效去除进水中的余氯。

3. 反渗透系统设计

反渗透系统的组成包括膜元件、压力容器、高压泵、仪表、管道、阀门、机架等部件。反渗透系统设计的目的就是将这些部件进行优化组合,以实现生产满足预定要求的纯水、保证系统正常运行的目的。对原水水质的掌握以及对产水要求的明确是设计反渗透系统的依据。设计的目标是在满足产水要求的前提下,尽可能地降低采购和使用成本。产水要求包括产水量、回收率、脱盐率,而这些指标又与原水水质、进水压力、系统回收率相关,在确定这些指标时,既要符合安全要求,又要留有一定的余量。

1)评估系统进水

进水质量对于反渗透膜元件的产水质量与正常膜使用寿命都有很大影响,在设计反渗透系统时,首先要确定进水的类型与质量。反渗透膜的水源大致可分为地表水(河水、湖水和水库)、地下水(井水)、废水(工业废水和市政废水)和海水。为了保护反渗透膜,保持反渗透系统长期稳定运行,必须对原水进行预处理。现在的血透反渗透系统的进水一般是经过预处理的软化水。

2)膜元件的选择与排列设计

(1)反渗透膜的选择

根据对进水情况的详细分析,并结合设计目标(产水量、除盐率、安全空间、采购成本)选择合适的反渗透膜元件。反渗透膜生产厂家都会提供其产品的性能参数及使用条件(表5-12)。

表 5-12 某品牌不同型号反渗透膜使用条件

使用条件	ESPA	CPA	LFC	PROC10	SWC
最高操作压力/psi(MPa)	600(4.14)				1200(8.27)
最大进水流量/GPM/(m^3/h)	75/17.0			90/20.0	75/17.0
最小浓水排放量/GPM/(m^3/h)	12/2.73				
最高进水温度/℃	45				
进水 pH 范围	3.0～10.0			2.0～11.0	3.0～10.0
最大进水浊度/NTU	1.0				
最大进水 SDI_{15}	5.0				
最大进水余氯浓度/(mg/L)	0.1				
单支膜元件浓水与产水比的最小值	5∶1				
单支膜元件最大压力损失/psi(MPa)	10.0(0.07)			15.0(0.10)	10.0(0.07)

进水水质和产水水质的要求,决定膜的产水通量。产水通量一般是根据反渗透膜生产厂家提供的设计导则进行选择的。对于进水为软水的情况,8040 反渗透膜产水通量一般为 16~27 gfd,4040 反渗透膜为 14~16 gfd(表 5-13)。

表 5-13　某品牌反渗透膜设计数据

原水水源		RO 产水	地下水（软化）	地表水（MF/UF）	深井海水（MF/UF）	表面海水（传统）	废水（MF/UF）
进水参数极限	SDI$_{15}$	1	2	2	3	4	2
	浊度/NTU	0.1					
	TOC/(mg/L)	2	2	2	2	2	5
	BOD/(mg/L)	4	4	4	4	4	10
	COD/(mg/L)	6	6	6	6	6	15
	进水温度/℃	0.1~45					
系统平均产水通量/gfd(lmh)		21(35.7)	16(27.2)	16(27.2)	10(17)	8(13.6)	11(18.7)
首支膜最大产水通量/gfd(lmh)		30(51)	27(45.9)	21(35.7)	24(40.8)	20(34)	16(27.2)
产水通量年衰减率/(%)		5	7	7	7	7	12
产水脱盐率年增加率/(%)		5	10	10	10	10	10
单支膜最大 β 值		1.40	1.20	1.20	1.20	1.20	1.20
单只压力容器最大进水流量/(m³/h)	4″	3.6	3.6	3.6	3.6	3.6	3.6
	8″	17.0	17.0	17.0	17.0	17.0	17.0
单只压力容器最低浓水流量/(m³/h)	4″	0.45	0.68	0.68	0.68	0.68	0.68
	8″	1.82	2.73	2.73	2.73	2.73	2.73
膜元件最大压力损失/MPa		每支 40 英寸长的膜元件为 0.07					

根据进水水质和产水水质的要求,选择目标品牌合适的膜型号系列,在满足水质要求的情况下,尽量选择水通量大、工作压力低、膜面积大的膜元件,这样既可减少膜元件的数量和运行能耗,降低采购成本,又能降低安装空间的占用和连接的复杂性(表 5-14)。

表 5-14　某品牌不同型号反渗透膜的性能参数

分类	型号	有效面积/ft²(m²)	进水隔网厚度/mil	膜元件标准性能		产水量/m³/d	测试条件		主要用途
				脱盐率/(%)			压力/psi(MPa)	浓度/(mg/L)	
				公称	最低				
超低压	ESPA1	400(37.2)	28	99.3	99.0	12000(45.4)	150(1.05)	1500	饮料用水和瓶装水或第二级反渗透
	ESPA2	400(37.2)	28	99.6	99.5	9000(34.1)			
	ESPA2+	440(40.9)	26	99.6	99.5	12000(45.4)			
	ESPA4	400(37.2)	28	99.2	99.0	12000(45.4)	100(0.70)	500	
	ESPAB	400(37.2)	28	99.2	99.0	8600(32.6)	150(1.05)	1500	

续表

分类	型号	有效面积 /ft²(m²)	进水隔网厚度 /mil	膜元件标准性能			测试条件		主要用途
				脱盐率/(%)		产水量 /m³/d	压力 /psi(MPa)	浓度 /(mg/L)	
				公称	最低				
低压	CPA2	365(33.9)	32	99.7	99.5	10000(37.9)	225(1.55)	1500	苦咸水脱盐和超纯水的制备
	CPA3	400(37.2)	28	99.7	99.6	11000(41.6)			
	CPA3-LD	400(37.2)	31	99.7	99.6				
	CPA4	400(37.2)	28	99.7	99.5	6000(22.7)			
增强型低污染	PROC10	400(37.2)	34	99.75	99.6	10500(39.7)	225(1.55)	2000	排水的回用及高污染地表水的处理
电中性低污染	LFC1	400(37.2)	28	99.5	99.2	11000(41.6)	225(1.55)	1500	
	LFC3	400(37.2)	28	99.7	99.5	9500(36.0)			
	LFC3-LD	400(37.2)	31	99.7	99.5	11000(41.6)			
荷正电低污染	LFC2	365(33.9)	28	95.0	N/A	11000(41.6)			
海水淡化	SWC3+	400(37.2)	28	99.8	99.7	7000(26.5)	800(5.52)	32000	海水淡化
	SWC4+	400(37.2)	28	99.8	99.7	6500(24.6)			
	SWC5	400(37.2)	28	99.8	99.7	9000(34.1)			

（2）膜元件数量的确定

根据设计产水量和所选择膜元件的产水通量和膜面积计算膜元件的数量 N_e：

$$N_e = \frac{Q_p}{J \times S} \tag{5-26}$$

式中：N_e——膜元件数量，支；

Q_p——设计产水量，gpm；

J——水通量，gfd；

S——膜元件面积，ft²。

对于常用的膜元件膜表面积，4040 反渗透膜为 $80 \sim 95$ ft²，8040 反渗透膜为 $325 \sim 440$ ft²。假设血透室需要透析用水量为 5 m³/h(22 gpm)，选用 8040 的反渗透膜，对于单级的系统就可以使用公式计算出膜元件数量，根据进水为软化水，选择平均产水通量为 $16 \sim 20$ gfd，膜面积为 400 ft² 的膜元件，则：

膜元件数 $N_e = [(22 \times 24 \times 60)/(16 \times 400)]$支$=5$ 支

膜元件的数量决定压力容器的数量。对于工业水处理，由于产水量要求高，需要使用很多支反渗透膜元件，一般将多支反渗透膜元件串联安装在压力容器里，一个压力容器里最多能装 8 支反渗透膜元件，一般标准膜壳可以安装 6 支反渗透膜元件，将膜元件数量除以每个压力容器可安装的元件数量就可以得出取整的压力容器数量。血透室水处理的产水量没有工业上大，一般一个压力容器内只安装一支膜元件，最多安装两支。

（3）反渗透膜组件的排列设计

反渗透膜组件的排列设计就是要确定反渗透系统的段数，以及每一段的膜组件数量。

①单级系统。

膜元件的产水直接使用,不再进行处理的系统为单级系统。单级系统的回收率为所有膜的产水量总和与进水量之比。当有多个膜组件时,理论上所有膜组件都并联成单段系统,水质会最好,但为了满足每支膜元件的进水量和压力要求,高压泵需要输出很高的流量和压力,并且系统回收率只相当于单支膜元件的回收率。

当要求高回收率时,就需要采用多段设计。在多段设计中,每一段的几个膜组件之间并联,使用同一个进水,每一段的浓水作为下一段的进水,因此后一段的进水会比前一段少,含盐量会升高,所以后一段的膜元件数量要比前一段的膜元件数量少,以保证需要的进水量。一般的排列方法是 2∶1 或 4∶2∶1。实际设计时,也取决于具体的膜组件数量,比如膜组件数量为 4 时,也可以采取 2∶1∶1 三段排列,如果膜组件数量为 2 时,也可以采取 1∶1 两段排列。通常两段系统回收率可以达到 50%~70%,三段系统回收率可以达到 75%~90%(图5-23)。

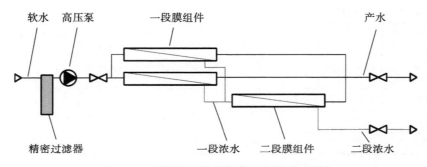

图 5-23　单级反渗透系统膜组件排列示意图

在多段系统中,进水通过膜元件后,会有压力损失,进水工作压力沿着水流的方向不断降低。同时进水透过膜元件不断有水产出,后段进水被浓缩,浓度不断提高,后段膜元件的产水量和脱盐率会比前段膜元件低。段数越多,差别越大。不同段的产水混合后的水质决定了最终产水的水质。为了缩小这种差距,也可以在不同的段选择不同类型的膜元件,比如在前段选用阻力大的膜元件,后段选用阻力小的膜组件。

当膜元件数量太少,无法通过排列设计达到足够的回收率时,可以采用浓水循环的方式增加系统回收率。

②多级系统。

为了提高产水水质,将前一级反渗透的产水作为下一级反渗透的进水,就组成了多级系统。多级系统可以看作两个单级系统的组合,一级的产水量为二级产水量与二级回收率之比。其中每一级既可以是单段式,又可以是多段式。多级系统的整体回收率等于每一级回收率的乘积(图 5-24)。

为了提高整个系统的回收率,可以针对性地采取以下措施:

·由于二级进水是一级产水,水质较好,因此二级系统可以设置更高的回收率,最高可以达到 90%。

·由于二级进水水质好,可以将二级浓水返回一级进水。这会降低一级进水的含盐量,增加整体的回收率。

·二级可以使用更高产水量、更低压力的膜元件。

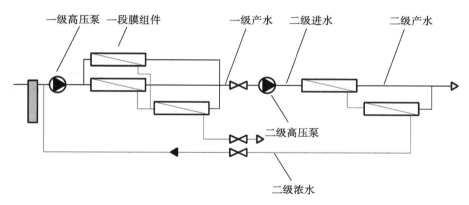

一级高压泵　一段膜组件　　　　一级产水　二级进水　　　　二级产水

二级高压泵

二级浓水

图 5-24　多级反渗透系统膜组件排列示意图

3）反渗透系统高压泵的选择

对于反渗透膜,不同类型的膜需要的压力不同,血透室水处理系统使用的一般有低压膜(标准工作压力 1.5 MPa)与超低压膜(标准工作压力 1.05 MPa),膜的一般工作压力和最大工作压力可以查阅反渗透膜厂家的技术手册。除此之外还要考虑工作余量及反渗水输送管路的压力要求。在确定需要的压力和流量之后,通过查询泵的流量与扬程特性曲线,得到适用的泵型号。血透水处理系统多选用立式离心泵作为高压泵,除了满足压力和流量的要求,高压泵的低能耗、低噪音也很重要。由于血透室在不同日期和时段用水量不同,为了降低能耗与节水,有些双级反渗透水处理设备在一级或二级使用了变频高压泵,使得产水量可以根据用水量进行调节,降低了电能消耗与水消耗。

4）可编程逻辑控制器

可编程逻辑控制器(programmable logic controller,PLC)是一种数字运算操作的电子系统,专为在工业环境下应用而设计。它采用可编程的存储器,可以执行逻辑运算、顺序控制、定时、计数和算术运算等操作指令,并通过数字和模拟输入输出来控制各种生产过程。它是一种通用工业自动化控制设备,广泛应用于各种工业设备及生产过程的自动化控制。

PLC 一般由中央处理器(CPU),存储器,输入、输出接口及通信接口,电源等组成。

①CPU 是 PLC 的核心组成部分,主要负责执行程序代码实现各种运算功能,协调控制 PLC 其他组成部分的工作,CPU 的性能决定了 PLC 的整体性能。

②存储器主要用于存放系统程序(PLC 生产时自带的用于管理 PLC 运行并为用户程序提供支持的程序)、用户程序(用户根据设备控制、运行要求所编写的控制程序)及各种运行数据。

③输入、输出接口用于接收或输出信号,是 PLC 与被控制装置各种信号相连接的部件。为了保证可靠性,输入、输出接口要具有抗干扰能力。输入、输出接口分为以下几种:数字量(开关信号)输入/输出,如液位输入信号、泵与电磁阀启停输出信号;模拟量(连续信号)输入/输出,如电导率、温度输入信号,变频器输出信号。CPU 只能处理数字信号,因此输入接口要负责将输入信号进行 A/D 转换,输出接口要将输出的信号进行 D/A 转换。为了避免干扰,输入、输出接口与 PLC 主电路之间会使用光电隔离的方法隔离。

PLC 按功能不同可分为低档、中档、高档三类;按输入、输出点数可分为小型、中型、大型三类。此外还可分为整体式与模块式。常用品牌有西门子、欧姆龙、三菱等。

可以使用顺序功能图、梯形图、功能块图、指令表、结构文本等方式为 PLC 编写用户程序,具体使用方式取决于 PLC 厂家提供的程序开发工具,目前最为常用的是梯形图。编写的程序由主程序、子程序、中断程序组成,程序编写完成后,使用厂家提供的编程工具将程序转换为 PLC 能执行的机器语言并固化存储于 PLC 存储器中。PLC 就是通过输入接口接收输入信号,经过处理后,由 CPU 从存储器读取并执行程序指令,程序指令根据输入信号按照程序逻辑产生控制信号,并通过输出接口输出,从而实现对各种设备的自动化控制。

早期的水处理系统控制简单,使用简单的逻辑电路或单片机就能实现其控制功能。现代水处理系统不但需要按照预定的程序(制水、消毒)控制各个电磁阀的开闭、增压泵的启停,还需要根据各种传感器的输入信号改变运行状态或发出警报。此外,还需要提供丰富的人机界面来方便用户操作,所以多使用 PLC 通过编程来实现控制的模式。在选择水处理系统的 PLC 时,首先要以可靠性为主,应选择经过市场和时间检验的主流品牌型号;其次 PLC 支持的输入输出位数、存储器容量、处理器速度要能满足设计要求。为了适应信息化的需求,PLC 的通信、联网能力也需要考虑。

5)其他部件

反渗透系统其他部件还包括电力主控箱、压力表、流量计、电导率传感器、管道、阀门等。

4. 反渗透装置安全监测

水处理系统运行过程中需要保证三个方面的安全:一是系统的运行安全,即保证合适的运行压力与流量;二是质量安全,即保证产出的透析用水质量符合水质标准;三是操作安全,即保证设备不会对操作者与环境造成损害。要实现这些目标,通常需要设置相应的监测装置收集运行数据,需要有 CPU 接收并处理这些数据,需要设计合理的程序代码根据监测数据进行适当的反馈控制。

1)电气安全监测

电压(过压保护)、电流(过流保护)、漏电(漏电保护)监测,用于保护电机、电磁阀等装置不被异常电压、电流损坏,最重要的是保护操作者安全,当发现相关异常时,系统必须立刻自动停止运行并切断电源供应。

2)压力监测

压力监测用于监测水处理系统各个关键节点的压力,以确认其工作状态正常。正常的工作压力是保证产水水质的条件,也是保证水处理设备正常运行的条件。一般水处理系统监测以下压力。

①原水压:一般指自来水压力,反映自来水的供应情况,一般的水处理系统都没有对原水压进行反馈,仅仅是显示,但是该压力对于用户排查水处理运行故障却十分重要。

②进水压:高压泵入口处压力(预处理供水压与高压泵入口处负压之和),反映预处理部分向反渗透装置的供水情况。发现进水压异常时(主要是压力偏低的问题,尤其当进水压为负压时有导致预处理罐体破裂的可能),水处理系统应该发出警报并停止运行。对于有平衡

水器(中间水箱)的水处理系统,用液位信号代替进水压来监测供水情况。

③膜组件进水压:高压泵出口与反渗透膜组入口之间的压力,反映高压泵提供给反渗透膜组的工作压力(正常情况下超低压膜应达到 10.5 kgf/cm² 左右,低压膜应达到 15 kgf/cm² 左右)。发现膜组件进水压力异常时,水处理系统应该发出警报并自动停止运行。

④浓水压:反渗透膜浓水汇合处的压力,反映反渗透膜浓水侧的阻力大小,也能反映浓水侧的流量大小。主压与浓水压之差,表示膜元件进水流道的通畅程度,如果压差过大,则表示膜元件进水流道有微生物淤积或无机物结垢,需要进行清洗。

⑤产水压:进水透过反渗透膜之后的压力,对于直供系统,这也是向透析室供水的压力。该压力与主压及反渗透膜的通透性相关,也反映了反渗透装置产水量与透析室用水量之间的平衡情况,正常情况下,反渗透装置产水量都会大于透析室用水量,为了保持血透室供水压力的稳定,还会在供水管路的末端设置稳压装置,当用水量接近甚至超过产水量时,供水压会偏低。对产水压进行调节时要注意绝对避免对膜元件产生背压。

3) 流量监测

流量监测用于监测水处理系统各关键节点的流量,一方面可以保护水泵等装置的安全,同时也反映了水处理尤其是反渗透膜的工作性能。流量监测是判断水处理系统运行状态的重要参数。一般水处理系统监测以下流量。

①进水流量:对于一级反渗透系统来说是指软水流量,即预处理向反渗透装置的供水流量(没有平衡水器的水处理);对于二级反渗透系统来说是指一级产水流量。进水流量会影响产水水质,同时,监测进水流量也是为了保护高压泵。

②产水流量:软水透过反渗透膜的流量,即纯水流量。产水流量是水处理系统的主要性能指标。在进水流量不变的情况下,产水流量高,浓水流量就会降低,回收率升高。产水流量意外地升高或降低,预示着膜元件可能有泄漏或堵塞。

③浓水流量:软水透过反渗透膜后留在反渗透膜浓水侧的流量,在进水流量不变的情况下,浓水流量过高,产水流量就会降低,回收率会下降;浓水流量过低会增强浓差极化现象,导致产水流量和产水水质下降,同时会弱化对反渗透膜表面的冲刷能力,有导致膜表面积垢和微生物淤积的风险。浓水流量意外地升高或降低,预示着反渗透膜元件可能堵塞或有泄漏现象发生。

4) 电导率监测

水处理系统无法监测水中各种离子的浓度,只能通过监测电导率来反映水中离子总量。电导率是水处理系统的重要参数之一,它既是进水与产水水质的重要参考,又是水处理系统性能的重要参考。虽然孤立的电导率数据不能完全反映产水水质,但是电导率的变化趋势却能正确预示水处理性能的变化情况。一般水处理系统监测以下电导率。

①进水电导率:软水电导率,由于不同地区自来水电导率相差很大,所以进水电导率也不同。由于自来水在经过树脂时,树脂需要用两个钠离子才能替换一个钙离子或镁离子,所以软水电导率会比自来水电导率高。

②产水电导率:反渗水的电导率,反映反渗水中离子总浓度。正常情况下,产水电导率与进水电导率、产水流量、温度有关。根据进水电导率和产水电导率,可以计算反渗透系统的脱盐率。虽然没有标准文件规定反渗水电导率的最大值,一般的水处理系统都会设置一

个电导率最大允许值,当监测值超过允许值时,反渗透系统会发出警报。

5) 温度监测

反渗透膜必须在指定温度范围内工作才能获得最好的性能,同时水处理系统的产水温度也必须满足透析装置的要求。一般水处理系统监测以下温度。

①进水温度:软水温度,反渗透膜的产水流量与温度直接相关,一般反渗透膜的产水流量以 25 ℃为基准,温度每下降 1 ℃,产水流量最多可能减少 3%。

②纯水温度:透析装置对进水也有温度要求,反渗水温度过高会导致透析装置不加热,纯水温度主要取决于进水温度。

③热消毒温度:为了保证消毒效果,热消毒时要求消毒区域的温度大于 80 ℃,如果不能达到,热消毒程序会失败,反渗透装置会发出警报。

6) 预处理状态监测

由于时间设定错误或停电等原因,预处理可能在制水过程中进入再生状态,导致不能向反渗透装置供水,虽然通过监测压力和流量的变化,反渗透系统能够发现该异常并停止运行,保护水处理系统的运行安全,但是这需要一段反应时间,等到压力和流量都超出警报范围。而用户为了保证供水,可能会尝试多次强制启动反渗透系统,这可能对反渗透系统造成损害。对于没有经验的用户,排除由于预处理进入再生程序导致的反渗透系统停机的问题有一定难度。因此,很多水处理系统增加了对预处理状态的监测,当发现预处理罐进入再生程序后,会自动停止反渗透系统的运行,并在操作界面进行提示,避免用户强行启动反渗透装置。

5. 反渗透装置的清洗与消毒

1) 清洗

反渗透膜在使用过程中会受到无机盐垢、微生物、胶体颗粒和不溶性有机物的污染。操作过程中这些污染物沉积在膜表面,会导致产水量和脱盐率分别下降或同时下降。当出现以下情况时就需要清洗膜元件(表 5-15)。

表 5-15 膜元件故障分析表

故障种类	可能发生的位置	压降	驱动力	盐透过率
金属(Fe、Mn)氧化物	最前端的膜元件	迅速增加	迅速增加	迅速增加
难溶性盐类(Ca、Mg、Ba、Sr)	最末端的膜元件	适度增加	轻度增加	一般增加
硅沉积物	最末端的膜元件	一般增加	增加	一般增加
胶体污染	最前端的膜元件	逐渐增加	逐渐增加	逐渐增加
有机物污染	所有膜元件	逐渐增加	增加	降低
生物污染	任何位置	明显增加	明显增加	一般增加
氧化损坏	前端最严重	一般增加	降低	增加

• 产水流量比正常时下降 5%～10%。对于系统的清洗应选择合适的时间,衰减最好控制在 10% 以内,衰减太多可能会造成系统无法恢复。

• 增压泵压力增加 10%～15%。

• 产水含盐量增加 5%～10%。

还应考虑到正常情况下膜性能的衰减值。

膜元件受到污染时,往往通过清洗的方式来恢复膜元件的性能。清洗的方式一般有两种:物理清洗(冲洗)和化学清洗。物理清洗是不改变污染物的性质,使用机械性的方法冲刷膜元件中的污染物,恢复膜元件的性能。其方法是通过低压力、高流速的进水冲刷膜元件,将短时间内在膜表面附着的污染物和堆积物清洗掉。化学清洗是使用相应的化学药剂,改变污染物的组成或属性,然后排出膜元件,恢复膜元件的性能。吸附性低的粒子状污染物,可以通过冲洗的方式达到一定的效果,像生物污染这种对膜的吸附性强的污染物使用冲洗的方法很难达到预期效果。当单纯的冲洗已经很难去除污染物时,应停止膜元件的使用并对其进行化学清洗。

为达到最佳的清洗效果,有时会使用多种化学清洗药剂进行组合清洗。典型的程序是先进行低 pH 清洗(酸洗),去除矿质垢污染物,再进行高 pH 清洗(碱洗),去除有机物。有些情况下,是先进行高 pH 清洗,去除油类或有机污染物,再进行低 pH 清洗。有些清洗溶液中加入了洗涤剂以帮助去除严重的生物和有机碎片垢物,同时,可用其他药剂如乙二胺四乙酸(EDTA)螯合剂来辅助去除胶体、有机物、微生物及硫酸盐垢。需要慎重考虑的是,如果选择了不适当的化学清洗方法和药剂,污染情况会更加恶化,各种清洗液组成介绍如下。

溶液 1:2.0%(质量分数)柠檬酸($C_6H_8O_7$)的低 pH(pH 为 4)清洗液。对于去除无机盐垢(如碳酸钙垢、硫酸钙垢、硫酸钡垢、硫酸锶垢等)、金属(铁、锰、铜、镍、铝等)氧化物和氢氧化物,以及无机胶体十分有效。当用氨水向上调节 pH 时,柠檬酸具有很好的螯合性,此时不能用氢氧化钠调节 pH。

溶液 2:2.0%(质量分数)STPP(三聚磷酸钠 $Na_5P_3O_{10}$)和 0.8%(质量分数)的 Na_2-EDTA 混合的高 pH(pH 为 10)清洗液。它专用于去除硫酸钙垢和轻微至中等程度的天然有机污染物。STPP 具有无机螯合剂和洗涤剂的功能。Na_2-EDTA 是一个具有螯合性的有机螯合清洗剂,可有效去除二价和三价阳离子和金属离子。STPP 和 Na_2-EDTA 均为粉末状。

溶液 3:2.0%(质量分数)STPP(三聚磷酸钠 $Na_5P_3O_{10}$)和 0.25%(质量分数)的 Na-DDBS[十二烷基苯磺酸钠 $C_6H_5(CH_2)_{12}$—SO_3Na]混合的 pH 为 10 的高 pH 清洗液。该清洗液用于去除较重度的天然有机物(NOM)污染。STPP 具有无机螯合剂和洗涤剂的功用,Na-DDBS 则作为阴离子洗涤剂。

溶液 4:0.5%(质量分数)盐酸低 pH(pH 为 2.5)清洗液,主要用于去除无机物垢(如碳酸钙垢、硫酸钙垢、硫酸钡垢、硫酸锶垢等)、金属(铁、锰、铜、镍、铝等)氧化物和氢氧化物,以及无机胶体。这种清洗液比溶液 1 要强烈些,因为盐酸(HCl)是强酸。

溶液 5:1.0%(质量分数)亚硫酸氢钠($NaHSO_3$)高 pH(pH 为 11.5)清洗液。它用于去除金属氧化物和氢氧化物,还可一定程度上去除硫酸钙、硫酸钡和硫酸锶垢。亚硫酸氢钠是强还原剂,亚硫酸氢钠为粉末状。

溶液 6:0.1% 氢氧化钠和 0.03%(质量分数)SDS(十二烷基磺酸钠)混合的高 pH 清洗液(pH 为 11.5)。它用于去除天然有机污染物、无机胶体或有机胶体混合污染物和微生物

（菌素、藻类、霉菌、真菌）污染。SDS 是会产生一些泡沫的阴离子表面活性剂型洗涤剂。

溶液 7:0.1%（质量分数）氢氧化钠的高 pH(pH 为 11.5)清洗液。它用于去除聚合硅垢，是一种较为强烈的碱性清洗液。

应该根据污染物的类型选择合适的清洗液（表 5-16），并根据反渗透膜元件的型号及数量选择清洗液用量（表 5-17、表 5-18）。

表 5-16 不同污染物类型清洗液选择表

污染物类型	清洗液选择	
	弱洗时	强洗时
碳酸钙	溶液 1	溶液 4
硫酸钙、硫酸钡、硫酸锶	溶液 2	溶液 4
金属氧化物（铁、锰、铜、镍、铝等）	溶液 1	溶液 5
无机胶体污染物	溶液 1	溶液 4
无机胶体或有机胶体混合污染物	溶液 2	溶液 6
聚合硅沉积物	无	溶液 7
微生物类	溶液 2	溶液 3 或 6
天然有机物（NOM）	溶液 2	溶液 3 或 6

表 5-17 单支反渗透膜元件所需清洗液的体积

膜单元规格	常规污染	重度污染
直径 4 英寸、长度 40 英寸	9.5 L	19 L
直径 8 英寸、长度 40 英寸	34 L	68 L

表 5-18 化学清洗时单支膜壳流量（入口压力≤4 bar）

直径规格	单位：gpm	单位：lgm	单位：m^3/h
直径 4 英寸	6～10	23～38	1.4～2.3
直径 8 英寸	24～40	91～151	5.5～9.1

清洗用水是用于溶解酸和碱等化学物品的，因此建议使用反渗水。如果没有反渗水，则使用的水必须是不含硬度、游离氯及铁离子的水。

进行在线清洗（CIP）时，用泵将清洗液从清洗水箱（或平衡水器）泵入膜组件内，循环清洗约 1 h 或是要求的时间。在初始阶段，在清洗液返回至清洗水箱前，应将最初的回流液排放掉，以免系统内滞留的水稀释清洗液。在化学药剂与反渗透装置接触后，装置内的污染物在化学反应的作用下会被大量冲出，为了避免污染原清洗液，这些清洗液也应该被排放掉，直至清洗液颜色转淡再进入循环清洗。在循环清洗的最初 5 min 内，缓慢地将流速调节到最大清洗流速的 1/3。并在第二个 5 min 内，增加流速至最大设计流速的 2/3，最后再增加流速至最大清洗流速值。根据需要，可交替采用循环清洗和浸泡程序。浸泡时间可根据制造商的建议选择 1～8 h。在整个清洗过程中要谨慎地保持合适的温度和 pH。

化学清洗结束后，要用清洁水（不含金属离子（如铁）和氯的反渗透产品水或去离子水）进行低压冲洗，从清洗装置及相关管路中冲洗残留化学药剂，排放并冲洗清洗水箱，然后再用清洁水完全注满清洗水箱。从清洗水箱中泵入所有的冲洗水冲洗压力容器并排放。直至反渗透装置内的残留化学药品基本被清除。

采用清洁水完全冲洗后，就可用预处理给水进行最终的低压冲洗。给水压力应低于 4 bar，冲洗持续进行直至冲洗水干净，且不含任何泡沫和清洗剂残余物。低压冲洗结束后，反渗透装置可以重新开始运行，但初始的产水要进行排放并监测，直至产水满足工艺要求。这一段恢复时间有时需要数小时至数天，才能得到稳定的产水水质。

2）消毒

透析用水的质量在血液透析指南中都有所提及，这些指南中一般都对透析用水的细菌、内毒素数量控制有明确的要求。在透析用水中发现有少量微生物，这些微生物通常在供水系统的内表面滋生，使用常规的方法很难证明它们的存在。在一般情况下，水处理系统中的菌落数会被严重低估，与真正值相比有时能相差 100000 倍。水传播的微生物如铜绿假单胞菌，需要 430000 个细胞才会有 1 EU/mL 的内毒素。除了水处理，透析液配比系统也会有同样的问题。

可以通过科学的消毒策略来降低水处理系统的总菌落数。水处理的消毒方法和消毒频率会影响消毒的有效性。

消毒的定义很复杂，有许多标准来描述化学消毒的要求。指南中要求细菌繁殖体的对数下降值（LRV）大于 5，病毒的对数下降值大于 4，孢子的对数下降值大于 3。

微生物需要营养来生长繁殖，由于吸附现象，营养物会吸附在水处理系统反渗透膜、输水管、透析装置水路部分的表面，所以这些物体的表面对细菌微生物来说是很好的营养提供场所。当微生物黏附在水处理系统、透析装置水路的内表面时，就很难通过消毒的方式使其失活。

反渗透膜消毒的方法包括化学消毒和热消毒，反渗透膜热消毒需要特殊型号的热消毒膜才能进行，普通的反渗透膜都只能进行化学消毒。

（1）化学消毒

过氧乙酸或复合型过氧化物是血透室进行反渗透膜化学消毒最常用的消毒剂，绝大部分反渗透膜都能适用，其主要成分过氧乙酸的分解产物是二氧化碳和水，相对较为安全（参考过氧化物消毒液）。由于过氧乙酸成分不能全部通过反渗透膜，因此所使用的消毒液浓度不能过高，否则消毒液会在反渗透膜的进水侧被浓缩，超出反渗透膜的耐受范围，对反渗透膜的性能造成损害。另外浓度过高的消毒液会造成不易冲洗干净、残留量超标。各种反渗透膜适用的消毒液浓度一般在膜的说明书上都有标注。如果是单一的过氧乙酸消毒液，其最终浓度为 0.2% 左右；如果是复合型过氧化物消毒液，需依据消毒液厂家标注的稀释比例使用，一般过氧乙酸加过氧化氢总浓度不超过 0.2%。

反渗透装置化学消毒一般分为四个步骤。

①计算消毒液用量：假设原液浓度为 15%，最终浓度为 0.2%。

$$V_d \times 0.15 = (V_d + V_t) \times 0.002 \tag{5-27}$$

变换后得

$$V_d = \frac{V_t \times 0.002}{0.15 - 0.002} \tag{5-28}$$

式中：V_d——消毒液原液用量；

V_t——配比水总用量。

如果消毒时产水及浓水侧流量全部回收(即又流回平衡水器),则 V_t=平衡水器的水量容积+反渗透膜壳水量容积+反渗透装置配管容积,如果产水及浓水侧流量不回收,则 V_t=平衡水器的水量容积。

②吸入/混合:将消毒液原液倒入平衡水器中(如果机器支持,消毒液最好不要一次倒入,可以分两次倒入,以避免反渗透膜进水侧消毒液浓度过高),然后启动反渗透装置的消毒程序,反渗透装置将消毒液缓慢吸入,一部分消毒液透过反渗透膜进入产水侧,另一部分从浓水侧流出。此过程持续时间取决于反渗透装置的消毒程序设置,必须达到使消毒液在反渗透装置各待消毒部位都充满并且充分混合的目的。

③驻留:在完成消毒液的吸入混合之后,反渗透装置停止运行,使消毒液与反渗透装置各部分充分接触、消毒。驻留时间可以参考消毒液产品标识(如果有),该过程一般持续1~2 h,消毒效果与消毒液浓度及驻留时间有关。如果反渗透装置停用时间较长,可以使用更低浓度的消毒液吸入后长期驻留。

④排空/冲洗:消毒接触时间达到后,反渗透装置消毒程序进入冲洗阶段,为了加大冲洗速度,要先将平衡水器中的消毒液排空,再启动制水对反渗透膜、反渗透装置内部配管进行冲洗。反渗透装置消毒程序都设定了冲洗时间,但是为了保证安全,必须使用试剂或试纸对消毒液残留进行检测,使过氧乙酸残留浓度小于 1 mg/L,或者过氧化氢残留浓度小于 0.05 mg/L。考虑消毒液浓度反跳的可能,反渗透装置消毒后首次使用时,前 30 min 的产水最好排放掉。

(2)热消毒

在热消毒过程中,普通的反渗透膜会发生退火现象,复合膜的基膜和复合膜都会发生一定范围的分子链排列构型的变化。变化的结果导致反渗透膜的产水量下降和脱盐率升高。因此,热消毒膜元件需要特殊的技术来消除聚合物材料退火现象的影响。同时膜元件在黏结剂的选择及黏结工艺方面也要做特殊处理,使膜元件在温度变化时不会发生开裂和变形。常见可热消毒膜有海德能的 SanRO-HS 系列、陶氏的 HSRO 系列。

反渗透装置热消毒一般按以下步骤进行。

①排放冲洗:用反渗水冲洗膜元件。

②低压循环:保持反渗透系统操作压力小于 23 psi(0.16 MPa),用约 45 ℃的反渗水循环 45 min。

③升温:将反渗透系统水温升高到 85 ℃,升温速度不要超过 4 ℃/min。

④保温:保温 30 min 便可达到系统彻底消毒。

⑤冷却:降温速度不要超过 7 ℃/min。

⑥系统冲洗:用反渗水冲洗系统。

5.5 透析用水配管系统

配管系统必须保证所供给透析用水的压力和流速满足透析装置、中央供液系统的要求,同时还要保证分配系统没有有害物质的溶出以及微生物的滋生。所以配管系统的设计和所用材料直接影响透析用水的质量。

透析用水分为两种供给模式:直供和水箱供水。直供是指反渗透膜的产水直接供给透析装置,要求流速大于 0.45 m/s。对于水箱供水,反渗透装置的产水先供给纯水箱,一般在纯水箱出口设置增压泵进行产水的输送,要求流速大于 0.90 m/s。

1. 配管的设计原则

为了防止生物膜的生成,配管必须以大循环方式连接,尽可能地避免存在盲端。在满足供水的情况下,尽可能减少配管系统的长度和连接件的数量和长度。选择合适的管径,在需要的长度范围内,压力损失最小且满足最低的流速。配管内表面光滑,在供给和消毒时不能有任何物质析出,选用的配管材料(表 5-19)不含有铜、铝、锌等成分。配管的出水和回水端应包括数量合适的取样点。配管的使用寿命应满足水处理的需要。

表 5-19　不同材料管道对比表

材料	惰性材料	价格	连接件数量	滞留风险	过氧乙酸	次氯酸钠	臭氧	热水
PVC	是	低	多	高	√	√	√	
UPVC	是	低	多	高	√	√	√	
PP-R	是	高	多	高	√	√		√
ABS	是	中等	多	高	√			
PEX-A	是	中等	少	低	√	√	√	√
PVDF	是	高	少	低	√		√	√
PTFE	是	高	少	低	√	√	√	√
SS	是	中等—高	少	低	√		√	√

2. 配管的消毒

和反渗透系统一样,配管消毒可分为化学消毒和热消毒。配管消毒的目的主要是防止管道内生物膜的生成。

在使用化学消毒剂对配管进行消毒时,建议使用单独的消毒液循环装置,不建议与反渗透膜一起消毒。由于反渗透装置加上配管所需的消毒液总量远大于单纯反渗透装置的消毒液总量,这样会导致与反渗透膜接触的消毒液浓度过高,膜被氧化,造成反渗透膜脱盐率下降。

对于化学消毒,消毒液循环浸泡时需要保证有效的消毒液浓度和消毒液循环浸泡时间,通过在不同的位置对消毒液有效浓度进行采样,确保整个配管系统都被彻底地消毒。在正常制水进行治疗前,需要进行冲洗,确保消毒液残留小于允许值。

热消毒与化学消毒相比,不用考虑消毒液残留的问题,而且操作相对简单,可以按预设时间自动进行。但需要注意的是,热消毒的 A_0 值要满足规定。根据 YY 0793.1—2010 标准的规定,被消毒区域内水温应高于 80 ℃并维持 20 min 以上,按照 A_0 值计算公式可知,A_0 值应大于 1200。

5.6 水处理系统维护保养与故障处理

1. 维护保养

水处理系统需每日检查并登记。

每日反渗透主机开机前需要进行场地检查(表 5-20),查看水处理房间内是否有漏水,有无异味;检查原水供水压力是否在正常范围内;预处理与反渗透装置供电是否正常;确认预处理控制阀头的工作状态,阀头当前时间是否准确,预处理装置出、入水口压力是否在正常范围内,树脂罐盐桶内饱和盐水量;对于有自动开机功能的反渗透装置需要确认反渗透装置的当前时间和工作状态;在反渗透装置进入制水模式后,等待 15~30 min,测量软水的总氯水平(在炭罐后进行测量);记录预处理和反渗透装置各项参数,所有参数在正常范围内才可用于治疗;每天透析治疗结束后还需要测定软水的硬度,如果硬度超标则需要调高再生频率。

水处理系统年度检查项目见表 5-21。

表 5-20 水处理系统日常检查项目表

检查项目	检查内容
场地检查	有无漏液、异味
原水供水	压力是否在正常范围内,原水加压泵启停是否正常
装置供电	电压是否正常
砂罐	有无漏液
	控制阀状态、当前时间
	出、入水口压差
	总铁浓度(如有锰砂可使用快速监测试剂)
炭罐	有无漏液
	控制阀状态、当前时间
	出、入水口压差
	监测总氯浓度大于 0.1 mg/L(治疗前检测,如总氯超标,不可进行治疗)
树脂罐	有无漏液
	控制阀头状态、当前时间
	出、入水口压差
	监测硬度小于 17 mg/L(治疗结束后检测)
	盐桶内饱和盐水量
保安滤器	有无漏液
	出、入水口压差

续表

检查项目	检查内容
反渗透装置	有无漏液
	工作状态、当前时间
	压力(进水压、高压泵出口压力、产水压、浓水压)
	流量(进水流量、产水流量、浓水流量、回水流量),计算回收率
	原水、产水电导率,计算脱盐率
	温度
内毒素过滤器 (若有)	有无漏液
	出、入水口压差

表 5-21　水处理系统年度检查维护项目表

检查项目	检查内容
预处理控制阀	清理射流器、排污限流板(BLFC)、吸盐限流板(DLFC),更换密封圈
预处理填料	根据原水和产水的水质以及所用填料的性能更换填料(由于不同地区原水水质差异大,所用填料的量以及性能不同,所以无法推荐具体更换频率)
保安滤器	根据原水和产水的水质以及滤器出、入水口压差更换滤器
反渗透装置	每年检测透析用水细菌内毒素水平
	根据透析用水细菌内毒素水平确定消毒频率
	每年送检透析用水检测化学污染物
	根据反渗透装置每日运行参数确定反渗透膜的更换与否
	检查水箱浮子开关,根据厂家说明定期进行更换
	检查电磁阀工作状况,根据厂家说明定期进行更换
	检查压力控制开关
	检查电导率传感器,需要时进行校准定标或更换
	检查温度传感器,需要时进行校准定标或更换
	检查流量传感器,需要时进行校准定标或更换
	检查泵和电机,需要时进行更换
	电气安全检查
配管	检查与反渗透装置、透析装置的连接
	根据透析用水细菌内毒素水平确定消毒频率是否合适

2. 故障处理

水处理系统是透析治疗的核心支持设备,除了做好日常维护保养工作外,及时排除水处理系统的各种故障,保障系统的平稳运行也至关重要。按故障发生部位,水处理系统故障可分为预处理相关故障、反渗透装置相关故障;按故障现象,可分为压力相关故障、流量相关故障、电导率相关故障、温度相关故障等。水处理系统故障处理的主要内容就是根据故障现象找出具体故障部位并加以解决。

1）电气相关故障的处理

现代水处理系统都装有各种过压、过流、漏电检测装置,当反渗机或各加压泵出现电气相关故障时,必须在断开主电源,保证人员绝对安全的情况下进行维修,并且要保证现场有2人以上。

2）压力相关故障的处理

（1）进水压过低

可能原因是压力监测点前的任一部件故障,包括以下几点:①自来水供水不足,在停机状态下查看自来水压可以确认,一般为1～3 kg/cm²。此时只能请医院水工班配合处理,可以启用备用水源（如果有）;如果是自来水供水管径过小,则需要更换为更大直径的管道。②单向阀、进水控制阀（如果有）不能打开或粗过滤器堵塞。表现为自来水压正常,但多介质罐入口压力偏低或为零。处理方法为更换故障阀门或过滤器。③原水加压泵没有正常启动或功率不足,如加压泵控制电路故障、压力开关启动压力点设置偏低或故障、加压泵故障,长期使用后的加压泵也可能由于叶片磨损导致功率下降,通过观察原水加压泵动作可以确认。处理方法为排查加压泵控制电路,更换故障部件,如空气开关、接触器等;正确设置压力开关的启动压力点或更换启动压力点;修理或更换加压泵。④某个预处理罐意外进入反洗、再生状态（设置不当或停电,导致控制头当前时间错误）,通过查看控制阀的显示内容或对比预处理罐的入口和出口压力可以确认。此外,预处理反冲洗时会有明显的水流声。一般预处理罐处于反冲洗状态时可以终止反冲洗程序（具体操作参照控制阀说明书）,如果是树脂罐再生且已经吸入盐水,则只能等待盐水冲洗干净后才能恢复制水,否则产水电导率偏高并可能对反渗透膜造成损坏。⑤反冲再生效果差,预处理滤料过于压实或淤塞。处理方法为提高预处理反冲再生频率,必要时更换滤料。⑥预处理罐控制阀故障,必要时进行更换。⑦精密过滤器堵塞,应及时更换。

（2）平衡水器（中间水箱）液位异常

与进水压低故障原因相同,其他原因还有水箱液位开关故障,导致不能补水或者不能停止补水;补水控制电磁阀故障;补水控制电磁阀控制电路故障,导致补水失控。处理方法:更换故障的液位开关或电磁阀;更换补水控制电磁阀控制电路上的故障部件,如继电器。

（3）反渗透膜组件工作压力（主压）偏低

在进水压正常情况下,对于一级反渗透主压,可能是主压调节阀门设置问题,或者一级高压泵故障或功率不够导致。对于二级反渗透除了上述两种原因,还有可能是一、二级主压配合不当导致（如一级产水不足或二级主压设置过大）。日常登记的运行压力数据可以作为确认参考。处理方法:正确设置一、二级主压调节阀,必要时更换高压泵。

（4）产水压过高或过低

在主压正常情况下,一级产水压低可能是一级反渗透膜堵塞造成产水量下降,或二级用水量超出了一级设计产水量;一级产水压过高可能是二级反渗透装置没有正常启动;二级产水压过低可能是透析用水量超出了二级产水量或二级反渗透膜堵塞造成产水量下降。也有可能是产水压调压装置设置不当。二级产水压过高原因可能是供水管路末端回流调压装置故障或设置不当。日常登记的反渗透装置运行压力数据可以作为确认参考。处理方法:正确设置产水压调压装置及供水管路回流调压装置;确认一、二级反渗透装置都正常启动;检查反渗透膜元件产水量是否正常,必要时更换反渗透膜元件。

（5）浓水压过高或过低

浓水压过高可能是进水压过高或浓水排放不畅或反渗透膜堵塞;浓水压过低可能是进水压过低或反渗透膜元件进水流道堵塞严重。日常登记的反渗透装置运行压力数据可以作为确认参考。处理方法:检查是否主压调节阀门设置错误,导致主压过高或过低;检查浓水流量调节阀门位置是否正确;检查浓水排放管道是否畅通;必要时更换反渗透膜元件。

3）流量相关故障的处理

①进水流量偏低:参考进水压低故障处理。
②产水流量过高或过低:参考产水压过高或过低故障处理。
③浓水流量过高或过低:参考浓水压过高或过低故障处理。

4）电导率相关故障的处理

（1）软水电导率偏高

软水电导率偏高原因如下:①原水水质发生变化;②预处理反冲再生效果差,导致软水电导率升高;③树脂罐再生问题,吸入盐水后未能冲洗干净。日常运行数据可以作为确认参考。处理方法:增加预处理反冲再生频率,尤其是树脂的反冲再生,保证再生盐水浓度与吸入量;增加树脂再生快冲时间,必要时更换树脂罐控制阀。

（2）产水电导率偏高

产水电导率偏高原因如下:①软水电导率过高;②反渗透膜元件工作压力过低或进水流量过低;③回收率设置过高,产水流量过高;④某些或全部反渗透膜元件离子清除能力降低。日常运行数据可以作为确认参考。处理方法:解决软水电导率过高问题;适当调高反渗透膜元件工作压力,保证反渗透装置进水流量;调整回收率设置,回收率一般不超过75%;使用分别测量产水电导率的方法确认每个反渗透膜元件的性能,如果反渗透膜元件密封圈泄漏,则更换密封圈,必要时更换反渗透膜元件。

5）其他故障的处理

（1）硬度检测超标

硬度检测超标可能的原理如下:①树脂再生效果不理想,再生间隔时间太长、吸盐量不足(盐水吸入总量不足或盐水浓度不够),需要增加树脂再生次数,增加再生盐的投放量;②树脂破裂失效,需要更换树脂;③控制阀多路阀短路,需要维修或更换控制阀;④中心管与控制阀连接处有泄漏,可更换连接处密封圈;⑤检测试剂失效,导致错误的检测结果,应使用可靠试剂再次检测。

（2）总氯检测超标

总氯检测超标原因如下:①活性炭反洗效果不理想,反洗间隔时间太长;②活性炭颗粒破裂失效,需要补充或更换;③控制阀多路阀短路;④中心管与控制阀连接处有泄漏;⑤原水总氯浓度过高;⑥检测试剂失效,导致错误的检测结果。

（3）树脂罐盐水吸入故障

盐水吸入量直接影响树脂的再生效果。盐水吸入量故障的原因如下:①控制阀吸盐时间设置过长或过短;②吸盐管路漏气、进水压太低导致盐水吸入量太少或不吸;③盐阀(如果有)浮球位置不当或盐阀故障;④树脂罐控制阀故障。处理方法:调整吸盐时间的设置;检查吸盐管连接密封圈,必要时更换;检查盐阀浮球位置,必要时更换盐阀;更换控制阀。

(4)树脂罐补水故障

在树脂再生的最后一个阶段,树脂罐控制阀会往盐水桶补充水,如果补水过少,则会导致下一次再生盐水数量不足;如果补水过多,则会造成盐水从盐水桶溢出。补水量异常原因如下:①补水时间设置不当;②盐阀(如果有)浮球位置不当或盐阀故障;③树脂罐控制阀故障。处理方法:调整补水时间的设置;检查盐阀浮球位置,必要时更换盐阀;更换控制阀。

(5)控制阀计时错误

预处理的自动反冲洗、再生程序都是定时启动的,因此依赖于控制阀的计时功能,如果计时错误,则不能在正确的时间启动再生程序。出现此故障时,需更换控制阀。

本章参考文献

[1] 中华人民共和国卫生部,中国国家标准化管理委员会. 生活饮用水卫生标准[S]. 北京:中国标准出版社,2007.

[2] Erasmus R T, Savory J, Wills M R, et al. Aluminum neurotoxicity in experimental animals[J]. Ther Drug Monit, 1993, 15(6):588-592.

[3] Jaffe J A, Liftman C. Frequency of elevated serum alumininm levels in adult dialysis patients[J]. Am J Kidney Dis, 2005, 46(2):316-319.

[4] D'Haese P C, Couttenye M M. Diagnosis and treatment of aluminium bone disease[J]. Nephrol Dial Transplant, 1996, 11(3):74-79.

[5] Perry L. National toxicovigilance for pesticide exposures resulting in health care contact-an example from the UK's National Poisons Information Service[J]. Clin Toxicol, 2014, 52(5):549-555.

[6] Alfrey A. Aluminum intoxication[J]. New England Journal of Medicine, 1984, 310(17):1113-1115.

[7] National Kidney Foundation. K/DOQI clinical practice guidelines for bone metabolism and disease in chronic kidney disease[J]. Am J Kidney Dis, 2003, 42(3):199-201.

[8] Ashish K, Nigel D, Toussaint, et al. Assessing the utility of testing alumium levels in dialysis patients[J]. Hemodialysis International, 2015, 19(2):256-262.

[9] Berlyne G M. Trace Metal Burden in Uremia. Textbook of Nephrology[M]. Baltimore:Williams & Wilkins,1995.

[10] Ismail N. Water treatment for hemodialysis[J]. Am J Nephrol, 1996, 16(1):70-72.

[11] Kiziltas H, Ekin S, Erkoc R. Trace element status of chronic renal patients undergoing hemodialysis[J]. Biological Trace Element Research, 2008, 124(2):103-109.

[12] Hsieh Y, Shen W, Lee L, et al. Long-term changes in trace elements in patients undergoing chronic hemodialysis[J]. Biological Trace Element Research, 2006, 109(2):115-121.

［13］　Zima T，Scaron，Tesa，et al．Trace elements in end-stage renal disease［J］．Blood Purification，1999，17(4)：187-198．

［14］　Tonneili M．Trace elements in hemodialysis patients：a systematic review and meta-analysis［J］．BMC Medicine，2009，7：25．

［15］　Wu Z．The binding of antimony and hemoglobin as a basis for the accumulation of antimony in blood［J］．Toxicology Letters，2015，238(2)：277-277．

［16］　Sundar S，Chakravarty J．Antimony toxicity［J］．Int J Environ Res Public Health，2010，7(12)：4267-4277．

［17］　Padovese P．Trace elements in dialysis fluids and assessment of the exposure of patients on regular hemodialysis，hemofiltration and continuous ambulatory peritoneal dialysis［J］．Nephron，1992，61(4)：442-448．

［18］　Ning R，Arsenic removal by reverse osmosis［J］．Desalination，2002，143(3)：237-241．

［19］　Bing C，Ludwig V，Geert J，et al．Selenium，lead and cadmium levels in renal failure patients in china［J］．Biological Trace Element Research，2009，131(1)：1-12．

［20］　George K．Renal tubular dysfunction and abnormalities of calcium metaboliusm in cadmium workers［J］．Environ Health Perspect，1979，28(2)：155-159．

［21］　D'Haese P C，De Broe M．Adequcay of dialysis：trace elements in dialysis fluids［J］．Nephrol Dial Transplant，1996，11(2)：92-97．

［22］　Mario B，Alberto A．Selenium in uremia［J］．Artif Organs，1995，19(5)：443-448．

［23］　Gvjetko P．Thallium toxicity in humans［J］．Arh Hig Rada Toksikol，2010，61(1)：111-119．

［24］　Botzenhart K，Schweinsberg F．Probleme der chemischen trinkwasserqualitat［J］．Deutsches Arzteblatt，1997，94：38-42．

［25］　Rutten G A，Schoots A C，Vanholder R，et al．Hexachlorobenzene and 1，1-di (4-Chlorophenyl)-2，2-dichloroethene in serum of uremic patients and healthy persons：determination by capillary gas chromatography and electron capture detection［J］．Nephron，1988，48(3)：217-221．

［26］　Poli D，Pavone L，Tansinda P，et al．Organic contamination in dialysis water：trichloroethylene as a model compound［J］．Nephrol Dial Transplant，2006，21(6)：1618-1625．

［27］　Skinner J A，Lewis K A，Bardon K S，et al．An overview of the environmental impact of agriculture in the U K［J］．Journal of Environmental Management，1997，50(2)：111-128．

［28］　Mckinlay R，Plant J A，Bell J N，et al．Endocrine disrupting pesticides：implications for risk assessment［J］．Environment International，2008，34(2)：183．

［29］　Knoop D，Unger G，Niesser R．Organische spuren verunreinigungen im wasser ein potentielles gesundheitsrisiko fur dauerdialysepatienten［J］．Zbl Hyg，1994，195：509-515．

［30］ Kolpin D W，Furlong E T，Meyer M T，et al. Pharmaceuticals，hormones，and other organic wastewater contaminants in U S streams，1999-2000：a national reconnaissance[J]. Environmental Science & Technology，2002，36(6)：1202-1211.

［31］ Vanderford B J，Pearson R A，Rexing D J，et al. Analysis of endocrine disruptors，pharmaceuticals，and personal care products in water using liquid chromatography/tandem mass spectrometry[J]. Analytical Chemistry，2003，75(22)：6265-6274.

［32］ Snyder S A，Benotti M J. Endocrine disruptors and pharmaceuticals：implications for water sustainability[J]. Water Science & Technology，2010，61(1)：145.

［33］ Marques-Pinto A，Carvalho D . Human infertility：are endocrine disruptors to blame? [J]. Endocrine Connections，2013，2(3)：R15-R29.

［34］ Robert P. Chlorine and chloramine removal with activated carbon[J]. Water Conditioning & Purification，2009，51：28-30.

［35］ Cameron G N，Symons J M，Bushek D，et al. Effect of temperature and pH on the toxicity of monochloramine to the Asiatic clam [J]. American Water Works Association，1989，81(10)：63-71.

［36］ Yawata Y，Howe R，Jacov H S. Abnormal red cell metabolism causing hemolysis in uremia. A defect potentiated by tap water hemodialysis[J]. Ann Intern Med，1973，79(3)：362-367.

［37］ Richardson D，Bartlett C，Goutcher E，et al. Erythropoietin resistance due to dialysate chloramines：the two-way traffic of solutes in haemodialysis[J]. Nephrol Dial Transplant，1999，14(11)：2625-2627.

［38］ Fluck S，McKane W，Cairnes T，et al. Chloramine-induced haemolysis presenting as erythropoietin resistance [J]. Nephrol Dial Transplant，1999，14(1)：1687-1691.

［39］ Morgan I. Quality assurance for dialysis-quality water and dialysis fluid. Guidelines for the control of chlorine and chloramine in water for haemodialysis using activated carbon filtration[J]. EDTNA ERCA J，2004，30(2)：106-112.

［40］ Jourdan J L，Maingourd C，Meguin C，et al. Possible release of aluminium from activated carbon filters used in home hemodialysis[J]. Nephrologie，1986，7(4)：153-156.

［41］ 刘庆梅，陈慧颖. 碘化钾-淀粉试纸法测水中余氯[J]. 工业设计，2011 (5)：130.

［42］ 黎莉，杨蕾，马丽. N，N-二乙基对苯二胺分光光度法测定饮用水中的游离余氯[J]. 污染防治技术，2011，24(3)：76-78.

［43］ 李梦耀，潘珺，熊玉宝. 水中余氯测定方法进展[J]. 中国环境监测，2007(2)：43-45.

［44］ 曹连城. DPD 光度法测定水中余氯[J]. 环境工程，2003，21(1)：65-66.

［45］ Melchert W R，Oliveira D R. An environmentally friendly flow system for high-sensitivity spectrophotometric determination of free chlorine in natural waters [J]. Microchemical Journal，2010，96(1)：77-81.

［46］ 石允生. 离子色谱法测定饮用水中的余氯[J]. 卫生研究，2012，41(5)：858-861.

［47］ 藤岛昭. 电化学测定方法[M]. 北京：北京大学出版社，1995.

［48］ 郭萌. 电化学传感器的研究[D]. 天津：天津大学，2005.

［49］ Berg A V D，Grisel A，Verney-Norberg E，et al. On-wafer fabricated free-chlorine sensor with ppb detection limit for drinking-water monitoring[J]. Sensors and Actuators B (Chemical)，1993，13(3)：396-399.

［50］ Kwakye S，Baeumner A . An embedded system for portable electrochemical detection[J]. Sensors and Actuators B (Chemical)，2007，123(1)：336-343.

［51］ Murata M，Ivandini T A，Shibata M，et al. Electrochemical detection of free chlorine at highly boron-doped diamond electrodes [J]. Journal of Electroanalytical Chemistry，2008，612(1)：29-36.

［52］ Senthilkumar K，Zen J M . Free chlorine detection based on EC' mechanism at an electroactive polymelamine-modified electrode[J]. Electrochemistry Communications，2014，46：87-90.

［53］ 黎洪松，刘俊. 水质检测传感器研究的新进展[J]. 传感器与微系统，2012(3)：16-19.

［54］ 严宣申. 电极电势和氧化还原反应[J]. 化学教育，2012(8)：84-88.

［55］ 刘斌杰，袁晓丽，毛森，等. 余氯比色计法与 DPD 分光法测定水中余氯的比较研究[J]. 计量与测试技术，2016，43(8)：41-42＋44.

［56］ Carlsson K，Moberg L，Karlberg B . The miniaturisation of the standard method based on the N，N′-diethyl-p-phenylenediamine (DPD) reagent for the determination of free or combined chlorine[J]. Water Research，1999，33(2)：375-380.

［57］ Robert Potwora. Chlorine and chloramine removal with activated carbon[J]. Water Conditioning & Purification，2009，51：28-30.

［58］ 宋健男，杨慧芳，杨晓非，等. 饮用水中总硬度的简易快速测定法[J]. 中国公共卫生管理，2006，2(21)：119-121.

第6章 透析液

透析液是一种包含钾、钠、氯、钙、镁等多种离子及缓冲剂的溶液,其渗透压及所含各种离子的浓度都与人体血液接近。在血液透析治疗过程中,透析液通过透析膜与患者血液在浓度梯度的作用下进行物质交换。透析治疗目标中的清除毒素、纠正电解质紊乱、恢复酸碱平衡等都需要通过透析液与患者血液之间的物质交换来实现,透析液的理化性质与微生物指标对于血液透析治疗的效果有重要影响。对透析液不仅要追求更高的品质,还应该在理解透析液的各种理化性质的基础上,更好地使用透析液,实现临床治疗的目标。

6.1 透析液的发展历史

在 20 世纪 40 年代,Willem J. Kolff 的转鼓系统使用浓度为 126.5 mmol/L 的钠离子透析液,因为他意识到这使高血压和口渴更容易控制。当时透析时间较长,持续 8～24 h,无法进行精准的超滤控制。

在 20 世纪 60 年代早期,血管通路的出现使维持性透析成为可能。当时使用低钠浓度的透析液治疗高血压,结合饮食控制钠摄入量为 45～90 mmol/d 并且液体量少于 1 L/d,每周摄入 250～450 mmol 的盐和 5～8 L 的水。这种低钠浓度透析液使 70%～90%患者的血压得到控制,抑制了口渴,并有助于控制透析期间的体重增加。但是低钠透析也有相关的并发症,如定向障碍和惊厥,主要见于透析液钠离子浓度为 120 mmol/L 以及出现透析失衡综合征时。这种综合征包括头痛、恶心、呕吐、视力模糊、定向障碍、坐立不安、震颤和癫痫发作等,主要发生在刚进行透析治疗的新患者身上。这种综合征的发病机制尚未完全阐明,实验模型提示与脑水肿相关,渗透压的改变是由于尿素的快速减少导致的,而不是由于钠离子浓度的变化导致的。

由于碳酸氢盐透析液易发生钙沉淀而且当时无法解决细菌微生物滋生的问题,1964 年醋酸盐被用作透析液缓冲液来代替碳酸氢盐,而且还可以消除对额外浓缩液泵的需求。然而,随着 20 世纪 60 年代后期引进中空纤维透析器、大面积的透析器膜材料,以及 20 世纪 70 年代更先进的透析装置配比系统的出现,透析效率提高了。类似于失衡综合征的症状,包括恶心、头痛、乏力、疲劳和肌肉痉挛随即出现。随着肾衰患者高血压、体液超负荷和神经病变的增加,透析频率改为每周 3 次,家庭透析为每周 3 次,每次 8～10 h。

由于短时透析所需的大面积透析器会清除体内的碳酸氢盐,并以超过其代谢能力的速率向患者输送醋酸盐。这可能导致醋酸盐蓄积,进而导致症状性中毒,并伴有低血压、头痛、恶心、呕吐、头晕和肌肉痉挛。醋酸盐被确定为引起这些症状的主要因素,导致重新引入碳酸氢盐进行透析。

20 世纪 80 年代,容量超滤控制系统的出现使得脱水速度可以提升至 1 L/h 以上。同时,研究表明短时透析可以达到所需的透析剂量。配合大面积的透析器,理论上允许短时高效地清除电解质和水。此外,由于透析装置的容量超滤既有效又准确,逐渐减少了对患者饮食中的盐和水的限制。根据工作人员的工作时间将常规透析改为每周 3 次,每次 3～4 h,导致透析过程中低血压的发生。在所有透析过程中,低血压、恶心、呕吐、头痛和肌肉痉挛发生率为 15%～70%,且频繁发生,几乎成为血液透析过程中并发症的代名词。透析过程中并发症的再次出现,促使透析液钠浓度进一步增加。为了使血流动力学稳定性最大化并使这些肾衰患者的“不平衡”最小化,配制了钠离子浓度为 140 mmol/L、钙离子浓度为 1.75 mmol/L 的高钙碳酸氢盐透析液。有研究表明透析液中碳酸氢盐在稳定血流动力学中发挥了重要作用。为了提高透析时患者的舒适度,减少失衡综合征和提高超滤耐受性,高钠、碳酸氢盐透析液成为短时、高效血液透析治疗的必要条件。20 世纪 80 年代以后,透析液使用 A 浓缩液和 B 浓缩液加透析用水的方式通过透析装置进行在线混合,透析液中离子浓度也可以自动调整,缓冲剂使用以碳酸氢盐为主,加入醋酸调节透析液 pH 的方案。透析液成分及浓度变化过程见表 6-1。

表 6-1　透析液成分及浓度变化

成分 ＼ 年代	Kolff	1960s	1970s	1980s
钠/(mmol/L)	126.5	130～135	132～135	130～150
钾/(mmol/L)	5.4	0～1.5	0～2	0～4
钙/(mmol/L)	1	1.25	1.25～1.75	1.25～1.75
镁/(mmol/L)	—	0.5	0.75	0.5～1
氯/(mmol/L)	10	100.5	100～105	100～117
碳酸氢根/(mmol/L)	23.9	—	—	25～35
醋酸/(mmol/L)	—	24	30	2～8
葡萄糖/(g/L)	166	2	0～10	0～10

6.2　透析液的成分与作用

透析液是一种包含多种离子的溶液,其所含的离子对人体有重要作用,它们可以影响人体血压、心肌功能等各个方面,通过调整、控制透析液中的离子浓度,可以实现对人体离子浓度的调节。常用透析液成分及浓度如表 6-2 所示。

表 6-2　常用透析液成分及浓度

成分	浓度/(mmol/L)
钠	135～145
钾	2～4
钙	1.25～1.75

续表

成分	浓度/(mmol/L)
镁	0.1～0.25
氯	98～124
醋酸	2～10
碳酸氢根	30～40
葡萄糖	0～11
柠檬酸	2～6(代替醋酸时)

1. 钠离子

钠离子是细胞外液中最多的阳离子,对保持细胞外液容量、调节酸碱平衡、维持正常渗透压和细胞生理功能有重要意义,并参与维持神经-肌肉的正常应激性。

血浆渗透压的变化曾被认为是透析失衡和血流动力学不稳定的主要决定性因素。那么消除水从细胞外液移至细胞内,应该能够缓解失衡等症状。许多能增加渗透压的物质,包括甘露醇、甘油、尿素和钠,成功实现了这一目标。透析失衡的症状让人想起"水中毒",并且随着更具生理性透析液的使用,失衡综合征本身变得模糊不清。能恢复血浆容量和组织灌注的药物可缓解透析"不适"。1 mmol/L 的血清钠引起的渗透压变化相当于 6 mg/dL 尿素氮引起的渗透压变化或 10 g/dL 血清蛋白引起的渗透压变化。因此,在 1980—1995 年,当透析液钠浓度平均值从约 132 mmol/L 增加到现在的 135～145 mmol/L 时,消除了相当于尿素氮下降 50～70 mg/dL 引起的渗透压变化(14～26 mmol 尿素),极大地减少了出现明显的脑水肿或失衡的可能性。此外,透析引起的血浆容量减少和血流动力学不稳定可能并不是尿素浓度改变引起渗透压不平衡的结果,也不是血管紧张素异常的结果,而是透析液对血浆张力梯度和血浆再充盈的作用。张力决定了穿过细胞膜的水分移动影响血浆再填充和透析时患者的舒适度。

血液透析时,假设患者血浆渗透压从约 310 mOsm/L 下降到约 290 mOsm/L。当血液回输到患者体内时(患者的血浆渗透压为 310 mOsm/L),由于回输血液会降低血浆渗透压,因此水会从血浆移到组织间隙和细胞内(ICV)。这样即使在没有超滤的情况下,透析过程也会降低血浆容量并促进细胞水肿。不同物质的传质系数在细胞外液(ECV)和细胞内液之间平衡所需的时间不同:细胞内、外的水分经渗透平衡需要 30 s(因为细胞壁对水的高渗透性),尿素平衡需要 20 min,钠平衡则需要 10 h。学者 Mann 和 Stiller 设计的数学模型表明容量转移(volume shift)是消除的溶质的函数。他们认为,通过钠离子浓度影响渗透压的方法非常有效,如果细胞外液中钠离子浓度减少 5 mmol/L,经过渗透平衡,则细胞外液容量会减少 6%。这些事件引起的透析过程中低血压的发生率为 20%～50%,并且可以显著增加短期和长期的死亡风险。

自 20 世纪 90 年代中期以来,透析液钠离子浓度为 140 mmol/L 已成为美国的主要处方。透析液中钠的处方因人而异。在一些国家,首选单一钠浓度的透析液,而在另一些国家,透析液中多种钠离子浓度的处方是常见的。如果透析液与血浆之间钠离子浓度梯度为正值,则透析后血浆钠浓度一般会增加,可能通过刺激口渴导致更高的透析间体重增长

(IDWG)和血压升高。为支持这一理论,观察性研究显示了高钠离子浓度梯度和较大 IDWG 之间的关联。对 469 例肾衰患者的研究发现,使用正钠离子浓度梯度透析的患者,IDWG 显著高于负钠离子浓度梯度透析的患者。1084 例普通肾衰患者的另一项横断面研究显示,透析液与血浆之间的正钠离子浓度梯度与较高的 IDWG 有关(每升高 1 mmol/L 增加 IDWG 70 g,$p=0.001$)。在一项包含 27 名非低血压倾向、非糖尿病患者的交叉单盲研究中,将透析液钠离子浓度设为透析前血浆钠离子浓度的肾衰患者与使用透析液钠离子浓度为 138 mmol/L 的肾衰患者相比,使用与透析前血浆钠离子浓度相等的钠浓度透析液的患者,透析间体重增长(IDWG)减少了 0.5 kg,口渴评分和透析中低血压发生次数显著降低。研究还报告了对患者透析前收缩压的改善现象,但仅限于未控制的高血压患者。

使用较高的透析液钠离子浓度可以改善透析时的相关并发症,但是介入研究显示出降低透析液钠离子浓度的临床益处。在将透析液钠离子浓度从 140 mmol/L 降至 135 mmol/L,联合控制盐摄入量降至 6 g/d,15～20 周后,8 例高血压肾衰患者平均动脉压显著下降 10 mmHg。同样,在一项单中心研究的 52 名患者中,将透析液钠离子浓度从 141 mmol/L 降至 138 mmol/L,持续 8 个月后,在不增加不良事件的情况下,发现透析前、后收缩压和舒张压的统计学数据显著性降低。这些数据表明透析液钠离子浓度的适度降低可以改善血压,而不会显著增加透析相关的不良事件。

在较大人群中的观察性研究一再证实透析液高钠离子浓度与较高 IDWG 及高血压三者之间存在关联,表明了透析液钠离子浓度升高的不良影响。来自英国的相关研究发现,使用钠离子浓度大于 140 mmol/L 透析液的患者的 IDWG 显著高于透析液钠离子浓度小于 140 mmol/L 的肾衰患者。在美国,最近的一项研究发现,与使用透析液钠离子浓度大于 140 mmol/L 的患者相比,使用透析液钠离子浓度小于 140 mmol/L 患者的 IDWG 要低 0.16 kg,并对透析前血压没有影响。一项纳入了大约 30000 名患者的 DOPPS 全球性研究结果显示,透析液钠离子浓度大于 142 mmol/L 与高 IDWG 有最高相关性。透析液钠离子浓度每增加 2 mmol/L,IDWG 会增加 0.17%,而与血浆钠离子水平无关。

高钠离子浓度透析液易于提高透析后的血浆钠离子水平、增加口渴和随后的液体摄入量。由于在规定的透析时间内要解决高 IDWG 的问题,所以需要很高的超滤率,可能增加高血压的概率或左心室肥大,或者导致透析中低血压最终导致死亡率的增加。这一系列事件与临床实践中的日常观察结果一致,并得到生理学(Frank-Starling 机制)和随后的病理生理学的支持。

氯化钠是细胞外液电解质和血浆渗透压的主要决定因素。虽然血浆体积相对有弹性,但血浆张力相对保守。Gotch 等学者将透析液钠离子浓度从 146 mmol/L 降低到 132 mmol/L 时发现,患者的透析前血清钠离子浓度保持不变。在一年的时间间隔内,非糖尿病肾衰患者的血清钠离子浓度变化极小。虽然这些患者的透析前血清钠离子水平为(138±3.4) mmol/L,少数值为 132～144 mmol/L。然而,任何个体患者的透析前钠离子浓度每月的变化不超过 2 mmol/L。有学者提出了一个独特的透析前血浆钠离子水平的概念,即所谓的个体钠设定点。这一假设得到了稳定的肾衰患者透析前钠离子水平研究的支持。在超过 1000 名患者的更多样化的维持性透析人群中的数据与这些发现一致。值得一提的是,在这两项研究中,平均透析前血浆钠离子水平在 136～137 mmol/L 之间。基于这一个体钠设定点的概念,降低透析液钠离子浓度的个性化方法出现了。但是,钠设定点的使用也有其缺点:在肾衰患者中盐摄入量和口渴度之间的相关性不是常数,因为体内渗透压感受器功能可能已经受损,并且钠设定点的设定不考虑低渗溢水的情况。

钠浓度梯度是弥散清除钠的主要驱动力,它是血液和透析液中钠活性的函数。熵的经典热力学定律预测,随着能量进入系统,物质会均匀分散为最大的无序状态,弥散是无序状态的一种表现,我们预计溶解物质会在溶液中均匀分散,实际上化学系统很少是理想状态的,溶质与溶剂和其他溶质相互作用,钠离子只有存在于无限稀释的溶液中才表现出"理想行为",化学家通过改变浓度(c)具有的"模糊因子"或活度系数(f)得出活性或表观浓度(a)。并不是所有的钠离子都可以立即发生反应,仅有游离的非复合离子具有电化学活性。此外,钠离子活性(a)随溶液的组成和温度而变化。因此,当溶液组成改变时,活度系数f发生变化。改变溶液 pH 或加入其他离子如碳酸盐、碳酸氢盐、磷酸盐可有效降低溶液中游离的非复合钠离子数量,并降低钠离子的活性和活度系数。

$$a = fc \tag{6-1}$$

区分钠离子浓度和钠离子活性对于理解患者在透析期间不能同时达到盐和水平衡至关重要。这是因为只有具有化学活性的钠离子才能够通过弥散透过透析膜。

2. 钾离子

钾离子大部分(约 98%)存在于细胞内,少量存在于细胞外液,且浓度恒定。组织细胞中平均含钾离子 150 mmol/L,红细胞内含钾离子约 105 mmol/L,血清中含钾离子 4~5 mmol/L。体内的钾离子经常不断地在细胞内与体液之间相互交换,以保持动态平衡。钾离子是维持细胞生理活动的主要阳离子,在保持机体的正常渗透压及酸碱平衡、参与糖及蛋白代谢、保证神经肌肉的正常功能等方面具有重要作用。

在健康人群中,人体钾的平均体内含量约为 45 mmol/kg,其中约 98% 位于细胞内,仅有总量的 2% 存在于细胞外液中。细胞内和细胞外钾的这一比例由将 Na^+ 从细胞内转运出和 K^+ 从细胞外转运进入细胞的钠-钾泵维持:钠-钾泵从细胞外每转运入两个 K^+,将三个 Na^+ 转运出细胞,即它具有 3:2 的耦合比。

正常血钾浓度在 3.5~5.0 mmol/L 范围内,是摄入量、排泄量和内分布的平衡。其活性受细胞外钾离子浓度的调节:钠-钾泵的活性随细胞外钾离子浓度增加而增加;因此对于健康人群,钾的细胞摄入增加或减少,血钾浓度都能维持在正常范围内。

钾在食物中广泛分布,特别是水果和蔬菜,制备无钾饮食是非常困难的。在健康人群中,由于钾离子的清除速率高,为了维持正常的血钾浓度,钾的平均每日摄入量为 80~100 mmol。在肾功能正常的情况下,大约 90% 的钾摄入量在尿液中被清除,剩下的 10% 在粪便中。随着肾功能恶化,胃肠对钾的排泄承担更大的作用,通过排泄增加维持恒定的血钾浓度。

进行血液透析的患者,限制钾的摄入和透析时钾的清除成为控制钾平衡的主要方法。通常在肾衰患者中,膳食钾限制在 40~50 mmol/d,而饮食不当是高钾血症的最常见原因。当外源性摄入钾不足时,必须考虑由组织分解引起的内源性来源,例如血肿、严重溶血和横纹肌溶解。钾的正常细胞内至细胞外分布的改变也可能对血钾水平有重要影响。

血浆中钾与氢的含量密切相关,两者的增加和减少是同步的。无机代谢性酸中毒促进细胞内钾的排出,而碱中毒则会引起细胞摄取钾。肾衰是代谢性酸中毒最常见的原因,肾衰患者常常在此基础上血钾浓度升高。

　　β_2 肾上腺素受体的刺激增加钠-钾泵的活性,促进细胞对钾的摄取和降低血钾浓度,在此基础上,有人建议使用沙丁胺醇治疗肾衰患者的高钾血症。相反 β_2 肾上腺素阻滞剂(beta2 adrenergic blockade)可增加血钾浓度,在大多数肾功能正常的患者中,这种作用在临床上并不明显,但在肾衰患者中,使用非选择性 β 受体阻滞剂可增加血钾约 1 mmol/L。

　　心脏选择性 PI 阻滞(cardioselective PI-blockade)导致透析前血钾浓度没有变化,并且在需要 β 受体阻滞剂治疗的肾衰患者中应该是优选的。众所周知,胰岛素促进钾的细胞摄取,而抑制胰岛素分泌导致钾移动到细胞外,因此,糖尿病肾病患者易于发生高钾血症。在肾功能正常的个体中已经显示,细胞外渗透压增加导致血钾浓度显著增加。据推测,在细胞外液具有较高张力的情况下,钾离子通过对流移出细胞,或者,细胞外液的浓度增加和细胞内液的降低将改变细胞内、外液钾的比值,从而改变跨膜电位或 Na-K-ATP 酶的活性。

　　透析治疗过程中使用透析液钾离子浓度低于血浆中钾离子浓度来去除钾,然而这个个体变化很大,很难预测。影响血液透析中钾去除的主要因素包括透析前血钾浓度、透析液中钾离子浓度、透析效率和治疗时间。然而,影响钾的跨细胞分布的因素也是重要的。

　　透析过程中去除的约 60% 的钾来自细胞内液,并且钾去除至少遵循双室模型,从细胞外液去除钾的速率比从细胞内更快。因此,在透析期间产生了细胞内、外液之间的不平衡,并且在透析终止之后,钾将继续从细胞内转移到细胞外,直到稳定的细胞内、外钾离子浓度梯度重新建立。这导致了血钾浓度的显著反弹。研究发现,透析前血钾浓度越高,血钾浓度的降低幅度越大;血钾浓度越高,钾的表观分布容积(apparent volume)越小。总之,这两个发现解释了要预测最终的血钾浓度和透析过程中钾的去除量是非常困难的。

　　为了达到足够的效果,透析过程中钾清除量应该等于两次透析间的摄入量,但是很难确定两次透析间的摄入量和透析中的清除量。通常希望在本次治疗结束后避免患者低钾,在下次治疗前避免高钾。

　　对于稳定的肾衰患者,为了保证透析前血钾水平低于 6 mmol/L,一般使用钾离子浓度为2 mmol/L的透析液。另一方面,透析液钾离子浓度的安全性也与避免低钾血症和透析引起的心律失常有关。QT 离散度(QT dispersion)的增加倾向于室性心律失常。Barsotti 等学者在一项 10 例患者的研究中评估了血液透析和单纯超滤所产生的 QT 离散度。血钾的下降被认为是导致透析相关 QT 离散度增加的主要原因,使用 2 mmol/L 钾离子浓度的透析液,QT 离散度几乎翻了一番,但使用等钾透析液或单纯超滤时,QT 离散度的变化会最小化。因此,心律失常的患者可能需要更高钾离子浓度的透析液(3～3.5 mmol/L),并频繁监测血钾。

　　钾离子在细胞内的浓度高于在细胞外的浓度,并且它们倾向于沿着该浓度梯度向细胞外扩散,细胞内相对于细胞外带负电荷,钾离子沿着电化学梯度(electrical gradient)进入细胞内。当流入、流出细胞的钾离子相等时达到平衡。存在这种平衡的膜电位是平衡电位,它的大小可以根据能斯特(Nernst)方程计算。血钾浓度的急剧下降(主要在透析期)引起的细胞膜超极化(hyperpolarization)会促进心律失常,所以可通过调节透析液中钾离子的浓度来避免细胞内和细胞外钾的比例突然改变。Redaelli 等学者在透析中使用钾离子浓度逐渐下降(3.5～2.5 mmol/L)的透析液治疗患有频繁室性心律失常的患者,使治疗时血液与透析液的弥散梯度保持为 1.5 mmol/L。与固定钾离子浓度为 2.5 mmol/L 的透析液相比,使用透析液中可变钾离子浓度的方法显著降低了室性心律失常的发生,在透析过程的第一个小时尤其明显。虽然血钾浓度的总下降量没有差别,但由于可变钾离子浓度透析液中平均钾离子浓度为 3.1 mmol/L,所以可变钾离子浓度透析液中钾的清除量较少。因此,用这种技术治疗的患者可能需要经常监测透析前血钾,并且在两次透析治疗的间隔中可能需要使用聚苯乙烯硫酸钠(sodium polystyrene sulfate,kayexalate)。

对 11 名维持性血液透析的患者进行了为期 2 周的交叉研究,比较了未分级肝素和低分子量肝素的透析前血清钾的影响,与低分子量肝素相比,使用普通肝素的透析前血清钾显著升高(5.7 mmol/L vs 5.2 mmol/L)。血浆醛固酮与血浆肾素的比例相应降低,可能是由于使用普通肝素时继发于肾上腺抑制的钾结肠排泄减少。

3. 镁离子

镁离子是体内含量较多的阳离子之一。成人体内含镁 0.823~1.234 mol,其中 50% 存在于骨骼,45% 在细胞内液,细胞外液占 5%。肝、肾和肌肉含镁较多,在细胞内液镁的含量仅次于钾而居第二位,其浓度约为细胞外液的 10 倍。在细胞外液,镁的含量仅次于钠、钾、钙而居第四位。在许多生理化学过程中,镁都参与反应并占重要地位,比如是多种酶的激活剂。碱性和酸性磷酸酶、磷酸变位酶、焦磷酸酶、肌酸激酶、己糖激酶、亮氨酸氨基肽酶和羧化酶等,它们的催化作用都须有镁离子的激活;镁也是组成 DNA、RNA 及核糖体大分子结构所必需的元素,还是维持神经和肌肉正常功能的重要元素。

镁广泛分布于食物中,肠道对镁的吸收及肾脏对镁的排泄是决定血浆镁水平的主要因素。镁吸收主要来自小肠,尽管结肠吸收可以发生(如直肠灌肠后发生高镁血症)。维生素 D 和甲状旁腺激素促进镁的吸收;增加膳食磷酸盐含量可减少镁的吸收;相反,增加膳食镁会减少磷的吸收(磷酸盐和镁在胃肠道中形成复合物,使两者都不能被吸收)。

正常饮食每天含有约 300 mg(25 mmol)的镁,约有 30% 被吸收,每天约 100 mg 的镁从尿液中排出。肾功能衰竭患者容易出现高镁血症,直到 GFR 大于 15 mL/min 时,高镁血症通常并不明显;血镁升高延迟的原因是降低了肾小管对镁的重吸收。

肾衰患者主要靠血液透析清除镁。透析清除镁主要取决于血液和透析液中的镁的浓度梯度和透析时的对流量。血液中的镁以未离解的形式(TMg)和离子的形式(Mg^{2+})存在,和钠一样只有活性镁可以弥散通过透析器半透膜。已经有用于测量血液和透析液中 TMg 的技术,用离子选择电极能正确测量血液和透析液中的镁。

$[Mg^{2+}]=0.723[TMg]+0.008$ mmol/L($r=0.978$),$[Mg^{2+}]/[TMg]$ 的比值平均为 0.71。此外,超滤液中的镁离子浓度比血清中的浓度低 25%。从这些数据可以看出,为了在透析过程中不发生镁的弥散,透析液中镁离子的浓度必须等于血液总镁浓度的 53%。肾衰患者的 $[Mg^{2+}]/[TMg]$ 结果与一项研究中的对照组无显著差异,而在另一项研究中较低(0.61,范围为 0.58~0.65)。根据最新的研究,透析液中的镁离子浓度值等于血液中总镁浓度的 46% 时,可以避免镁从血液中弥散至透析液中。

当使用镁离子浓度为 0.25 mmol/L(0.6 mg/dL)的透析液,肾衰患者的总镁浓度在正常范围内。相反,当使用 1.5 mmol/L 的镁离子浓度的透析液时,血镁水平升高。目前,临床上使用较多的为低镁离子浓度(0.5 mmol/L)和高镁离子浓度(1.5 mmol/L)的透析液。根据轻度高镁血症的潜在益处,一些医师建议使用 1.5 mmol/L 镁离子浓度的透析液来抑制 PTH 分泌并延缓动脉钙化的发展。

对于无动力骨病患者,也可考虑使用 0.25 mmol/L 镁离子浓度的透析液。Navarro 等学者分析了 110 名接受镁离子浓度为 1 mmol/L 透析液治疗的患者,观察到高镁血症(血镁 >1.03 mmol/L)的发生率为 73%,甲状旁腺功能减退症(PTH 浓度低于 120 pg/mL)的发生率则为 47%。甲状旁腺功能减退症患者的血清镁浓度显著增高,血清镁浓度与 PTH 水平呈负相关,与钙、磷和维生素 D 水平无关。由于无动力骨病与相对性甲状旁腺功能减退症之间存在一致的联系,因此这些作者认为慢性高镁血症(减少 PTH 合成和/或分泌)可能在无动力性骨病的发生中起作用。

4. 钙离子

正常成人含钙 25～30 mol,其中 99% 以上存在于骨骼及牙齿中,其他存在于软组织 (0.6%)及细胞外液(0.1%)中。血浆中的钙有三种存在形式:离子钙(48%)、与蛋白质(白蛋白、球蛋白)结合的钙(40%)、与磷酸盐、草酸盐、枸橼酸盐、重碳酸盐结合,形成小分子的结合钙(12%)。其中离子钙浓度为 1.25～1.5 mmol/L,起着重要的生理作用,其浓度变化直接影响神经肌肉及心肌兴奋、多种物质代谢、凝血等一系列重要生命活动。

已有大量证据证明,低钙血症会使 CKD 患者发生肾性骨病、继发性甲状旁腺功能亢进以及死亡的风险增加。例如,纳入了 12 个国家的 25588 例 MHD 患者的 DOPPS 研究,经过 10 年随访观察发现,与正常血清钙(2.15～2.50 mmol/L)水平相比,当血清钙浓度小于 2.15 mmol/L 时,会显著增加长期维持性血液透析(MHD)患者的全因死亡风险。低血清钙还可能影响 CKD 患者骨矿化,增加骨质疏松的风险。

同样,研究表明高钙血症也会使 CKD 患者发生转移性钙化、死亡等临床不良事件的风险增加。例如,上述 DOPPS 数据还表明,与正常血清钙水平相比,血清钙浓度大于 2.50 mmol/L 时,CKD 患者的全因死亡率和心血管病死亡率均显著升高,MHD 患者血清钙水平为 2.15～2.50 mmol/L 时,死亡风险最低。血液肾衰患者的回顾性研究提示,血清钙浓度大于 2.75 mmol/L 使肾衰患者死亡风险增加 60%。同时,其他研究也证明,高血清钙不仅增加 CKD 患者的死亡风险,还可以增加患者冠状动脉钙化的发生率,导致更多心血管事件。

目前存在争论的是 5-5D 期 CKD 患者血清钙上限水平。一些研究认为,高血清钙会带来血透患者血管钙化风险的增加,应该将 5-5D 期患者的血清钙维持在正常水平的低限,但是其他一些研究表明,血清钙上限维持在 2.5 mmol/L 并不会增加血管钙化的风险。 DOPPS 研究表明,MHD 患者血清钙水平在 8.6～10.0 mg/dL 时死亡风险最低。日本 Kirnata 等的前瞻性队列研究发现,血清钙浓度大于 2.6 mmol/L 才会增加心血管事件发生的风险。Kalantar Zadeh 等针对 58058 例 MHD 患者研究发现,血清钙浓度大于 2.63 mmol/L 才会增加患者死亡的风险。一项包含 307 个透析中心 17236 例肾衰患者的前瞻性队列研究结果显示,血清钙浓度大于 2.85 mmol/L 才相应增加死亡率及心血管事件发生风险。所以对于 CKD3-5D 期患者,建议血清校正钙水平维持在正常范围,即 2.10～2.50 mmol/L 之间。

在血液透析过程中,钙离子平衡是决定心血管功能和血流动力学稳定性的重要因素。对于 MHD 患者,透析液的钙离子浓度影响总钙平衡,合理的透析液钙离子浓度有利于维持患者钙平衡。有研究表明,常规使用的钙离子浓度为 1.75 mmol/L 的透析液仅适合透析前低血钙的患者,而对于透析前血钙水平不低的患者常常造成透析后高钙血症及转移性钙化。钙离子浓度为 1.25 mmol/L 的透析液可以保证患者透析后的血清钙水平趋于正常范围。

一项对 12 例血钙正常的肾衰患者使用钙离子浓度分别为 1.75 mmol/L、1.50 mmol/L 和 1.25 mmmol/L 的透析液后进行评价的研究表明,使用钙离子浓度为 1.25 mmol/L 的透析液,体内丢失钙5.03 mmol,透析后血钙与透析前相比无变化,iPTH 较透析前明显升高;使用钙离子浓度为 1.50 mmol/L 的透析液,体内钙蓄积 1.4 mmol,透析后血钙增高,25％透析后高血钙,PTH 无明显变化。而使用钙离子浓度为 1.75 mmol/L 的透析液,透析后体内钙蓄积 3.3 mmol,透析后血钙增高,83.3％发生透析后高钙。因此,钙离子浓度为 1.25 mmol/L 的透析液能够明显减轻钙负荷,但长期使用需要检测 iPTH 水平。另有研究认为,钙离子浓度为 1.50 mmol/L 的透析液,对于透析前轻度低血钙或在正常值低限的患者是适用的。日本对 3276 例 MHD 患者的资料分析结果显示,使用钙离子浓度为 1.25 mmol/L 的透析液进行血液透析的患者,其钙、磷达标率比使用钙离子浓度为 1.50 mmol/L 的透析液者更高。有文献分析认为,钙离子浓度为 1.25～1.50 mmol/L 的透析液降低透析后高钙血症发生率,允许患者服用更大剂量的活性维生素 D 及其类似物和含钙、磷结合剂,减少无动力骨病,但有刺激 iPTH 水平增加和增加透析中低血压的可能。钙离子浓度为 1.50～1.75 mmol/L 的透析液增加透析过程中血流动力学的稳定性,抑制 iPTH,对于夜间长时间肾衰患者,较高的透析液钙离子浓度有助于骨的保护,然而,其可能限制含钙、磷结合剂的使用,增加高钙血症和血管钙化的风险。需要注意的是,透析液钙离子浓度只是影响患者钙平衡的一个方面,患者的其他情况如透析前血清钙水平、透析时间的长短和频率、合并用药等均对钙平衡具有重要影响,临床应根据患者的具体情况个体化选择透析液的钙离子浓度,以达到更好的骨保护和减少转移性钙化及心血管疾病的目的。

5. 碳酸氢盐

代谢性酸中毒是慢性肾脏病患者非常常见的并发症。肾衰患者体内酸碱平衡取决于许多因素,主要包括机体净酸产生量、从透析液中获取的碱总量、透析时长以及残肾功能等。既往血液透析多采用醋酸作为缓冲剂的透析液。但醋酸易引起患者恶心、呕吐、头痛、血管扩张和心肌抑制以及低血压等不良反应,且当患者肝功能有损害时,易发生醋酸潴留,因此,目前多采用碳酸氢盐作为缓冲剂,同时加入酸性物质调节透析液的 pH。

慢性肾脏病(CKD)患者的代谢性酸中毒定义为在肾功能下降的同时,血清碳酸氢盐浓度持续低于 22 mmol/L。统计数据表明,CKD 4 期患者代谢性酸中毒发病率为 19％～37％。在典型的 CKD 患者中,血清碳酸氢盐浓度的下降与肾小球滤过率的下降呈正相关。在 CKD 早期,主要是因为碳酸氢根重吸收减少、泌氨增多引起的阴离子间隙(anion gap, AG)正常型代谢性酸中毒;在 CKD 中、晚期甚至终末期肾脏病的患者中,则主要是由 GFR 下降引起的固定酸排泄减少,即 AG 增高型代谢性酸中毒(尿毒症性酸中毒)。

近来研究发现,代谢性酸中毒能够引起肌肉分解、加重骨病、引起低蛋白血症、加重炎症、促进 CKD 恶化进展,并能增加患者死亡的风险。同样,代谢性碱中毒也与许多不良结果存在相关性,代谢性碱中毒可引起电解质紊乱,导致血清钙离子、钾离子浓度下降,从而引起心律失常以及血流不稳定,并加重血管钙化,还会引起免疫系统缺陷,加重感染风险。

最初 Kolff 的转鼓式透析系统使用钠离子浓度为 126.5 mmol/L 和高浓度的葡萄糖透析液,通过弥散和渗透作用来清除钠和水。在最初 Kolff 的透析液配方中有 23.9 mmol/L 碳酸氢盐用于矫正酸中毒。碳酸氢盐作为血液的缓冲剂,约有 65％的纠酸作用,并且它迅速反应,从这个意义上说,它是作为碱化剂最具生理性的物质。另一方面,在含有碳酸氢盐的透析液中,存在通过以下反应容易生成微溶性碳酸化合物的问题。

$$2HCO_3^- + Ca^{2+} \longrightarrow CaCO_3 + H_2CO_3 \longrightarrow CaCO_3 + CO_2 + H_2O$$

如何防止沉淀的产生是当时所面临的主要挑战之一。作为解决这个问题的方法之一,起初是向透析用水中不断加入二氧化碳,A 浓缩液中不含有醋酸,然后以恒定的比例与含有碳酸氢钠溶液(B 原液)和透析用水混合,实现了碳酸氢盐透析液配比。在最初的含碳酸氢盐的透析液中,气泡状的二氧化碳与水反应产生碳酸,主要是采用上述反应向左推进的方法来防止碳酸盐的形成,化学反应过程如下:

$$2HCO_3^- + Ca^{2+} \longleftarrow CaCO_3 + H_2CO_3 \longleftarrow CaCO_3 + CO_2 + H_2O$$

在不产生碳酸钙的状态下,上述反应处于平衡状态,即

$$2HCO_3^- + Ca^{2+} \Longleftrightarrow CaCO_3 + H_2CO_3 \Longleftrightarrow CaCO_3 + CO_2 + H_2O$$

随着 pH 升高,碳酸钙的溶解度降低,当含有碳酸氢盐的透析液处于平衡状态时,以下 Henderson-Hasselbalch 方程式成立:

$$pH = pK_a + \log([HCO_3^-]/[H_2CO_3]) \tag{6-2}$$

pK_a 是酸解离常数,碳酸氢盐的 pK_a 是 6.1。也就是说,透析液的 pH 由 HCO_3^- 与 H_2CO_3 浓度的比值定义,该比值还规定了碳酸氢盐的形成速率。在正常人体血液中,HCO_3^- 与 H_2CO_3 浓度的比值为 20,pH = 6.1 + lg 20 = 7.4。

实验结果显示,当透析液中 $[HCO_3^-]/[H_2CO_3]$ 的值小于 18 时,碳酸盐产量下降。也就是说,足够的碳酸能降低 $[HCO_3^-]/[H_2CO_3]$ 的值,由此防止碳酸盐发生沉淀。

然而,这种加入二氧化碳的泡状透析液不稳定而且管理非常费力。Scribner 等首次提出使用醋酸作为缓冲液的建议。通过使用醋酸缓冲液,可以非常容易地控制透析液的配制,能够以浓缩液的形式生产,而且醋酸能抑制透析液中细菌的繁殖,与含有碳酸氢盐的透析液相比,由于它具有的各种优点,而迅速流行起来。

20 世纪 70 年代初期,醋酸透析液成为透析液的主流,Novello 等学者研究发现醋酸与透析时的低血压有关,提出了醋酸不耐受的概念。很显然,碳酸氢盐是一种优于醋酸的生理物质,但含碳酸氢盐的透析液则容易产生碳酸盐沉淀。

尽管往透析用水中加入二氧化碳,可以通过水与二氧化碳反应而直接供给碳酸,但实际上需要根据液体的量来计算二氧化碳的供给量,因此如何稳定地保证透析液中的碳酸盐浓度是最关键的问题。

作为代替往透析用水中不断加入二氧化碳的方法,有学者研究了向碳酸氢盐透析液的 A 浓缩液中加酸的方法。就是通过向 A 浓缩液中加入一定量的酸,使其在与 B 浓缩液中的碳酸氢钠混合时反应来产生碳酸。化学反应方程式如下:

$$NaHCO_3 + H^+ \longrightarrow Na^+ + H_2CO_3$$

该反应能发生在任意能够生成碳酸的酸中,但是在使用强酸的情况下,A 浓缩液的 pH 为 1~2,会腐蚀金属,因此要求透析装置的材质耐酸性,增加了成本。考虑到耐久性是透析装置长期使用的先决条件,因此在实践中理想的添加物是解离常数(pK_a)为 3 或更高的弱酸。

由于需要将酸加入透析液中,除了酸度之外,还需要考虑一些问题。例如透析性质,分子量相对较低(小于 200)的有机酸在体内存在一定量且在三羧酸(tricarboxylic acid,TCA)循环等许多中间代谢产物不存在明显毒性,还有新陈代谢和配方上的问题等,候选者被缩小

为醋酸、乳酸和柠檬酸三种。乳酸有可能在重负荷下累积，所以醋酸被用作大部分透析液的酸。

醋酸（CH_3COOH）是含有一个羧基（—COOH）的羧酸。它普遍存在于生物体内，如作为醋的主要成分外源摄入并通过作为饮用酒精的主要成分的乙醇的新陈代谢产生。众所周知，它是由反刍动物（如牛和长颈鹿）的肠道中的细菌产生的发酵产物，并且其在血液中以高浓度存在。

醋酸盐通过乙酰辅酶A合成酶转化为乙酰辅酶A。这种乙酰辅酶A进入TCA循环并最终分解成二氧化碳和水，而过量的乙酰辅酶A则成为脂肪酸的原料。乙酰辅酶A合成酶广泛分布于生物体内，如肌肉、肝脏等，也存在于含有醋酸的透析液中，当以醋酸根的形式存在时，需要一个氢离子产生乙酰辅酶A，$H_2O+CO_2 \longrightarrow H_2CO_3 \longrightarrow H^+ + HCO_3^-$ 产生碳酸氢根并作为碱化剂起作用。如果醋酸作为透析液的组分，需要考虑非生理的醋酸负荷，醋酸的代谢能力是一个重要的问题，其中包括代谢物的行为。醋酸的半衰期为2.2 min，在一项研究中发现，肾衰患者的醋酸代谢能力因人而异，健康受试者约2.8 mmol/(kg·h)，代谢速度较快。基于每摩尔醋酸代谢产生1 mol碳酸氢根的事实，20世纪70年代的研究发现醋酸钠转变为碳酸氢盐的代谢速率是有限的，在没有代谢性酸中毒的情况下，对于在治疗过程中可清除的碳酸氢盐的量的上限为2.5～3.5 mmol/(kg·h)。根据这些数据，醋酸的流入量仅对尿素清除率约为170 mL/min的尿毒症患者才符合正常的代谢利用率；在更高的透析效率下，醋酸盐会在血浆中积累，增加心血管事件的不稳定性（醋酸盐是一种强效血管扩张剂），增加透析时恶心、头痛和疲劳的症状，这可能与乙醛的形成有关。有学者研究发现，当血液中醋酸的浓度小于2 mmol/L时不会有醋酸不耐受的症状。假设肾衰患者的醋酸代谢能力为2.8 mmol/(kg·h)，体重为50 kg，透析时的血流量为200 mL/min，透析液中醋酸的浓度小于12 mmol/L时，血液中的醋酸浓度不超过2 mmol/L。此外，还检查了醋酸的代谢物，如柠檬酸和苹果酸，并且证实在该浓度下醋酸代谢物的浓度不会对人体产生影响。

基于以上研究结果，而且考虑到一定的安全范围，1981年扶桑制药有限公司在日本发布了醋酸浓度为8 mmol/L的碳酸氢盐浓缩液AF 1号。AF 1号的配方为醋酸钠6 mmol/L与冰醋酸2 mmol/L，这样可以使A浓缩液不变为强酸。A浓缩液的pH的理论值为 $pK_a+lg([CH_3COO^-]/[CH_3COOH])=4.76+lg(6/2)=5.24$，因为酸解离常数（$pK_a$）抑制酸性，可以减少浓缩液对设备的腐蚀。当2 mmol/L醋酸与30 mmol/L碳酸氢盐在使用时作为透析液反应，形成2 mmol/L的碳酸，从而$[HCO_3^-]/[H_2CO_3]$的值变成14，碳酸盐的形成可以被充分抑制。

对于肾衰患者来说，酸碱平衡主要取决于机体净酸产生量、从透析液中获取的碱总量、透析时长以及残肾功能。因此透析液碳酸氢盐浓度对于患者的酸碱平衡来说至关重要。

用于选择透析液中最佳碳酸氢盐浓度的可靠标记物包括透析前血浆碳酸氢盐水平不低于24 mmol/L和透析后碳酸氢盐水平不高于28 mmol/L。碳酸氢盐在体内分布为体重的40%，4 mmol/L的血浆碳酸氢盐浓度的增加，可以平衡平均蛋白质摄入量约每天1 g/kg产生的氢离子。

为什么避免碳酸氢盐水平低于24 mmol/L非常重要？几位学者已经证明，酸中毒的分解代谢作用是导致肾衰患者常见的异常蛋白质代谢和营养不良的原因。酸中毒也被认为是肾衰患者死亡率增加的危险因素之一。最后，与慢性酸中毒相关的骨缓冲（extensive bone buffering）很可能加重骨营养不良。另一方面，也必须避免透析期结束时碳酸氢盐血浆浓度超过 28 mmol/L 的酸中毒过度纠正,特别是左心室功能受损的患者。碱中毒会增加钙与蛋白质的结合,可能会降低离子钙浓度,削弱心肌收缩和保持动脉压。而且,pH > 7.40 会增加血红蛋白对氧气的亲和力,可能导致低氧血症,从而降低心脏功能。最后,钾离子在透析时的清除会使血钾浓度下降,增加碱中毒,并可导致严重的心律失常。

透析过程中患者体内的有机酸阴离子(如乳酸根、β-羟基丁酸根和乙酰乙酸根(acetoacetate))会通过半透膜进入透析液。在正常情况下,这些物质通过氧化生成 CO_2 和 H_2O 而被中和。由于这些阴离子在透析过程中被清除,所以不会发生氧化反应,从而导致氢离子的累积。

对于每周三次的透析频率,为了酸碱平衡,必须在每次透析期间获得约 300 mmol 的碳酸氢盐。对于约 70 g/24 h 的 PCR 值,可以计算出每周氢离子的产生量约为 400 mmol。此外,透析期间从血液向透析液的扩散转移而损失的阴离子每周约为 300 mmol,并且由于对流,碳酸氢盐的丢失每周约为 200 mmol。

目前有许多指南都涉及透析前最佳血清碳酸氢盐水平,2002 年及 2003 年的美国肾脏病基金会肾脏病预后质量指南推荐最佳透析前碳酸氢盐水平为不小于 22 mmol/L,2004 年出版的透析预后与实践模式研究(dialysis outcomes and practice pattern study,DOPPS)推荐为 19～22 mEq/L,2007 年的欧洲最佳实践指南推荐为 20～22 mmol/L。

Jürgen Bommer 等采用 DOPPS 的数据进行分析,以透析前血清碳酸氢盐浓度为观测指标,以死亡以及首次住院治疗作为观测终点。研究结果显示,调整前以及调整后的透析前血清碳酸氢盐浓度对患者死亡及首次住院治疗的影响曲线均呈 U 形,当血清碳酸氢盐浓度为 19～22 mmol/L 时,其变化与死亡及住院风险增加无明显相关性,但当血清碳酸氢盐水平过高(>27 mmol/L)和过低(≤17 mmol/L)时,患者死亡和住院风险均增加。

Dennis Y. Wu 等对美国 DaVita 透析中心的 56385 名持续性肾衰患者透析前血清碳酸氢盐浓度与死亡率之间的相关性进行分析。结果显示,未调整时透析前血清碳酸氢盐浓度对患者死亡影响曲线呈 J 形;透析前血清碳酸氢盐浓度为 17～23 mmol/L 时,全因死亡率最低,经过多因素混合调整之后曲线呈 U 形;透析前血清碳酸氢盐浓度为 17～27 mmol/L 时,全因死亡率最低,经过多因素混合以及九种营养不良-炎症反应综合征相关标志物调整之后曲线呈反 J 形;透析前血清碳酸氢盐浓度<22 mmol/L 时,死亡风险增加,而当透析前碳酸氢盐浓度为 22～27 mmol/L 时,死亡风险降低,原因可能是在持续性肾衰患者中低血清碳酸氢根浓度反映了相对较高的蛋白质摄取。

Tadashi Yamamoto 等采用日本透析治疗协会肾脏登记处的数据,对 15132 名年龄≥16 岁的患者进行分析,以全因死亡率以及心血管病死亡率作为观察终点,随访 1 年,研究结果表明,透析前血清 pH≥7.40 的患者全因死亡风险增加,心血管病死亡风险增加,透析后血清 pH<7.40 的患者全因死亡风险增加,而透析前后血清碳酸氢根浓度与患者全因死亡率和心血管病死亡率无明显相关性。

Francesca Tentori 等使用 DOPPS 数据进行一项前瞻性队列研究,这项研究包括来自 11 个 DOPPS 国家的 17031 名每周接受 3 次血液透析的患者,以透析液碳酸氢盐浓度作为观察指标。研究结果表明透析液碳酸氢盐浓度每增加 4 mmol/L,死亡率增加 9%,这种相关性在长时间透析的患者中更加显著,其原因可能是电解质迅速转移以致透析期间以及透析后代谢性碱中毒,此外,血清碳酸氢盐浓度的迅速改变可导致钾离子由细胞外向细胞内转移,使血清钾离子迅速下降,引起心律失常,血清碳酸氢盐浓度改变还可以引起 QT 间期延长,呼吸抑制、免疫功能下降等。

理想的透析液碳酸氢盐浓度既可防止下次血液透析前的代谢性酸中毒,同时又可避免此次透析后的代谢性碱中毒。因此,有学者提出在透析期间将碳酸氢盐由较高浓度逐渐下降的方法,David Tovbin 等将透析液碳酸氢盐浓度由开始时较高(40 mmol/L)以指数形式递减至标准浓度(35 mmol/L),发现其与使用恒定碳酸氢盐浓度进行透析相比,能更好地达到这一目标。但是,目前关于这一方法的研究还很少,还需要进一步的研究来验证其优势及可行性。

Heineken 等学者发现使用不同的公式,患者酸碱失衡的校正良好。Kirschbaum 发现与直接送往医院实验室的样品相比,隔夜送往中心实验室的冷冻血清的总二氧化碳浓度显著降低。

研究报道了透析期间血液中 HCO_3^- 浓度升高的模式。这些研究表明,几乎所有的 HCO_3^- 浓度的上升都发生在透析时的前 2 小时,后 2 小时 HCO_3^- 浓度几乎没有变化。

6. 枸橼酸盐

枸橼酸为正常存在于人体内的生理性的酸,通过肝脏及肌肉代谢,生成碳酸氢盐及能量,因其具有抗氧化、调节免疫力及抗炎性反应的特点,在避免醋酸造成的不良反应的同时,还能较快纠正患者的酸中毒状态,此外,其可与钙离子结合,从而能够达到抗凝、调节心血管系统等作用。

许多研究显示,应用枸橼酸盐透析液进行血液透析治疗,可有效减少凝血,并能够减少肝素等抗凝剂的用量。枸橼酸盐透析液无论应用于 HD 还是 HDF 同样安全;在生物相容性方面,与醋酸盐透析液相比可以减轻炎症和凝血;在体外实验时发现,前者较后者可以减少补体活化和中性粒细胞活化。

使用枸橼酸盐透析液还可以提高治疗时心血管系统的稳定性,减少醋酸盐透析液导致的透析期间低血压以及透析后的不适感。由于枸橼酸可整合钙离子,使血钙浓度下降,因此对肾衰患者的钙、磷代谢及 PTH 水平可能产生潜在的影响。Gunilla 等学者的研究显示,透析前应用同样钙离子浓度透析液,透析后枸橼酸盐组钙离子浓度更低。Roman Safranek 的报道提示,应用枸橼酸盐取代含有醋酸的碳酸氢盐透析液时,透析后 PTH 的水平轻度上升,而应用后者则下降,应用枸橼酸盐透析液期间测得患者透析前血钙和血镁的值较含醋酸盐透析液低。

日本学者专门对比了含有醋酸盐的碳酸氢盐透析液和不含醋酸盐而含枸橼酸盐的透析液,对于维持性血液透析患者酸中毒、贫血、营养状态的影响。初始低 HCO_3^- 的患者,在使用枸橼酸盐透析液时 HCO_3^- 明显提升。初始血红蛋白 $\geqslant 100$ g/L 者,血红蛋白在实验中无变化,即使减少红细胞生成素(erythropoietin,EPO),用量也不影响。但贫血者,在枸橼酸盐透析液组会有改善。同样,血浆白蛋白正常者实验中水平不变,但初始低白蛋白血症者,在使用枸橼酸盐透析液后有明显提升。枸橼酸盐透析液可以改善维持性血液透析患者的代谢性酸中毒、提高对 EPO 的反应,从而改善患者的营养状态。

7. 葡萄糖

透析液中葡萄糖的使用随着技术的发展发挥了不同的作用。在血液透析早期,使用葡萄糖利用渗透的原理进行超滤,当时透析液葡萄糖浓度高达 1800 mg/dL。随着技术的发展,负压超滤在准确性上更优于渗透超滤,所以渗透超滤被取代,透析液中的葡萄糖浓度开始下降。

现在临床上关于透析液中理想的葡萄糖浓度一直存在争议。使用无葡萄糖的透析液会引起的问题包括在治疗时诱发低血糖(特别是在使用胰岛素或口服降糖药物的糖尿病患者)和更多氨基酸的损失(由于诱导分解代谢状态)。另一方面,使用含葡萄糖的透析液的问题包括高甘油三酯血症、钾离子清除率可能降低,以及增加透析液中细菌生长的风险。

一些早期的无糖透析液研究集中在评估其潜在代谢效应,Wathen 等评估了非糖尿病患者在进行 2 次 6 h 透析治疗时,比较使用葡萄糖浓度为 200 mg/dL 的透析液和无糖透析液,结果显示,使用无糖透析液,透析前血糖为 96 mg/dL,透析后为 81 mg/dL,有统计学差异,而使用含葡萄糖的透析液,血糖浓度保持稳定,介于 97~99 mg/dL 之间。使用葡萄糖浓度为 100 mg/dL 的透析液与葡萄糖浓度为 200 mg/dL 的透析液相比,使用葡萄糖浓度为 100 mg/dL 的透析液的肾衰患者,他们透析时的血糖更低。

在 Wathen 等学者的研究中,对于使用无糖透析液,透析后胰岛素、乳酸盐和丙酮酸盐的浓度与透析前相比均较低,有统计学意义。而使用含糖透析液,相比透析前后,这些参数没有统计学变化。此外,与无糖透析液相比,使用含糖透析液,β-羟基丁酸盐和乙酰乙酸酯透析后浓度显著增加。这些结果表明,对于无糖透析液,机体通过转换为分解代谢状态(糖异生和糖原分解),来维持稳定的血糖水平。这解释了较低水平的乳酸和丙酮酸,因为它们是糖异生的重要前体。乙酰乙酸和 β-羟基丁酸的显著增加是脂肪酸氧化的次要因素,为糖异生提供能量。该研究还表明对于含糖和无糖透析液,透析后甘油三酯水平没有显著变化。其他几项研究表明使用无糖透析液,患者血液中的葡萄糖浓度下降,胰岛素浓度稳定或较低。

Ward 等学者评估了无糖透析液与含糖透析液(200 mg/dL)之间钾清除率的差异。每位患者透析液钾浓度为 2~3 mmol/L,所有组的透析后血钾浓度相似,但无糖透析液与含糖透析液相比,实际清除钾的量更高(10~30 mmol)。而 Fischbach 等学者的研究也表明无糖与含糖透析液之间,透析后钾浓度没有差异。而且他们的结果表明钾的清除总量也没有显著差异。

透析可能与在透析日出现负氮平衡有关。有学者认为使用无糖透析液会增加氨基酸的损失。在诱导糖异生的情况下,将存在蛋白质分解代谢并增加氨基酸的血清释放,这些可能在透析时被清除。Guiterrez 等学者证明了无糖透析液和含糖透析液,在透析时氨基酸丢失没有差异。

在使用无糖透析液进行透析时,患者进入分解代谢状态,类似于禁食状态。血糖浓度的降低不如透析液中葡萄糖损失量所预期的那么高。因此,血糖的下降被来自糖异生和糖原分解的内源性葡萄糖抵消。虽然部分患者能够耐受这种状态,但是营养不良的患者体内没有储备来应对,因此他们处于低血糖的风险中。糖尿病患者也特别容易出现低血糖,特别是当他们正在服用长效胰岛素或口服降糖药时。此外,Takahashi 等学者证明,使用碳酸氢盐透析液,红细胞加速无氧代谢,从而增加其葡萄糖的消耗。因此,使用无糖透析液发生低血糖的可能性更大。

Jackson 等学者研究表明,使用无糖透析液,非糖尿病患者和约 40% 的糖尿病患者出现无症状性低血糖。使用葡萄糖为 100 mg/dL 的透析液,在 21 名非糖尿病患者中没有发生低血糖，18 名糖尿病患者中只有 1 名患者出现低血糖。Simic Orgizovic 的一项研究表明，相比于含葡萄糖浓度为 200 mg/dL 的透析液，使用含葡萄糖浓度为 100 mg/dL 的透析液，糖尿病患者在治疗时更容易出现低血糖和低血压。然而，这项研究在从浓度 200 mg/dL 变为 100 mg/dL 时没有对胰岛素治疗方案进行任何调整，因此突出了在改变透析液葡萄糖浓度时密切监测患者的重要性。最近，Burmeister 等学者研究了使用无糖或含葡萄糖浓度为 90 mg/dL 的透析液，肾衰患者的低血糖发生率，使用含糖透析液透析的患者无症状性低血糖发生率较低，21 例糖尿病患者中只有 1 例出现低血糖。

6.3　透析液相关的化学基础知识

（1）溶解

狭义的溶解指的是一种液体对于固体、液体或气体产生物理或化学反应使其成为分子状态的均匀相的过程。物质溶于水，通常经过两个过程：一种是溶质分子（或离子）的扩散过程，这种过程为物理过程，需要吸收热量；另一种是溶质分子（或离子）和水分子作用，形成水合分子或水合离子的过程，这种过程是化学过程，放出热量。当放出的热量大于吸收的热量时，溶液温度就会升高；当放出的热量小于吸收的热量时，溶液温度就会降低；当放出的热量等于吸收的热量时，溶液温度不变。

（2）溶解度

溶解度是指在一定的温度和压力下，物质在一定量的溶剂中溶解的最大量。一般以 100 g 溶剂中能溶解溶质的克数来表示。一种物质在某种溶剂中的溶解度主要取决于溶剂和溶质的性质。

（3）电离

电离是电解质在水溶液中离解成可自由移动阴、阳离子的过程。电离有完全电离和不完全电离之分。在水溶液中，能全部离解成离子状态的化合物称为强电解质，部分离解的化合物称为弱电解质。

（4）水解

水解是利用水将物质分解形成新的物质的过程。水解的种类非常多，例如无机盐的水解就有强酸强碱盐、强酸弱碱盐、强碱弱酸盐和弱酸弱碱盐四种。水解是盐电离出的离子结合了水电离出的氢离子和氢氧根，生成弱电解质分子的反应。水解是物质与水发生的导致物质发生分解的反应。也可以说是物质与水中的氢离子或者是氢氧根发生反应。

（5）酸

在酸碱电离理论中酸是指在水溶液中电离时产生的阳离子都是 H^+ 的化合物。酸碱质子理论认为，能释放出质子的物质称为酸。酸按电离能力可分为强酸与弱酸。

（6）碱

在酸碱电离理论中，碱指在水溶液中电离出的阴离子全部都是 OH^- 的化合物；在酸碱质子理论中碱指能够接受质子的物质。碱按电离能力可分为强碱与弱碱。

（7）pH

pH 指氢离子浓度（hydrogen ion concentration）指数。当溶液中氢离子浓度较低（如 10^{-4} mol/L）时，为了免于用氢离子浓度负幂指数进行计算的烦琐，数学上定义 pH 为氢离子浓度的常用负对数,即 pH＝－lg[H$^+$]。在 pH 的计算中[H$^+$]指的是溶液中氢离子浓度,单位为 mol/L,假设[H$^+$]为 10^{-4}mol/L,则对应的 pH 为 4。

（8）分子数量

分子数量表示含有一定数目分子的集体。单位为摩尔,简称摩,符号为 mol。国际上规定,1 mol 为精确包含 $6.02214076 \times 10^{23}$ 个原子或分子等基本单元的物质的量。

（9）摩尔质量

物质的分子或特定单元的平均质量与核素^{12}C 原子质量的 1/12 之比称为分子量。分子的摩尔质量表示 1 mol 某个分子的质量,单位为 g/mol,在数值上等于分子量。

（10）浓度

单位溶液中所含溶质的量称为浓度。常用的浓度表示法如下:

- 质量百分比浓度(W/W):每 100 g 的溶液中,溶质的质量(以克计)。
- 体积百分比浓度(V/V):每 100 mL 的溶液中,溶质的体积(以毫升计)。
- 质量-体积百分比浓度(W/V):单位体积溶液中所含的溶质质量(以克计)。
- 百万分比浓度(ppm、mg/L):每 1000 g 溶液中所含的溶质质量(以毫克计)。
- 物质的量浓度(mol/L):每 1 L 溶液中所含溶质的物质的量(以摩尔计)。

（11）电导率

电导率是以数字表示的溶液传导电流的能力,为电阻率 ρ 的倒数,单位是西门子每米(S/m)。电导率随温度变化而不同,实际使用中一般将电导率补正计算为 25 ℃时的值,再进行比较。

6.4　透析液配送装置

透析液的生成过程,在流程上需要解决加水、投粉、溶解、输送、稀释等几个问题,不同的解决方法,形成了不同的透析液配送方案;在质量控制上需要解决离子浓度控制与微生物控制的问题。

透析液的配制和输送方式对血透室的治疗效果、管理、成本都有重要影响。目前有三种主要的透析液配送方式:第一种是使用自配的或者成品桶装或袋装浓缩液供给透析装置,透析装置吸入后与透析用水混合成透析液;第二种是使用中央供浓缩液系统(CCDS),将透析干粉溶解成浓缩液,再将配制好的浓缩液集中供给透析装置,透析装置吸入后与透析用水混合成透析液;第三种是使用中央供透析液系统(CDDS),先将透析干粉配制成浓缩液,再将浓缩液按比例稀释成透析液,最后向透析装置直接输送透析液。

1. 中央供浓缩液系统(CCDS)

我国在开展透析治疗初期,患者数量少且经济负担能力弱,血透室规模都比较小,浓缩液的配制和运送并不成为问题。随着全民医疗保险体系的逐步建立,血透室规模快速发展,浓缩液的配制和运送首先在工作量和劳动强度上成为一个问题。很多规模较大的透析室开始寻找替代手工配液、送液的方案。另外,随着大家对透析液中微生物的不良影响认识的加深、高通量透析的出现,对透析液中微生物的控制成为一个重点。将透析干粉溶解后再分装到小桶的供液方式比较简陋,配制、分装、运送、使用这些过程中都容易对浓缩液造成污染,同时手工配液时,浓缩液浓度精度不高还容易出错,需要有更好的方案进行替换。

1) CCDS 简介

中央供浓缩液系统(CCDS),是指将透析干粉溶解成 A、B 浓缩液,并使用管道输送给透析装置使用的系统。它的主要目的在于降低血透室的人力工作强度,减小浓缩液在配制、分装、运送及使用的过程中被污染的可能性,便于实施集中的品质控制,从而提高透析浓缩液的微生物学质量。

CCDS 一般由四个部分组成:透析干粉溶解装置、浓缩液输送装置、透析装置连接装置、附属装置(图 6-1)。

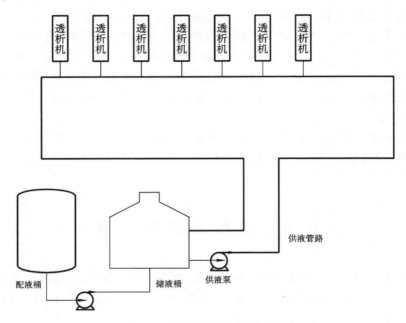

图 6-1　CCDS 组成连接示意图

(1) 透析干粉溶解装置

透析干粉溶解装置用于将透析干粉用透析用水溶解为浓缩液,由以下几个步骤组成。

①透析干粉的投入:如何将透析干粉投入配液桶,如何控制干粉投入的数量,这不仅会影响浓缩液的浓度准确性,对使用者的工作量大小也有很大影响,通过减少在空气中的暴露,还可以减少空气中微生物对浓缩液的污染,在很大程度上体现了一个 CCDS 在自动化、洁净化方面的先进程度。常见有三种投粉方式:第一种是由人工直接倒入配液桶,倒入的时间和数量完全由操作者决定,倒入干粉时配液桶是完全暴露在空气中的,可以称为全手动方式;第二种是由操作者先将干粉倒入一个容器,由配液系统在需要时将干粉放入配液桶,干粉进入配液桶的时间和数量是自动控制的,同时配液桶不会暴露在空气中,可以称为半自动方式;第三种是使用特制的干粉容器,配液系统通过反复向容器中注水并吸入的方式,将透析干粉吸入配液装置,或者通过传送带将带包装的干粉送入配液系统,干粉的拆包和投粉由配液系统自动完成,整个过程人工干预少而且不暴露于空气中,可以称为全自动方式。

②透析用水加入量的控制:在确定干粉数量后,加入的透析用水的量就决定了浓缩液的

浓度,有重量控制和容积控制两种方式。

③透析干粉的溶解搅拌:透析干粉的溶解要求高效、彻底,高效表示溶解时间不能太长,长时间的搅拌溶解会导致浓缩液成分变化;彻底表示干粉要全部溶解,否则会导致浓缩液浓度的不准确,同时未溶解的干粉颗粒容易堵塞过滤装置。为此需要有设计良好的搅拌装置。

④浓缩液浓度的监测:为了保证使用的安全性,透析干粉溶解后的浓度需要进行检测,最准确的检测是直接进行离子浓度检测,这需要专门的仪器和时间,其次是进行间接的检测,由于透析干粉是由厂家进行生产的,可以认为干粉中各种成分的比例是正确的,因此只要浓缩液的电导率准确,就可以认为离子浓度是准确的。间接检测的方式还包括总容积检测、重量检测,或者这些方法的组合。

干粉溶解装置的自动化程度,是反映整个 CCDS 自动化程度的主要部分。

(2)浓缩液供给装置

为了保证治疗的进行,在透析过程中,CCDS 需要连续、平稳地向透析装置供给浓缩液,受限于目前单人用透析装置的设计,为了不影响透析装置的吸液精度,浓缩液供给透析装置时,只允许有微小的压力或者最好是没有压力,但是浓缩液在供液管路的流动又必须有压力驱动,尤其是当供液管路比较长或者需要爬高时。因此压力的控制是浓缩液供液装置要解决的主要问题。常见的方式有两种,一是基于储液罐液位与供液管高度差的重力自流方式,这种方式供液压力低,与透析装置连接时不需要特殊处理,但是对供液管路的安装及管路的长度有限制;二是依靠供液泵进行加压的方式,这种方式在连接透析装置时,一般需要使用特殊装置进行供液压力的控制。

供液管路的连接方式对于浓缩液的微生物控制有很大影响,尽量减少盲端和死腔很重要,比如将供液主管路与分支的 T 形并联改为串联(图 6-2)。此外,由于透析浓缩液具有酸碱性,供液管路的材料除了不能有不良物质析出污染浓缩液,还必须能耐受酸碱性液体的长期浸泡。

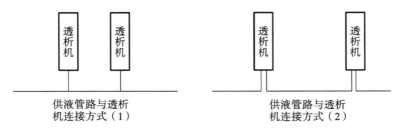

图 6-2 CCDS 供液管路连接方式示意图

(3)透析装置连接装置

单人用透析装置都是通过浓缩液吸管从浓缩液容器中连续或间歇吸入,即使有些品牌透析装置设计有专门的中央供浓缩液接口,也没有作为标配,因此需要另外的方法实现透析装置 A、B 液吸管与供液管路的连接。

方案 1 由供液管路提供接头(如硅胶管或其他方式),使用时将透析装置 A、B 液吸管插入接头,透析装置消毒时拔出 A、B 液吸管,这种方案操作不是很方便,而且在供液管路上不可避免地存在很多盲端,不利于浓缩液微生物的控制,但是这种方案实现简单、成本低廉,不用对透析装置进行任何改造。

方案 2 对透析装置的吸液部分进行改造,比如将透析装置的浓缩液吸管截断,在两端各接上一个特殊接头,要吸液时,将浓缩液吸管断开,一头连接 CCDS 供液管路,消毒时再将透析装置吸液管与供液管路断开,将吸液管的两端重新连上,这种方式在使用过程中需要护士进行断开和连接操作,存在污染和误操作的可能;或者在透析装置浓缩液吸管与供液管路之间使用三通阀进行连接,通过控制三通阀的状态,来进行吸液与消毒的状态切换,这种方式不需要进行断开与连接操作,减少了污染的可能,但是透析装置消毒时也与供液管路处于连接状态,一旦中间的三通阀出现故障,可能导致透析装置消毒液进入供液管路。这两种方式的好处是 CCDS 的供液管路几乎没有盲端,有利于微生物的控制。但是这种改造机器的方式存在法律上的风险,因为相关法规和透析装置生产厂家都不允许用户自行改造透析装置。

（4）附属装置

①颗粒物过滤芯:用于过滤浓缩液中的未溶解粉末及其他可能出现的悬浮物质,避免这些物质进入供液系统。

②空气过滤器:空气中的细菌是浓缩液中微生物污染的一个主要来源,因为容器内的浓缩液容量是变化的,为了保持压力平衡,需要不断补充或排出空气,因此即使是采用密闭式自动投粉的方式,配液容器和供液容器也不能保持完全密闭,为了减少空气对配液和供液装置的污染,需要使用空气过滤器来过滤空气。

③细菌内毒素过滤装置:使用中央供浓缩液为集中控制浓缩液品质提供了方便,通过在配液系统与供液系统之间、供液管路上安装内毒素过滤装置,可以极大地降低浓缩液的细菌和内毒素浓度。

④消毒装置:为了抑制 CCDS 内的微生物生长,需要对整个系统定期进行消毒,尤其是供 B 液的 CCDS,需要进行较高频率的消毒,除了保证消毒的安全有效性,消毒操作的便捷性也十分重要。

⑤加热装置:由于碳酸氢钠在 18 ℃时溶解度为 7.8 g/100 mL,日系大部分配方的 B 液为 7%的碳酸氢钠溶液,欧洲大部分配方的 B 液为 8.4%的碳酸氢钠溶液,因此在温度较低时 B 粉无法完全溶解,需要对水进行加热。要注意的是,碳酸氢钠溶液在 20 ℃时就会出现分解,在沸点时完全分解。

2）国内 CCDS 的使用现状

（1）血透室自行设计的方案

最开始国内市场并没有商品化的 CCDS 产品,一些规模较大的血透室为了降低配液工作量,开始自行设计和组装。由于使用 CCDS 的初衷是解决劳动强度的问题,所以在设计和实现上对提高浓缩液品质重视不够,主要考虑的是如何降低成本将浓缩液运送到透析装置旁。

①配液方面:一般都是利用原有的配液装置,投粉和加水都是通过人工操作,早期配液装置的型号很杂,有用洗衣机改造而成的,有用 PVC 材料纯手工黏接成配液桶再加一个水泵作为混合器的。投粉方式多为全手动,并且缺少在线浓度检测装置,配液的准确度依赖于使用者的人工控制。

②供液方面:最开始时一般采用 UPVC 管路作为供液管路,因为这种管路易于加工、耐腐蚀并且价格低廉。多数利用储液桶与供液点高度差进行重力自流供液。

接口方面:多采用透析装置浓缩液吸液管插入 CCDS 供液接头的方式。

附属装置：比较简单，一般只有微粒过滤器，后期也开始配置内毒素过滤器。

（2）国内厂家生产的设备

随着透析规模的不断加大，血透室自行实现 CCDS 的途径已不能满足质量和数量的要求，之后一些厂家也加入 CCDS 的生产与推广中来。

配液方面：多数厂家的产品自动化程度不高，为全手动方式，少数实现了半自动方式投粉。

供液方面：少数厂家有专利技术能够实现直接供液，并且压力控制在透析装置允许的范围内，还有一些依靠储液桶高度差进行供液和压力控制。

接口方面：多采用特殊接头，通过改造透析装置浓缩液吸管进行连接。

附属装置：多数比较简单，只配有过滤芯和内毒素过滤器，少数产品配有空气过滤装置和加热装置。

（3）国外厂家提供的 CCDS

由于日本多使用中央供透析液系统（CDDS），国内使用的进口 CCDS 多为欧洲厂家的产品。

配液方面：自动化程度较高，多使用半自动或全自动的投粉方式，除了连接干粉容器或将干粉容器放入传送带，其余步骤为全自动化，有在线电导率/密度监测，能对浓度进行高精度的监测与控制。

供液方面：使用泵加压驱动，一般需要透析装置有专门的 CCDS 接口。

接口方面：多使用带活动接头的接口面板，价格比较高。

附属装置：过滤芯。

3）当前存在的问题

无论是血透室自行实施的 CCDS 还是由外部厂家生产的 CCDS，由于经济和技术两方面的原因，均存在以下问题。

- 系统设计简陋，自动化程度低。
- 没有选择最优质的材料，存在对浓缩液造成污染的可能。
- 与透析装置的整合，需要改装机器，接口的可靠性、安全性需要验证，存在法律风险。
- 消毒烦琐，不利于维护。

4）发展方向

CCDS 对浓缩液品质的提高是相对于开放式手工方式而言的，对于制药环境下生产的成品浓缩液并没有明显优势。同时现有的 CCDS 还依赖于用户对系统的维护，如果没有规范的维护，CCDS 会从一个质量保证节点变为一个污染节点。因此，如何提高系统的智能化，减少浓缩液配制过程中的人工干预及对用户维护的依赖，如何更好地与透析装置、水处理进行整合，如何增强灵活性，适应各种复杂环境的使用，是国内 CCDS 下一步要解决的重点问题。

（1）提高安全性

作为医疗行业使用的设备，安全性是第一位的，一方面在设计上要尽力避免可能出现风险的方案，另外整个系统所使用的材料不能对浓缩液有任何的污染，并且能耐受消毒液和酸、碱的作用。

（2）提高自动化、智能化程度

使用 CCDS 的主要目的之一就是降低人工配液的劳动强度。如果 CCDS 的自动化程度低下，尤其是投粉配液部分，则会大大降低用户使用 CCDS 的意愿。同时高度自动化的系统可以减少人工干预，避免人工配液容易出错的问题。高度自动化还包括 CCDS 的维护工作，比如高效便捷的清洗消毒。要提高 CCDS 的智能化程度，使系统易于使用和维护，具有良好的用户体验。

（3）接口标准化

CCDS 需要使用透析干粉，要实现高度自动化的投粉，需要干粉容器从容量、接口等方面与干粉溶解装置进行良好配合；CCDS 要大量使用，为了降低风险和成本，也需要有专门的 CCDS 与透析装置的接口，从而解决需要改造透析装置才能连接 CCDS 的问题，也能消除供液压力控制的难题。可以由行业协会或相关管理部门制订相关标准化方案，干粉生产厂家以及透析装置生产厂家和 CCDS 生产厂家按照接口标准进行各自部分的设计制造；也可以由各生产厂家合作制订标准化方案，用于指导透析干粉容器和透析设备的生产。

虽然目前透析干粉和成品浓缩液都是作为医疗器械管理的，而 CCDS 设备还没有作为医疗器械进行管理，但是 CCDS 的作用及其运行流程与制药设备十分接近，CDDS 的设计、制造、维护管理应该充分借鉴药品生产的技术成果和管理规范，加快 CCDS 的制造、应用发展。

2. 中央供透析液系统(CDDS)

中央供透析液系统最早是由美国的 Scribner 等学者开发的，之后在日本发扬光大。来自日本透析疗法协会（JSDT）的数据显示，1968 年在日本有 56％的患者使用 CDDS 系统进行治疗。到 2014 年底，日本使用 CDDS 进行治疗的患者达到 90％。

1）中央供透析液系统的组成

中央供透析液系统主要由粉末溶解装置和透析液供给装置组成，和单人用透析装置一样需要水处理系统提供一定流量的进水，除此之外还需要相配合的透析用监视装置，如图 6-3所示。

2）中央供透析液系统的特点

首先，中央供透析液系统减少了送液回路的死角，消灭了送液回路与透析装置连接的消毒盲端。CDDS 和透析装置是联机消毒的，彻底解决了透析液供给管路消毒死角的问题。

其次，CDDS 减少了配液系统的质控点。单人用透析装备，为了保证透析液浓度在安全范围内，需要对所有机器的配液系统进行配比准确性的检查和保养，而 CDDS 只需要对配液机的配比系统进行维护保养，很大程度上减轻了使用者在维护保养方面的负担。

除此以外中央供透析液系统降低了 A、B 浓缩物厂家的制造成本，降低了厂家的运输成本，降低了科室的耗材成本，提高了库房的存储量。特别是对于 30～40 床的血透中心，CDDS 是一个很好的解决方案。

3）粉末溶解装置的简介

粉末溶解装置用于将透析干粉与透析用水混合溶解，制备成浓缩液。

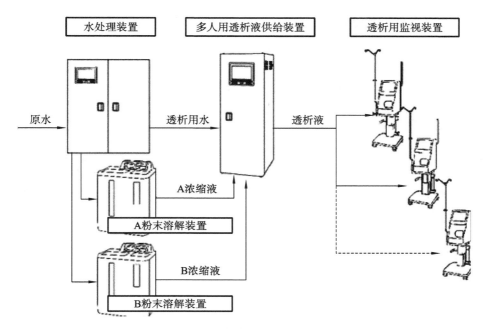

图 6-3　中央供透析液系统的组成

目前日本市售的粉末溶解装置主要有 5 个品牌 3 种方案可供选择,其中东丽、东亚、JMS 最新型号的机型都使用了同一种方案,日机装和尼普洛则各自使用自己的方案。

粉末溶解装置一般单独进行消毒,通常每天最后一班治疗结束后使用次氯酸钠进行消毒,它不与透析液供给装置进行联动消毒。

4）透析液供给装置的原理

（1）东丽透析液供给装置

使用连续混合法,采用流量计检测透析用水的流量,根据检测到的流量和所设定的稀释比例控制各浓缩液泵进行透析液的混合配比。

（2）尼普洛透析液供给装置

在混合罐中按比例分批连续混合透析用水和浓缩液,混合罐中的透析用水流量由罐中的浮子来控制,根据稀释比例,浓缩液泵的吸液量是固定值。

（3）日机装透析液供给装置

透析用水的流量由供水流量计控制,单独的流量传感器作为保护系统测量透析用水的实际流量,按照浓缩液的稀释比例,控制 A、B 浓缩液泵的泵速,以固定比例的方式进行透析液混合配比。

（4）JMS 透析液供给装置

配液原理是基于伯努利方程,采用重力掉落方式稀释浓缩液。透析用水、浓缩液的罐体上有敞开间隙,储水槽与水位恒定槽被隔开,外部供给的液体和储水槽内的液体通过泵向水位恒定槽内输送,水位恒定槽内水位固定,其与流量计出口形成一个压降,确定了水位恒定槽流出的液体流量。固定流量的透析用水与浓缩液混合后得到一定浓度的透析液。

6.5 透析液离子浓度检测

1. 检测的目的

透析液中各种离子浓度对于透析患者有重大影响。用于透析治疗的透析液都是使用 A 干粉、B 干粉溶解为浓缩液或使用成品 A、B 浓缩液与透析用水稀释一定倍数后使用,在浓缩液的配制或透析装置配比系统配制透析液的过程中都有可能出现浓度偏差。为了保证治疗安全与效果,需要对透析液中离子浓度进行检测。

2. 检测的方法

1) 火焰光度法

火焰光度法是以火焰作为激发光源,使被测元素的原子被激发,用光电检测系统来测量被激发元素所发射的特征辐射强度,从而进行元素定量分析的方法,它测量的是离子的浓度。如测定钠离子浓度时,用喷雾器雾化含有钠离子的样品溶液,蘸取少量样品溶液和标准溶液以引起火焰反应,当受热时,钠离子会经历发光现象,它发出波长为 589 nm 的光(不同离子发出光的波长不同),具有特定波长范围的光由光谱仪取出,测量出光的强度,离子浓度和光强度之间具有比例关系,因此可以通过测量光强度而获得离子浓度。火焰光度法测量离子浓度具有很高的精度,是测量钠、钾等离子的仲裁方法。火焰光度法所用仪器为火焰光度计,它由燃烧系统、色散系统和检测系统等部件组成(图 6-4)。然而火焰光度计需要时间来启动,并且存在处理火焰的危险,所以临床上常规使用离子电极法进行离子浓度的检测。

2) 离子选择电极法(ISE)

离子选择电极法是以选择电极测量电池电位为基础的定量分析方法。离子选择电极是一类化学传感器,它的电位与溶液中给定的离子的活度的对数呈线性关系,由不同离子活度的离子作用而产生不同的电位。这种电位的变化由离子活度所决定,关系符合能斯特方程:

$$E_x = E_0 + \frac{2.303RT}{nF}\lg(f_x c_x) \tag{6-3}$$

式中:E_x——待测电势;

E_0——标准电势;

R——气体常量,为 8.314 J/(K·mol);

T——绝对温度;

n——电荷数;

F——法拉第常数;

f_x——活度系数;

c_x——浓度。

根据式(6-3)可以看出,通过测量得到电势后,根据其他参数可以计算出离子浓度,但

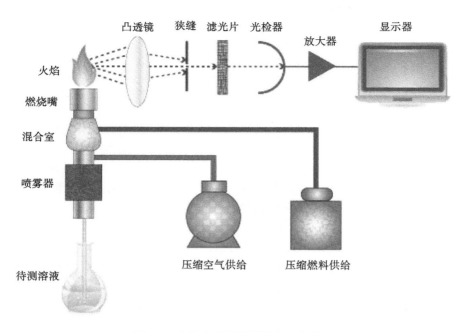

图 6-4　火焰光度法检测原理示意图

是,这里的离子浓度是指离子活度而不是真正的浓度,离子浓度是指一定体积溶液中被测离子的总数,而离子活度则是未被抑制的能自由移动的离子数。离子活度会受到很多因素的影响。离子选择电极测定离子浓度的方法有两种:一种是直接电位法;另一种是间接电位法。

直接电位法:样品(血清、血浆、全血)或标准液不经稀释直接进入 ISE 管道做电位分析,因为 ISE 只对水相中离解的离子选择性地产生电位,与样品中脂肪、蛋白质所占据的体积无关。一些没有电解质失调而有严重的高脂血症和高蛋白血症的血清样品,由于每单位体积血清中水量明显减少,定量吸取样品稀释后,再用间接电位法或火焰光度法测定,会得到假性低钠血症和低钾血症,但用直接电位法就能真实反映符合生理意义的血清中的离子活度(与脂质和蛋白质占据体积无关)。有的厂家生产的直接电位钾钠分析仪,为了能与火焰光度法得到的结果一致,设有血清中钠钾数值与火焰光度法数值相互校正的计算程序。如果选择这样的程序,当样品血清蛋白质和脂肪含量在正常范围内,直接电位法与火焰光度法数值相同,如为高血脂、高蛋白或低蛋白样品,或者当样品中没有脂肪和蛋白质成分时(如透析液),则二者结果将有差异。直接电位法测量的是血清中的离子活度,要经过换算才能得到离子浓度。

间接电位法:样品(血清、血浆、全血)或标准液用不含被测离子的稀释液按比例稀释,再送入电极管道,测量其电位,这时样品和标准液的 pH 和离子强度趋向一致,所测得的离子活度等于离子浓度,所以间接电位法所测得的结果与火焰光度法相同。

一般大型自动生化装置采用间接电位法,小型快速测定装置,如电解质分析仪和血气分析仪,使用直接电位法。

3) 碳酸氢盐测定

碳酸氢根(HCO_3^-)的浓度是根据 pH 和二氧化碳分压($p(CO_2)$)计算出来的,为了得到精确的值,pH 和二氧化碳分压检测电极的精度很重要,计算公式如下：

$$HCO_3^- = 0.0307 \times p(CO_2) \times 10^{(pH-6.105)} \qquad (6-4)$$

3. 检测偏差

血清钠浓度和活度之间存在显著差异。首先,我们需要检查测量过程。如果将 1 L 血液放入烧杯中,可以通过燃烧或灰化样品来测量其钠含量,将灰化的样品溶解在稀盐酸中,使用火焰光度法(emission flame spectroscopy)测得全血钠含量为 84 mmol/L。如果将 10 mL 血液放入透析管(dialysis tubing)中,并将透析管浸没在 1 L 含有 84 mmol/L 氯化钠的溶液中,当氯化钠溶液通过半透膜进入血液样本时,透析管会膨胀甚至爆裂。发生这种情况是因为血液是一种复杂的液体,其中 40% 体积被没有钠的红细胞占据。因此,全血中测得的 84 mmol/L 钠浓度全部存在于血浆中,血浆体积为 0.6 L 而不是 1.0 L。这意味着血浆钠含量为 140 mmol/L,这个值远高于我们假想的透析液,因此,钠从血浆中弥散至氯化钠溶液中,而氯化钠的溶剂水通过渗透进入透析管中。透析管中的血细胞比容并没有明显变化,因为水通过细胞膜进入红细胞和血浆内,红细胞膨胀时总血容量从 10 mL 增加到 16 mL。钠的弥散并不是在血液和透析液之间,而是在含盐溶液中(血浆和透析液之间)。尽管钠在血浆水和透析液之间移动受到限制,但水能自由地穿过细胞膜并进入红细胞,导致它们膨胀,并且可能由于细胞内张力被稀释至等于细胞外液的溶解度而溶解。

如图 6-5 所示,如果用离子选择钠电极(直接电位法)测量全血钠,将直接测量钠在全血中的电化学活性,并发现它与血浆和血浆水中钠的电化学活性相同。这种测量不同于火焰光度法和临床实验室报告的血清钠浓度,因为血浆含有占据血浆容量空间的蛋白质和脂质。因此,如果超速离心血浆,约 6% 的血浆是胶体蛋白质和脂质,并且 140 mmol 的钠都在 94%(0.94 L)的血浆水中。因此,血浆水钠浓度为 149 mmol/L。事实上,任何时候添加蛋白质或脂质到盐溶液中,我们发现通过火焰光度计测得的钠浓度结果与蛋白质添加量成反比,但使用离子选择电极直接测量钠活性其结果保持不变。离子选择电极测量的是钠离子的电化学活性,而不是它们溶解的体积。它们可以匹配活性,但不能确定浓度。

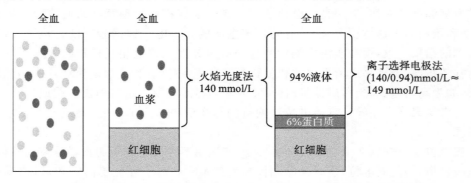

图 6-5　血液成分导致火焰光度法与离子选择电极法测量区别示意图

当实验室使用火焰光度法测量血浆和透析液中的钠浓度时,它低估了血浆钠浓度,并且需要将这些读数转换成活性以确定透析液钠活性何时等于血钠活性。由于血浆的含水量约为 94%,假设患者的血浆水平均钠含量为 147 mmol/L[(138 mmol(血浆))×(1 L(血浆)/0.94 L(水))=147 mmol/L 水],预计可防止钠弥散转移的透析液钠浓度为 147 mmol/L。使用半透膜进行透析实现钠和水的平衡会进一步复杂化。仅基于活性测量,140 mmol/L 钠透析液对患者的血浆钠 147 mmol/L 是低渗的,钠离子应从血液中弥散到透析液中,但这一预测在体内实验中并未实现。随着血液与透析膜接触,部分带电蛋白会被吸附在膜内表面并形成另一层膜。该膜是与其他离子相互作用的电化学边界(electrochemical boundary),阻碍离子通过透析器半透膜,产生富水贫离子超滤液。由于必须保持电中性,被吸附在膜内表面带负电荷的蛋白质会与血浆水中阳离子(钠、钙、镁离子)结合,因此限制了这些阳离子通过透析膜。这种蛋白质诱导的运输不对称性被称为 Gibbs Donnan 效应,它导致产生低渗超滤液,其中钠活性低于血浆水中的钠活性。根据 Gibbs Donnan 效应预测,只有当透析液钠的活性比血浆水钠的活性低 5~10 mmol 时才会发生等渗钠透析,这一偏差非常接近火焰光度计测定的血浆钠浓度与血浆水钠活度。

血浆钠通过火焰光度法和离子选择电极法测量。原则上,前者测量钠离子的浓度,后者测量钠离子的活度。在临床实践中,离子选择电极法用于测量钠,但大多数实验室使用间接测量(间接离子选择电极法)。在间接离子选择电极法中,为了控制活度系数并保持恒定,样品需要用相对较大体积的高离子强度的缓冲液进行稀释。虽然电极是对活性作出反应,但当信号转换时,该方法将产生非常准确的浓度估计。间接离子选择电极法测量的血浆水钠浓度与火焰光度法类似。

临床上检测血液电解质浓度时使用血清作为标本,其固体成分比全血要少很多,但是血清中仍然含有大量蛋白质成分,为了测量血清时结果能和火焰光度法结果一致,检测设备对结果进行了补正。当使用离子选择电极法(ISE)测量透析液离子浓度时,由于透析液没有蛋白等固体成分存在,本来测量结果是准确的,但是由于检测设备进行了补正,这导致检测到的透析液离子浓度被错误地补正到了一个低值,这个补正值对于不同厂家设备是不同的,因此不同设备的测量结果也会有差异,这种现象在钠离子浓度测量时表现明显,虽然钾离子测量也存在同样的偏差,但是由于其在透析液中浓度不高,因此这种偏差表现不明显(图 6-6)。

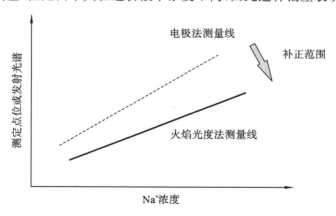

图 6-6 不同测量方法测量误差来源

本章参考文献

[1] Kolff W J. First clinical experience with the artificial kidney[J]. Ann Intern Med,1965,62(3):608-619.

[2] Arieff A I,Massry S G,Barrientos A,et al. Brain water and electrolyte metabolism in uremia:effects of slow and rapid hemodialysis[J]. Kidney Int,1973,4(3):177-187.

[3] Sam R，Vaseemuddin M，Leong W H，et al. Composition and clinical use of hemodialysates[J]. Hemodial Int，2006，10(1):15-28.

[4] Mion C，Hegstrom R，Boen S，et al. Substitution of sodium acetate for sodium bicarbonate in the bath fluid for hemodialysis[J]. ASAIO J，1964，10(1):110-115.

[5] Graefe U，Milutinovich J，Follette W，et al. Less dialysis-induced morbidity and vascular instability with bicarbonate in dialysate[J]. Ann Intern Med，1978，88(3):332-336.

[6] Kennedy A，Linton A，Eaton J. Urea levels in cerebrospinal fluid after haemodialysis[J]. Lancet，1962，1(7226):410-411.

[7] Arieff A I. Dialysis disequilibrium syndrome：current concepts on pathogenesis and prevention[J]. Kidney Int，1994，45(3)：629-635.

[8] Blagg C R. The early history of dialysis for chronic renal failure in the United States：a view from Seattle[J]. Am J Kidney Dis，2007，49(3):482-496.

[9] Scribner B H，Cole J J，Ahmad S，et al. Why thrice weekly dialysis? [J]. Hemodial Int，2004，8(1):188-192.

[10] Schilling H，Lehmann H，Hampl H. Studies on circulatory stability during bicarbonate hemodialysis with constant dialysate sodium verses acetate hemodialysis with sequential dialysate sodium[J]. Artif Organs，1985，9(2):17-21.

[11] Graefe U，Milutinovich J，Follette W C，et al. Improved tolerance to rapid ultrafiltration with the use of bicarbonate in dialysate[J]. Proc EDTA，1977，14(2):153-159.

[12] Graefe U，Milutinovich J，Follette W C，et al. Less dialysis-induced morbidity and vascular instability with bicarbonate in dialysate[J]. Ann Intern Med，1978，88(3):332-336.

[13] Vonbrecht J H. Liquid bicarbonate dialysate：Interdialytic storage characteristics[J]. Dial Transplant，1985，14(1):75-81.

[14] Gotch F A，Sargent J A. A mechanistic analysis of the national cooperative dialysis study[J]. Kidney Int，1985，28(3):526-534.

[15] Gotch F A，Lam M A，Prowitt M，et al. Preliminary clinical results with sodium-volume modeling of hemodialysis therapy[J]. Clin Dial Transplant Forum，1980，10(1):12-17.

[16] Raja R，Kramer M，Barber K，et al. Sequential changes in dialysate sodium during hemodialysis[J]. Trans Am Soc Artif Intern Organs，1983，29(1):649-651.

[17] Cybulsky A V，Matni A，Hollomby D J. Effects of high sodium dialysate during maintenance hemodialysis[J]. Nephron，1985，41(1):57-61.

[18] Krishna G G，Denneberg B S，Stom M C，et al. Effects of hemodialysis on myocardial contractility[J]. Trans Am Soc Artif Intern Organs，1985，31(1):678-682.

[19] Shimizu A G，Taylor D W，Sackett D L，et al. Reducing patient morbidity from high-efficiency hemo dialysis：a double-blind crossover trial[J]. Trans Am Soc Artif Intern Organs，1983，29(2):666-668.

［20］　Henrich W L，Woodard T D，Meyer B D，et al. High sodium bicarbonate and acetate hemodialysis：double blind crossover comparison of hemodialysis and ventilatory effects［J］. Kidney Int，1983，24(1)：240-245.

［21］　Diamond S M，Henrich W L. Acetate dialysate verses bicarbonatedialysate：a continuing controversy［J］. Am J Kidney Dis，1987，9(1)：3-11.

［22］　Leunissen K M，Van Hooff J P. Acetate or bicarbonate for haemodialysis? ［J］. Nephrol Dial Transplant，1988，3(1)：1-7.

［23］　Keshavaih P，Berkseth R，Ilstrup K，et al. Reduced treatment time：hemodialysis verses hemofiltration［J］. Trans Am Soc Artif Organs，1985，31(1)：176-182.

［24］　Miller J H，Von Albertini B，Gardner P W，et al. Technical aspects of high-flux hemofiltration for adequate short (under 2 hours) treatment［J］. Trans Am Soc Artif Intern Organs，1984，30(1)：377-381.

［25］　Collins A，Ilstrup K，Hanson G，et al. Rapid high-efficiency hemodialysis［J］. Artif Organs，1986，10(3)：185-188.

［26］　Von Albertini B，Miller J H，Gardner P W，et al. High-flux hemodiafiltration：under six hours/week treatment［J］. Trans Am Soc Artif Intern Organs，1984，30(1)：227-231.

［27］　Henrich W L，Woodard T D，Blanchley J D，et al. Role of osmolality in blood pressure stability after dialysis and ultrafiltration［J］. Kidney Int，1980，18(1)：480-488.

［28］　Mann H，Stiller S. Urea，sodium，and water changes in profiling dialysate sodium to control dialysis［J］. Nephrol Dial Transplant，1996，11(8)：10-15.

［29］　Van Kuijk W H，Wirtz J J，Grave W，et al. Vascular reactivity during combined ultrafiltration-haemodialysis：influence of dialysate sodium［J］. Nephrol Dial Transplant，1996，11(2)：323-328.

［30］　Zucchelli P，Santoro A. Dialysis-induced hypotension：a fresh look at pathophysiology［J］. Blood Purif，1993，11(2)：85-98.

［31］　Kimura G，Van Stone J C，Bauer J H，et al. A simulation study on transcellular fluid shifts induced by hemodialysis［J］. Kidney Int，1983，24(4)：542-548.

［32］　Mann H，Stiller S. Urea，sodium and water changes in profiling dialysis［J］. Nephrology Dialysis Transplantation，1996，11(8)：10-15.

［33］　Hecking M，Karaboyas A，Saran R，et al. Predialysis serum sodium level，dialysate sodium，and mortality in maintenance hemodialysis patients：the Dialysis Outcomes and Practice Patterns Study (DOPPS)［J］. Am J Kidney Dis，2012，59(2)：238-248.

［34］　Hecking M，Karaboyas A，Saran R，et al. Dialysate sodium concentration and the association with interdialytic weight gain，hospitalization，and mortality［J］. Clin J Am Soc Nephrol，2012，7(1)：92-100.

［35］　Mendoza J M，Sun S，Chertow G M，et al. Dialysate sodium and sodium gradient in maintenance hemodialysis：a neglected sodium restriction approach? ［J］. Nephrol Dial Transplant，2011，26(4)：1281-1287.

［36］　Thein H，Haloob I，Marshall M R. Associations of a facility level decrease in dialysate sodium concentration with blood pressure and interdialytic weight gain［J］. Nephrol Dial Transplant，2007，22(9):2630-2639.

［37］　Davenport A. Audit of the effect of dialysate sodium concentration on inter-dialytic weight gains and blood pressure control in chronic haemodialysis patients［J］. Nephron Clin Pract，2006，104(2):c120-c125.

［38］　Davenport A，Cox C，Thuraisingham R. The importance of dialysate sodium concentration in determining interdialytic weight gains in chronic hemodialysis patients: the Pan Thames Renal Audit［J］. Int J Artif Organs，2008，31(5):411-417.

［39］　Mc Causland F R，Brunelli S M，Waikar S S. Dialysate sodium，serum sodium and mortality in maintenance hemodialysis［J］. Nephrol Dial Transplant，2012，27(4):1613-1618.

［40］　Hecking M，Karaboyas A，Saran R，et al. Dialysate sodium concentration and the association with interdialytic weight gain，hospitalization，and mortality［J］. Clin J Am Soc Nephrol，2012，7(1):92-100.

［41］　Katzarski K S，Charra B，Luik A J，et al. Fluid state and blood pressure control in patients treated with long and short haemodialysis［J］. Nephrol Dial Transplant，1999，2(14):369-375.

［42］　Leypoldt J K，Cheung A K. Extracellular in nocturnal hemodialysis［J］. Semin Dial，1999，12(1):S50-S54.

［43］　Rahmann M，Dixit A，Donley V，et al. Factors associated with inadequate blood pressure control in hypertensive hemodialysis patients［J］. Am J Kidney Dis，1999，33(3):495-508.

［44］　Ozkahya M，Toz H，Unsal A，et al. Treatment of hypertension in dialysis patients by ultrafiltration: role of cardiac dilatation and time factor［J］. Am J Kidney Dis，1999，34(2):218-221.

［45］　Mendoza J M，Sun S，Chertow G M，et al. Dialysate sodium and sodium gradient in maintenance hemodialysis: a neglected sodium restriction approach? ［J］. Nephrol Dial Transplant，2011，26(4):1281-1287.

［46］　Ritz E，Koomans H A. New insights into mechanisms of blood pressure regulation in patients with uremia［J］. Nephrol Dial Transplant，1996，11(2):52-59.

［47］　Gotch F A，Evans M C，Keen M L. Measurement of the effective dialyzer Na diffusion gradient in vitro and in vivo［J］. Trans Am Soc Artif Intern Organs，1985，31 (31):354-358.

［48］　Flanigan M J，Khairullah Q T，Lim V S. Dialysate sodium delivery can alter chronic blood pressure management［J］. Am J Kidney Dis，1997，29(3):383-391.

［49］　Santos S F，Peixoto A J. Revisiting the dialysate sodium prescription as a tool for better blood pressure and interdialytic weight gain management in hemodialysis patients ［J］. Clin J Am Soc Nephrol，2008，3(2):522-530.

［50］　Arramreddy R，Sun S J，Munoz Mendoza J，et al. Individualized reduction in dialysate sodium in conventional in-center hemodialysis[J]. Hemodial Int，2012，16（4）：473-480.

[51]　Davenport A. Audit of the effect of dialysate sodium concentration on inter-dialytic weight gains and blood pressure control in chronic haemodialysis patients[J]. Nephron Clin Pract，2006，104(3)：c120-c125.

[52]　De Paula F M，Peixoto A J，Pinto L V，et al. Clinical consequences of an individualized dialysate sodium prescription in hemodialysis patients[J]. Kidney Int，2004，66(3)，1232-1238.

[53]　Worth H G J. A comparison of the measurement of sodium and potassium by flame photometry and ion-selective electrode[J]. Ann Clin Biochem，1985，22（2）：343-350.

[54]　Christian G D. Ion selective electrodes，Analytical Chemistry [M]. 2nd ed. New York：John Wiley and Sons，1977.

[55]　Flanigan M J. Sodium flux and dialysate sodium in hemodialysis[J]. Semin Dial，1998，11(5)：298-304.

[56]　Pedrini L A，Ponti R，Faranna P，et al. Sodium modeling in hemodiafiltration [J]. Kidney Int，1991，40(1)：525-532.

[57]　Locatelli F，Di Filippo S，Manzoni C. Sodium kinetics during dialysis[J]. Semin Dial，1999，12(1)：S41-S44.

[58]　Funck-Brentano J L，Man N K. Optimization of Na content in dialysis fluid [J]. Nephron，1984，36(1)：197-200.

[59]　Petitclerc T. Estimation of mass transfer through a hemodialyzer：theoretical approach and clinical applications[J]. Artif Organs，1998，22(7)：601-607.

[60]　Waniewski J，Heimburger O，Werynski A，et al. Aqueous solute concentration and evaluation of mass transport coefficients in peritoneal dialysis [J]. Nephrol Dial Transplant，1992,7(1)：50-56.

[61]　Levy G B. Determination of sodium with ion-selective electrodes[J]. Clin Chem，1981，27(8)：1435-1438.

[62]　Flanigan M J. Sodium flux and dialysate sodium in hemodialysis[J]. Semin Dial，1998，11(5)：298-304.

[63]　Locatelli F，Ponti R，Pedrini L，et al. Sodium and dialysis：a deeper insight [J]. Int J Artif Organs，1989，12(2)：71-74.

[64]　Sancipriano G P，Negro A，Amateis C，et al. Optimizing sodium balance in hemodialysis[J]. Blood Purif，1996，14(2)：115-127.

[65]　Di Filippo S，Conti M，Andrulli S，et al. Optimization of sodium removal in paired filtration dialysis and conductivity kinetic models[J]. Blood Purif，1997，15(2)：34-44.

[66]　Kotyk P，Lopot F，Blaha J. Study on sodium and potassium balance during hemodialysis[J]. Artif Organs，1995，19(2)：185-193.

[67]　Montoliu L，Lens X M，Revert L. Potassium-lowering effect of albuterol for

hyperkalemia in renal failure[J]. Arch Intern Med, 1987, 147(4):713-717.

[68] Ozuer M, Aksoy A, Dortlemez O, et al. Effects of cardioselective (B1) and nonselective (both B1 and B2) adrenergic blockade on serum potassium in patients with chronic renal failure undergoing hemodialysis[J]. Kidney Int, 1984, 26(2):584.

[69] Feig P U, Shook A, Sterns R S. Effect of potassium removal during hemodialysis on the plasma potassium concentration[J]. Nephron, 1981, 27(1):25-30.

[70] Cupisti A, Galetta F, Caprioli R, et al. Potassium removal increases the QRc interval dispersion during hemodialysis[J]. Nephron, 1999, 82(2): 122-126.

[71] Redaelli B, Locatelli F, Limido O, et al. Effect of a new model of hemodialysis potassium removal on control of ventricular arrhythmias[J]. Kidney Int, 1996, 50(2):609-617.

[72] Hottelart C, Achard J M, Moriniere P, et al. Heparin-induced hyperkalemia in chronic hemodialysis patients: comparision of low molecular weight and unfractionated heparin[J]. Artif Organs, 1998, 22(2):614-617.

[73] Coburn J W, Popovtzer M M, Massry S G, et al. The physico-chemical state and renal handling of divalent ions in CRF[J]. Arch Intern Med, 1969, 124(3):302-311.

[74] Saha H, Harmoinen A, Pietila K, et al. Measurement of serum ionized versus total levels of magnesium and calcium in hemodialysis patients[J]. Clin Nephrol, 1996, 46(5):326-331.

[75] Pedrozzi N E, Truttmann A C, Faraone R, et al. Circulating ionized and total magnesium in end-stage kidney disease[J]. Nephron, 1998, 79(3):288-292.

[76] Massry S G, Coburn J W, Kleeman C R. Evidence for suppression of parathyroid gland activity by hypermagnesemia[J]. J Clin Invest, 1970, 49(9):1619-1629.

[77] Meema H E, Oreopoulos D G, Rapoport A. Serum magnesium level and arterial calcification in end-stage renal disease[J]. Kidney Int, 1987, 32(3):388-394.

[78] Navarro J F, Mora C, Jimenez A, et al. Relationship between serum magnesium and parathyroid hormone levels in hemodialysis patients[J]. Am J Kidney Dis, 1999, 34(1):43-48.

[79] Navarro J F, Mora C, Garcia J. Serum magnesium and parathyroid hormone levels in dialysis patients[J]. Kidney Int, 2000, 57(3):26-54.

[80] Tentori F, Blayney M J, Albert J M, et al. Mortality risk for dialysis patients with different levels of serum calcium, phosphorus and PTH: the Dialysis Outcomes and Practice Patterns Study (DOPPS)[J]. Am J Kidney Dis, 2008, 52(3):519-530.

[81] Kalantar-Zadeh K, Kuwae N, Regidor D L, et al. Survival predictability of time-varying indicators of bone disease in maintenance hemodialysis patients[J]. Kidney Int, 2006, 70(4):771-780.

[82] Hou S H, Zhao J, Ellman C F, et al. Calcium and phosphorus fluxes during hemodialysis with low calcium dialysate[J]. Am J Kidney Dis, 1991, 18(2):217-224.

[83] Blacher J, Guerin A P, Pannier B, et al. Arterial calcifications, arterial stiffness, and cardiovascular risk in end-stage renal disease[J]. Hypertension, 2001, 38

（4）：938-942.

［84］　Goodman W G，Goldin J，Kuizon B D，et al. Coronary-artery calcification in young adults with end-stage renal disease who are undergoing dialysis[J]. N Engl J Med，2000，342(20)：1478-1483.

［85］　Kimata N，Albert J M，Akiba T，et al. Association of mineral metabolism factors with all-cause and cardiovascular mortality in hemodialysis patients：the Japan dialysis outcomes and practice patterns study[J]. Hemodial Int，2007，11(3)：340-348.

［86］　Young E W，Albert J M，Satayathum S，et al. Predictors and consequences of altered mineral metabolism：the Dialysis Outcomes and Practice Patterns Study(DOPPS)[J]. Kidney Int，2005，67(3)：1179-1187.

［87］　Toussaint N，Cooney P，Kerr P G. Review of dialysate calcium concentration in hemodialysis [J]. Hemodialysis International International Symposium on Home Hemodialysis，2006，10(4)：326-327.

［88］　孙鲁英，左力，王梅. 不同钙离子浓度透析液对血液肾衰患者钙平衡及甲状旁腺素的影响[J]. 中华肾脏病杂志，2004，20(3)：210-213.

［89］　Argilés P，Kerr B，Canaud J，et al. Calcium kinetics and the long-term effects of lowering dialysate calcium concentration [J]. Kidney international，1993，43(3)：630-640.

［90］　夏芳，王莉，陈秀铃，等. 不同钙浓度透析液加口服钙剂对血液肾衰患者高磷血症的影响[J]. 中国血液净化，2008，7(3)：166-167.

［91］　Mcintyre C W. Calcium balance during hemodialysis[J]. Seminars in Dialysis，2008，21(1)：38-42.

［92］　Basile C，Rossi L，Lomonte C. The choice of dialysate bicarbonate：do different concentrations make a difference? [J]. Kidney International，2016，89(5)：1008-1015.

［93］　Kraut J A，Madias N E. Metabolic acidosis of CKD：an update[J]. American Journal of Kidney Diseases，2016，67(2)：307-317.

［94］　Dobre M，Rahman M，Hostetter T H. Current status of bicarbonate in CKD[J]. Journal of the American Society of Nephrology，2015，26(3)：515-523.

［95］　Kraut J A，Kurtz I. Metabolic acidosis of CKD：diagnosis，clinical characteristics，and treatment[J]. American Journal of Kidney Diseases，2005，45(6)：978-993.

［96］　Wang X H，Mitch W E. Mechanisms of muscle wasting in chronic kidney disease[J]. Nature Reviews Nephrology，2014，10(9)：504-516.

［97］　Kraut J A. Disturbances of acid-base balance and bone disease in end-stage renal disease [J]. Seminars in Dialysis，2000，13(4)：261-266.

［98］　Eustace J A，Astor B，Muntner P M，et al. Prevalence of acidosis and inflammation and their association with low serum albumin in chronic kidney disease [J]. Kidney International，2004，65(3)：1031-1040.

［99］　Ori Y，Bergman M，Bessler H，et al. Cytokine secretion and markers of inflammation in relation to acidosis among chronic hemodialysis patients [J]. Blood Purification, 2013, 35(3): 181-186.

[100] Raphael K L, Murphy R A, Shlipak M G, et al. Bicarbonate concentration, acid-base status, and mortality in the health, aging, and body composition study [J]. Clinical Journal of the American Society of Nephrology, 2016, 11(2): 308-316.

[101] Yamamoto T, Shoji S, Yamakawa T, et al. Predialysis and postdialysis pH and bicarbonate and risk of all-cause and cardiovascular mortality in long-term hemodialysis patients [J]. American Journal of Kidney Diseases, 2015, 66(3): 469-478.

[102] Bommer J, Locatelli F, Satayathum S, et al. Association of predialysis serum bicarbonate levels with risk of mortality and hospitalization in the Dialysis Outcomes and Practice Patterns Study (DOPPS) [J]. American Journal of Kidney Diseases, 2004, 44 (4): 661-671.

[103] Wu D Y, Shinaberger C S, Regidor D L, et al. Association between serum bicarbonate and death in hemodialysis patients: is it better to be acidotic or alkalotic? [J]. Clinical Journal of the American Society of Nephrology, 2006, 1(1): 70-78.

[104] Mion C M, Hegstrom R M, Boen S T, et al. Substitution of sodium acetate for sodium bicarbonate in the bath fluid for hemodialysis[J]. ASAIO Trans, 1965, 10(1): 110-113.

[105] Kveim M, Nebaskkew R. Utilization of exogenous acetate during hemodialysis[J]. Trans Am Soc Artif Intern Organs, 1975, 21(1):138-143.

[106] Graefe U, Milutinovich J, Follette W C, et al. Less dialysis-induced morbidity and vascular nstability with bicarbonate in dialysate[J]. Ann Intern Med, 1978, 88(2):332.

[107] Cairns H S, Rediout L M, Peters T J, et al. Changes in blood acetaldehyde concentrations during acetate hemodialysis[J]. Nephrol Dial Transplant, 1988, 3(5):637.

[108] Ienkins O, Burton P R, Bennet S E, et al. The metabolic consequences of the correction of acidosis in uraemia[J]. Nephrol Dial Transplant, 1987;79(2):1099.

[109] Lowrie E G, Lew N L. Death risk in hemodialysis patients: the predictive value of commonly measured variables and an evaluation of death rate differences between facilities[J]. American Journal of Kidney Diseases, 1990, 15(5):458-482.

[110] Green L, Kleeman C R. Role of bone regulation of systemic acid-base balance [J]. Kidney Int, 1991, 39(1):9.

[111] Henrich W L, Hunt L M, Nixon I V. Increased ionized calcium and left ventricular contractility during hemodialysis[J]. N Engl J Med, 1984, 310(1):19-23.

[112] Wiegand C, Davin T, Raij L, et al. Life threatening hypokalemia during hemodialysis[J]. ASAIO Trans, 1979, 25(1):416-418.

[113] Heineken F G, Brady-Smith M, Haynie J, et al. Prescribing dialysate bicarbonate concentrations for hemodialysis patients[J]. Artif Organs, 1988, 11(1):45-50.

[114] Kirschbaum B. Spurious metabolic acidosis in hemodialysis patients [J]. American Journal of Kidney Diseases 2000, 35(2):1068-1071.

［115］　Mion C M，Hegstrom R M，Boen S T，et al. Substitution of sodium acetate for sodium bicarbonate in the bath fluid for hemodialysis［J］. Trans Am Soc Artif Intern Organs，1964，10(1):110-115.

［116］　Novello A，Kelsch R C，Easterling R E. Acetate intolerance during hemodialysis［J］. Clin Nephrol，1976，5(1):29-32.

［117］　Kishimoto T，Yamakawa M，Mizutani Y，et al. Morbidity，instability，and serum acetate levels during hemodialysis［J］. Artificial Organs，1979，12(1):101-108.

［118］　Tentori F，Karaboys A，Robinson B M，et al. Association of dialysate bicarbonate concentration with mortality in the Dialysis Outcomes and Practice Patterns Study (DOPPS) ［J］. American Journal of Kidney Diseases，2013，62(4): 738-746.

［119］　Rocha A D，Padua V C，Oliveira E，et al. Effects of citrate-enriched bicarbonate based dialysate on anticoagulation and dialyzer reuse in maintenance hemodialysis patients［J］. Hemodial Int，2014，18(2):467-472.

［120］　Karlien F，Karl M W，Rita J，et al. Avoidance of systemic anticoagulation during intermittent haemodialysis with heparin-grafted polyacrilonitrile membrane and citrate-enriched dialysate:a retrospective cohort study［J］. BMC　Nephrology，2014，15(3):104-110.

［121］　Yuk-Lun C，Alex W Y，Kwong-Yuen T，et al. Anticoagulation during haemodialysis using a citrate-enriched dialysate:a feasibility study［J］. Nephrol Dial Transplant，2011，26(2):641-646.

［122］　Radhouane B，Anis B，Zied H，et al. Hemodiafiltration using pre-dilutional on-line citrate dialysate:a new technique for regional citrate anticoagulation:a feasibility study［J］. Saudi J Kidney Dis Transpl，2015，26(4):739-742.

［123］　Davina J T，Kelvin L，Robert R，et al. The effect of citrate dialysate on intradialytic heparin dose in haemodialysis patients:study design of a randomized controlled trial［J］. BMC Nephrology，2015，16(1):147.

［124］　Gunilla G，Anders C，Maria A，et al. Replacement of acetate with citrate in dialysis fluid:a randomized clinical trial of short term safety and fluid biocompatibility［J］. BMC Nephrology，2013，14(1):216-224.

［125］　Shan H，Kerstin S，Nina J，et al. Low concentrations of citrate reduce complement and granulocyte activation in vitro in human blood［J］. Clin Kidney J，2015，8(1):31-37.

［126］　张田杰，宋错，金东华，等.应用血液保存液(ACD-A 液)的枸橼酸透析对透析中难治性高血压的影响［J］.中国血液流变学杂志，2012，22(2):250-252.

［127］　Daimon S，Dan K，Kawano M. Comparison of acetate-free citrate hemodialysis and bicarbonate hemodialysis regarding the effect of intra-dialysis hypotension and post-dialysis malaise［J］. Ther Apher Dial，2011，15(5):460-465.

［128］　Ou Y，Li S，Zhu X，et al. Citrate attenuates adenine induced chronic renal failure in rats by modulating the Th17/Treg cell balance［J］. Inflammation，2016，39(1): 79-86.

[129] Roman S, Peter M, Jaroslava V, et al. Changes of serum calcium, magnesium and parathyroid hormone induced by hemodialysis with citrate-enriched dialysis solution [J]. Kidney Blood Press Res, 2015, 40(1):13-21.

[130] Kuragano T, Kida A, Furuta M. Effects of acetate-free citrate-containing dialysate on metabolic acidosis, anemia, and malnutrition in hemodialysis patients[J]. Artif Organs, 2012, 36(3):282-290.

[131] 李晓璐,许焱,史振伟.枸橼酸盐透析液的临床研究进展[J].中国血液净化, 2016, 15(8):415-417.

[132] Parsons F M, Stewart W K. The composition of dialysis fluid. Replacement of Renal Function by Dialysis[M]. 2nd ed. Boston, MA: Maritnus, Nijhoff Publishers, 1983.

[133] Sam R, Vaseemuddin M, Leong W H, et al. Composition and clinical use of hemodialysates[J]. Hemodial Int, 2006, 10(1):15-28.

[134] Wathen R L, Keshaviah P, Hommeyer P, et al. The metabolic effects of hemodialysis with and without glucose in the dialysate[J]. Am J Clin Nutr, 1978, 31(10): 1870-1875.

[135] Ward R A, Wathen R L, Williams T E, et al. Hemodialysate composition and intradialytic metabolic, acid base and potassium changes[J]. Kidney Int, 1987, 32(1): 129-135.

[136] Fischbach M, Terzic J, Bitoun Cohen C, et al. Glucose charged dialysate for children on hemodialysis: acute dialytic changes[J]. Pediatr Nephrol, 1988, 12(1): 311-314.

[137] Borah M, Schoenfeld P Y, Gotch F A, et al. Nitrogen balance during intermittent dialysis therapy of uremia[J]. Kidney Int, 1978, 14(5):491-500.

[138] Gutierrez A, Bergstrom J, Alvestrand A. Hemodialysis-associated protein catabolism with and without glucose in the dialysis fluid[J]. Kidney Int, 1994, 46(3):814-822.

[139] Takahashi A, Kubota T, Shibahara N, et al. The mechanism of hypoglycemia caused by hemodialysis[J]. Clin Nephrol, 2004, 62(5):362-368.

[140] Jackson M A, Holland M R, Nicholas J, et al. Occult hypoglycemia caused by hemodialysis[J]. Clin Nephrol, 1999, 51(4):242-247.

[141] Jackson M A, Holland M R, Nicholas J, et al. Hemodialysis-induced hypoglycemia in diabetic patients[J]. Clin Nephrol, 2000, 54(1):30-34.

[142] Simic-Ogrizovic S, Backus G, Mayer A, et al. The influence of different glucose concentrations in haemodialysis solutions on metabolism and blood pressure stability in diabetic patients[J]. Int J Artif Organs, 2001, 24(12):863-869.

[143] Mark P. Dry-concentrate production systems for dialysis[J]. Biomedical and Clinical Engineering, 2018, spring(1):34-36.

[144] Grimsrud L, Cole J J, Lehman G A, et al. A central system for the continuous preparation and distribution of hemodialysis fluid[J]. Trans Am Soc Artif Intern Organs,

1964，10(1)：107-109.

［145］　杨晓达.大学基础化学(生物医学类)［M］.北京：北京大学出版社，2008.

［146］　Saito T，Saito O，Maeda T，et al. Metabolic and hemodynamic advantages of an acetate-free citrate dialysate in a uremic case of congenital methylmalonic academia ［J］. Am J Kidney Dis，2009，54(4)：764-769.

［147］　李晓璐，许焱，史振伟.枸橼酸盐透析液的临床研究进展［J］.中国血液净化，2016，15(8)：415-417.

第7章 微生物检测和控制

7.1 透析相关的微生物

1. 细菌

透析液的细菌微生物污染问题在 20 世纪 60 年代的循环系统中就已存在。当时的方法是使用醋酸盐透析液替代碳酸氢盐透析液或者使用温度为 4 ℃ 的透析液。由于醋酸盐透析液易造成一系列患者治疗时不耐受,20 世纪 70 年代末,采用 A、B 浓缩液与透析用水混合的形式,碳酸氢盐透析液又成为主流一直沿用至今。

对两项 20 世纪 70 年代初期在透析过程中爆发的热原反应的研究发现,透析液中细菌总菌落数与患者的热原反应发生率有关。当菌落数大于 10000 CFU/mL 时,热原反应的发生率是菌落数小于 10000 CFU/mL 时的 2 倍。

第一版 AAMI RD5—1981 中的透析用水、透析液细菌学标准就是基于这两项研究的数据。当时透析用水菌落数的标准为不大于 200 CFU/mL,考虑到透析用水在透析装置中要与浓缩液进行加热、混合,所以将透析液的菌落数标准定为不大于 2000 CFU/mL。

在 AAMI 标准发布后,CDC 也对之后发生的 11 次热原反应爆发做了相关的调查,结果无一例外,是由于透析用水、透析液的菌落数超过 AAMI 的标准引起的。

现在透析液中的细菌微生物主要来自混合透析液的透析用水以及浓缩液 A 和浓缩液 B。有学者研究发现透析治疗用液中的细菌主要包括以下这些:①非典型分枝杆菌;②异养菌(革兰阴性菌);③丝状真菌;④酵母样真菌;⑤嗜麦芽窄食单胞菌(*Stenotrophomonas maltophilia*);⑥葡萄球菌;⑦鞘氨醇单胞菌(*Sphingomonas paucimobilis*);⑧黏质沙雷菌(*Serratia marcescens*);⑨假单胞菌;⑩铜绿假单胞菌(*Pseudomonas aeruginosa*);⑪微球菌;⑫肺炎克雷伯菌(*Klebsiella pneumoniae*);⑬克雷伯菌;⑭黄杆菌;⑮肠杆菌;⑯阴沟肠杆菌(*Enterobacter cloacae*);⑰棒状杆菌;⑱伯克霍尔德菌;⑲洋葱伯克霍尔德菌(*Burkholderia cepacia*);⑳杆菌;㉑气单胞菌;㉒不动杆菌;㉓需氧菌。

透析用水中有①②⑦⑨⑪⑭⑰⑱⑲㉒;A 液中有①②④⑥⑦⑨⑪⑭⑰⑱㉓;B 液中有①②④⑦⑨⑩⑪⑰㉓;透析液中有②④⑥⑦⑧⑨⑩⑪⑫⑬⑭⑰⑳㉑㉒㉒。其中⑪⑫⑰㉑很有可能在采样时从手中混入。

2. 内毒素

内毒素是存在于革兰阴性菌细胞外壁中的脂多糖的总称,分子量为 $10^4 \sim 10^5$。内毒素主要由多糖 O 抗原、核心寡糖和类脂质 A(lipid A)三部分组成,其毒性成分主要为类脂质 A,其分子量约为 2000。虽然内毒素一般无法通过透析器半透膜,但是类脂质 A 以及内毒素的碎片还是有一定概率通过透析器半透膜进入血液,Hosoya 等学者研究发现内毒素通过反弥散进入血液的概率大于反超滤。类脂质 A 进入体内后会与巨噬细胞表面的内毒素受体结合,巨噬细胞会被激活释放细胞因子(如肿瘤坏死因子以及白细胞介素),对患者长期预后造成影响。

3. 生物膜

生物膜是无柄微生物群落在各种载体上的附着,研究表明,这些附着型微生物细胞表面附着有自身分泌产生的胞外多聚物(EPS),既能增强微生物细胞对外界环境的抵抗能力,其又是影响生物膜稳定的关键因素。

1)生物膜形成机理

生物膜的形成过程可分为 5 个阶段,主要为可逆接触阶段、不可逆接触阶段、菌落形成阶段、生物膜成熟阶段及生物膜老化脱落阶段。具体过程如下。

①细胞在载体表面的可逆黏附。利用鞭毛、纤毛和菌丝等胞外细胞器和外层膜蛋白黏附于载体表面。

②细胞在载体表面的不可逆黏附。通过细胞分泌的胞外多聚物(EPS)增强细胞和载体之间的黏附,EPS 主要成分有 DNA、蛋白质、脂质、脂多糖。

③黏附在载体表面细胞的分裂及小菌落的形成。该过程菌落明显增大,胞外多聚物量增多并形成一层水凝胶覆盖于细胞表面;同时,群体效应(quorum sensing,QS)可显著表征细菌之间是否发生化学交流,用于调节细胞致病性、营养物质的获取、细胞之间的杂交、细胞运动及次生代谢产物的生成,决定细胞的各种功能。

④黏附小菌落成长为具有三维结构的成熟生物膜。该过程细胞与载体及细胞之间主要依靠 EPS 胶黏在一起,使菌落能够抵御一定的机械压力,防止从载体表面脱落。

⑤部分细胞从生物膜上的脱落。该过程有利于生物膜的繁殖及群落的自我重建,因为脱落细胞可于新的生境中重新吸附于载体表面,形成新的生物膜。

2)生物膜形成的影响因素

生物膜的形成需要一定的物质载体,这就决定了载体界面性质会对细胞黏附和生物膜形成造成一定影响,主要包括载体界面的静电作用、亲疏水性、界面粗糙度及形态特征等。

界面静电作用:静电力是细胞和载体界面发生相互黏附过程中最先产生的相互作用。大部分细菌带负电荷,其极易与带正电荷的载体界面相结合,故界面带正电荷的载体有利于生物膜的形成。此外,细菌也可在带负电荷的载体界面富集,主要是通过细胞的鞭毛、纤毛和菌丝等胞外细胞器对载体表面的黏附,提高细胞克服静电斥力的能力。

界面疏水性：随着微生物细胞与载体界面通过静电力作用初始黏附，细胞与载体界面的距离缩短，载体界面非极性且低表面能的疏水基团与细菌细胞黏附后，界面上的水分子被替代，细菌细胞的黏附作用增强。微生物细胞既可以黏附于疏水性的载体界面，也可黏附于亲水性的载体界面。

界面粗糙度：研究表明，载体界面粗糙度对细菌细胞的黏附作用影响较大，纳米和微米级的界面粗糙度通过增加细胞与界面的接触面积，增强细胞的初始黏附。同时，界面粗糙度的增加可减少液体流动相生物膜中细菌细胞所承受的水力剪切力，大大减小了细胞被冲刷的可能性。Machado 等利用化学蚀刻技术研究纳米级 PVC 材料的表面能及其对细胞初始黏附的影响，发现该材料表面能因粗糙度的变化而发生变化，同时细胞于该界面上的初始黏附能力下降。由于细胞粒径各不相同，所以针对不同细菌不可能有统一的标准，有关粗糙度和细胞黏附之间的相互关系仍有待进一步研究。

界面形态特征：研究发现，较游离态细胞而言，形成生物膜后的细胞具有更大的刚性，易在载体表面维持一定的形态结构。

7.2　微生物检测

1. 细菌内毒素采样方法

透析用水、透析液的样品收集后应尽快分析，以避免微生物发生不可预测的变化。如果样品在收集后 4 h 内无法分析，则应在低于 10 ℃下保存，不能冷冻，还要避免样品储存超过 24 h，样品运输应符合实验室的规定。

1）透析用水采样

根据行业标准 YY/T 1269—2015，透析用水样本应从不同位置采集来评价整个水处理设备的微生物含量。样本应在如下位置采集：水分配回路第一个和最后一个接口。

根据行业标准 YY 0572—2015，透析用水应在透析装置和供水回路的连接处收集试样。取样点应在供水回路的末端或在混合室的入口处。

根据 ISO 23500-1:2019 标准，采样时要根据制造商提供的采样说明，样品应在配管出口处取样。在没有制造商说明的情况下，可以使用以下方法确保所取样品在取样点不受任何微生物的污染：取下连接到取样点的连接管，并用无菌纱布或用酒精润湿的棉签清洁出水口。不应使用含氯消毒剂或其他消毒剂。在无菌采集样品之前，打开取样口使透析用水流动至少 60 s，根据细菌的培养方法收集的样品量为 5～1000 mL，用于培养样品的容器应无菌且无热源。

2）透析液采样

根据 ISO 23500-1:2019 标准，透析液采样应根据透析装置制造商提供的取样说明采集透析液样品。如果没有厂家规定，可以用 70％乙醇或异丙醇擦拭采样口的外部（不是内腔），不应使用含氯消毒剂或其他消毒剂。在所有乙醇挥发后才能进行采样，以免在样品中留下消毒剂残留物。

日本 2016 版《透析液水质基准达成操作指南》:对于多人用透析装置,透析器的透析液入口侧安装专用取样口,在外部消毒后取样,透析液流量应大于 500 mL/min,经过 5 min 以上流动后进行取样。对于有在线预充功能的透析装置:①透析装置给液入口处,内毒素过滤器入口侧(标准透析液);②透析器入口侧(超纯透析液),安装专用取样口,在外部消毒后取样,透析液流量大于 500 mL/min,经过 5 min 以上流动后进行取样。对于在线血液透析过滤器:①透析装置给液入口处,内毒素过滤器入口侧(标准透析液);②在线置换液出口(无菌无热源)处安装专用取样口,在外部消毒后取样,透析液流量为大于 500 mL/min,经过 5 min 以上流动后进行取样。

2. 细菌检测方法

1) 细菌培养

菌落是指细菌在固体培养基上生长繁殖而形成的能被肉眼识别的生长物,它是由数以万计相同的细菌集合而成的。当样品被稀释到一定程度,与培养基混合,在一定培养条件下,每个能够生长繁殖的细菌细胞都可以在平板上形成一个可见的菌落。由于不存在"通用的培养基"(所有微生物都能在其上生长),所以只能从给定环境中培养一小部分微生物。细菌菌落总数的计数方法包括平板涂布法(spread plate method)、倾注平板法(pour plate method)和膜过滤法(membrane filtration method)等。

使用稀释技术可以培养样品中 0.1‰~1‰ 的微生物。目前没有任何培养基可以从给定的样品中培养所有微生物,有些细胞可以处于存活但不可培养的状态。虽然基于计数方法可以提供有关样本中微生物数量的重要信息,但通常会低估实际菌落数。计数技术是基于每个细胞能发育成单个菌落并且所有菌落由单个母细胞形成的假设。然而,有时几个微生物可能会聚集在一起生长成一个菌落。因此,总菌落数总是小于样品中的总细胞数。

(1) 平板涂布法

从稀释液中抽取 0.1~0.3 mL 样品,滴到琼脂平板的表面。取出浸在乙醇中的涂布器,将沾有乙醇的涂布器在火焰上引燃,待乙醇燃尽后,冷却 8~10 s。用涂布器将菌液均匀地涂布在培养基表面,涂布时可以转动培养皿,使涂布均匀(图 7-1)。之后将培养皿放入恒温箱内培养固定的时间。最后计算离散菌落的数量,单位为 CFU/mL。

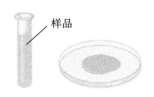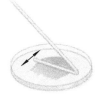

图 7-1　平板涂布法

(2) 倾注平板法

在倾注平板法中,将 1 mL 样品滴入培养皿后,将 20~25 mL 无菌熔化后(约 50 ℃)的培养基倒入培养皿中并使其与样品混合,让其凝固(图7-2)。之后将培养皿放入恒温箱内培养固定的时间,最后计算离散菌落的数量,单位为CFU/mL。

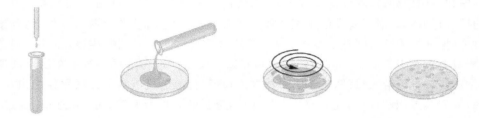

图7-2 倾注平板法

（3）膜滤法

膜滤法适用于培养低菌落数样品。将一定体积(一般为100 mL,也有大于100 mL,ISO 23500-1:2019中样品量为10~1000 mL,日本JDST2008为大于100 mL)的样品通过滤膜,膜的孔径一般为0.45 μm,滤膜直径为47 mm,过滤后细菌被截留在滤膜表面。然后将滤膜放入培养皿中(图7-3)。之后将培养皿放入恒温箱内培养固定的时间,最后确定滤膜表面上的菌落数,单位为CFU/mL。

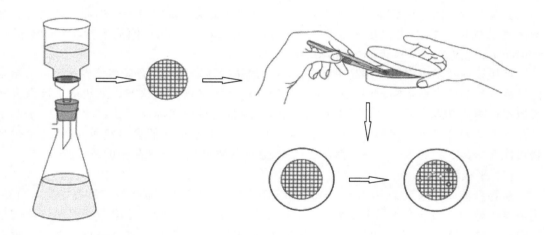

图7-3 膜滤法

小于200个菌落数时最适合平板计数。对于菌落数较高的样品,在培养前,还需要对样品进行稀释。制备10倍递增稀释液,将1 mL水样滴入装有99 mL无菌水的烧瓶中,用混合器充分混合;用移液器从烧杯中吸取1 mL,加入含有9 mL无菌水的试管中,用涡旋充分混合;从第一支试管中吸取1 mL的液体加到另一支含有9 mL无菌水的试管中充分混合等,这个过程可以反复进行直至达到所需的稀释度(图7-4)。

（4）培养基

当使用含有相对低浓度的有机营养素的培养基在低温下长时间培养时,在培养基中形成菌落的所有细菌都称为异养细菌。在水中,有许多细菌最初使用天然水环境作为栖息地。由于它们生活在低水平的有机营养环境中,一般有机碳浓度低于数毫克每升。因此,许多细

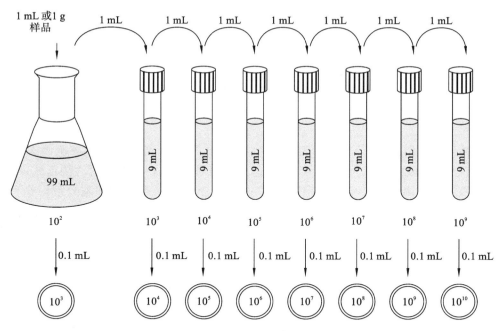

图 7-4　样品稀释

菌不能在含有高浓度有机营养的培养基(如在一般细菌实验中使用的标准琼脂)中生长,即使它们能够生长也不能形成菌落。所以即使使用相同组成的培养基,也可通过降低营养物浓度、降低培养温度和长时间培养来增加待检测细菌的数量。

根据培养目标选择合适的培养基非常重要,根据最新版的 ISO 23500-1:2019,对于透析用水、透析液以及置换液,推荐以下三种培养基:胰蛋白胨葡萄糖琼脂(tryptone glucose extreact,TGEA)、Reasoner's 2 琼脂(Reasoner's Agar No. 2,R2A)和胰酪大豆胨琼脂(TSA)。Maltais 等学者研究发现对于标准透析液,使用 TSA 培养基培养 48 h,鉴定透析液中具有大于 50 CFU/mL 的细菌时,结果与使用 TGEA 和 R2A 培养 7 天的结果相当。对于透析用水,TSA 培养基培养 48 h,鉴定菌落数大于 50 CFU/mL 的样品,结果与 R2A 培养 7 天相当,但使用 TGEA 培养 7 天对于菌落数大于 50 CFU/mL 的结果可以培养出更多的菌落。对于透析用水中菌落数小于 50 CFU/mL 的样品,使用 TSA 培养 48 h 的结果的阴性预测值超过 95%。所以最新版的 ISO 标准允许使用 TSA 培养基。而对于国内行业标准 YY 0572—2015,透析用水的细菌培养还是只能使用 TGEA 培养基和 R2A 培养基。选择的培养基和培养时间应基于待分析的液体类型,所选择的方法应基于每种方法的优缺点、培养时间和灵敏度(表 7-1)。

表 7-1　不同培养基培养温度与时间

培养基	培养温度	培养时间
TGEA	17~23 ℃	168 h
R2A	17~23 ℃	168 h
TSA	35~37 ℃	48 h

2）非培养法

（1）ATP 生物发光法

在自然界中三磷酸腺苷（ATP）广泛存在于生物体中，它是一种不稳定的高能化合物，在活体细胞中，与 ADP 相互转化实现储能和放能，从而保证细胞各项生命活动的能量供应。ATP 含量稳定，绝大部分细菌的 ATP 含量为 2a mol，动物体细胞 ATP 含量大约为 1000a mol。

20 世纪 70 年代出现 ATP 生物发光技术；1983 年 Moyer 等最早提出细胞内源性 ATP 含量可反映活细胞数量；20 世纪 80 年代，英国人首先研制出 ATP 检测仪检测系统；20 世纪末，ATP 检测仪检测系统被引入我国。ATP 荧光检测法是利用细菌细胞分裂时会释放出 ATP，荧光素酶在 ATP 的参与下催化荧光素产生激活态的氧化荧光素而发出荧光，荧光强度与 ATP 的含量成正比，ATP 浓度与细胞数量成正比，细胞内 ATP 含量受细菌种类、生长状态、周围环境的影响，在同等的检测范围内，发光强度也越强。可间接反映微生物或有机物的含量，从而推断出菌落总数，检测结果都以相对光单位 RLU 来表示 ATP 的浓度。

将 ATP 生物荧光法与细菌计数法做平行对照，检测清洗前后细菌的残留量。研究结果发现，金黄色葡萄球菌和大肠埃希菌悬液检出菌数的对数值与 RLU 的对数值之间呈线性关系，表面 ATP 生物荧光法测定的 RLU 值可以反映实际菌量，ATP 检测技术无须培养，仅需 15 s 即可得到结果。待测样品无须预处理，操作简便，可用于医疗器械清洗效果的检测。

（2）细菌自发荧光检测法

生物粒子测量装置连续地将 UV 激光照射到装置内流动池的检测部分，流动池是由石英制成的液体流动通道，用于将样品透析液引导到检测部分。测量时液体中的微粒在被激光照射后产生散射光，当特定波长的光照射到某些生物细胞时，会产生自发荧光。利用散射光检测器和荧光检测器的光谱检测分别实时测量细菌的数量，原理如图 7-5 所示。

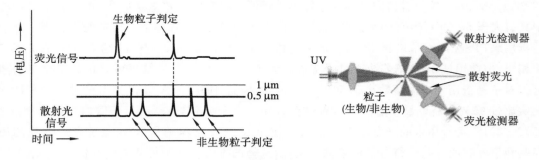

图 7-5 细菌自发荧光检测法

（3）荧光染色法

用荧光染料染色细菌，可以在荧光显微镜下直接计算菌落数，通过组合不同荧光波长的染料可以进行双重染色。试剂 α（4′,6-二脒基-2-苯基吲哚（DAPI））与总细菌（活/死）的 DNA 结合，被 UV 激发光照射后发出蓝色荧光 α。试剂 β（6-羧基荧光素二乙酸酯（6-CFDA））与死亡细菌 DNA 结合，6-CFDA 被细胞内酯酶水解，转变成 6-羧基荧光素，通过绿激发光照射发出荧光 β（绿色），细菌数为总细菌数减去已死亡的细菌数，原理如图 7-6 所示。

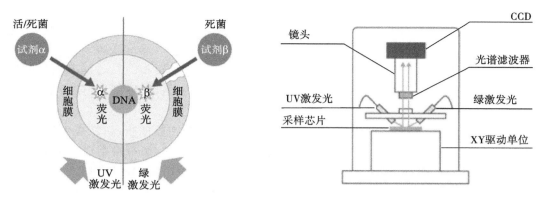

图 7-6　荧光染色法原理

3. 内毒素 LAL 测试方法

1956 年,Johns Hophins 大学的动物学家 Bang 博士发现革兰阴性菌的粗制品能使鲎的血细胞凝聚而死亡。1963—1964 年,该大学医学院血液室的 Levin 和 Bang 合作对细菌引起鲎血凝聚的机制进行了深入的研究,用提纯的内毒素和鲎血细胞溶解物证明了鲎血凝聚机制是一种酶反应。此后经多位学者在分子水平对鲎血细胞溶解物(LAL)复杂成分进行的研究,阐释了凝聚的详细机制(图 7-7)。

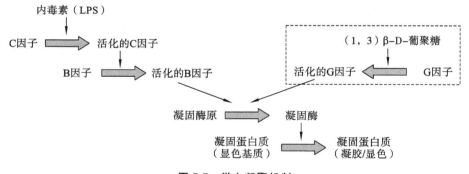

图 7-7　鲎血凝聚机制

在鲎实验研究的初期,所采用的凝胶法存在误差较大、不易区分弱阳性和阴性、只能进行半定量、对边缘样品不易判断和试剂消耗量大等缺点。因此在方法建立的早期,人们就开始了对其检测方法的不断改进。1974 年 Frauch 报道了载玻片微量检测法,1978 年 Okuguchi 又进一步完善了此方法,使结果的判断变得比较容易,灵敏度也有所提高,但因方法比较烦琐,并且没有解决定量的问题,所以没有被推广。

随着对凝胶法的逐步改进和完善,试管凝胶法已成为内毒素检查的经典方法,被普遍使用。但是凝胶法仍然存在不能定量等缺点。于是随着光电子和计算机领域的进步,在凝胶法的基础上,作为细菌内毒素定量分析的比浊法和比色法逐渐发展成熟,并很快得到推广和使用,到目前为止已被许多国家的药典收载。

比浊法的原理是采用分光光度计检测凝胶形成过程中浊度的变化，从而定量检测细菌内毒素；比色法则是利用凝固酶水解显色底物产生的显色基团使吸光度发生变化，以此进行定量的方法。两种方法又根据检测过程的不同被分为终点比浊法、动态比浊法和终点比色法、动态比色法。

凝胶法：该方法主要是将待检样品和鲎试剂各 0.1 mL 混合，37 ℃、60 min 后，180°倒转，根据凝胶形成的情况判定的一种半定量法。此法操作比较简单、经济，而且不需要专用仪器。

浊度法：内毒素与鲎试剂的 C 因子发生反应，由内毒素激活凝固酶，切断凝固蛋白原中的精氨酸肽链，形成凝固蛋白，从而产生凝胶过程中的浊度变化，是用浊度仪定量的方法。此法操作比较简单、经济，灵敏度较高，检测范围较大。根据测定原理的不同又可分为终点法（endpoint turbidimetric method）和动态法（kinetic turbidimetric method）。终点浊度法是根据到达规定时间点上反应液的最终浊度与细菌内毒素浓度成正比的一种检测方法。动态浊度法是根据测定到达事先设定的反应液的浊度变化所需要的时间的对数值与细菌内毒素浓度的对数值成反比的一种分析方法。本方法因有配套仪器而较为广泛地应用于药物检测及临床。

比色法：根据被测内毒素激活的凝固酶水解外加鲎三肽（如 BOC-LEU-GLY-ARG-PNA 等）中的精氨酸肽链，释放出黄色的对硝基苯胺（PNA），用冰醋酸终止反应进行吸光度测定，或用游离的 PNA 和偶氮试剂反应，最终形成红色的偶氮蓝复合物而进行检测的一种方法。它也分为终点法和动态法。此法操作较复杂，但灵敏度和精密度都较高，目前也较为常用。

酶联免疫吸附测定法（ELISA）主要是利用内毒素作为外源性致热原的生物学活性，通过对内毒素刺激巨噬细胞后产生的内源性致热原（如 TNF、IL-1 等）进行检测，从而对内毒素进行定量检测。

流式细胞术（flow cytometry）是应用针对内毒素表面抗原决定簇的单克隆抗体（如抗LPS 单克隆抗体）对内毒素进行荧光标定而后应用流式细胞器进行检测的一种方法。本方法不同于其他方法之处在于它所测定的是内毒素的量而不是活性。

化学发光分析法（chemiluminescent assay）是应用 CR1 和 CR3 受体诱导中性粒细胞的氧化反应作为一个反应平台，通过测定内毒素对中性粒细胞的生物学作用来检测内毒素水平的一种方法。

7.3　微生物控制策略

虽然与患者血液进行物质交换的是透析液，透析液的品质与透析患者的治疗效果直接相关，但是生成透析液却需要多种成分（透析用水、浓缩液），经过多个步骤。如果某种组成部分的微生物失控或者某个步骤出现污染，透析液的品质就无法保证，基于此种认识，出现了"瀑链式体系"或者"卫生连锁"的理念，要求对从水龙头到透析液的全流程进行微生物控制，以保证透析液的最终品质。单一的手段无法实现该目标，合理的系统设计、安装后的仔细验证、持续性的监测和系统维护是透析用水、透析液质量保证体系的基本要素。

1. 设计

好的水处理设计不但要保证尽可能地去除原水中的微生物,还要尽力避免微生物的滋生淤积。水处理设备依靠反渗透膜去除原水中的微生物,虽然理论上细菌等微生物无法通过反渗透膜进入纯水侧,但实际上却在膜的另一侧能够检测到滋生的细菌,反渗透膜无法做到百分之百去除所有微生物。因此避免预处理中微生物的大量滋生,减少反渗透膜进水的微生物浓度,既能减少对反渗透膜的污染,也有利于保证最终产水的品质。制水过程中,水流在初级过滤器及多介质过滤器、活性炭罐、树脂罐处流速都会降低,有利于细菌的滋生,设计这些装置时需要选择合适的流速。自来水经过活性炭吸附后,水中能够抑制细菌滋生的游离氯、氯胺被去除,细菌在之后的树脂罐大量滋生,有些水处理将活性炭罐置于树脂罐之后,来减少这种影响,但这需要使用能耐受游离氯的树脂。也有厂家计划设计可以进行消毒的预处理装置。针对反渗透膜进水密封圈与膜壳之间的浓水区域容易形成无效腔,造成微生物聚集的现象,出现了所谓"Full-fit"的特殊设计的反渗透膜;优化膜壳设计,减少无效腔也是水处理设计的优化方向之一。

通过对反渗水进行再次处理,可以进一步提高水质,双级反渗透装置在国内已经逐渐成为标准配置。在供水管道上安装紫外线灯管对流经的反渗水进行持续灭菌,对反渗水使用超滤器进行过滤,这些设计都可以有效地提高反渗水的纯度。

供水管道是透析用水微生物的主要来源,细菌主要以在水-固界面附着形成生物膜聚集生长的模式进行滋生。使供水管道具有更光滑内表面的管道、更少的接头,可以减少细菌附着的可能。保证循环管道内水流的速度,尽可能使管道内的水流处于紊流状态(管路中的最低流速应保持在 $1\sim3$ m/s),也可以抑制细菌在水处理系统内的附着。但是当水处理停止运行后,这种抑制就消失了,需要在水处理停机后能够运行(脉动)冲洗程序,这种程序以一定的间隔时间自动运行一段时间,冲刷整个水处理系统,从而防止细菌的附着滋生。

对浓缩液/透析液配制与输送系统而言,应该保持系统的密闭性,使用空气过滤器防止空气对系统的污染。使用超滤器对浓缩液或透析液进行过滤,可以有效减少透析液的微生物数量,也是达到超纯透析液标准最重要的手段。对于碳酸氢盐浓缩液的配制与输送系统,定期进行消毒是必要的,因此需要设计有消毒支持组件。

2. 验证

要保证透析用水和透析液的微生物品质,首先要保证制备透析用水和透析液的设备具有持续生产合格透析用水和透析液的能力,设备的设计方案在理论上保证了这一点,但是只有设备被正确地安装、正确地操作及各项性能参数都达到设计要求,才能保证设计目标的实现。因此,对新购设备要进行安装确认(IQ)、操作确认(OQ)、性能确认(PQ),对改装或维修后的设备进行性能确认(PQ)。完成以上验证过程后,系统进入运行监测阶段,收集运行数据并进行趋势分析,并且据此确认或修改监测方案。验证过程可以提供系统能够持续生产符合标准要求的透析用水、透析液、置换液的证明文件,同时这也是后续监测和维护工作的基础。

3. 监测

要对透析用水和透析液进行微生物控制,就必须知道当前的微生物状况。当前衡量透析用水和透析液的微生物指标主要是细菌和内毒素浓度,有些国家也要求对外毒素或其他成分进行监测。监测工作必须建立在明确的标准之上,对于透析用水和透析液的微生物浓度,很多国家都制定了自己的标准,国际标准化组织也制定了相关的 ISO 标准(ISO 23500-3:2019 透析用水、ISO 23500-4:2019 透析用浓缩物、ISO 23500-5:2019 透析液)。我国也制定了相关标准,其中 YY 0572—2015 是关于透析用水的标准,规定透析用水的细菌浓度小于 100 CFU/mL,内毒素浓度小于 0.25 EU/mL,《血液透析及相关治疗浓缩物》(YY 0598—2015)规定了浓缩液细菌浓度小于 100 CFU/mL,规定了透析液内毒素浓度小于 0.5 EU/mL,但是没有为透析液制定专门的标准。标准建立了干预值的概念,规定干预值为最大允许值的 50%,当监测值达到干预值时,应该立即采取干预措施,以降低细菌或内毒素浓度,避免对透析患者产生不良影响。

对透析用水和透析液进行微生物浓度监测,最重要的是确定取样点和监测频率、使用正确的检测方法。要制订异常情况处理流程,分析检测结果,当监测结果有异常时,按照流程进行处理(图 7-8)。

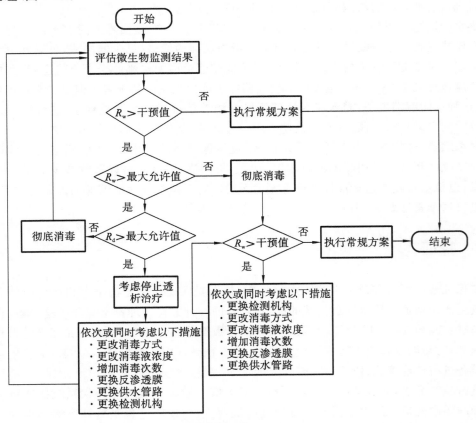

图 7-8 微生物检测结果分析处理流程

注:R_w—水分析结果(细菌和内毒素);R_d—透析液分析结果(细菌和内毒素)

记录所有的监测结果,分析数据的发展趋势。当检测结果呈上升趋势时,即使所有检测值都在标准的允许范围内,也预示着微生物滋生情况的恶化,需要提前采取预防措施。

对透析用水和透析液进行微生物浓度监测,既可以评估消毒程序的有效性,也为改进消毒方案(消毒方式、消毒液浓度、消毒频率)提供了依据,但不能作为何时进行消毒的指征。

4. 维护

一个设计良好并且经过验证的水处理设备或浓缩液/透析液配制输送设备,只有得到良好的维护才能持续生产合格的透析用水或浓缩液/透析液。维护是让设备保持实现设计能力的工作,常规维护内容包括定期更换过滤芯和超滤器,也包括水处理系统前处理部分的定期反冲洗、再生,而对设备进行定期消毒是控制微生物的最主要的维护措施。消毒范围包括反渗透膜、供水管道、透析装置进水管(透析装置消毒回路之前)、透析装置。要注意的是,计划性的消毒目的是防止微生物滋生,而不是当微生物滋生超出可接受范围时对其进行清除。

水处理预处理滤料在使用一段时间后,即使频繁进行再生,也不能恢复其性能;反渗透膜在长时间使用后,也会出现不可逆转的性能下降。预防性维护要求在此之前对这些部件进行更换。

除了常规性维护、预防性维护,很多时候还需要进行纠正性维护。当透析用水和透析液微生物监测结果在干预值以下时,证明常规维护计划是有效的,只需继续执行常规维护计划。当监测结果超出干预水平甚至是最大允许值时,应该立即进行纠正性维护,这通常需要立即进行消毒,如果消毒无效,对于水处理系统,进一步的维护措施还包括更改消毒方案、更换反渗透膜或供水管道。对于浓缩液/透析液配制输送系统或者透析装置,进一步的维护措施包括更改消毒方案、更换超滤器、更换供液管道等。

本章参考文献

[1]　Favero M S,Petersen N J,Boyer K M,et al. Microbial contamination of renal dialysis systems and associated health risks[J]. Trans Am Soc Artif Intern Organs,1974,20A:175-183.

[2]　Dawids S G,Vejlsgaard R. Bacteriological and clinical evaluation of different dialysate delivery systems[J]. Acta Med Scund,1976,15:151-155.

[3]　Maud B,Michael V. Endotoxin:The uninvited guest[J]. Biomaterials,2005,26:6811-6817.

[4]　Hosoya N,Sakai K. Backdiffusion rather than backfiltration enhaces endotoxin transport through highly permeable dialysis membranes[J]. ASAIO Trans,1990,36:M441.

[5]　Monroe D. Looking for chinks in the armor of bacterial biofilms[J]. Plos Biology,2007,5(11):2458-2461.

[6]　Flemming H C,Wingender J. The biofilm matrix[J]. Nature Reviews Microbiology,2010,8(9):623-633.

[7]　戚韩英,汪文斌,郑昱,等.生物膜形成机理及影响因素探究[J].微生物学通报,2013,40(4):677-685.

[8]　Jahn A,Nielsen P H. Cell biomass and exopolymer composition in sewer biofilms

[J]. Water Science and Technology,1998,37(1):17-24.

[9] Whitchurch C B,Tolker-Nielsen T,Ragas P C,et al. Extracellular DNA required for bacterial biofilm formation[J]. Science,2002,295(5559):1487-1487.

[10] Renner L D,Weibel D B. Physicochemical regulation of biofilm formation[J]. MRS Bulletin,2011,36(5):347-355.

[11] Bullitt E,Makowski L. Structural polymorphism of bacterial adhesion pili[J]. Nature,1995,373(6510):164-167.

[12] Thomas W E,Nilsson L M,Forero M,et al. Shear-dependent "stick-and-roll" adhesion of type 1 fimbriated Escherichia coli[J]. Molecular Microbiology,2004,53(5): 1545-1557.

[13] Borlee B R,Goldman A D,Murakami K,et al. Pseudomonas aeruginosa uses a cyclic-di-GMP-regulated adhesin to reinforce the biofilm extracellular matrix[J]. Molecular Microbiology,2010,75(4):827-842.

[14] Harmsen M,Yang L A,Pamp S J,et al. An update on Pseudomonas aeruginosa biofilm formation, tolerance, and dispersal [J]. FEMS Immunology and Medical Microbiology,2010,59(3):253-268.

[15] Soni K A,Balasubramanian A K,Beskok A,et al. Zeta potential of selected bacteria in drinking water when dead,starved,or exposed to minimal and rich culture media [J]. Current Microbiology,2008,56(1):93-97.

[16] Pringle J H,Fletcher M. Influence of substratum wettability on attachment of fresh-water bacteria to solid-surfaces[J]. Applied and Environmental Microbiology,1983, 45(3):811-817.

[17] Machado M C,Cheng D,Tarquinio K M,et al. Nanotechnology: pediatric applications[J]. Pediatric Research,2010,67(5):500-504.

[18] Maltais J A B,Meyer K B,Foster M C. Comparison of techniques for culture of dialysis water and fluid[J]. Hemodialysis International,2017,21:197-205.

[19] 陆烨,胡国庆,陆龙喜,等. ATP 生物荧光技术快速测定细菌总数的应用研究 [J]. 中国消毒学杂志,2013,30(7):613-618.

[20] 解立斌,黄健. 食品快速检测技术应用进展[J]. 国外医学:卫生学分册,2007,34 (3):193.

[21] Levin J. The history of the development of the limulus amebocyte lysate test [J]. Prog Clin Biol Res,1985,189:3.

[22] Rudbach J A,Akiya F I,Elin R J,et al. Preparation and properties of a national refernce endotxin[J]. J Clin Microbiol,1976,3:21.

[23] 马全玲,刘扬,李传保,等. 内毒素监测与临床应用现状[J]. 国外医学:临床生物 化学与检验学分册,2003,24(2):64-65.

[24] Hartung T,Fennrich S,Fischer M,et al. Development and evaluation of a pyrogen test hased on human whole blood[J]. ALTEX,1998,15(5):9-10.

[25] Takeshita S,Nakatani K,Tsujimoto H,et al. Detection of circulating lipopolysaeeharide-bound monocytes in children with Gram-negative sepsis[J]. J Infect Dis,

2000,182(5):1549-1552.

[26]　Romaschin A D,Harris D M,Ribeiro M B,et al. A rapid assay of endotoxin in whole blood using autologous neutrophil dependent chemiluminescence[J]. J Immunol Methods,1998,212(2):169-185.

[27]　左力.水和透析液质量管理指南[M].北京:北京大学医学出版社,2017.

第8章 以可靠性为中心的维修

8.1 以可靠性为中心的维修(RCM)简介

随着第一次工业革命拉开序幕,机械设备开始大量应用于生产中,随着科学技术的进步,设备变得越来越复杂,从单纯的简单机械设备转变为结合多种技术的复杂装置,从简单地为节省人力而使用,转变为进入人类社会生产、生活的各个方面。对这些设备、设施进行维修的工作内容也从简单的清洁、润滑发展为应用各种技术,需要各种人员参与、合作的复杂活动。确定对具体设备、设施实施哪些维修内容成为维修人员面临的挑战。起源于美国航空维修领域的以可靠性为中心的维修(Reliability Centered Maintenance,RCM),应用系统化的方法确定设备的维修需求,其目的是在保持设备固有性能及固有可靠性的前提下消耗尽可能少的维修资源。

1. RCM 出现的背景

近几十年来维修领域一直不断变化,因为维修所面对的设施、设备一直发生变化,它们变得越来越复杂,数量越来越多,对生产生活的影响也越来越大。作为保障这些设施、设备正常运行、使用的维修工作,所面对的要求也越来越高。维修人员为了应对这种设备、设施的变化以及各个行业对维修期望值的提高,不得不进行相应的变化,去寻找更适应现实状况的维修框架。同时随着维修实践的进展,维修领域对故障模式与维修的认识水平也不断提高,促进了新的维修理念的出现,以可靠性为中心的维修(RCM)就是这样一种新的维修理念的产物。

自 20 世纪 30 年代起,维修的演变可分为三个阶段:第一阶段一直延续到第二次世界大战,当时的特点是工业机械化程度不高,生产对设备的依赖性不强,设备故障对生产的影响不大,设备简单,故障少并且易于修复,一般采用的是故障后再维修的方式。

第二阶段为第二次世界大战之后,情况发生了变化,设备的数量和复杂性都有了很大的提高,生产对设备的依赖性越来越强,设备故障对生产的影响也越来越大。为了尽量避免设备故障对生产的影响,形成预防性维修的概念。当时预防性维修的主要形式就是定期对设备进行大修。这种方式在当时有力地保障了生产,但是也带来了维修工作量巨大及维修费用激增的问题,同时定期大修也降低了设备零部件的使用寿命。

第三个阶段从 20 世纪 70 年代中叶开始,工业领域发生了很大的改变,设备、设施越来越复杂,新的生产模式(如流水线生产)对设备设施正常运行、使用的要求越来越高,设备故障对生产质量、生产安全、环境的影响越来越大,而社会对质量、安全、环境保护的期望值却是越来越高,这造成了维修费用的持续上升,维修费用已上升为成本控制元素中的首位。而对设备故障特性的研究改变了人们对设备工龄与故障之间关系的看法,新的研究揭示了实际中出现的故障概率模型不只是一种,而是六种(图 8-1)。维修从强调大修和保障系统的经典思想演变成包括各种不同领域里的多种新研究,包括决策支持手段,通过研究故障模式及影响分析科学决策;新的维修技术,如状态监测;更加注重设备的可靠性和可维修性设计;设备管理组织中的主要方法朝参与、合作、灵活的方向转变。

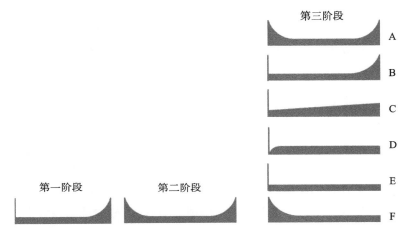

图 8-1　设备故障观点的变化

2. RCM 的发展过程

传统的预防性维修做法基于这样一个认识,即设备中的每一个部件都有一个"正常的工龄",要保证设备的安全性和可靠运行,就必须在部件使用时间达到此工龄之前进行大修。然而人们发现,无论这种维修活动进行得多么充分,很多故障不能被避免和有效减少。1960年,由美国联邦航空局和各航空公司两方面代表组成的特别工作组通过调查研究预防性维修的效力发现,传统的预防性维修使用定期大修的方式保持物项的功能,并过分强调通过控制大修周期来达到良好的可靠性水平,但是大修周期与物项的高可靠性并无必然联系,除非该物项具有一种支配性故障模式,此外,还有大量的物项没有可适用的预定维修形式。

据此,他们研究出一种合理、通用的制订预防性维修大纲的方法,工作组使用包含了一种不成熟的决断图方法的被称为 MSG-1 的文件,制订了第一个以 RCM 原理为基础的应用于波音 747 的预定维修大纲,并获得成功。此后决断图方法被完善后(增加了对隐蔽故障的判断)被编入称为 MSG-2 的第二份文件,使用 MSG-2 制订的洛克希德 1011 和道格拉斯DC-10 的预定维修大纲,也取得了成功。应用 MSG-1 和 MSG-2 时,由于更好地研究、了解了复杂设备的失效过程,而不是简单地使用定期大修的方法,因此制订出的维修大纲更具有针对性,实现了以最低的成本确保达到设备可能达到的最大安全性和可靠性。1978 年,美国国防部委托联合航空公司在 MSG-2 的基础上研究一套维修大纲的制订方法。美国航空业的诺兰(Nowlan F. S.)与希普(Heap H. F.)在 MSG-1 和 MSG-2 的基础上,合著了《Reliability-centered Maintenance(RCM)》的报告,正式推出了一种新的逻辑决断法——

RCM 分析法,为 RCM 的产生奠定了基础。与此同时,通过对很多问题和基本原理更进一步地说明和阐述,并应用范围更广泛的逻辑分析方法,民航业完善了 MSG-2,出版了 MSG-3。1991 年英国人莫布雷(John Moubray)在多年实践 RCM 的基础上,出版了专著《Reliability-centered Maintenance》,改进了逻辑决断图,在故障后果中增加了环境性故障后果并将其置于与安全性故障后果同等重要的位置,这本书又被称为《RCM Ⅱ》。

3. RCM 在各个领域的应用

RCM 应用于民用航空领域取得成功之后,美国海军自 1978 年起广泛应用了 RCM,之后更是扩散至各个国家的各个领域,包括核电、化工、铁路、食品制造等,都达到了提高设备可靠性、降低日常维护工作量的目的,并取得了显著的成功。

4. RCM 在我国的发展

国内最早引进 RCM 方法的是航空工业部门和空军,20 世纪 80 年代,RCM 方法在"歼六"飞机的维修中进行了分析与应用,2003 年以后,RCM 方法开始大规模应用于陆军装备、海军舰艇等武器装备,同时 RCM 在其他行业也开展了广泛的应用,如核电站、铁路系统、化工行业、航天设施等,并取得了较好的效果。我国在引进 RCM 方法的基础上,结合自身特点进行了一定的改进和创新。

总之,今天维修人员所面临的主要挑战不仅是学习维修技术,更重要的是针对具体情况对维修内容进行正确选择,即针对具体设备、设施选择何种维修技术以同时满足设备拥有者、使用者及社会期望值,以达到既保持设备、设施的使用性能,又能控制甚至降低维修费用的目的。以可靠性为中心的维修(RCM)提供了一种应付这种挑战的框架系统。维修是一种保持设施设计功能状态的活动,RCM 是一种用于确定为确保任一设备在现行使用环境下保持实现其设计功能状态所必需的活动的方法,也就是说,RCM 是一种确定维修内容的系统方法,而不是维修本身。它的目的是让维修活动能保持设备、设施固有性能或固有可靠的状态,而不是增强设施的性能或可靠性,这也是 RCM 被称为以可靠性为中心的维修的原因。

8.2　RCM 的具体内容

1. 功能故障与潜在故障

任何设备都要实现一定的功能,当设备不能实现其设计功能时,我们可以说设备发生了功能故障,设备的功能包括主要功能、次要功能、保护装置、冗余功能。但是什么情况下设备不能实现其功能,并不是一个简单是或否的决断,尤其是对于复杂设备,比如透析装置的泵,它的功能是提供一定的压力驱动液体流动,但是并不用等到泵完全不能提供压力时才算故障,当它提供的压力达不到要求时就已经是故障了。而且当它作为除气泵时可能提供的压力不能满足要求,但是作为流量泵时,它提供的压力又能满足要求,这表明性能标准还与使用范围有关。所以功能故障的定义既包括功能的完全丧失,也包括性能下降到可接受限度之外的情况。

　　事实表明大多数的功能故障都不是突然发生的,会有一个发展过程。如果可以发现这种故障过程正在发展的迹象,我们就可能采取措施预防故障或(和)故障后果。在故障发展过程中的某处,可以探测到故障正在发生或将要发生,该点称为潜在故障。潜在故障是一种可辨认的状态,它能显示功能故障将要发生或正在发生(图 8-2)。

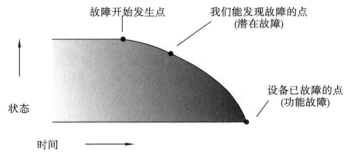

图 8-2　P-F 曲线

　　潜在故障的存在,是预定视情维修方法存在的基础。从潜在故障到功能故障之间的时间间隔称为 P-F 间隔,P-F 间隔决定了视情维修中状态检测的频率。

2. 隐蔽故障与多重故障

　　如果故障的出现在正常情况下对于操作者而言是不明显的,则故障属于隐蔽故障。在 RCM 中,确定故障后果时,首先要区分隐蔽故障和明显故障,这是因为对于隐蔽故障需要进行特殊处理。一方面是因为隐蔽功能常常与那些非故障自动防护的保护装置(指发生故障时是不明显的保护装置)有关,在复杂设备尤其是医疗设备如透析装置中,设备的功能故障很容易对患者的安全造成危害,为了消除(或至少是降低)这些后果,采用了大量设置保护装置的办法,这些保护装置可以提醒操作者注意异常情况,在发生故障时使透析装置停止运行,从而防止危险情况出现,但是这些保护装置也有出现故障的可能,而且由于数量众多,它们的故障有可能占到设备故障的一半以上,越来越成为维修领域中的主导问题。另一个重要的方面是隐蔽故障的后果在于它会引发多重故障。保护装置往往与被保护功能相关,在采取预防性维修措施之前,这些保护装置的故障是不明显的,等到被保护功能也出现故障时,多重故障就发生了,比如漏血探测器故障,在患者发生漏血情况之前,对于操作者来说是不明显的,只有当出现漏血事故而透析装置没有触发漏血警报时,操作者才能知晓。这种多重故障的后果是很严重的,因此隐蔽故障的预防目标在于将多重故障风险降低到可接受的水平(对于风险的认识取决于很多因素,正确地认识风险需要付出一定的努力),要达到这个目标,既可以通过提高被保护功能的可靠性,也可以通过提高保护功能的可用度。要注意的是之所以安装保护装置,就是因为被保护功能容易发生故障且难以采用其他方法进行预防,因此必须要采取措施来降低非故障自动防护保护装置自身发生故障的概率。

3. 故障与故障后果

RCM 的一大贡献在于将关注点从预防故障本身转到故障后果,我们之所以要预防故障的发生,是因为它会带来严重程度不同的后果,这种严重程度的不同,为我们选择不同的预防性维修方法提供了依据。如果故障后果非常严重,一旦发生就难以承受,就需要竭尽全力来预防故障,或者至少将故障后果降低到可以接受的水平;如果故障后果微不足道,我们就可以不采取预防措施,而使用事后维修的方式。如果对所有故障都采取同样力度的预防性维修方法,则在成本和工作量上都是难以接受的。

RCM 将故障后果分为四种,首先将故障分为隐蔽故障和明显故障,明显故障按重要程度递减排序,又可以分为安全性与环境性后果、使用性后果、非使用性后果。对于不同故障后果,某种预防性维修工作是否值得做的判断标准不同。

①隐蔽故障:对于此类故障,任何预防性工作必须能将该故障风险降低到一个可接受的水平才是值得做的。

②安全性和环境性后果:如果故障造成人员伤亡,那么就有安全性后果,如果故障造成对环境法规、标准的违反,则具有环境性后果。对于具有此类后果的故障,任何预防性工作必须能将该故障风险降低到一个可接受的水平才是值得做的,如果无法找到合适的预防性工作,必须要对设备进行重新设计。在处理安全性和环境性后果时,RCM 不考虑经济性问题。

③使用性后果:如果故障只影响生产或使用运行,那么它就有使用性后果。对于此类后果,在一段时间内,任何预防性工作的费用必须低于使用性后果的费用加上排除所要预防的故障的费用才值得做,就是说对于具有使用性后果的故障模式,确定是否采用预防性措施及采取何种措施的判断依据在于经济性,如果采取预防性措施的经济成本大于无预定维修的成本,那么试图预测或预防该故障模式而采用的任何预定预防都是不值得做的。对设备故障使用性后果的成本进行准确的定量评估对于正确地做出维修决断具有重要意义。具有使用性后果的任何故障的经济性取决于两个因素:a.每次发生故障所耗费的经费量,比如透析装置故障时不能治疗造成的经营损失以及维修故障所花费的维修费和配件费;b.故障发生的频度,如透析装置一定时间内同一故障模式发生的次数。影响故障使用性后果的因素很多,对于透析装置故障来说,三班爆满的血透室与患者很少一班都没排满的血透室相比,相同的故障模式,其使用性后果是明显不同的;有专职工程师的血透室,可以在第一时间修复透析装置故障,而依靠厂家工程师的血透室则需要等上一两天甚至更久,这时相同的透析装置故障其后果也是不同的;相同的差别也存在于有备用零件的血透室与没有备用零件的血透室之间。有观点建议使用备用透析装置作为降低透析装置故障后果的主要方式,但是也要考虑到备用机本身也是有成本的,同时备用机也存在隐蔽性故障的可能。

④非使用性后果:如果故障既不影响安全又不影响生产使用,只涉及排除故障的直接费用,就有非使用性后果。对于此类后果,在一段时间内,任何预防性工作的费用必须低于排除所要预防的故障的费用才值得做。要注意的是,有些故障如果不进行预测或预防,它可能带来相当大的二次损害,如果有一种合适的预防性工作可以预测或预防故障和避免造成二次损害,也只有当实施这种预防性工作的费用少于排除故障和二次损害所花的费用时,该预防工作才合算。比如透析装置的漏液,可能并不会导致机器报警而造成使用性后果,但是它可能造成零件的锈蚀或者电路板毁坏这种二次损害。但是要预防这种故障确实十分困难,

而且这种故障出现的概率并不高,只要能在漏液故障出现后及时发现并处理,就可以避免二次损害的发生。

4. 预防性维修方法

　　传统预防性维修思想认为,设备、设施的运行工龄与它们发生故障的可能性有很强的相关性,出现了大家普遍相信的设备故障发生概率符合"浴盆"曲线的观点,这种观点认为设备的故障发生概率曲线形状像浴盆:起始段故障率较高(称为早期损坏率或老化),其后故障概率恒定或逐渐增大,到了后期某一个时段,设备的故障率会急剧增加进入耗损区。与之相对应的维修思路就是找到设备部件的使用寿命时间点,在这一时间点到来之前的很短时间内对部件进行大修或替换,从而提高设备的可靠性,并且认为大修越频繁,设备发生故障的可能性就越小。但是研究表明这只适用于某些简单的设备和一些具有支配性故障模式的复杂部件,如:疲劳、腐蚀、与加工材料直接接触、机械传动装置等。对于大部分复杂设备,其故障发生模型不是一种,而是六种,模型 C 显示故障概率缓慢增加,而没有明显的耗损区;模型 D 显示故障率在开始时快速升高,一段时间之后进入稳定期;模型 E 显示在整个工龄期内故障率都保持恒定不变;模型 F 显示设备初期故障率较高,其后故障率逐渐下降到一个稳定的或极其缓慢升高的水平上。对民用飞机的研究表明:部件的约 4% 属 A 型,2% 属 B 型,5% 属 C 型,7% 属 D 型,14% 属 E 型,而不低于 68% 属 F 型。设备越复杂,E 型和 F 型就越多,尤其是与电子、液压、气动相关的设备,这些结论与可靠性和运行工龄之间总是有联系的观点相矛盾。事实上,定期大修会破坏系统的稳定性、提高早期损坏率,从而增加整体故障率。不过,对于一些后果较轻的故障来说,放弃预防性维修的想法可能是对的,但是对于具有严重后果的故障,必须采取某种措施以预防故障,至少降低故障的后果。RCM 并不否定预防性维修,它认可所有 3 大类型的预防性维修工作,包括预定视情工作、预定翻修工作、预定报废工作。RCM 的作用在于确定针对不同设备、不同部件、不同运行环境以及不同故障后果,分析哪些预防性维修技术是可行的(有效并且值得),并为确定预防性维修工作的实施频率和实施人提供判断依据。

　　①预定视情工作指应用各种技术来监测设备运行状态,及时发现设备潜在故障,从而采取措施避免设备发生功能故障的一种预防性维修,它包括预测维修、视情维修和状态监测,对设备状态进行检测的方法和频率是关键。

　　预定视情工作的关键是故障检测,它的技术可行性取决于下列问题:有明显的潜在故障状态吗? 是什么状态? P-F 间隔有多长? 此间隔是否足够长而有用? P-F 间隔稳定吗? 以比 P-F 间隔短的间隔监测部件可行吗?

　　②预定翻修工作指按照一个特定的工龄期限或在工龄期满之前重新加工或大修一类部件,而不管当时其状态如何。预定翻修工作的基础在于故障与工龄的相关性,它的技术可行性取决于下列问题:存在故障条件概率迅速增加的工龄吗? 工龄是多大? 大部分部件能维持该寿命吗(对于安全性或环境性故障后果而言,要求全部部件都能维持该寿命)? 有可能恢复部件原有的抗故障能力吗?

　　③预定报废工作指按一个特定的工龄期限或在工龄期满之前报废部件,也不管当时部件的状态如何。与预定翻修工作一样,它的基础在于故障与工龄的相关性,它的技术可行性取决于下列问题:存在故障条件概率迅速增加的工龄吗? 工龄是多大? 大部分部件能维持该寿命吗(对于安全性或环境性故障后果而言,要求全部部件都能维持该寿命)?

5. 暂定工作

对于没有合适（有效且值得）的预防性维修方法可以使用的故障模式，根据其故障后果不同需要采取不同的措施。对于隐蔽故障，如果故障检测方法可以将故障或故障后果降低到一个可以接受的水平，则采用故障检测作为暂定工作。如果故障检测方法不适用，并且多重故障有安全性和环境性后果，则其暂定工作是进行重新设计。如果故障没有安全性和环境性后果，则暂定工作是无预定维修。如果其结果仍然是不可接受的（维修费用过高），则重新设计是一个值得考虑的暂定工作。

6. RCM 的 7 个问题

虽然 RCM 取得了大多数人的认可，但是却没有明确的实施标准，出现了各种各样的声称为 RCM 的方法。为了明确 RCM 的标准，美国军方委托汽车工程师协会制订了一份界定 RCM 方法的标准，这就是 1999 年颁布的 SAE JA1011《以可靠性为中心的维修过程的评审准则》，规定只有保证按顺序回答了标准中所规定的 7 个问题的过程，才能称为 RCM 过程（要注意的是这 7 个问题一直是 RCM 的主要内容，并不是该标准制订时出现的）。此后各种 RCM 标准、规范、手册、指南都基本上遵循该准则。这 7 个问题分别如下。

①在现行的使用环境下，设备的功能及相关的性能标准是什么？

维修的目标是保证设备实现其设计功能的状态，只有确定设备的功能及性能标准，才能确定维修的目标。

②什么情况下设备无法实现其设计功能？

当设备不能实现其设计功能时，称为功能故障。只有明确设备的设计功能和性能标准后，才能识别出功能故障。

③引起各功能故障的原因是什么？（故障模式）

确认了功能故障，就要分析引起故障的所有原因（故障模式），从而明确要预防的是什么，RCM 的预防性维修工作是建立在故障模式的基础上的。

④各故障发生时，会出现什么情况？（故障影响）

确定故障原因之后，还要把故障发生时会出现什么情况记录下来，包括像停工期、对产品质量的影响、对安全和环境的威胁（要记录具体事件，而不要笼统地写上"安全与环境威胁"，那是下一步的工作）等。这一步使得我们有可能确定每一故障的重要程度，因此也可决定所需预防维修的级别。

⑤什么情况下各故障至关重要？（故障后果）

设备出现故障时会产生各种各样的后果，但是在不同情况下影响是不同的。RCM 认为预防性维修的主要目标在于避免或至少减轻故障后果，而不在于对故障本身的预防。如果故障有严重后果，我们就应竭尽全力防止后果的发生。如果它几乎不产生影响，我们就可以不采取任何预防措施。

⑥做什么工作才能预防各故障？（预防性维修方法）

在故障模式的级别上，根据不同故障模式的故障后果，使用 RCM 决断逻辑方法，可以确定能够采取的预防性维修方法。

⑦找不到适当的预防性维修方法应怎么办？（暂定工作）

如果没有合适的预防性维修方法可用,而故障又具有安全性和环境性后果,则不能放任不管,必须确定一种暂定工作来防止或降低故障后果。暂定工作可能是故障检测或重新设计。

8.3 RCM 的实施

1. 审查小组

实施 RCM 审查,主要工作内容就是对 7 个问题的回答,而回答这 7 个问题所需要的信息是不同的,很难想象某一个人能够掌握回答所有问题所需要的信息,因此组织一个包括设备操作使用者、维修及维修管理人员、生产组织管理人员及 RCM 专家(督导员)在内的审查小组是 RCM 实施的首要工作。

2. 审查流程

审查小组的任务是应用 RCM 流程确定设备或设施的维修需求,在督导员的组织指导下,小组成员对设备、设施进行功能故障分析(回答①～④问题)并将结果填入信息工作单,然后小组通过使用决断工作图,对信息工作单中每一个故障模式回答⑤～⑦问题,确定预防性维修方法或暂定工作,结果填写在决断工作单上。

3. 审查结果

RCM 审查的结果文件,如信息工作单、决断工作单(表 8-1 和表 8-2)指定了大量需要定期实施的维修工作,以及少量需要修改设计的工作。这些内容经单位管理者审核通过后就可以进入落实阶段。如果是维修工作,则将转入建议工作的计划、组织与控制;如果是修改设计,则一般采取向相应专家转交建议的方式。

要注意的是以上实施过程并不是一次性的,如果有需要,该过程可以反复进行,以适应设备及运行环境的变化,修改并提高决断的质量。

表 8-1 RCM 信息工作单

×××医院血透室 RCM 信息工作单	装置或设备:透析装置	装置或设备编号:	督导员:	日期:	第 页
	设备或部件:超滤系统	设备或部件编号:	审计员:	日期:	共 页
功能		功能故障(功能丧失)	故障模式(故障原因)	故障影响(故障发生时将出现的情况)	

表 8-2　RCM 决断工作单

| ×××医院血透室 RCM决断工作单 | 装置或设备:透析装置 | | 编号: | 督导员: | 日期: | 第　页 |
| | 设备或部件:超滤系统 | | 编号: | 审查员: | 日期: | 共　页 |

信息参考			后果评估				H1 S1 O1 N1	H2 S2 O2 N2	H3 S3 O3 N3	暂定措施			建议工作	初始间隔	实施人员
F	FF	FM	H	S	E	O				H4	H5	S4			

4. 实施 RCM 能达到的效果

从成果上来讲,实施 RCM 可以提高对设备功能的认识,对设备为什么会发生故障及各故障的原因有较好的了解;得到确保设备处于按规定性能水平运行的状态的建议工作清单,进而可以达到以下目的:

①改善安全性和环境完整性;

②提高运行性能;

③提高维修成本效益;

④延长昂贵物项的使用寿命;

⑤提高人员的主观能动性。

RCM 既可以应用于没有投入使用的设备,为其制订合理的预防性维修大纲,又可以对使用中的设备进行 RCM 分析,从而优化提高已存在的维修计划。

8.4　RCM 在透析装置维修中的应用

近年来,医疗设备维修领域也开始关注 RCM 的应用。一直以来,由于患者多,各医疗机构的医疗设备一直在高负荷运转,医疗设备的维修方式停留在"设备的事后维修"和"设备的预防性维修管理"的初级阶段。这种方式曾经起到了一定的积极作用,但是也存在针对性差、效益低下等问题,亟待医疗设备维修管理人员投入到 RCM 方法应用研究中来,为新设备制订科学的维修大纲,同时改进现有设备的维修制度,在保证可靠性的前提下,提高医疗设备的维修效益。

1. RCM 应用于血液透析装置维修的必要性

血液透析装置作为血液透析治疗最主要的设备,它的功能、性能对透析患者的治疗安全和质量有重大的影响。从故障后果的分类来说,透析装置的故障同时存在安全性后果与使用性后果。与这种重要性不相称的是透析装置的维修主要依赖于厂家工程师的事后维修。即使血透室配备有专职工程师,一般也是进行故障后的维修,这一方面是由于各种原因导致厂家和血透室的工程师人员都比较紧缺。另一个很重要的原因,就是血液透析装置维修领域的理念没有跟上时代的脚步。虽然透析装置维修行业一直都有实施预防性维修的呼声,但对预防性维修的理解存在三个问题:①预防的对象不明确,主要关注点在预防故障,而不是预防故障后果,而很多故障本身是无法预防的或者要预防所要付出的工作量难以接受,这导致很多人认为对透析装置进行预防性维修是不可能的;②预防的方法一般局限于预定报废工作(透析装置几乎没有可以进行预定大修的零部件),即定期对零件进行更换而不管零件当时的状态,更换的间隔一般是依据透析装置操作手册建议的时间,这限制了预防性维修工作的范围,只适用于故障率与工龄相关的零部件,如密封圈、有刷电机、齿轮泵等,对于那些故障率与工龄没有明确关系的零部件,如电路板、传感器、无刷电机、电磁阀阀体等,则相当于放弃了预防性维修。同时厂家操作手册提供的零件使用寿命带有很大的余量,不能充分利用零件的寿命,造成了一定程度的浪费;③没有根据不同故障后果采取不同的预防措施,由于缺少对故障后果的分析,因此也无法针对不同故障后果采取不同的预防性维修方法,这导致了成本和工作量的不可接受。

有人认为虽然透析装置一直是采取故障后才维修的模式,却很少出现由于透析装置故障导致的严重后果,预防性维修对透析装置来说好像不是那么重要。

根据 RCM 的理论,预防性维修最主要的目的是预防或者降低故障后果而不仅限于故障本身。事实上透析装置作为医疗器械,为了保证透析患者的安全,在硬件的设计和实现上,除了有功能性的部件、装置之外,还设计了大量的安全监控装置,比如血路部分的动、静脉压监测,血泵流速监测,气泡监测等;水路部分的温度、电导率监测装置;压力、流量监测装置等,这些装置都是通过监测设备的运行状态来发现设备故障的,一旦发现故障,马上停止透析装置的运行,从而预防或者降低安全性故障后果的发生。在软件上透析装置最重要的设计是自检程序,在每次使用前对透析装置的各个部件状态进行检测,从而发现设备故障,防止产生安全性后果。这些在预防维修方法中属于视情维修中的状态监测,极大地提高了透析装置的使用安全性。

即使如此,并不意味着厂家工程师或血透室工程师就可以放弃透析装置的预防性维修工作,还是需要采取进一步的预防性维修工作,有以下两个原因。

①隐蔽故障的存在,虽然透析装置设计了很多安全装置,但是这些装置也是会发生故障的,而且一般这些故障对操作者来说是不明显的,当监测装置和被监测装置同时发生故障时,就会产生严重的安全性后果,甚至危及患者生命安全。比如某机型的电导率探测器和A、B泵同时出现故障,电导显示偏高,而A泵不吸浓缩液,此时电导率显示值可能在警报范围内,有导致患者因低渗透压而溶血的危险。又比如空气探测器故障,分为两种情况:一种情况是没有空气时,空气探测器却发出警报,这种故障是显性的,操作者或工程师容易发现;另一种情况是有空气时,探测器却没有发出警报,这种故障只有当对患者造成损害时才会被发现,类似的还有漏血探测器。

②使用性故障后果的存在,不管是隐蔽故障还是显性故障,总是会对透析装置的使用造成影响,对患者的治疗造成影响,更换配件还会产生经济成本,应该采取预防性维修工作减少使用和经济成本。比如水路漏液,如果能及早发现,可能几分钟就解决了,也不会产生维修成本,如果没有及时发现,任由其发展,可能会导致很多零部件的损坏,那时再维修,既费时又费钱。

根据RCM的原理,采取何种预防性维修措施,应该建立在对设备进行RCM审查的基础上,针对不同部件、不同使用环境、不同故障特性,采取不同的预防性维修方法,而不是建立在不准确的对设备故障与使用寿命之间关系的猜测的基础上,对所有部件都采用定期大修或定期报废的方式。

2. 确定对透析装置进行 RCM 分析的级别

使用RCM确定透析装置的维修需求时,首先需要对透析装置进行功能故障分析。透析装置是由很多的部件组成的,在何种级别对透析装置进行分析是首先要搞清的问题,因为这个问题不仅会影响分析所需的时间和工作量,还会影响分析的结果。虽然RCM支持在任一层级进行分析,但是如果分析层级过高,不深入透析装置内部,其结果会太肤浅,而在过低的级别上进行分析,其结果又会很不明确。

①从最高级别开始。在这个级别上开始分析的优点如下:更容易限定功能和性能期望值;更容易评估故障后果;更容易将控制回路和保护回路作为一个整体加以辨别和分析;功能和故障模式很少反复出现;不像低级别分析那样需要对每一分解的子系统制订新的信息工作单,所以文字材料要少得多。

但是在最高水平进行分析也有缺点,这会导致故障模式过多,可能不能发现全部的故障模式,尤其是容易遗漏一些隐蔽的故障模式,造成预防漏洞。比如可以将透析装置当作一个单一的整体进行审查,那么透析装置的功能可描述为驱动患者血液与透析装置提供的合适的透析液在透析器中进行物质交换,同时去除患者体内多余水分并保证这一过程的安全。这种方式很容易限定透析装置的功能,但是对于"提供合适的透析液"这一功能来说,其故障模式包括透析装置水路所有可能故障的所有原因,数量太多很容易导致遗漏一些不明显的故障模式,有些可能是具有严重后果的;对于"保证透析过程安全"这一功能来说,其包括所有电路、传感器、软件故障及其原因,因此也存在同样的问题。

②从最低级别开始：比如将透析装置分解为电路板、电磁阀、传感器、泵、管路进行分析，这种级别的分析易于发现所有的故障模式，但是限定功能和性能标准困难；分析故障后果困难，一个电磁阀的故障很难与透析治疗后果相关联；而且同样的故障模式会反复出现（比如电磁阀故障，它可以出现在所有水路功能的故障模式中）；控制回路与保护回路之间的关系被割裂；需要建立大量的信息工作单，文字工作量大；由于维修措施是建立在故障模式的基础上的，建立在零件级别上的分析很容易导致维修工作的关注点放到零件的内部结构上。

因此，关于透析装置分析级别的问题，合适的做法可能是将透析装置分为几个组成模块，在模块的基础上进行 RCM 分析。

3. 透析装置的功能故障分析

以某型透析装置为例，将透析装置分为以下几个模块进行功能故障分析，每一个功能模块既包括执行装置，也包括安全防护装置。分析流程为依次回答 RCM 程序的①～④问题，答案填写在 RCM 信息工作单中，信息工作单内容与问题①～④对应：①第一栏填写被分析模块的功能，以数字编号，功能大概可分为主要功能、次要功能、保护装置、冗余功能四种类型，要尽量列举出所有功能，对于每个功能，要尽可能地量化其性能标准并列出期望性能；②第二栏填写被分析模块的故障，以字母编号，故障既包括功能的完全丧失，也包括性能不能达到使用要求的范围，应该记录与每种功能有关的所有功能故障；③第三栏填写故障模式，设备的维修内容是建立在故障模式的级别上的，因此我们必须搞清导致故障的所有可能原因包括人为的故障，但是在列举故障模式时，也要考虑故障模式出现的可能性，如果一种故障模式出现的可能性极小或之前从未出现过，就可以不列出，但如果故障后果非常严重，那么即使故障可能性很小，也要把它的故障模式列出来，对故障模式的描述应该尽量清楚，避免使用"××发生故障"这样的描述，故障模式以数字编号；④第四栏填写故障影响，列出每种故障模式出现时实际上发生了什么，对这些故障影响的描述是为了能够明确故障的后果，因此要尽量包括评估故障后果所需的所有信息，比如故障发生时是否明显、故障具有哪些安全或环境影响以及故障对生产使用的影响，要注意的是，列出故障影响时应该只简单描述发生了什么，而不要对故障后果进行判断，那是下一阶段的工作。具体分析过程如下。

①体外循环驱动模块：包括血泵、泵门监测、静脉压监测、空气监测及漏血监测等装置，其功能故障分析举例见表 8-3。

②水路除气加热模块：包括进水电磁阀、水箱、水位开关、除气泵、加热器、限流毛细管、温度传感器等装置，其功能故障分析举例见表 8-4。

③透析液配制及流量控制模块：略。

④超滤模块：略。

⑤消毒冲洗模块：略。

表 8-3 透析装置 RCM 工作信息单(体外循环驱动模块)

×××医院血透室 RCM 信息工作单	装置或设备:透析机	装置或设备编号:	督导员:	日期:2019-5-21	第 1 页
	设备或部件:体外循环驱动模块	设备或部件编号:	审计员:	日期:2019-5-21	共 2 页

	功能		功能故障(功能丧失)		故障模式(故障原因)	故障影响(故障发生时将出现的情况)
1	按指定速度驱动血液从动脉端平稳流到静脉端	A	完全不能驱动血液流动			
				1	电机轴承卡死	血泵电机处于静止状态,电机表面温度会很高,机器血泵模块会显示错误提示,透析装置会发出声光警报,长时间会导致患者凝血,通常需要患者下机,维修需要更换电机或轴承,如果没有备用件,需要等待1~3天,配件价格达数千元
		B	血泵流速超出设定值±10%	2	变速箱与泵头之间传动齿轮磨损	血泵电机会正常转动,但是泵头不动,机器血泵模块会显示错误提示,拆开密封胶布会有大量粉末漏出,厂家不提供单独的齿轮,通常需要患者下机,维修需要更换电机,如果没有备用件,需要等待1~3天,配件价格达数千元
				3	电机开路	血泵不能转动,血泵模块显示错误代码"E12",维修需要更换电机,如果没有备用件,需要等待1~3天,配件价格达数千元
				4	控制电路板未给驱动信号	血泵不能转动,血泵模块显示错误代码"E13",维修需要更换电路板,如果没有备用件,需要等待1~3天,配件价格达数千元
				1	血泵电机实际转速有偏差	使用过程不会有任何异常,需要进行血泵流量测量才能发现,如果长期血泵实际速度偏低,可能会影响透析效果,可以通过校正血泵流速解决
2	监测动脉压并在压力超过警报界限时发出声光警报并停止血泵					
3	监测静脉压并在压力超过警报界限时发出声光警报并停止血泵					

续表

×××医院血透室 RCM 信息工作单	装置或设备:透析机		装置或设备编号:	督导员:	日期:2019-5-21	第 2 页
	设备或部件:体外循环驱动模块		设备或部件编号:	审计员:	日期:2019-5-21	共 2 页
	功能	功能故障（功能丧失）		故障模式（故障原因）		故障影响（故障发生时将出现的情况）
4	监测静脉壶气泡,当发现气泡时发出声光警报	A	静脉壶液有气泡时未能发出警报	1	空气探测器失效	在静脉壶出现气泡之前无法发现空气探测器的失效。未发现的气泡可能进入患者体内,导致患者死亡
		B	静脉壶没有气泡时错误地发出空气警报	1	监测电位偏低	机器发出声光警报,并关闭空气夹,治疗无法进行,可通过调整 LP450 电位器进行校正
				2	空气探测器故障	机器发出声光警报,在维修好之前机器不能使用,一般需要更换空气超声探测器,如果没有备用件,需要等待 1～3 天,配件价格达数千元
				3	LP450 故障	机器发出声光警报,在维修好之前机器不能使用,一般需要更换 LP450 电路板,如果没有备用件,需要等待 1～3 天,配件价格达数千元
5	血泵门打开警报	A	血泵门打开时不能停止血泵	1	泵门上磁铁丢失	用户打开血泵门时血泵不能停止,可能令用户受伤,一般需要更换泵门,如果没有备用件,需要等待 1～3 天,配件价格达数百元
				2	监测霍尔传感器故障	用户打开血泵门时血泵不能停止,可能令用户受伤,一般需要更换霍尔传感器,如果没有备用件,需要等待 1～3 天,配件价格达数百元

表 8-4　透析装置 RCM 工作信息单(水路除气加热模块)

×××医院血透室 RCM 信息工作单	装置或设备:透析装置		装置或设备编号:	督导员:张三	日期:2019-5-21	第 1 页
	设备或部件:水路除气加热模块		设备或部件编号:	审计员:李四	日期:2019-5-21	共 2 页
	功能	功能故障（功能丧失）		故障模式（故障原因）		故障影响（故障发生时将出现的情况）
1	使 D 点处压力达到 −0.83 bar,使透析用水中的气泡分离出来并排出	A	压力不能达到 −0.83 bar	1	透析装置运行一段时间后除气泵电机碳粉过多或碳刷磨损	一般情况透析装置会发出"FLOW ALARM"警报,有时会在透析治疗过程中间歇性出现电导率冲顶现象。需要清除电机中碳粉或调整碳刷位置,如果碳刷长度太短需要更换碳刷,如果没有备用件,需要等待 1～3 天,配件价格达数百元
		B	压力大于 −0.83 bar	2	透析装置使用较长时间后除气泵泵头磨损	一般情况下会在透析器的透析液区出现大量微小气泡,可以通过调高驱动 AD 值提高电机转速暂时提高泵的效率,最终需要更换泵头才能完全解决,如果没有备用件,需要等待 1～3 天,配件价格达数千元
				1	89 号小孔堵塞	一般情况下透析装置会发出"FLOW ALARM"警报,通过加强消毒可以避免此故障

续表

×××医院血透室 RCM 信息工作单	装置或设备:透析装置		装置或设备编号:		督导员:张三	日期:2019-5-21	第 2 页
	设备或部件:水路除气加热模块		设备或部件编号:		审计员:李四	日期:2019-5-21	共 2 页

功能		功能故障(功能丧失)		故障模式(故障原因)		故障影响(故障发生时将出现的情况)
2	治疗过程中加热透析用水,使 3 号温度传感器温度在 34～41 ℃或在热消毒时加热透析用水,使 9 号温度传感器最高能达到 80～90 ℃	A	出现低温警报			
				1	加热棒开路	
		B	出现高温警报			
				2	水箱水位信号为低水位	
				3	温度传感器故障	
3	根据水箱水位信号控制进水	A	没有进水			
		B	进水过多	1	41 号进水阀不能打开	
		C	出现假缺水警报			
				2	水位开关信号错误	
				3	41 号进水阀不能关闭	

4. 透析装置的 RCM 决断工作图

透析装置的功能故障分析工作回答了 RCM 程序的①～④问题,在此基础上,应用 RCM 决断程序(图 8-3)回答 RCM 程序 7 个问题中的后 3 个问题,即:①什么情况下各故障至关重要?②做什么工作能预防各故障?③找不到适当的预防性维修方法应怎么办?得出的答案填写到 RCM 决断工作单中(表 8-5、表 8-6)。

决断工作单分为 7 大栏,分别如下。

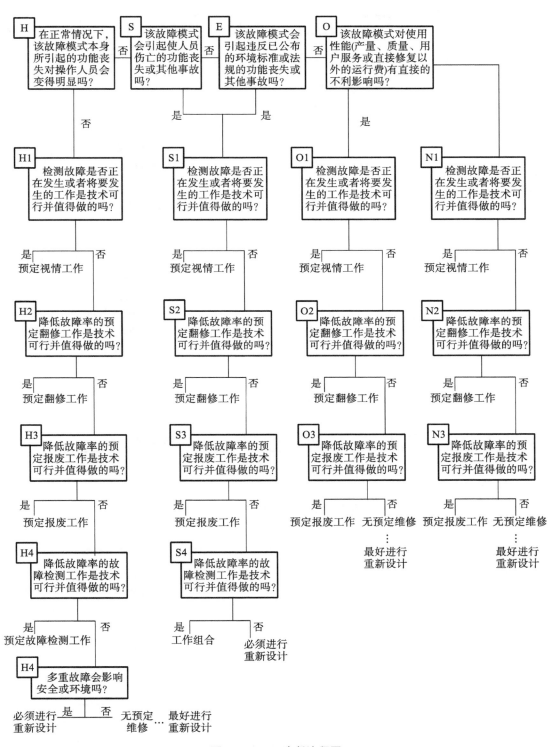

图 8-3　RCM 决断流程图

表 8-5　透析装置 RCM 决断工作单(体外循环驱动模块)

| ×××医院血透室 RCM 决断工作单 | 装置或设备:透析装置 | | 编号: | 督导员: | 日期: | 第　页 |
| | 设备或部件:体外循环驱动模块 | | 编号: | 审查员: | 日期: | 共　页 |

信息参考			后果评估				H1 S1 O1 N1	H2 S2 O2 N2	H3 S3 O3 N3	暂定措施			建议工作	初始间隔	实施人员
F	FF	FM	H	S	E	O				H4	H5	S4			
1	A	1	Y	N	N	Y	Y						使用前进行透析装置自检,使用中多巡视透析装置	每次治疗	护士
1	A	2	Y	N	N	Y	Y			Y			同上	同上	同上
5	A	1	N	Y									每次治疗进行自检,定期测试空气探测器的功能,确保静脉壶出现空气时能发出警报	每次自检 半年测试	同上

表 8-6　透析装置 RCM 决断工作单(水路除气加热模块)

| ×××医院血透室 RCM 决断工作单 | 装置或设备:透析装置 | | 编号: | 督导员: | 日期: | 第　页 |
| | 设备或部件:水路除气加热模块 | | 编号: | 审查员: | 日期: | 共　页 |

信息参考			后果评估				H1 S1 O1 N1	H2 S2 O2 N2	H3 S3 O3 N3	暂定措施			建议工作	初始间隔	实施人员
F	FF	FM	H	S	E	O				H4	H5	S4			
1	A	1	Y	N	N	Y	N	Y	N	N	N	N	定期清除电机碳粉,如有必要更换碳刷 故障发生后更换泵头	15000 h	血透室工程师
1	A	2	Y	N	N	Y	N	N							同上

①信息参照栏:用于与信息工作单进行参照,对于每一个故障模式,F 栏填写信息工作单中故障模式对应的功能编号,FF 栏填写对应的故障编号,FM 栏填写故障模式(故障原因)编号。

②后果评估栏:对每一个故障模式,根据 RCM 信息工作单中该故障模式的故障影响内

容,判断其故障后果,其中 H 表示故障是否明显,S 表示故障是否有安全性后果,E 表示故障是否有环境性后果,O 表示故障是否有使用性后果,对每一个故障模式进行以下决断:如果故障模式引起的故障对操作人员是明显的,H 栏填写 Y,否则填写 N,如果故障是明显的,并具有安全性后果,则在 S 栏填入 Y,E、O 栏填写 N(其他故障后果填写方式以此类推),如果故障后果不属于以上任何一种,则属于非使用性故障后果。

③预防性工作选择栏:在 RCM 决断图中,对预防性维修工作的选择取决于两个标准:值得和技术可行(是否值得的判断标准请参考故障与故障后果、是否技术可行请参考预防性维修方法)。H1/S1/O1/N1 栏用于记录对应故障模式是否能找到适当的视情维修工作;H2/S2/O2/N2 栏用于记录为预防故障是否能找到适当的预定翻修工作;H3/S3/O3/N3 栏用于记录为预防故障是否能找到适当的预定报废工作。如果某栏对应的预防性维修工作对该故障模式合适,就在该栏填写 Y,其他栏填写 N,同时将这项工作的说明和实施频度记录下来,然后转到下一故障模式。

④暂定措施栏:当故障模式没有合适的预防性维修工作时,则需要选择暂定措施。H4、H5、S4 用于记录 3 个暂定问题的答案,对于隐蔽故障来说,如果预定故障检测工作是技术可行的并且值得做的,则 H4 栏填写 Y,表示暂定措施为故障检测工作,如果没有合适的预防性维修工作,并且故障检测工作也不可行,而多重故障后果又对安全或环境有影响,则 H5 栏填写 Y,表示暂定措施为必须重新设计;对于具有安全或环境影响的明显故障,如果能通过多种预防性工作的组合来降低风险至可接受水平,则 S4 栏填写 Y,暂定工作为工作组合(极少见),否则 S4 栏填写 N,暂定工作为重新设计。如果故障找不到任何可适用的预防性维修工作,并且故障没有安全性或环境性后果,则暂定措施是无预定维修,在这种情况下,部件运行到功能故障发生。

⑤建议工作:根据对预防性工作及暂定措施的决断,可以确定对某故障模式应该采取的维修工作,其内容记录在建议工作栏,对建议工作的说明应该清晰明确,便于理解和执行。比如“检查电磁阀开关动作”,而不要写成“检查电磁阀”,“检查 D 点压力约为−0.83 bar”不要写成“检查 D 点压力”。

⑥初始间隔:选择的工作应该实施的频度记录在初始间隔一栏中。具体的工作频度取决于故障和工作本身的特性:视情工作频度由故障 P-F 间隔决定;预定翻修和预定报废工作频度取决于设备零件的有用寿命;故障检测工作频度由多重故障的后果及隐蔽故障的平均间隔时间决定。由于透析装置一般是间断运行并且透析装置都能记录自身的运行时间,因此间隔单位应该以运行时间(实耗时间)计算,但有些部件(如内毒素过滤器)存在多种间隔单位(如:100 次治疗或 12 周)。

⑦实施人员:在确定维修工作及实施频度后,最后需要确定由谁来执行维修工作,不能因为工作前面有“维修”二字,就轻易地确定应该由维修工程师来执行,关键在于谁有能力和把握正确地实施该项工作。答案可能是任何人,对于透析装置而言,人们可能最先想到的是血透室的工程师或厂家售后工程师,而容易忽视血透室护士对预防性维修的重要性,因为护士是离透析装置最近、与透析装置共处时间最长的人员,他们最容易对透析装置进行状态监测,大部分情况下,也是最容易发现透析装置故障的人。对护士进行一定的透析装置状态监测培训,并且当他们发现透析装置状态异常或功能故障时能通过一个顺畅的通道进行故障报告是重要的。

通过对透析装置两个功能模块进行 RCM 分析,有以下几点发现。

①透析装置设置了大量状态监测装置,这些状态监测装置起到两个作用:一是当发现隐蔽功能异常时,发出声光警报,使隐蔽故障变为明显故障,从而降低了发生多重故障的风险;二是当发现状态异常时,停止透析装置的运行,避免出现安全故障后果。同时现代透析装置都使用了多 CPU 设计,多个 CPU 之间监测数据互相验证,极大地避免了监测装置这种隐蔽功能发生多重故障的后果。实际上透析装置是一种自带视情维修能力的设备。透析装置的自检功能更是一个强大的状态监测工具。

②透析装置的电机、泵头、轴承等配件的故障与使用时间具有很强的对应关系,适用预定报废工作。透析装置的空气探测器、漏血探测器的故障是典型的隐蔽故障,而且没有适合的预防性维修方法,定期对其进行故障检测虽然不能防止零件本身发生故障,但是可以降低发生多重故障的风险。电导率传感器、温度传感器也具有隐蔽故障后果,透析装置通过使用多个相同作用的传感器可以有效降低发生多重故障的风险,同时定期对这些传感进行故障检测也能有效地防止故障后果(不能防止故障发生)。

③透析装置故障只要发生,都会有使用性后果,血透室工程师除了全力避免安全性后果之外,对于这种使用性后果的预防力度主要取决于透析装置的使用强度。对于透析装置使用强度低的血透室,此时对没有安全性后果的故障模式采取无预定维修的方式是合适的。

5. RCM 与其他资料的关系

(1)透析装置操作手册中的"日常保养和检查"

透析装置操作手册或维修手册中都会有关于机器日常保养和检查的内容,主要包括零部件的推荐使用寿命及更换,以及一些重要性能参数的检查校准。这些都是应用 RCM 方法为透析装置制订预防性维修计划的有益参考。

(2)相关法规、标准中的规定

《医疗器械监督管理条例》第三十六条规定:医疗器械使用单位对需要定期检查、检验、校准、保养、维护的医疗器械,应当按照产品说明书的要求进行检查、检验、校准、保养、维护并予以记录,及时进行分析、评估,确保医疗器械处于良好状态,保障使用质量;对使用期限长的大型医疗器械,应当逐台建立使用档案,记录其使用、维护、转让、实际使用时间等事项。记录保存期限不得少于医疗器械规定使用期限终止后 5 年。第三十八条规定:发现使用的医疗器械存在安全隐患的,医疗器械使用单位应当立即停止使用,并通知生产企业或者其他负责产品质量的机构进行检修;经检修仍不能达到使用安全标准的医疗器械,不得继续使用。

《血液净化标准操作规程 2010》第六章第一节规定:血液透析装置应该处于良好运行的工作状态,每一台血液透析装置应当建立独立的运行档案记录,每半年应该对血液透析装置进行技术参数的校对。此项工作由机器的生产厂家或本单位专业技师完成。每次透析前应该核准血液透析装置的工作参数,每次透析结束后按照生产厂家的要求进行消毒,化学消毒或热消毒。

这里规定的"定期对医疗设备进行检查、检验、校准、保养、维护""每半年应该对血液透析装置进行技术参数的校对"都属于预防性维修的内容,其中"检查、检验"属于视情工作中的状态检测。要注意的是,如果根据 RCM 分析得出的技术参数校对间隔大于规定的半年间隔,应该以规定为准。

8.5　RCM 发展的新趋势

1. 决策过程建模

RCM 是一个定性的分析流程,但是在决断的过程中也会涉及很多数据,如视情维修中的 P-F 间隔的确定、预防性大修与预防性报废的间隔的确定,这些都需要建立在对历史数据的分析基础上,通过定量的方法才能得到,传统的 RCM 决策都是基于分析者的经验和定性判断,决策过程缺少模型支持。通过数据建模技术,可以利用历史数据与数学知识相结合,建立各种数据模型,如按预防性维修的工作类型有更换模型、功能检测模型、故障检查模型,按决策目的有费用模型、可用度模型、风险模型等。将这些模型引入决策过程,可以增加 RCM 方法的科学性。

2. 与信息化工具的结合

利用相关决策模型并结合推理规则,可以将传统的完全由专业人员进行的 RCM 分析过程变为基于计算机的自动化过程,利用信息化工具,历史数据、专家系统可以发挥最大的效果。理想的情况:RCM 分析人员只需按照 RCM 分析的流程填入相应的故障后果、维修工作类型和相应的数据,辅助分析系统就会自动检索相应的决策模型并进行工作有效性计算与评估,以辅助分析人员做出正确的决策。借助于人工智能和大数据技术,自动化地分析各种故障特征、优化维修工作及其间隔期成为可能,也降低人工分析的难度。另一方面借助计算机维修管理系统的支持,维修管理流程和数据都实现数字化、网络化,改变了维修工作的调度方式,提高了维修工作的执行效率。

3. 与其他决策方法相结合

RCM 的主要功能在于确定维修需求,即确定是否需要采取预防性维修及采取何种预防性维修。对于预防性维修工作的具体实施,RCM 并不能给出答案。不论如何确定维修需求,其具体的执行也需要一套行之有效的管理方法,即如何分配工作、如何高效执行工作、如何进行绩效考评等。执行过程管理不好,规划的工作难以落实,预计的效益也难以实现。全员生产维修(TPM)包括一套完整的工作执行管理方法,因此一些企业采取了 RCM 与 TPM 相结合的策略,即使用 RCM 确定维修需求,使用 TPM 优化执行。各个行业根据不同特点,引入相应的补充方法,建立决策、执行、反馈、改进等闭环管理策略,将是未来发展的必然趋势。

本章参考文献

[1]　武禹陶,贾希胜,温亮,等.以可靠性为中心的维修(RCM)发展与应用综述[J].军械工程学院学报,2016,4:13-21.

[2] 陈叶青,龚时雨.以可靠性为中心的维修思想[J].工业安全与环保,2006,32(6):60-62.

[3] 王世达.以可靠性为中心的维修软件系统开发及工程应用[D].北京:北京化工大学,2009.

[4] 李伟,王艳,杨虹.以可靠性为中心的维修(RCM)在医疗设备维修工作中的应用[J].医疗装备,2005,18(2):22-23.

第9章　血透室信息化

近年来,政府对医疗信息化给予了高度重视,医疗信息化建设也成为国家的信息化战略目标之一。国家发布的《2006—2020年国家信息化发展战略》中提出:推进医疗服务信息化,改进医院管理,开展远程医疗。2018年4月25日,国务院办公厅又发布了《关于促进"互联网+医疗健康"发展的意见》,其中提到:鼓励医疗机构应用互联网等信息技术拓展医疗服务空间和内容,构建覆盖诊前、诊中、诊后的线上线下一体化医疗服务模式。可以说,医疗卫生行业服务的信息化建设在我国已被提高到一个空前的高度。所有血透从业人员,面对信息化建设浪潮不应该置身事外,要积极地参与、学习、推动,为本科室、本行业的信息化建设做出自己的贡献。

9.1　血透室信息化建设的意义及内容

所谓的信息化,也称为电子信息化,它以现代计算机、通信、网络、数据库技术为基础,采集人们工作、生活中产生的各种数据,集中存储到数据库中,然后进行处理、传输,最后提供给人们进行工作、学习、辅助决策等。

目前,全国绝大部分三级医院已经建立了较为成熟的医院信息管理系统(HIS),医院信息管理已经成为医院管理业务运行中必不可少的基础环节,同时,近些年基层医院的信息系统建设也在快速发展。由于医疗业务的复杂性,医疗行业的信息化程度相比于其他行业,要稍微落后一点,而血透室的信息化在医疗行业中又属于落后的一部分。有人形容血透室是医疗信息化的最后一块处女地。这主要是因为血透室的业务内容与医院门诊或住院病房都有所不同,有其自身的特点:透析患者既有住院患者,又有门诊患者,有时还有急诊患者,但是这些患者都不能住在血透室,而是每次透析治疗完成就离开,所以对于血透室而言,这些患者都具有门诊的特征;同时透析治疗又是一个长期的过程,治疗可能持续几年甚至几十年,因此透析患者又具有住院的特征;此外,透析治疗高度依赖透析设备,这又使血透室具有医技科室的特征。这些特征决定了血透室的患者管理与病房和门诊都不相同,决定了其信息化要解决的问题也与医院其他科室不同。

1. 血透室当前工作的现状

血透室当前工作的现状有以下几个方面。

①传统的管理模式缺乏数据支撑,管理者很难精确掌握科室业务运行状况及发展趋势。如当前在透患者的数量以及一段时期内在透患者的新增、转院、移植、死亡变化情况等,都缺

少精确的数据;还有工作人员的工作量,如上/下机数量、穿刺数量、血管通路手术数量统计困难,这些情况导致管理者无法实行精细化管理。

②业务流程的规范缺少强制性,落实情况难以控制。如上机前是否进行透析前评估、治疗过程中患者血压测量的及时性、治疗数据登记时间的准确性、医嘱开出和执行的及时性等,这些方面的工作都无法进行严格的流程控制,完全依赖于血透室工作人员的工作自觉性和个人习惯,难以保证治疗过程的规范和统一。

③医生、护士、技师之间的工作缺少信息共享,协作效率不高。任何一个团队,都需要进行分工合作。如果缺少信息共享的手段,分工就会形成割裂。血透室内部就会形成一个个信息孤岛。比如透析排班的事情只有排班护士才知道,患者治疗费用的事情只有记账护士才知道,患者的病情进展只有责任医生才知道。没有人能知道所有方面的情况。为了能达到最低程度的合作,血透室只能设置各种登记本,很多内容经常会重复登记,这些工作极大地消耗了血透室医护技人员的精力,降低了血透室工作人员的协作效率。

④纸质病历数量多,保管困难。透析患者每次治疗都会产生大量病历资料,并且按照相关规定需要长时间保存,在经过长时间的治疗之后,大量患者的纸质病历堆积如山,不仅查找困难,连存放都成了难题。此外,治疗过程中产生的医疗数据无法重复使用,不能为科研提供数据支持。医生要对透析患者进行长期评估比较困难。

⑤透析患者获取信息困难,只能不断进出血透室进行询问,给科室的院感控制和秩序管理带来很大压力,患者也不满意。由于血透室缺乏信息发布的渠道,患者获取信息的唯一方式就是询问,由于血透室内部缺少信息共享,对于不同的信息,患者需要询问不同的人员。不同患者反复地询问,让工作人员不胜其烦,而患者又感觉血透室工作人员互相推诿,心中不满。医患之间容易因误解而发生不必要的冲突。

⑥库房物品管理粗放,很多时候血透室的耗材管理还处于一种采购无规划、出入库无控制的无序状态。医疗耗材的种类、数量完全没有可靠的台账,无法监控医疗耗材的有效期和耗材丢失,更无法实现医疗耗材的可追溯管理。

⑦透析装置档案不全,使用、维护、维修记录分散或缺失,无法满足医疗器械管理部门的要求。纸质的维修记录统计困难,不能为设备维修提供历史数据进行参考。统计透析装置的运行、故障情况困难,维修费用统计困难,无法实现透析装置的全生命周期管理。

与这些存在的问题相对应的是,血透室规模越来越大,患者越来越多,管理难度增大,而患者对血透室的服务要求却越来越高。信息化是解决这些矛盾的一个很好的手段。

2. 血透室实现信息化的意义

1)为实现精细管理提供数据支持

可以准确收集科室运行数据,做到科学决策。血透室管理者通过信息系统能解决一些手工管理不能或难以发现的问题,能及时了解整个科室运行情况、进行科学决策,使管理工作由原来的"经验管理"向科学、计量的"量化管理"过渡。

2)高效便捷的信息共享支持

信息系统能够做到数据一处收集,到处可用。这样可以消除科室内部的信息孤岛,使工作所需的所有数据在所有成员之间顺畅流动,提高科室成员的协作效率。

3)实现业务流程提示、控制支持

有了信息共享的支持,使得制订新的、更科学合理的业务流程成为可能。信息系统可以监督、强制工作人员按照预设的流程进行工作,避免随意性,从而实现规范化的业务流程,提高工作效率,减少差错事故。

4)医疗数据收集、利用支持

可以建立完善的电子病历系统,提高病历质量,既能解决纸质病历保存和查找困难的问题,又能最大程度地发挥患者治疗历史数据的作用,提供海量数据支持科研。

5)规范的档案管理

可以为患者、设备及耗材建立全生命周期的档案,对内可实现精细化管理,对外可以满足法律法规及监管部门的要求。

6)极大提高患者的满意度

通过信息系统能够以多种形式为患者提供所需的信息,让患者对自身的治疗情况、病情发展及费用情况都做到心中有数。同时能及时为患者转科、转院治疗提供准确的医疗信息,使患者满意。

总之,血透室的信息化建设为血透室提供了全方位的信息化管理支持,提高了科室的管理水平、诊疗水平、学术水平、服务水平,从而给患者提供更优质、安全的医疗服务,产生良好的社会效益和经济效益。

3. 血透室信息化建设的内容

1)制订信息化规划

信息化建设是一项长期、复杂的系统工程,应该把信息化建设纳入科室的整体发展规划中,分阶段地持续地进行。信息化建设不是一蹴而就的事情,它是一个持续的过程,需要在时间上、内容上、经济上进行规划。

2)信息系统软、硬件的选择与获取

信息化必须有软件与硬件的支持,所以要进行软件、硬件的选择以及获取。在进行软、硬件的选择时,既要考虑经济成本,也要考虑对以后发展的适应性;既要注重产品的性能与质量,也要重视提供商的后期服务能力。

3)人员的发动与协调

人是信息化建设最主要的因素。一方面血透室医护人员既是信息化的推动者和执行者,也是信息系统的主要使用者,如果不能发动他们积极参与,信息化建设就无从起步;另一方面,血透室信息化很大程度上也是为医护人员服务的,是为了规范他们的工作流程,提高

他们的工作效率,如果不能让他们积极参与,血透室信息化建设也难以成功。

4）信息系统与业务流程的整合

血透室的主要业务是为患者提供血液净化治疗,主要流程就是包括从患者建档,到患者进行维持性血液净化治疗,再到最后转院或者死亡这一个过程中血透室开展的所有相关活动。包括患者来了以后怎么登记资料、怎么透析排班、怎么上下机、医嘱怎么开、怎么记账等,还有耗材出入库、设备维护保养这些辅助性流程,这些都是血透室的业务流程的一部分。

只有在实现信息化后,血透室的业务流程与信息系统紧密结合,同时做到更高效、更安全、更规范,那么才能够说血透室的信息化是成功的、是有意义的。

5）血透室内、外部辅助业务的聚拢与打通

实现信息系统与主要业务流程的整合后,再将各种内部、外部的辅助业务都聚拢到血透室信息化体系中来,最终实现血透室的高度信息化。

9.2 血透室信息化建设的步骤、难点及评价

1. 血透室信息化建设的方法步骤

血透室的信息化建设也是一个项目,通过应用项目管理的一般理论与方法,可以提高信息化建设的成功率与质量。

1）信息系统软件的获得

信息系统软件的选择与获得是信息化建设的主要内容之一。信息系统软件的好坏对信息化目标的实现有决定性的影响,可以说信息化建设就是围绕信息系统软件功能的应用而开展的。信息系统软件的获得有以下三种途径。

①外购:现在已经有很多商品化的血透信息系统软件在销售,我们可以进行直接采购。但是这类产品有一定的封闭性,要注意其业务模型是否符合自身要求,性能与操作体验是否能够接受。避免预期和实际效果之间出现较大落差。

②合作开发:由血透室与软件公司合作开发信息系统软件,血透室负责提需求,软件公司负责开发实现,这样得到的软件其业务模型是最贴近血透室实际工作需要的,而且开放性比较好,有不适应的地方可以修改。要注意的是,在提功能需求时不能过于强调满足工作便捷性的要求,而忽视满足规范性的要求,要站在更高角度考虑问题。由于软件公司对血透业务不熟悉,与血透室的沟通成本比较高,开发进度难以保障。

③独立开发:由血透室或其所在医院组织人员开发信息系统软件。这种方式对血透室或医院的技术要求是最高的,需要有既懂血透业务又懂软件开发的人员。这种方式具有第二种方式相同的优点和缺点,但是开发成本相对较低、开发进展较快。

不论采用何种方式,最根本的目标是以可接受的成本,得到尽可能完善的信息系统软件。要求信息系统软件在功能上可以最大程度地满足提高科室管理水平、规范业务流程、更

好地服务患者的目的，在性能上能提供一个安全高效的使用体验。

2）信息系统软件的部署

信息系统软件的部署，是指信息系统软件以正确的方式安装在指定的位置。信息系统软件主要功能和数据所在的电脑称为服务器。服务器的位置及组合，是不同部署方式的主要特征。当前信息系统主流的部署方式及特点如下。

（1）部署在医院服务器上

· 信息系统软件安装在医院机房服务器上。

· 服务器性能、安全性和稳定性高。

· 医院内网所有电脑都能使用该信息系统。

· 由于医院服务器的安全管理策略，不能连接互联网。

· 信息系统软件更新和维护时需要得到医院信息管理部门的同意。

· 不需要再购买服务器。

（2）部署在独立服务器上

· 信息系统软件安装在血透室自建的服务器上。

· 服务器性能、安全性和稳定性不如医院服务器。

· 只有血透室局域网中的电脑能使用该信息系统。

· 信息系统软件的更新和维护方便。

· 需要购买服务器。

（3）部署在互联网服务器上

· 信息系统安装在互联网服务器空间提供商提供的虚拟服务器上。

· 所有能上网的电脑都能使用该信息系统。

· 服务器的性能取决于购买的服务器产品类型，服务器安全性和可靠性有保障。

· 需要重点关注信息安全性，加强安全管理。

· 更新和维护较方便。

· 需要向网络服务器提供商购买服务器空间。

· 依赖于互联网的连接。

3）网络与设备的规划布局

信息化需要建立各种网络，有线网络、无线网络都需要。重点是无线网络，它的规划包括路由器的选择、WIFI 的热点数量与位置。由于无线网络有其他人非法接入的可能，尤其需要考虑安全性的问题。

信息化要用到很多的硬件设备，最基本的如服务器、工作站电脑、平板电脑，以及电子血压计、电子体重秤、条码扫描枪等，它们可以将患者的血压和体重数据传入信息系统，这些都需要进行品牌和型号的选择，并且对采购数量进行规划。

同时为了配合信息化的业务流程以及最大化地发挥各种设备的作用，还可能需要对血透室的布局、工作流程进行调整，包括电子体重秤、电子血压计、排班显示屏等的摆放位置，以及为了使用自动化的透析排班功能需要做到班次之间的清场。

4）人员的发动与协调

人员的发动与协调包括四个方面的内容。

①领导的支持：按照各个领域信息化建设的经验，任何信息化的建设，如果没有领导的支持，都不可能成功。

②人员的分工：在信息化建设中会涉及很多方面的工作，比如人员的招集、各方的协调、问题的收集与反馈，包括后面的基础数据的准备等，这些工作都需要有专人负责，这就需要在领导的支持下进行合理的人员分工。

③人员的培训：这也是很重要的一个方面，人员培训是否到位，直接关系到信息化建设的成功与否。血透室的人员主要由医护技组成，他们对信息化不是很熟悉，需要经过充分的培训才能适应信息化的要求。培训不仅仅是关于如何操作信息系统，还包括对信息系统业务模型的理解，甚至包括医疗相关的各种规范。在信息化建设的不同阶段，参与培训的人员是有区别的。要注意的是培训必须是有计划的，包括培训范围、培训进度以及培训环节与其他环节的对接都要有计划，并且培训后要进行培训效果的评估，这样培训才能起到效果。

④建立相应的组织：成立信息化小组，以科室领导和业务骨干为成员，可以更好地推进信息化建设的进度。同时还要建立相关的操作、安全制度。

5）业务流程的适应与持续改进

业务流程的适应与持续改进，这是信息化建设内容中的一个重点。医院信息化建设的过程是医院管理模式变革创新的过程，也是医院业务流程再造的过程，血透室作为医院的一部分，它的信息化建设也同样如此。

真正的信息化就是信息系统与一套与之相适应的业务流程的紧密结合。好的业务流程除了能与信息系统紧密结合，还必须是高效、规范、安全的，在医疗行业中，这些要求比工作的便捷性更为重要。信息化一个重要的意义，就在于能够在信息化的过程中优化业务流程。

优化业务流程，不一定是现有的业务流程不好，现有流程可能在手工条件下是一个比较优化的流程，但在信息化条件下则不一定是最好的流程。优化步骤包括：①评估现有流程的每一个环节，评估内容包括环节存在的必要性以及它是否能与信息系统紧密结合，该环节当前的做法是否高效、安全和规范等。对于每一个必需的业务环节，从与信息系统的结合以及是否高效、安全、规范等方面来评价。②如果现有流程或者流程的某个环节不符合上述要求，那么就需要按照前面的标准进行优化改造或者重新设计。③优化后或者重新设计的流程环节在试运行一段时间后，再重复进行评估。

6）正式上线前的准备

在完成前面五个步骤之后，就可以进行信息系统正式上线前的准备工作，工作内容包括以下几个方面。

①基础数据的录入，比如患者基本信息、透析排班设置以及一些常用选项的设置等，这些是血透信息系统运行所依赖的数据。

②信息系统的试用，这一步的目的是让工作人员熟悉信息系统的功能，发现信息系统可能存在的错误。

③进入双轨制。所谓双轨制，就是在血透室同时实行手工流程和信息化流程，以手工流

程为主,各种医疗记录也以纸质的为准。之所以要进行双轨制,是因为血透室作为医疗行业,对数据的准确度要求比较高,对差错的容忍度比较低,因此有必要进一步检验业务流程和优化系统,让工作人员的操作更熟练,尽可能地提前发现并且排除可能出现的问题,为信息系统的正式上线做好准备。

7）信息系统的正式上线

在做好正式上线前的准备工作后,如果信息系统运行稳定,血透室主要业务流程也已经改进到位,那么信息系统就具备正式上线的条件了。具体什么时候正式上线,取决于领导的决心与组织、推进能力。在正式上线之前,还需要请医院相关部门,比如质控办、医务科、护理部等,对信息系统生成的电子病历进行审核与确认。最后以信息化流程全面替代手工流程,信息系统就正式上线了。

8）信息化规章制度的建设

信息化的建设除包括软件与硬件之外,规章制度的建设是很重要的一个方面。没有科学而严格的规章制度,信息化工作就会陷入无序和混乱,无论是软件还是硬件及医疗数据都有遭受损失的风险。规章制度的建设,不仅包括规章制度的制订,而且包括规章制度的落实。它需要贯穿血透室信息化工作的全过程,而不是等到某一个时段再去进行。信息化规章制度的建设主要涉及工作流程与安全两个方面,如信息化初期的信息小组工作协调制度、业务需求收集流程、信息系统安装部署确认制度;信息系统上线后的患者资料管理保密制度、上下机及护理记录登记流程、用户权限管理制度、机房管理制度等。

9）血透室信息化建设的持续进行

血透室的信息化建设是一个持续的过程,需要不断完善与扩充。其内容包括以下几个方面:①在后续的工作过程中,需要对业务流程进行持续的优化。②需要与医院其他的系统进行互联,比如检验系统、医院信息系统、影像系统等。③需要对患者提供信息支持,比如透析排班的通知,检查、检验结果的推送,或者一些宣教信息的推送等。④与透析装置、水处理设备进行接入,使得血透室可以自动获取这些设备的运行数据,用于减少护理记录单的输入工作量,以及对透析用水水质进行趋势分析,对设备运行情况进行分析。⑤全国及地方血透质控中心会要求血透室上报一些治疗数据,对于一些连锁透析中心还需要进行运行数据的上报,可以利用信息系统实现这些数据的自动上报。⑥在长期的运行过程中,信息系统收集了大量的治疗数据,需要对这些数据进行进一步的分析和统计,以支持科研工作。在这个完善与扩充的过程中,前述的前七个步骤会反复进行。

2. 血透室信息化建设的难点

进行信息化建设,并不一定都会成功,失败的例子其实很多。这是因为在信息化建设的过程中会遇到很多的难点,如果这些难点不能很好地解决,血透室的信息化建设就很可能会失败。

1）需求的不明确

血透室的信息化建设还处在摸索阶段，没有统一的成熟方案。当前最大的难点在于信息化的需求不明确，即信息化的目标不明确，各血透室只能从各自现实工作中遇到的问题出发，提出自己的信息化需求。由于各血透室管理和业务水平参差不齐，所意识到的问题和遇到的问题各不相同，对信息化的理解也不同，导致了需求的碎片化、表浅化。大部分血透室的信息化工作都是与第三方软件公司合作进行，由于第三方软件公司缺乏血透行业知识，对血透室信息化要解决的问题和长远的支持缺乏深刻的理解，只能依赖血透室提供需求信息，存在很大的沟通问题：血透室想要的需求不是它真正需要的，血透室向软件公司描述的又不是它真正想要的，软件公司所理解的往往又不是血透室表达的，在需求的"思考——表达——理解"三个环节都存在误解的可能。并且软件公司作为乙方，即使认为血透室提出的需求有问题，也缺少引导和改变血透室准确提出需求的能力。

根据软件行业的经验，需求不明确是导致信息化失败的最重要的原因，要解决需求不明确的问题，最有效的方法就是采取分阶段、多次迭代的方式进行血透室的信息化建设。即从血透室最核心的业务开始、从最急需解决的问题开始，逐步进行信息系统的开发和部署，然后在实际工作中进行反复的改进和增强。

2）领导的支持

领导的支持是信息化建设成功的关键，没有领导的支持，血透室信息化不可能成功。领导要支持信息化建设工作，需要满足三个条件，第一是要有提升的意愿，即希望能借助信息化建设来解决一些存在的问题，提高血透室的各项能力。

第二就是对实现信息化的效果要有合理的预期。所谓合理的预期就是知道信息化能做什么、不能做什么。如果期望过低，比如觉得信息化就是把资料都输入电脑而已，就会没有兴趣；如果期望过高，以为信息化之后可以毫不费力地解决所有问题，后面就会觉得大失所望。

第三是行动的能力，领导有了支持信息化的意愿，对信息化抱有合理的预期，只能说信息化有了领导支持的可能性，关键还要落实到行动上来，领导要能对人员进行有效的协调、组织，要有变更和改进业务流程的魄力，要在关键时候做出决断的能力。只有在这三点都具备的情况下，才算是真正得到了领导的支持。

3）业务流程的变更与改进

像输入患者的基本信息等工作，虽然麻烦但是没什么困难，只要去做，就能完成。但是优化业务流程不同，这个工作困难是比较大的。

改变业务流程困难的第一个原因就是观念和习惯的问题，血透室在实现信息化之前，其工作人员的行为习惯和思维习惯都是围绕手工流程来的，突然要改成信息化支持下的新的工作流程，肯定是有困难的；其次，新的工作流程会有一个不断改进的过程，会有一个不断完善的过程，会有一个不断适应的过程。在这个过程中，医护人员容易产生怀疑，会觉得还是以前的老方法好。但是，业务流程的优化或者改变又是必须进行的。信息化绝不能仅仅是现有手工业务流程的照抄,仅仅只是加入了计算机、使用平板电脑登记信息。这样的信息化质量是不高的,甚至是失败的,因为只是改变了形式,没有本质的改变。

进行血透室业务流程的变更与改进,可能是血透室信息化过程中阻力最大的一个环节,需要在科室领导的全力支持下,在医护技的共同努力下,坚定决心、坚持不懈,才能够完成。

4) 人员的发动与协调

因为血透室进行信息化建设,全科室的工作人员都需要学习新的知识与理念,尤其是在信息化开展的初期。另外在日常工作中,由于工作流程发生了改变,大家都需要接受和适应新的业务流程,这些都会给血透室医护技人员带来新的挑战。在开始的时候,大家对于信息化能达到什么效果,能不能成功也不是很确定,所有这些因素很容易导致血透室工作人员参与信息化建设的积极性不高,采取事不关己的态度。

5) 合理的建设进度

血透室的信息化建设也是一个管理项目,应该使用项目管理的理论和方法来进行管理。从项目管理的角度来说,进度对任何一个项目来说,都是一个成败的关键。一方面,从理想角度来说,大家都想尽快完成,越快越好;另一方面,从现实来说,在信息化建设的过程中会遇到各种困难,导致进度过慢。进度过快与过慢都是有害的。

如果进度过快,会出现布局规划不合理、信息化相关知识和新业务流程的培训不到位、业务流程的改进和适应不到位、操作不熟练等各种问题,最后导致信息化建设达不到预期效果,大家觉得信息化还不如手工方式。

进度过慢,信息系统迟迟不能正式上线,医护人员的工作方式长期处于手工模式和信息化模式并行的双轨模式下,会导致医护人员工作量过大,积极性下降。由于迟迟看不到信息化的成效,领导坚持信息化建设的决心也会动摇,最后信息化建设工作可能就会不了了之。

要使信息化进度合理,除了需要进行科学的组织推进,还需要设定合理的信息化目标,分段实施,这样既规避了目标过大带来的复杂度,又可以在有限的时间内体会到信息化带来的益处。

3. 血透室信息化效果的评价

进行信息化建设,需要对信息化建设的成果进行评估。单纯从信息化本身来讲,只要信息系统的各个功能模块都运用起来,血透室业务流程也从纯手工方式运行转为依靠信息系统支持来运行,信息化的工作就完成了,但是这并不意味着信息化成功了。因为从科室的整体工作来讲,信息化也只是一个工具、一种手段。血透室的主要工作目标是向患者提供高效、优质、安全的治疗服务,让患者满意。血透室的信息化也应该是为这个目的服务的。所以要评价信息化的效果,就要看实现信息化后,血透室的科室管理能力是不是提高了,工作是不是更高效,血透室的业务流程是不是更规范合理,患者的满意度是不是提高了。如果在这些方面都得到了提高,就可以认为血透室的信息化建设取得了阶段性的成功。

9.3　血液透析管理信息系统

信息系统是由计算机及其他硬件、网络通信设备、计算机软件、信息资源、用户及规章制度组成的用于信息的收集、加工、存储及使用的系统。从信息系统的发展和应用来看,可分为数据处理系统(Data Processing System,DPS)、管理信息系统(Management Information System,MIS)、决策支持系统(Decision Sustainment System,DSS)、专家系统和虚拟办公室(Office Automation,OA)五种类型。管理信息系统是信息系统发展的第二个阶段。血液透析管理信息系统是管理信息系统在血液透析领域的具体实现与应用。它的主要目的是实现血透相关所有信息的收集、处理、存储,实现血透室的信息化管理、血透治疗过程中的业务支持、电子化病历以及医务人员之间、医务人员与患者之间的信息共享。

1. 血液透析管理信息系统的组成

1）血液透析管理信息系统硬件

如图 9-1 所示,血液透析管理信息系统从硬件上主要由服务器、通信网络、工作站/平板电脑组成。为了实现在线血压、体重测量,可以连入电子血压计、电子体重秤;为了联机获取透析机运行数据,还可以与透析装置联机。

（1）服务器

从硬件上来说,服务器是计算机的一种。在网络系统中,提供服务的计算机为服务器,提出服务请求的计算机为客户机。在管理信息系统中,服务器是软件功能及数据的提供者,它是整个信息系统的核心,软件所有的数据的存储与读取功能都需要通过服务器。由于服务器要为所有客户机服务,所以服务器的硬件配置比一般计算机更高,服务器要求有高速运算能力的 CPU、更大容量的内部和外部存储器、长时间的可靠运行、强大的数据输入输出能力。

（2）台式电脑和平板电脑

客户机是使用信息系统的电脑,包括台式电脑及平板电脑,其中台式电脑性能及操作速度优于平板电脑,适合用于医务人员完成完善患者电子病历、进行透析排班、费用记账等操作量较大的工作。医生需要使用信息系统在床旁开医嘱及查房,护士需要完成审核、执行医嘱及在床旁登记护理记录单、进行健康宣教等工作,平板电脑小巧、易于携带,可以很好地完成这些工作。

（3）其他硬件

血压计与体重秤:连入信息系统的电子血压计与电子体重秤可以实时将患者透析前/透析后的血压与体重数据传输到服务器保存,及时提供给医护人员作为透析前评估及透析后总结的参考。

此外还有条码打印机、扫描枪、打印机、大屏电视机、ID/IC 卡、读卡器、一体机电脑等硬件。

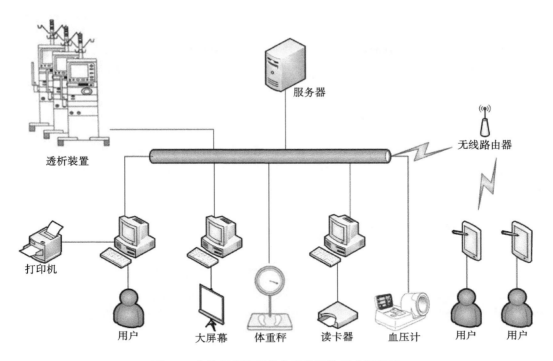

图 9-1　血液透析管理信息系统硬件组成示意图

2）血液透析管理信息系统软件

血液透析管理信息系统软件包括操作系统（OS）、数据库管理系统（DBMS）、浏览器软件及血液透析管理软件。操作系统是所有计算机运行的基础，国内普遍使用的是微软公司的WINDOWS系列操作系统（其他还有专用于苹果电脑的MAC OS，以及免费开源的Linux）。数据库是所有数据存储的地方，数据库管理系统为数据的写入、查询、读取及数据安全提供支持，是信息系统的基础。此外还有WEB服务器软件、浏览器软件，这些都属于系统软件。血液透析管理软件是为了实现血液透析信息化管理目标、针对血液透析业务的特点、根据血液透析从业人员提出的需求而专门开发的软件，属于应用软件。对于不同行业的信息系统而言，其所使用的系统软件都相同，主要的不同之处在于所用的应用软件。

现代的信息系统应用软件都运行在网络环境中，与网络硬件结构相对应，也分为服务器端和客户端。服务器端软件安装运行在服务器上，提供数据存储、处理、传送功能，客户端软件运行在客户端电脑上，是用户向服务器端请求数据、发出指令的窗口。按照其运行、部署方式的不同，可分为 B/S 与 C/S 两种架构。

B/S（browser/server）即浏览器/服务器架构，软件的主要功能都存在于服务器端软件，软件安装在服务器电脑并且在 WEB 服务器的支持下运行，客户端通过浏览器软件就可使用，而不需要安装专门的客户端软件。C/S（client/server）即客户端/服务器架构，软件需要同时开发服务器端软件与客户端软件，除了在服务器上安装服务器端软件之外，在每一台客户端都需要单独安装相应的客户端软件才能使用。

B/S 与 C/S 两种架构各有优缺点，B/S 架构在开发与部署、升级更新方面都更便捷，系统不仅可以部署在局域网中，还能部署在互联网中；对硬件环境的适应能力也更强，不仅可以在电脑上使用,也可以在平板电脑、手机上使用,是软件架构的发展趋势。但是由于其更强的开放性,访问控制能力较弱,在安全性方面要投入更多关注。C/S架构一般运行于局域网中,其服务器端与客户端的数据传输更快速,只有安装了专门客户端软件才能使用,因此保证信息安全、用户访问控制能力更强。但是其部署、升级更新困难,对硬件环境要求高。

3)用户和规章制度

信息系统的用户及相关规章制度也是信息系统的重要组成部分,没有用户合理正确的使用,信息系统就无法发挥其功能。规章制度对于保证业务流程与信息系统的有效结合以及保证信息安全都至关重要。

2. 血液透析管理信息系统的功能

血透室有透析患者、医疗设备、医疗耗材、治疗费用、工作人员等几大类资源需要管理,有透析治疗、设备生命周期、耗材出入库等过程需要控制。此外,为了保持系统的灵活性,适应不同用户的需求,还需要对软件进行一些设置。据此血液透析管理软件功能至少包括以下几个部分。

(1)患者信息管理

患者是血透室服务的对象,患者在治疗过程中产生的各种信息,是血液透析管理信息系统管理的主要对象。患者信息管理是血液透析管理信息系统软件最重要的功能。患者信息管理主要包括以下几点:①患者基本信息/病情信息管理,记录患者基本信息及病情、病史信息。②电子病历管理,患者电子病历综合基本信息、透析记录、检查检验结构、知情同意书等,便于集中查看患者所有资料。③患者费用管理,护士可以根据费用模板快速记账,也可由信息系统根据医嘱的执行,自动计费,可以避免费用的漏记、错记。同时能够方便对患者费用进行统计,更利于对患者进行费用结算。④患者检查检验管理,可以记录或从医院 LIS系统中获取患者各种检查检验结果,便于医生评估患者病情,分析病情发展变化。根据检验记录,对于需要定期复检的项目,系统可以自动提醒责任医生和责任护士,可以有效减轻医务人员工作量,避免患者错过复检时间。⑤患者健康教育管理,提供健康教育活动从计划到实施再到评估的全过程支持,使健康教育工作更系统、科学。⑥血管通路管理,记录患者血管通路变动情况,为护士选择合适的穿刺点及穿刺方式提供支持。⑦患者药品管理,根据医嘱的执行,自动记录患者药品的变动情况。⑧患者分类统计,可以对患者进行各种分类统计,方便管理者了解科室患者变化情况。

(2)透析治疗管理

透析治疗是血透室的核心业务,透析治疗管理就是利用信息系统收集、管理透析治疗产生的所有数据,规范控制透析治疗的全流程。透析治疗管理包括以下几点:①患者的透析排班管理,根据患者透析计划及输血四项结果,自动确定患者的透析时间、班次、分区及床位,同时根据需要,可以灵活调整透析排班,极大减轻医护人员排班工作量,避免错排、漏排,使患者满意。②透析治疗管理,为实施规范的上下机流程提供支持。护理人员可以使用平板电脑记录或通过联机获取透析治疗过程中的数据。③透析处方/医嘱管理。④透析记录查看统计功能,可以查看历史透析记录单,随时对透析记录按照各种维度进行统计分析,精确掌握科室业务量变化。⑤为患者提供排班通知、查看支持。

透析治疗管理功能涉及透析的上下机流程控制，医嘱的开具、审核、执行流程控制，透析机的表面及水路消毒流程控制。同时能够根据流程的执行数据，自动生成临时医嘱单、透析护理记录单、透析机消毒记录单等。

（3）设备管理

设备管理的主要任务是为设备提供全生命周期的管理，具体功能应该包括以下几点：①为设备建立档案，包括基本信息与使用及维修、维护记录。②管理设备的使用，包括透析机的分区、设备的状态管理，设备的维修、维护以及设备报废等。设备的使用、维修成本，为设备采购决策提供数据支持。③设备信息查询统计，为设备管理决策提供支持。血透室设备可分为透析机、水处理、CRRT 机及其他共四种类型，这四种类型的设备具体的管理内容稍有区别，透析机分区管理功能很重要，透析机的分区为透析排班提供了支持，CRRT 机与透析机相同，但是不用进行分区管理。与其他设备不同的是水处理设备需要每日登记运行数据。

（4）库房管理

库房管理帮助用户管理血透室使用的所有耗材，提供从进货申请、入库、库存、出库再到治疗时耗材登记的全流程管理。用户首先建立物品清单，使用物品清单建立进货申请，为要入库的物品生成入库条形码，使用条形码进行入库、库存盘点及出库操作。为物品在各个流转过程中产生的数据提供统计和图表展示功能，为库存管理提供精确而直观的支持。物品追溯功能建立了耗材与治疗之间的联系。

（5）用户管理

用户是系统的使用者，对用户信息的管理可以明确使用者的身份，为用户提供个性化定制支持。良好的权限管理，使得用户可以安全而方便地使用本系统。医护人员排班管理功能可以实现排班工作自动化，同时排班结果可以发送到工作人员手机。排班功能还能够自动统计工作人员的工作时间、休假时间。

（6）系统管理

系统设置：用于用户对信息系统软件功能进行定制，增加软件的通用性，软件根据系统设置不同，会展示出不同的特性。

字典管理：字典管理功能用于预先设置和定制一些输入项以保证数据输入的一致性和准确性并且减少输入量。如患者费用类别、诊疗类别、血管通路等。

模板管理：为了规范用户输入内容、减少用户输入工作量，对于一些具有固定组成格式的内容，可以由用户建立模板，当需要输入时由用户从模板中选择。如病史模板、透析前评估模板、治疗小结模板等。

3. 血液透析管理信息系统的性能

血液透析管理信息系统的性能包括系统的稳定性与响应速度，具体包括系统无故障运行时间、数据处理性能、操作响应时间、最大并发数量等。信息系统的性能是由服务器硬件性能、客户端硬件性能、网络性能、数据库设计、血液透析管理软件性能共同决定的。

4. 血液透析管理信息系统与其他系统的关系

（1）数据自动获取与患者护理

通过将透析装置接入血液透析管理信息系统，实现在线读取透析装置的运行数据功能。一方面可以收集海量的历史数据作为科研材料，另一方面可以实现护理记录单数据的自动获取，减少护理人员输入负担。要注意的是护理记录单数据的自动获取不能取代护理人员对患者病情的观察、巡视。

（2）血液透析信息系统与医院信息系统的互联

血液透析信息系统与医院信息系统的互联，如医院管理信息系统（HIS）、检查系统（LIS）、影像系统（PECS）等，对于血透信息系统融入医院信息化平台，打通各种信息的通道具有重要意义。但是也要注意到其中的管理与技术风险。在实施过程中，血透信息系统软件无法单方面完成与医院信息系统互联的功能，在管理方面需要医院层级的授权许可，在技术方面需要医院各信息系统提供商提供技术支持，开发并开放互联接口。

（3）血透信息系统与统计软件

血液透析管理信息系统在使用过程中会收集大量数据，包括各种治疗、检验数据，这些数据对于开展临床科研有重要意义。目前，血液透析管理信息系统主要提供了数据收集、存储及简单处理方面的支持。数据的收集与统计学处理需要使用专业的统计学软件来实现。由血液透析管理软件实现专业的统计功能既不可能也没必要，一方面专业的统计涉及很深的统计学理论知识，开发难度极高，这一点从统计学软件种类、数量少（主要有 SAS、SPSS、Stata）与专业的统计学软件高昂的售价可以看出。此外，在学术界无论是发表文章还是科研课题，对所使用的专业统计软件都是有要求的，血液透析管理软件做出的统计学结果很难被认可。

9.4 日本透析支援信息系统

1. 透析支援信息系统概况

透析支援信息系统在日本临床应用已经 20 多年了，最早的透析支援信息系统只用于透析装置的运行状态监测并发出警报，透析装置不断变化的运行数据被系统接收，以监视透析装置是否运行正常、是否脱离警告范围。后来，由于透析装置自身具有了各种监控功能，透析支援信息系统就进一步包含了与透析实施相关的管理功能。

市售透析支援信息系统产品大致分为两种：一种是由透析装置厂家提供的原生系统（透析支援信息系统与透析装置是同一厂家）；另一种是使用日本透析医学会制订的通用通信协议的产品。二者最大的区别在于：厂家原生的系统有它独有的通信协议，可以同透析装置一起构建一个稳健的系统，即使在透析治疗期间，也可以从透析支援信息系统任意改变透析装置的参数。相比而言，使用通用通信协议的方案中，从透析支援信息系统到透析装置的数据传输，只有在透析实施之前才有可能，透析开始后，透析参数的改变只能通过透析装置进行操作。

2. 透析支援信息系统主要功能

透析支援信息系统具有如表 9-1 所示的各种功能,以下介绍其中部分功能。

表 9-1　日本透析支援信息系统功能表

1. 透析治疗业务
1) 透析治疗前:透析准备(透析器、血路管、穿刺针、药物等)
2) 透析治疗中
· 透析装置运行数据监测与记录
· 血压、脉搏监测与记录
· 护理记录
· 患者病情与处置记录
2. 其他(检查检验、药品处方等)
· 检查管理(检查计划、请求准备、结果获取、结果判断、结果管理等)
· 药品管理(处方药处方、透析期间服用药物)
· 物品库存管理(包括采购下单)
· 汇报资料、介绍资料、日报、月报、日本透析医学会统计调查资料生成

1) 通用通信协议

最初,除非透析支援信息系统和透析装置来自同一制造商,否则透析支援信息系统无法与透析装置联机,这是因为每个透析装置制造商的通信协议都不同。之后为了解决这个问题,日本透析医学会制订了通用通信协议(当前版本为 3.0)。现在,尽管从透析装置获取数据的功能有所限制,但是透析支援信息系统至少可以使用通用通信协议与不同厂家的透析装置相连。

2) 透析准备和库存管理

准备透析所需的物品相当麻烦,使用这个功能可以汇总下次治疗需要的透析物品(如透析器、血路管、穿刺针等)。另外,还有自动支付功能,以及调整库存量、显示订购请求等功能。

3) 透析业务流程

患者的透析情况(如:透析时间、血流量、抗凝剂、干体重、最大脱水量、最大脱水速度)预先确定并登记在透析支援信息系统中,图 9-2 显示了具体操作流程。

①测量透析前体重。

②测量的体重被传到透析支援信息系统,并与系统之前保存的干体重进行比较。

③根据目标体重计算当日的脱水量,将所有透析参数(透析时间、脱水总量、脱水速度、血流量、抗凝剂注入速度)发送给透析装置。

④监测透析过程中的透析装置数据是否偏离设定范围,如果超出范围则发出警报。

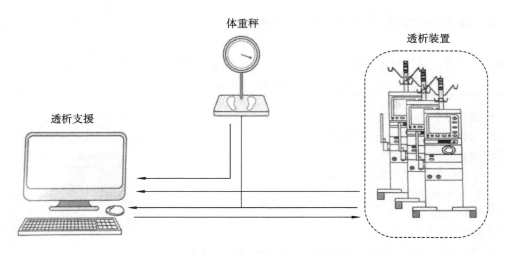

图 9-2　透析支援信息系统使用流程示意图

⑤透析过程中透析装置的运行数据随时（例如 10 分/次）记录到透析支援信息系统，此外，患者血压、脉搏、病情及处理都记录在数据库中。

⑥透析结束后测量透析后体重。

⑦透析支援信息系统记录透析后体重。

4）检查准备

内容包括为检验容器准备标签，制作检验审核表格等。检验公司以与透析支援信息系统相匹配的方式接收它。

5）检查结果获取

通常手动输入检查结果很麻烦，错误输入的可能性很大，根据透析支援信息系统的格式，检验公司输出检查结果。此外，由于大多数检验公司检验项目代码通常使用 JLAC10 标准（日本临床检验医学会制订），输出符合 HL7 格式的检验结果，因此透析支援信息系统可以自动导入检验结果。通过使用 HL7 标准格式，即使检验公司将来发生变化，透析支援信息系统不用做任何改变就可以接收检验结果。

6）资料生成

（1）参考资料

透析支援信息系统中记录了患者的基本资料、透析情况、检验数据、药品数据，可以很容易地生成各种资料。

（2）日本透析医学会统计调查资料

大多数调查项目（患者基本信息、透析情况、检查数据等）都包含在透析支援信息系统中，可以很容易地生成资料。

①与行政部门合作。

a. 医疗会计制度，通过使用输入透析支援信息系统的医疗会计数据，可以避免由于双重输入而导致的数据错误，透析支援信息系统可以将数据传输到医疗会计系统。

b. 电子病历：由于透析支援信息系统是医院信息系统的一部分，还需要与医院中的其他系统共享数据，其中，电子病历是核心，它与各种协议紧密联系。因此实现与医疗标识语言 MML（medical markup language）及 HL7（health level 7）和 ISO 13606 等标准协议的连接，才能实现各系统间数据的传送。

②透析支援信息系统与其他系统的信息共享。

透析支援信息系统与其他系统共享数据的方式有很多种，使用日本透析医学会制订的关于血液透析治疗的医疗信息交换数据格式（Hemodialysis Medical Record Exchange Format，HeMX）也是方法之一。因为这个 HeMX 是用 XML（可扩展标识语言）编写的，它也可作为前面所说的 MML、HL7、ISO 13603 的子集。

3. 透析支援信息系统的进一步应用

由于所有数据都存储在数据库中，通过利用数据库查询语言 SQL，可以自行查询获得必要的数据，但是为此我们需要知道数据库表的结构，详细信息可以联系系统开发商。然而，遗憾的是，一些系统开发商不允许用户自行搜索数据库。换句话说，虽然数据库中构建的数据是用户的，但是有的开发商不披露数据是因为存在数据损坏的可能性，用户可以自行使用 SQL 语言查询数据库，同时也要对结果承担责任。

4. 小结

①透析支援信息系统的使用，为透析治疗的安全性和便捷性做出贡献。
②透析支援信息系统可以监测透析治疗过程中的透析装置数据，并记录在数据库中。
③透析支援信息系统提供与透析相关的检查、药品处方、图像的管理功能。
④可以便捷地生成各种资料。

9.5　血透室信息系统的互联

1. 血透室信息系统互联的定义

全国所有血透室实现信息化只是一个时间的问题。但是这并不是血透信息化的最高形态，血透室实现信息化只是消除了单个血透室内部的信息孤岛，从整个行业来讲，每个血透室仍然是一个个信息孤岛，所谓血透室信息系统互联是指在各个血透室实现信息化的基础上，其患者、治疗数据通过一定方式进行共享，就像是各血透室的透析管理信息系统连在一起，从而消除整个血透行业的信息孤岛。

2. 实现血透室信息系统互联的意义

1）连锁多中心血透室管理的需要

连锁多中心血透室的出现已经是雨后春笋,这些血透室分布在不同地域,由不同人员运营,但是在管理上,它们都属于同一公司或实体,需要在人员、财务、耗材上进行统一管理,需要尽量提供同质化的服务,像肯德基、麦当劳一样。为了做到这些,必然要求这些血透室能进行数据共享,以便进行数据汇总及治疗评估。

2）满足患者提供更高治疗效果的需求

同一患者在不同血透室治疗的相关数据只分别保存在治疗单位的信息系统,因此当患者改变治疗单位时,其之前的治疗数据不能提供给后续治疗单位的医生护士进行参考借鉴,每家都只有一部分、一个阶段的数据,无法描绘出患者整个治疗时期的病情变化、转归全貌,不利于好的治疗方案的制订以及好的治疗方案的延续,从而导致患者接受治疗的质量不稳定。

3）对政府相关部门决策及行业内科研的大数据支持

科学决策与科学研究都需要数据作为依据,没有对行业现状的准确评估,就无法做出准确的判断,科学决策也就无从谈起,比如对比每年血透患者的增长数量、死亡数量,新的血透室增加数量,透析设备的增长数量,可以看出透析治疗资源变化与患者数量变化是否协调,管理部门可以据此控制新的血透中心的审批。科研人员通过对患者病情与治疗数据的分析,可以看出行业业务水平的变化,比如比较每年患者血色素变化情况与 EPO 消耗量变化情况,可以从一个侧面看出透析治疗质量的变化。同时做出决策后,对决策效果的评估也离不开数据,而评估科研成果对实践的指导作用,也需要新的数据的支持。在手工方式下,决策和科研所需要的数据无法直接从日常工作获得,需要由专人付出额外的努力才能获得,而且由于数据获得困难,数据样本不可能很大,采样持续时间不能很长,只能进行一定范围、一定周期内的采样。即使是实现信息化的血透室,由于各血透室信息系统互不关联,要实现大样本全周期的采样也是不可能的。所谓大数据,其中最重要的就是大样本、大数据量。如果实现了血透室信息系统互联,这些就可以轻易做到。

当然,前面所列血透室信息系统互联的意义只是当前可以明确预见的,绝不是其全部意义。这是因为一方面血透室信息系统互联的形态和方式不会在一开始就达到最优,会有一个发展完善的过程(如果决策或者实施不力,这个过程甚至可能十分漫长),所以血透室信息系统互联不能马上表现出最大的作用;另一方面,行业对信息系统互联的认识水平和运用信息系统互联的能力需要一个提高的过程,并且这两方面互相促进与制约,如果认识水平和运用能力不能提高,则互联的方式和形态也无法提高,反之亦然。

3. 实现血透室信息系统互联需要满足的条件

实现血透室信息系统互联,是一个系统工程,它很难依靠各个血透室自发完成,必须有一个组织从高于各血透室的高度进行规划、组织与管理。至少需要完成以下几个方面的工作。

1）单个血透室实现信息化

单个血透室实现信息化是前提。各个血透室业务水平和规模不同，经济条件也不一样，因此其实现信息化的途径、方式肯定各不相同，具体业务流程也有差异，不可能都采用同一个信息系统。比如由主管部门牵头开发一个血透室管理信息系统，然后下发给所有血透室使用，由于缺少竞争，这样的系统不可能做得很好，缺乏持续改进的动力，其结果只能是限制血透室信息水平的发展。但是，各血透室独立实现信息化，不代表它不需要规划和规范。因为血液净化作为一个医疗行业，必然要受到相同的医疗规范和 SOP 的要求和指导，这些要求和指导也必须在信息化过程和所使用的信息系统中得到落实。因此需要制订和实施血透室信息化的标准和规范。

2）标准的制订和实施

信息系统互联的目的是实现数据共享，各血透室实现信息化的时间有先有后，它们所使用的信息系统也很杂，这些系统之间要实现信息共享，必须存在一个所有系统都遵循的标准。目前医院放射影像和检验的信息化程度都比较高，一个重要的原因就在于它们都有成熟的标准协议，如 DICOMM、HL7 协议。与人的交流需要以使用相同语言为前提一样，所谓的标准、协议就是不同系统如何进行通信的规定，只有各系统都遵循相同的标准、协议，各系统之间才能进行通信。血透信息化标准的内容应该至少包括以下几个方面。

（1）信息系统最小功能集合

血透作为医学治疗方式，其业务流程必须符合相关规范的要求，这在信息系统中体现为一定的功能或者业务逻辑，比如各血透室某些具体业务流程或者工作方式会有不同，但为了实现有意义的互联，各血透室所使用的信息系统必须实现规定的最小功能集合。这既是业务流程标准化的要求，也是进行数据共享的要求，因为数据都是在实现业务流程、使用相关功能的过程中产生的。如果没有相关功能，就不会有相关数据。

（2）最小数据集合

信息系统互联的主要目的就是数据共享。数据要共享，首先必须要有数据，各信息系统除了要实现最小功能集合外，要保证在使用各功能的过程中会收集、存储规定的数据，以用于共享，比如患者的基本资料至少要包括哪些方面，透析记录的内容有哪些，医嘱内容有哪些，患者检查检验有哪些等。

（3）数据交换的方式和格式

上述两点是对血透室信息系统的要求，但是满足这两点要求只是为信息共享打好了基础。要实现信息共享，必然需要数据在各系统中进行传输、交换。为了传输、交换能成功进行，各系统间的数据必须使用相同的格式进行传输，比如是使用文本格式还是使用二进制格式，文本格式是使用可扩展标识语言（XML），还是使用 Javascript 对象（JSON）表示；数据在传输过程中如何避免泄露，使用何种加密算法等。各个血透室信息系统的架构可能各不一样，有 B/S 架构的，有 C/S 架构的；数据库管理系统也会有不同，有使用 Oracle 的，有使用 SQL Server 的，还有使用 Mysql 的。这些不同系统之间以何种方式进行数据传输和共享，需要进行明确和规范。

（4）数据安全及安全认证

血透室收集的患者基本信息及治疗信息具有很高的私密性，一旦泄露会极大地损害患者的隐私，也会给血透室带来很大的法律风险，同时作为医疗档案，相关法律法规规定了严格的保存期限，一旦数据丢失或者损毁，同样会给血透室带来法律后果，因此，数据安全对血透室信息化来说至关重要。这里的数据安全指的是保证血透室信息系统在收集、存储和传输使用的过程中包括患者信息和治疗信息在内的数据不发生泄露和丢失。保证数据安全最基本的手段就是对用户进行安全认证、对数据进行加密，但是不同等级的安全认证和加密其性能成本和经济成本是不同的，如何在安全和成本之间取得平衡，是一个需要认真考虑的问题。

4. 血透室信息系统互联的方式

对于信息系统互联的方式或形式，主要需要考虑三个方面的问题：①安全认证的问题；②可操作性的问题；③效益最大化的问题。借鉴于互联网的联接方式，可以考虑以下两种方式。

1）各血透室的信息系统直接互联

各血透室的信息系统直接互联即各血透室信息系统通过互联网进行直接数据共享。互联网的存在，使各血透室信息系统直接互联在物理上不成问题。难点在于各血透室如何进行识别认证的问题，在于数据共享在多大范围多大程度上进行的问题。由于缺少管理和协调部门，可能会出现有的血透室只愿意获得数据，不愿意提供数据的情况。

2）建立数据中心

各个血透室的信息系统都自动向数据中心上传数据，当一个血透室需要获得另一个血透室的患者数据时（比如患者从一个血透室转入另一个血透室治疗时），可以向数据中心发起请求，在经过认证和授权后就可以得到相关数据（应该主要是某一个患者的数据），同时数据中心的数据还可以作为各血透室信息系统的数据备份，当出现意外导致血透室信息系统数据丢失后，可以从数据中心得到恢复（图 9-3）。理论上各血透室都必须做好数据安全备份，但是由于其安全可靠性远远比不上数据中心，所以数据中心可以作为最后的数据备份保存处。同时，数据中心要尽可能地为各血透室提供服务和指导，如果只是单纯的收集数据却不能提供相应服务，会极大地打击各血透室的积极性，从而产生消极态度。

①由相关部门或行业协会建立数据中心，各血透室信息系统都与数据中心互联，优点是自主性比较高，但是成本也会很高，同时医疗行业也缺少相关技术人才和经验。在安全、性能、进度等方面都没有把握。

②向第三方（如阿里云）购买服务，由第三方提供数据中心的服务，各个用户可以透明使用。缺点是对第三方有依赖，但是第三方技术力量和经验都比较充足。

总而言之，在各血透室实现信息化的基础上再实现各血透室信息系统互联，可以消除整个行业的信息孤岛，为行业的管理、治疗、科研提供有力支持。主管部门或行业协会组织人员研究、制订相关标准既是实现血透室信息系统互联的基础，又能为各个血透室的信息化实现提供参考标准和依据，从而极大地提高整个血透行业的信息化水平。

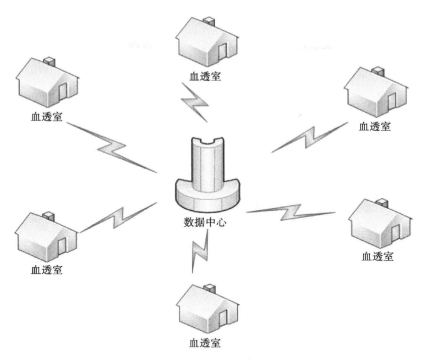

图 9-3　血透室信息系统互联示意图

9.6　血透室信息化的展望

血透室的信息化建设是一个持续的过程,要在不同的发展阶段解决不同的问题。从数据流转的角度来看,分别要解决的是数据收集到数据使用的问题;从科室管理的角度来说,要解决的是从粗放的经验式管理到精细化、数字化管理的问题;从医疗行为的角度来看,要解决的是规范化到智能化的问题,从医疗结果来看,要解决的是从保证治疗安全、有序到提高治疗质量的问题。

1. 对患者更全面的信息支持

由于透析治疗是一个长期的过程,对患者的影响是长期的。在此过程中,患者需要了解治疗计划(透析排班、用药方案),需要了解治疗效果(检查检验结果),需要了解病情变化(病程、小结),需要了解费用信息,需要得到生活指导及宣教以及其他指引信息。之前由于缺少信息系统的支持,患者对这些信息的获取是不完整的,获取信息的渠道也不通畅,既不利于患者配合血透室的治疗,患者的知情权也难以保障。

在信息系统的支持下,患者可以通过两种方式得到信息:一是推送方式,即血透室将与患者相关的信息通过短信或移动应用程序(APP)信息推送的方式发布给患者;二是拉取方式,即患者通过 APP 或网站查询与自身相关的所有信息。这两种方式各有优劣。第一种方式,如果信息推送过于频繁可能对患者造成打扰,第二种方式对患者素质要求较高,最好的方式是将两种方式结合,对一些患者必须及时知晓的信息进行推送发布,而对一些长期的、非紧急的信息让患者可以通过查询得知。

无论哪种方式,都需要血透室能够全面收集、整理、存储患者的相关信息,并且建立便捷的发布、查询渠道,这需要实现高度信息化的血透室才能做到。

2. 对患者病情及治疗质量的自动化评价

对患者病情评估及治疗质量进行评价,是确定治疗方案、改进治疗方式的基础,广泛而频繁地进行检查检验又是基础的基础。通过信息系统的支持,血透医生可以对单患者多种检查检验项目的达标率,或者多患者单检查检验项目的达标率进行监测,并以此为基础进行治疗方案的确定及调整。进行复杂的数据的计算是人类的弱项,却是计算机的强项,医生依靠信息化的支持,可以省去繁杂且易出错的数据统计工作,转为依靠信息系统的多维统计进行决策。

3. 血透室物联网的建成

物联网(Internet of Things,IoT)的"物"指的是一切能与网络相连的物品,物联网就是"物"之间通过连接互联网来共享信息并产生有用的信息,而且无须人为管理就能运行的机制。它集合了各种传感器技术、网络传输技术及数据管理技术。与传统的网络服务以人为主要的信息源不同,各种具有联网功能的设备是物联网的主角。

血透室是一个高度依赖相关设备的科室,是一个设备密集型的科室。其设备包括水处理设备、透析装置、心电监护仪、血压计等,不但种类多,数量也很多,尤其是透析装置,很多血透室都有数十台甚至上百台。这些设备一方面需要接受指令输入,并按照操作者的指令启动、运行,同时这些设备在运行过程中也会产生大量数据,包括设备自身的运行数据、监测数据、与患者相关的治疗数据等。这些数据如果都通过人工进行采集,既容易出错,又会分散工作人员大量的精力;采集频率也不可能很高,无法密集采集形成大数据。通过物联网技术,可以将血透室所有设备通过网络接入血液净化管理信息系统,自动进行各种设备数据的采集、传输、存储,为其后的科室管理、患者管理、科研等活动提供数据支持。可以将治疗、监护设备的监测数据、治疗数据集中进行实时显示,便于实时、集中监控。联网采集的透析装置的运行数据可以为科学合理地制订设备的维护计划提供支持,多中心的设备运行数据还可以为设备厂家改进设备的设计和制造提供反馈。

4. 各血透室信息系统的打通

不论通过何种形式使各血透室信息系统之间能共享数据,消除各个血透室之间的信息孤岛,使得患者在任何一个血透室进行治疗,其治疗质量都是连续有保障的。各血透室之间只剩下地域上的不同。不同血透室信息系统的互联也为大规模血透连锁中心的运行提供了有力的支持。

5. 大数据的使用研究

随着各个血透室信息化的实现、血透室物联网的建成以及各血透室信息系统的打通,数据的收集和存储的问题得到了解决,但是数据本身并不能自动显现结果,也不会自动促进血透治疗质量的提高。因此,对血透相关大数据的使用研究成为一个新的课题。

对于医疗单位而言,在大数据的支持下,不同治疗模式、治疗频率、治疗时长、治疗耗材在治疗效果上的区别会越发清晰。透析中不良反应预警、患者生存预测模型、透析方案自动确定、用药方案自动生成及调整成为可能。对于管理决策部门而言,可以预知治疗所需费用,可以明确行业发展短板从而做到科学决策,甚至可以提前介入,消除 CKD 病的主要因素,从而降低 CKD 的发病率,减少医疗资源的消耗。

总之,对于我国血液净化行业,面临的是一个区域发展极不平衡、不同层级医院技术水平差距巨大的现状,实现血透室高水平的信息化是最大程度消除这种不平衡,最大化地利用现有资源,尽快赶上发达国家,实现高水平血液净化治疗的有效手段之一。

9.7　信　息　安　全

1. 信息安全的重要性

信息化的实现、信息的电子化存储与共享,既为工作带来了便利,也相应带来了一定的风险。根据国际标准化组织的定义,信息安全性的含义主要是指信息的完整性、可用性、保密性和可靠性。信息安全对任何国家、行业来说都是一个必须重视的问题,2017 年 6 月 1 日起实施的《中华人民共和国网络安全法》中规定:网络运营者应当采取技术措施和其他必要措施,确保其收集的个人信息安全,防止信息泄漏、毁损、丢失。2018 年 4 月 25 日,国务院办公厅发布的《关于促进"互联网+医疗健康"发展的意见》中要求:互联网医疗健康服务平台等第三方机构应当确保数据信息安全,要严格执行信息安全和医疗健康数据保密规定。血透室信息化过程中收集的患者基本信息、医疗信息以及其他一些管理信息具有很高的私密性,一旦泄露会极大地损害患者的隐私,也会给血透室带来很大的法律风险,同时,作为医疗档案,相关法律法规规定了严格的修改流程和保存期限,一旦发生数据被非法篡改、丢失或者损毁的事故,同样会给血透室带来严重的法律后果,因此,保证信息安全对血透室信息化来说至关重要。

但是也要认识到对于不同的部门和行业来说,对信息安全的要求和重点是有区别的,防范的级别和防范的措施也不一样,绝对的信息安全是难以做到的,应该尽可能全面地评估可能发生的信息风险,从而采取有针对性的管理与技术手段来有效防范,同时在防范成本与效益之间取得平衡。

血液透析技术理论与应用

2. 信息安全的内容

信息安全体系从组成来看，可分为以下三个部分：①硬件安全，硬件是信息系统运行的基础，也是信息存储载体，包括电脑硬件设备、环境、网络；②软件安全，包括系统功能（非法的系统登录及使用）、数据（非法的数据库访问）；③管理安全，包括人员和制度，管理既是保证信息安全的重要手段，往往也是造成信息风险的短板（图 9-4）。

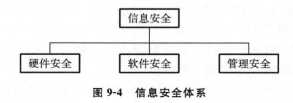

图 9-4　信息安全体系

信息安全从后果来看，主要包括三个方面的内容：一是信息的泄露，表现形式为信息被意外或恶意泄露给无权知晓的个人或组织；二是信息的篡改，表现形式为数据被意外或恶意修改，造成数据的无效和混乱；三是信息的灭失，表现形式为数据的灭失和数据载体的灭失。

3. 保证信息安全的措施

针对信息安全的形式，可以采取以下措施来保证信息安全：

（1）硬件安全

硬件既是单位的有形资产，更是信息系统运行的基础，要保证硬件设备的安全，禁止无关人员接触、使用，防止硬件的损坏、丢失。服务器是信息系统的核心硬件，机房的环境对服务器的正常运行有重大影响，要注意防火、防盗、防破坏、防水、防尘；台式、平板电脑等使用终端只允许被授权的人员使用，用完之后要妥善保管；要保证网络安全，防止不明身份的用户接入、访问，注意路由器有线接口、Wi-Fi 热点的接入控制与管理；要防范外网入侵与网络病毒控制甚至损坏信息系统硬件。

（2）软件安全

信息系统软件是信息收集、存储、处理、使用的入口，只有保证软件的安全才能保证信息的安全。软件开发者要注意保证软件代码的安全性，尽量避免代码层面出现安全漏洞，从代码层面做好软件用户的认证与审核；软件使用者也要注意使用过程的安全性，注意登录密码的保护，每个用户都要保管好自己的登录用户名、密码，不要随意泄漏，不要使用过短的密码，不要使用容易被猜到的密码，为了安全起见，最好定期修改密码。

管理员要为用户合理设置用户权限，针对不同用户，设置其工作需要的最小权限，这样一方面可以避免用户误操作，另一方面，即使用户登录信息被泄漏，也能避免因为用户权限过大而造成重要损失。要注意的是，如果科室工作流程设置不合理，就会出现工作人员职责不明确的问题，这种情况下为了工作方便，常常会给用户设置过大权限。此外，尤其要加强信息系统的管理员权限与服务器的管理员权限（当信息系统安装在血透室本地服务器时）的管理。

386

（3）管理安全

除了用技术手段保证信息安全,管理是保证信息安全的重要方面,甚至是最重要的方面。首先要加强学习宣传,提高用户的隐私保护意识和安全意识,对所有信息系统的使用人员进行信息安全的培训并进行考核。

要制订规章制度,规范信息系统的使用流程,明确人员职责和业务流程,比如信息系统管理员职责、信息导出流程等。指定专人负责信息安全的管理落实。

尽量不要连接外网,虽然电脑可能安装有杀毒防护软件,但是连接外网的电脑仍有可能受到黑客代码的攻击或者感染电脑病毒、木马程序。如果因为工作需要,电脑一定要连接外网,就要避免访问不明网站,避免下载不明来源的文件。

不要使用外来存储装置(如移动硬盘、U 盘),这些外来存储装置很可能已经感染病毒或木马程序,一旦接入运行信息系统的电脑,病毒和木马程序就有可能感染该电脑并进一步传播,造成整个系统的风险。

安排专人定期检查、实施数据备份。对数据库进行定期备份,可以在服务器或信息系统因为各种突发意外,造成数据损毁时及时使用备份数据进行恢复,这是避免信息损毁造成严重后果的最重要的方法。对于数据备份,设置合理的备份间隔是重要的,备份间隔越短,能恢复的数据就越多,发生意外时损失的数据就越少,但同时备份的工作量和保存备份数据的存储空间也会更大。同时还要注意备份数据的保存,既要避免备份数据与生产数据同时受损,又要防止备份数据外泄。

本章参考文献

[1]　陈杰.医疗信息化建设中的问题及对策[J].信息与电脑(理论版),2018,14(2):3-4.

[2]　朱晓勃.我国医院信息化建设现状与发展对策研究[J].现代仪器与医疗,2015,21(1):76-79.

[3]　蒲卫,周玉彬,成奇明,等.血液透析中心信息管理系统关键技术研究[J].中国数字医学,2011,6(7):34-36.

[4]　薛锋.血透室信息管理系统的建设[J].医疗装备,2011,24(9):47-48.

[5]　黄征宇.TOP12 北京天坛医院:IT 再造管理[J].中国信息化,2009,(22):50-51.

[6]　赖晓军,朱雪莲.项目管理在医院信息化建设中的应用[J].中国数字医学,2008,3(12):61-63.

[7]　林众,徐建清,缪伟.互联网医疗中的信息安全和隐私保护对策研究[J].中国卫生监督杂志,2018,3(2):311-315.